广西科学技术出版社

广西中药资源大典

GUANGXI ZHONGYAO ZIYUAN DADIAN

广西中药资源普查专家委员会 ＝ 编著

缪剑华　余丽莹　刘演 ＝ 总主编

○ 阳朔卷

陈海玲　林春蕊　许为斌　刘演　主编

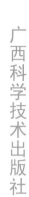

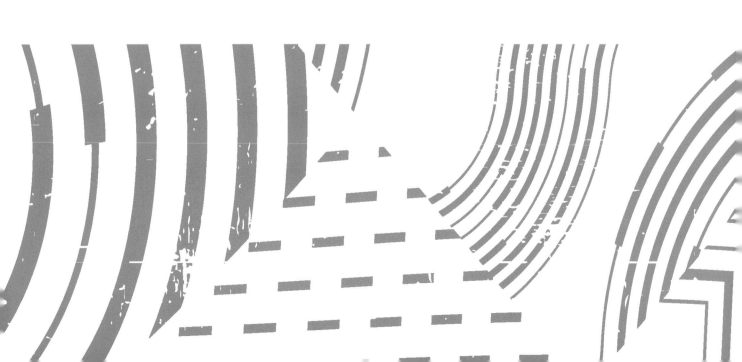

图书在版编目（CIP）数据

　　广西中药资源大典.阳朔卷/陈海玲等主编.—南宁：
广西科学技术出版社，2022.12
　　ISBN 978-7-5551-1867-1

　　Ⅰ.①广… Ⅱ.①陈… Ⅲ.①中药资源—中药志—阳朔县 Ⅳ.① R281.467

中国版本图书馆 CIP 数据核字（2022）第 217621 号

广西中药资源大典 · 阳朔卷

陈海玲　林春蕊　许为斌　刘　演　主编

责任编辑：黎志海　韦秋梅　　　　　　封面设计：李寒林
责任印制：韦文印　　　　　　　　　　责任校对：夏晓雯

出 版 人：卢培钊
出版发行：广西科学技术出版社　　　　地　　址：广西南宁市东葛路 66 号
邮政编码：530023　　　　　　　　　　网　　址：http://www.gxkjs.com

经　　销：全国各地新华书店
印　　刷：广西民族印刷包装集团有限公司
地　　址：南宁市高新区高新三路 1 号　　邮政编码：530007

开　　本：890 mm × 1240 mm　　1/16
字　　数：620 千字　　　　　　　　　印　　张：28.5
版　　次：2022 年 12 月第 1 版　　　　印　　次：2022 年 12 月第 1 次
书　　号：ISBN 978-7-5551-1867-1
定　　价：248.00 元

凡　例

一、《广西中药资源大典》是第四次全国中药资源普查广西普查成果著作，分为综合卷、县卷、专题卷和山脉卷。

二、综合卷为广西中药资源普查的总体情况总结分析及规划。

三、县卷按县（区、市）行政区划划分，共108卷；专题卷为广西新增普查的壮药卷、瑶药卷、海洋药卷，共3卷；山脉卷为十万大山卷、大明山卷、九万山卷、大瑶山卷、岑王老山卷，共5卷。

四、县卷总论内容为各县（区、市）自然地理概况、自然资源概况、药用资源多样性、药用资源应用、药用资源保护与管理等。

五、县卷各论中的植物药各科的排列，蕨类植物按秦仁昌1978年系统编排，裸子植物按郑万钧、傅立国1977年《中国植物志》系统编排，被子植物按哈钦松1926年、1934年系统编排。

六、县卷各论中中药材条目内容包括药材名、基原、别名、形态特征、分布、性能主治、采收加工、附注等，依次著述，资料不全者项目从略，并附有药材基原植物的彩色照片。

1. 药材名为药用部位的名称，优先选择《中国药典》收载药物的药材名称，如无收载则依次参考《中华本草》《广西中药志》等权威本草著作及地方药志收录的药材名称。

2. 基原为该药材的原植物学名，附拉丁名，并注明药用部位。学名首选《中国药典》收载的学名，其次参考《中国植物志》中文版和英文版（FOC）。

3. 形态特征描述基原植物的主要特征。

4. 性能主治描述该药材的性味、作用及主治功能，参考《中国药典》《中华本草》《广西中药志》等权威典籍、本草著作、药志、标准等。

5. 采收加工主要描述该药材的采收时间、季节以及初加工的方法。

6. 附注根据资料整理情况而定，可以是标准收录情况、药材流通、民间使用及利用情况等。

7. 基原植物的彩色照片包含植株、花、果实、种子和药用部位等。

七、县卷总名录包括药用植物名录、药用动物名录、药用矿物名录。药用植物名录，按照门、科、属、种进行排序，种的内容包括中文名、别名、学名、凭证标本、功效、功效来源等。名录以第四次全国中药资源普查的结果为基础，同时通过搜索国家标本平台

（NSII）和中国数字植物标本馆（CVH）中收载的全国各标本馆的馆藏标本，筛选分布地在县域内的凭证标本进行比对和补充。

1. 一般植物不写药材名。

2. 学名按照《中国药典》、地方标准、《中国植物志》、FOC的优先顺序进行排列。如FOC有修订，且确为行业热议的类群或物种，如苦苣苔科、新发表的物种按照旧的分类方法进行排序。

3. 凭证标本格式为采集人、采集号和馆藏标本馆缩写。

4. 功效记录用药部位及其作用特征。

八、药用动物名录，属于广西新增普查范围涉及的县域的，则以第四次全国中药资源普查结果为准，如不涉及则整理第三次全国中药资源普查的结果。按门、纲、目、种进行排序，内容包括中文名、学名、功效来源。

九、药用矿物名录，内容包括药材名（按拼音首字母排序）、主含成分、功效、功效来源等。

十、通用参考书籍未列入参考文献，通用参考书籍为《中国药典》（2020年版）、《中华本草》、《广西中药志》、《中国植物志》中文版和英文版。参考文献格式按照《信息与文献　参考文献著录规则》（GB/T 7714—2015）的要求著录。

前　言

　　中药资源是中药产业和中医药事业发展的重要物质基础，也是关系国计民生的战略资源。20世纪60年代、70年代、80年代，我国先后开展了3次全国性的中药资源普查。除矿物药外，中药资源作为可再生性资源，具有周期长、分布地域广、动态性强的特点，易受人为因素及自然力的影响，蕴藏量易发生变化，为此，国家中医药管理局于2011年组织开展第四次全国中药资源普查，旨在通过新一轮的普查来摸清中药资源的家底，形成中药资源调查、研究、监测和服务体系。

　　中医药的传承与发展全靠丰富的中药资源支撑。广西地跨北热带、南亚热带和中亚热带，地形地貌复杂，水热条件优越，土壤类型多样，为各类生物的生存繁衍提供了有利的因素，孕育了丰富的中药资源，中药产业发展潜力巨大。根据第三次全国中药资源普查结果统计，广西中药物种已记载有4623种，其中药用植物4064种，中药物种不仅数量位居我国第二，而且道地药材也十分丰富，民族特色突出鲜明。广西2012年启动第四次中药资源普查，先后分6批对全区108个县（市、区）组织开展了普查，并在对普查成果全面总结的基础上，组织编写《中国中药资源大典》系列重要著作《中国中药资源大典·广西卷》，同时，还组织编写《广西中药资源大典》县域卷。

　　阳朔县是广西启动中药资源普查的第三批县域，自2017年实施至2020年通过国家验收，在历时3年时间里完成了全县中药资源文献整理、药用物种种类调查、重点物种资源量调查、栽培药用植物调查、药材市场流通及传统知识调查、中药发展规划编制、数据汇总上传、标本提交等工作。阳朔县中药资源调查取得了丰硕成果，已记载到中药资源1779种，药用资源总数比第三次中药资源普查增加693种，全面摸清了阳朔县中药资源的家底，在此基础上，阳朔县中药资源普查队组织编写了《广西中药资源大典·阳朔卷》（以下简称《阳朔卷》）。

　　《阳朔卷》包含总论、各论与总名录三部分。总论介绍阳朔县的自然地理、人文资源、社会经济、药用资源等情况；各论收录311种区域内重要的药用植物的药材名、基原、形态特征、分布、性能主治及采收加工等，并附有彩色照片；总名录共收录阳朔县中药资源1779种，其中药用植物1535种、药用动物235种、药用矿物9种。《阳朔卷》是一部首次全面反映阳朔县中药资源现状的学术专著，可作为了解阳朔中药资源的工具书。《阳朔卷》的编研出版，对于推广中药资源普查成果，传承和发展民族医药传统文化，深入开展中药资源研究、保护与利用，服务本地区中药产业高质量发展具重要意义。

阳朔县中药资源普查工作的开展以及《阳朔卷》的编写，是由国家中医药管理局、广西壮族自治区中医药管理局立项，广西壮族自治区中国科学院广西植物研究所作为技术依托单位，联合阳朔县卫生健康局、阳朔县人民医院、阳朔县妇幼保健院国医堂等单位共同完成的；在实施过程中还得到了阳朔县林业局、中国科学院植物研究所、中国科学院华南植物园、中国科学院昆明植物研究所、上海辰山植物园、广西大学、广西药用植物园、广西中医药研究院等单位及人员的大力支持，在此谨致以衷心的感谢！在野外考察和编研资料整理过程中，还得到国家自然科学基金项目（31560088、41661012）、广西植物功能物质与资源持续利用重点实验室项目（ZRJJ2015-6）、桂林市科技重大专项项目（20180102-4）、广西重点研发计划项目（GK-AB22080057）等的资助。

中药资源涉及种类多，内容广泛，鉴于编者的知识水平有限，书中错误和遗漏之处在所难免，敬请读者批评指正。

编著者

2022年10月

目　录

总名录

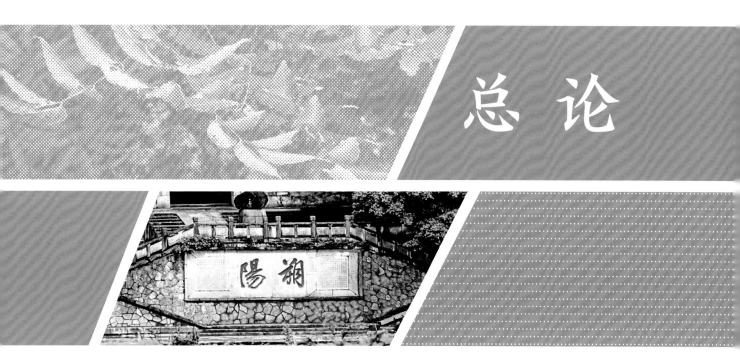

总 论

第一章 自然地理概况

一、地理位置

阳朔县位于广西东北部，桂林市区南面，属桂林市管辖，地处北纬24°38′~25°04′、东经110°13′~110°40′之间。东邻恭城瑶族自治县、平乐县，南邻荔浦市，西连永福县、临桂区，北与灵川县、雁山区接壤。县域面积1436.91 km²，县界全长248.94 km²。

二、地质地貌

阳朔县出露的地层都是漫长地质历史时期中浅海沉积的产物，形成于距今5亿年前的寒武系地层，在4亿多年前的加里东构造运动阶段褶皱抬升成陆地，遭受长期风化剥蚀，后又经历地壳的下降与上升，以及印支运动、燕山运动和喜马拉雅运动等，初步形成了现在阳朔的地质构造和地貌格局。阳朔地壳上升成陆后，石灰岩层遭到风化剥蚀，经过漫长地质年代的侵蚀作用，最终发育成以峰丛洼地和峰谷地为代表的，具有不同发育阶段和不同类型地表、地下岩溶地貌形态的世界热带岩溶地区。阳朔县地层出露以泥盆系分布面积最广，几乎遍布全县，其次为寒武系、石炭系、白垩系、第四系。

阳朔县境内分布有中山、低山、石山、丘陵、台地、平地等多种地貌类型，其中中山面积占全县总面积的17.31%，低山占17.95%，石山占41.95%，丘陵占2.95%，台

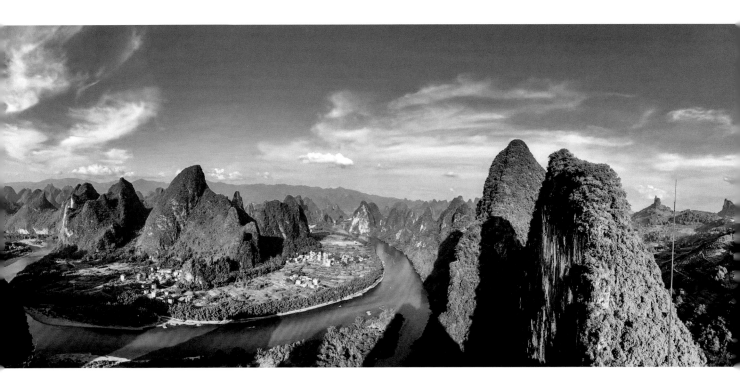

漓江阳朔相公山景观

地和平地占17.53%。其东北部和西部地势较高，为中山、低山盘踞，其中以东北部地势较高，最高峰为松坪龙，次高峰为西部的木湾岭。其中部、东部、南部地势平坦，在县城的中心地带有一块方圆150 km²的丘陵。阳朔县内石山星罗棋布，约56%为喀斯特地貌，无数奇峰平地拔起，遍布于江河两岸，有"桂林山水甲天下，阳朔堪称甲桂林"的美誉。石山海拔300~500 m，主要分布西北至东南一线，由石灰岩组成，主要山脉、山峰有海洋山脉、架桥岭山脉、莲花石界、轿顶山、旺江界等。

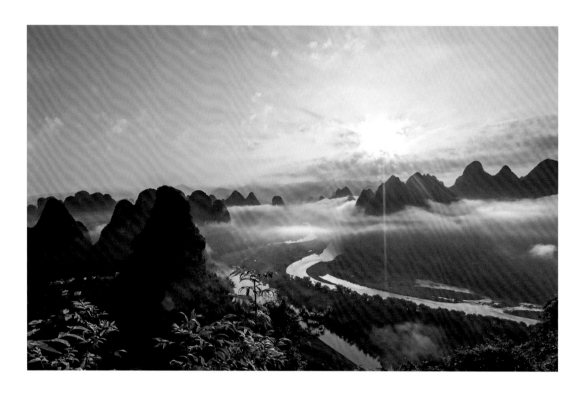

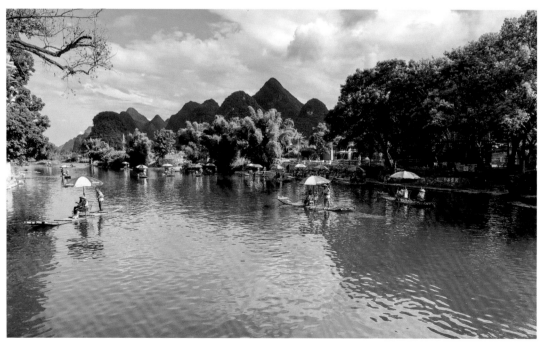

阳朔县喀斯特景观

三、气候

阳朔县地处中亚热带季风性气候区，受季风影响明显，盛行风向为西北风和东南风，风向季节变化明显，尤其每年夏季均有大风出现，阵风风速达到每秒20 m。太阳辐射较强，年均日照时数1432 h，但日照季节变化较大。阳朔县年平均气温19.9 ℃，其中1月最冷，月平均气温8.9 ℃；7~8月最热，月平均气温28 ℃以上。全县平均年降水量1539.9 mm。降水量山区多于平地，并随着海拔的升高而增加，东北、西部山区在1700 mm以上，东南部在1500 mm以下，其他地区为1600 mm左右。降水主要集中在4~8月，占全年降水量的70%左右；9月至翌年2月降水量仅占全年降水量的23%~27%，降水时间分布很不均匀。县域内由于降水年际、月际变化大，时空分布不均匀，水旱灾害频繁发生。

四、土壤类型

阳朔县土壤类型多而复杂，全县土壤划分为7个土类、16个亚类、48个土属、126个土种。依土体层次分为水稻土、旱地土两大类。水稻土主要分布在丘陵中下部峒田、坡地、广谷、冲积阶地，集中于桂八路、桂荔路沿线及兴坪镇、金宝河两岸，占全县耕地总面积的67.6%。水稻土主要有淹育性水稻土、潴育性水稻土，分别占水田总面积的40%和42%。淹育性水稻土分为红土母质、砂页岩母质、河流冲积母质、洪积母质、棕色石灰土母质、紫色岩母质、红色石灰土母质、硅质页岩母质等8个淹育性土属，主要集中在高田、福利、兴坪、白沙、金宝等乡（镇）一带的广谷缓丘、峒田及冲积阶地等地势较低的地方。潴育性水稻土分为红色母质、砂页岩母质、河流冲积母质、洪积母质、棕色石灰土母质、紫色岩母质、硅质页岩母质等7个土属，31个土种，分布在全县各地，以高田、金宝、兴坪、白沙等乡（镇）较多。

旱地土主要分布在海拔500 m以下的丘陵、缓丘、峰林洼地、槽谷地的中部和较高的河流阶地，各乡（镇）均有，占全县耕地总面积的32.4%。红壤有红壤、黄红壤、红壤性土3个亚类，各乡（镇）均有分布。石灰土分为黑色石灰土，棕色石灰土2个亚类，一般分布在海拔150~500 m的山地，各乡（镇）均有分布。冲积土分为河流冲积土、洪积土2个亚类，主要分布于漓江、金宝河、遇龙河、大源河两岸阶地上和山前冲积扇上。紫色土仅有酸性紫泥土1个亚类，一般分布在海拔150~500 m的山坡上，分布较为零星，主要集中在金宝、兴坪、普益3个乡（镇）。红色石灰土仅有淋溶红色石灰土1个亚类，分布在葡萄乡的周寨、金宝乡的大利等地。黄壤仅有砂页岩土属，主要分布在兴坪乡大源村一带，垂直分布在海拔700 m以上的低、中山上。

五、水文

阳朔县主要河流有17条，属珠江流域西江水系桂江支流，总长243.78 km，总集雨面积1294.97 km²，年平均总径流量为79.78×10⁸ m³。地表水分布由西北向东南逐渐减少，山区比平原丰富。流域面积较大的是金宝河、遇龙河、乌龟河、大源河。漓江发源于兴安县和资源县交界的猫儿山，自杨堤乡官岩村入县境，流经杨堤乡、兴坪镇、福利镇、阳朔镇、普益乡，共长69 km，占漓江干流总长的42％，为流经各县境最长的一段。

阳朔县地下水量约为68176 m³，可采量丰富。其中，兴坪镇西塘地下河流至冠岩注入漓江长达10 km，沿岸地下水深10多米，水量较丰富；白沙镇白沙堡屯有一个较大的地下水出口，流量达500 m³，地下水从洞穴中涌出。此外，还有一些水井和地下水出水点，这些地下水清如明镜，天旱不涸，大雨不浊，既可以供村民饮用，还可以灌溉良田。

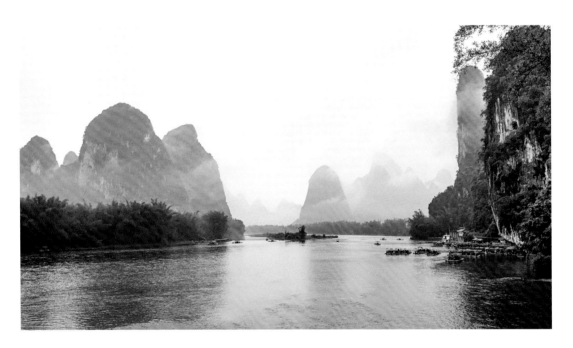

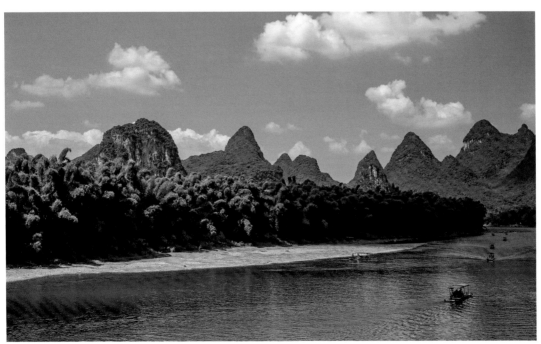

阳朔县兴坪漓江景观

第二章 自然资源概况

一、植被资源

阳朔县境内森林属中亚热带常绿阔叶林，森林植被主要以山茶科Theaceae、壳斗科Fagaceae、木兰科Magnoliaceae等常绿阔叶林树种为主，主要分布于金宝乡、兴坪镇、杨堤乡、高田镇。根据土壤不同，县域内森林分布区可分为酸性土壤区和岩溶区。酸性土壤地区主要分布在北部与恭城瑶族自治县接壤处和西南部与永福县、荔浦市交界处，多为常绿阔叶林。岩溶地区分布在县内所有乡镇，多为石山灌丛，主要植物种类有黄荆*Vitex negundo*、老虎刺*Pterolobium punctatum*、云实*Caesalpinia decapetala*等。

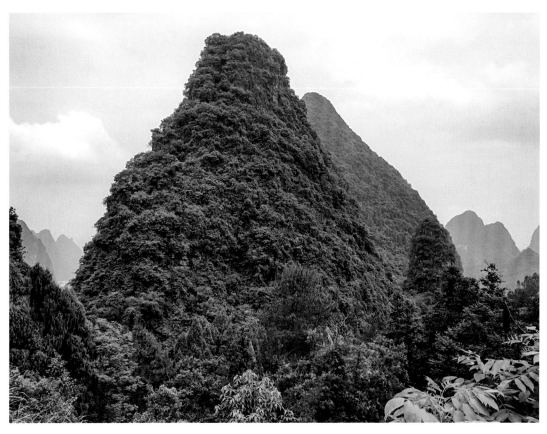

阳朔县石山灌丛景观

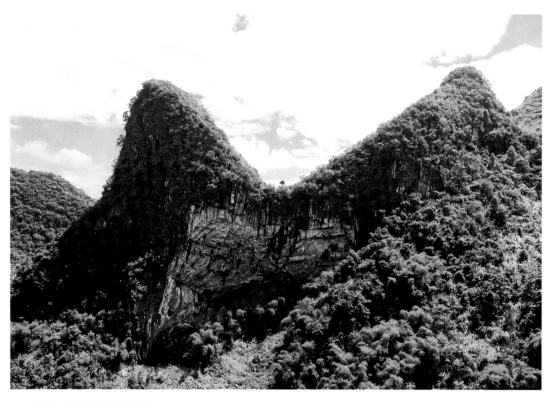

阳朔县喀斯特洞穴景观

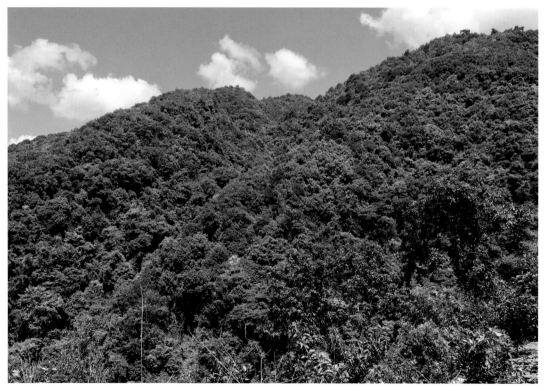

阳朔县阔叶林景观

二、植物资源

　　阳朔县地处中亚热带，热量丰富，雨量丰沛，日照充足，植物资源丰富多样。蕨类植物以凤尾蕨科Pteridaceae、卷柏科Selaginellaceae、水龙骨科Polypodiaceae、铁线蕨科Adiantaceae为优势科，种子植物以大戟科Euphorbiaceae、桑科Moraceae、菊科Compositae、蝶形花科Fabaceae、茜草科Rubiaceae、禾本科Gramineae、蔷薇科Rosaceae为优势科。县域内有多种珍稀濒危物种，如灵香草*Lysimachia foenum-graecum*、石仙桃*Pholidota chinensis*、兔耳兰*Cymbidium lancifolium*、花叶开唇兰*Anoectochilus roxburghii*、花榈木*Ormosia henryi*、观光木*Tsoongiodendron odorum*等。

　　阳朔县经济作物主要有板栗*Castanea mollissima*、柿子*Diospyros kaki*、柑橘*Citrus reticulata*、甜橙*C. sinensis*、柚*C. maxima*等。此外还有樟树*Cinnamomum camphora*、榕树*Ficus microcarpa*、槐树*Sophora japonica*、枫香*Liquidambar formosana*、银杏*Ginkgo biloba*等古树及珍贵树种零星分布在村落附近。

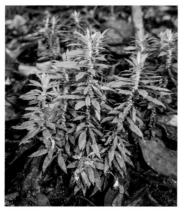 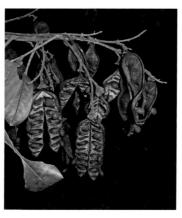 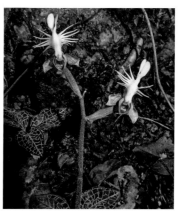

国家二级重点保护植物
蛇足石杉
Huperzia serrata

国家二级重点保护植物
花榈木
Ormosia henryi

国家二级重点保护植物
花叶开唇兰
Anoectochilus roxburghi

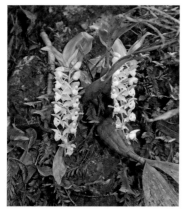 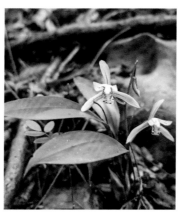 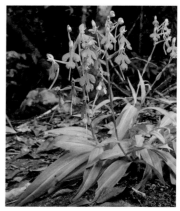

广西重点保护植物
石仙桃
Pholidota chinensis

广西重点保护植物
兔耳兰
Cymbidium lancifolium

广西重点保护植物
橙黄玉凤花
Habenaria rhodocheila

第三章　人文资源概况

一、历史文化

　　阳朔置县于隋代开皇十年（590年），县治由熙平迁入今阳朔镇，县衙建于羊角山下，以"羊角"谐音"阳朔"，阳朔县因此得名，阳朔镇成为全县政治、经济、文化、交通中心，历代相沿，迄今已有1000多年的历史。阳朔县有着光荣的革命历史。抗日战争时期，先后有一批共产党员到阳朔县开展抗日宣传和斗争，曾成立"兴坪抗日宣传队"，积极开展抗日宣传活动，后又扩建为"兴坪战时青年服务队"。解放战争期间，桂北、桂东地区及桂林市的党组织先后派出党员到阳朔县开展工作。1949年8月，中共桂北地工委领导的桂北人民解放总队新力部队的部分人员进入阳朔县开展活动。10月，中共阳朔县党支部成立，并先后在阳朔县组建了2个游击大队。这支革命力量，配合南下的人民解放军于11月25日解放了阳朔。

　　阳朔县城位于县境中部偏南的漓江畔，面积6 km^2，距离桂林市区65 km。元代至正七年（1347年）始筑城墙，明清时期较完善，中华人民共和国成立前夕，东城墙保全，南城墙基本完好，西城墙已被毁大部分，当时全城面积仅有1.5 km^2，城内仅有县前街、西街、水南街和莲峰巷四条街。中华人民共和国成立后，城区面积扩大了4.5 km^2，除原有街道外，还增修了多条公路，阳朔公园、卧云亭、会仙亭等多处景点修葺一新。

二、民俗文化

　　阳朔县是多民族聚居区，形成了独特的地方民俗风情，现居有汉、壮、瑶、苗等11个民族。当地除中华民族传统的春节、元宵节、端午节、中秋节、重阳节等外，还有福利五月八节、六月二十三节，阳朔上新坟节、牛王节、中元节、冬至节等。各民族也有自己的习俗、节日，如龙尾村的瑶民有兴过盘王节的习惯，壮族在农历七月初七到十四过中元节，其他民族农历七月初八至十五过中元节等。

　　此外，各民族擅长对山歌。无论是婚丧嫁娶，还是逢年过节，均摆起歌台，一比高低，直至深夜仍不肯散去。这些山歌各具特色，有谈情说爱的，有倾诉生离死别、崇尚忠孝的，也有谈古论今的。歌声或激越高昂、悠扬动听，或深沉委婉、如泣如诉，或轻吟浅唱、闲适洒脱……尤以壮乡高田镇的中秋节对歌、福利镇龙尾村瑶民的"歌堂愿"会最富特色。

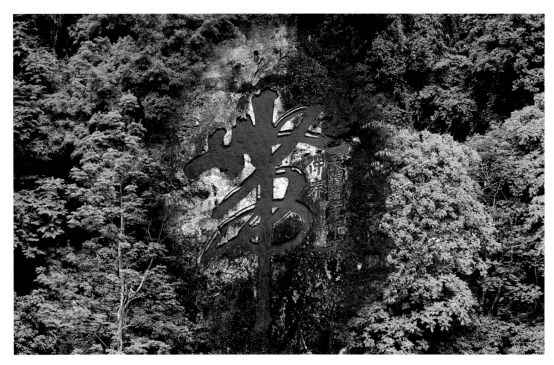

阳朔县碧莲峰景观

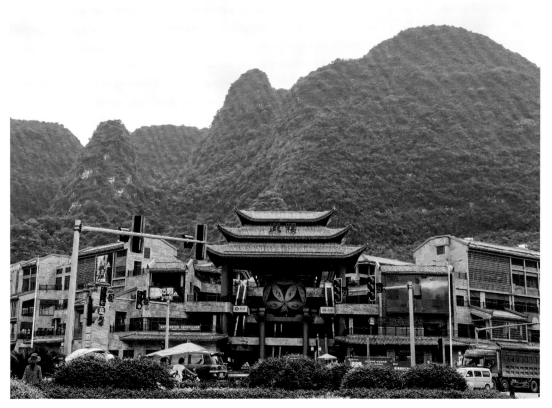

阳朔县民族戏楼景观

第四章　社会经济条件

一、经济发展

　　阳朔县坚持以习近平新时代中国特色社会主义思想为指导，坚持稳中求进工作总基调，坚持新发展理念，全力以赴稳增长、促改革、调结构、惠民生、防风险、保稳定，全县经济社会持续健康发展。2018年，全县地区生产总值同比增长7.5%，其中第一产业同比增长6.5%、第二产业同比增长3.6%、第三产业同比增长11.1%，三次产业结构比为21.7∶28.6∶49.7。2019年，面对国内外风险挑战明显上升的复杂局面，阳朔县经济发展保持稳定、健康发展的态势，全县地区生产总值同比增长6.1%，其中第一产业同比增长6.7%、第二产业同比增长5.7%、第三产业同比增长5.8%，三次产业结构比为28.6∶19.8∶51.6。

　　2020年是全面建成小康社会、实现第一个百年奋斗目标的决胜之年，阳朔县奋力谱写了新时代阳朔高质量发展的新篇章，经济社会各项事业再上新台阶。尽管在新冠肺炎疫情、6·7特大洪灾的叠加影响下，阳朔县地区生产总值实现扭负持平上一年同期，其中第一产业增加值30.8亿元、第二产业增加值21.62亿元、第三产业增加值55.59亿元，固定资产投资57.49亿元，财政收入5.07亿元，社会消费品零售总额40.97亿元，三次产业结构比为28.5∶20∶51.5。

　　2021年，阳朔县按照习近平总书记视察漓江阳朔段时作出的重要指示，统筹疫情防控和经济社会发展，稳住了经济基本面，积蓄了发展新动能，民生持续改善，社会和谐稳定，实现了"十四五"的良好开局。全县地区生产总值同比增长7.1%；组织财政收入4.75亿元，同比下降6.4%；固定资产同比增长0.4%；社会消费品零售总额同比增长9%；城镇、农村居民人均可支配收入同比分别增长6.9%、10.1%。旅游总接待人数和总消费同比分别增长20.56%、23.82%，主要经济指标增速均保持在桂林市第一方阵，连续5年蝉联广西高质量发展先进县。

二、产业结构

　　近年来，阳朔县紧紧围绕农业供给侧结构性改革这条主线，着力培育新动能、打造新业态、扶持新主体、拓宽新渠道，加快推进农业转型升级，加快农业现代化建设，不断落实各项强农惠农政策，继续推进现代特色农业示范区建设。如2021年，阳朔县积极推进遇龙河休闲农业核心示范区和阳朔金橘广西特色农产品优势区提档升级，金橘品牌价值高达41.42亿元，成为阳朔县的支柱产业之一。同时，通过发展"互联网+农业"和"农旅融合"模式，大力拓宽黑皮果蔗、柑橘系列、酸枣糕等农特产品销售渠道。此外，农村产业化经营也取得了新突破，建成了多家市级以上产业化龙头企业和大量农民专业合作社，规范提升了农民合作社的发展水平，培养了一批职业农民和种植大户，提升了一批运作规范的农民专业合作社，大力发展了专业大户、家庭农场、农业龙头企业等新型经营主体。

在工业结构方面，阳朔县加快构建现代工业体系，坚持走新型工业化道路。近5年来，工业经济实力显著提升，完成了阳朔工业集中区规划调整工作，福利、金宝工业园区建设有序推进。同时，加快实施重点节能降耗技改项目，加大淘汰落后产能工作力度及工艺改进，不断提升企业发展质量，加大规上企业培育力度，加快推进非公经济发展，提高工业经济总量和质量。此外，持续推进通信基础设施建设，拓宽"宽带乡村"试点工程覆盖面，提升宽带网络覆盖率和信息基础设施承载能力，加快数字阳朔建设，加强与腾讯等大公司的合作，让人民群众充分享受信息化带来的获得感、幸福感。

在第三产业方面，阳朔县作为世界著名的旅游胜地，有着丰富的自然景观和人文景观。近5年来，阳朔县积极推进旅游工作，大力实施"旅游+"发展战略，积极探索实施"1+4+N"创新管理模式，成立了阳朔民宿学院，推动民宿行业规范、有序、健康发展；自驾游、体验游、骑行慢游、滑翔运动等旅游新业态也蓬勃发展；实施了十里画廊遇龙河景区交通分级和接驳常态化管理，建成凤鸣、月亮山、骥马、旧县等4个交通接驳游客服务中心。同时，以遇龙河、漓江两个区域为重点，创建了遇龙河国家级旅游度假区和生态旅游示范区，不断完善旅游标识牌、码头、旅游公厕、步道、驿站、智能停车场、亮化工程等基础设施建设；并大力发展休闲度假、文化演艺、精品民宿、商业购物等产业集群，稳步推进休闲农业与乡村旅游融合发展。此外，充分利用山水资源优势，综合利用各种媒体对阳朔旅游进行宣传推介，不断增强阳朔旅游的影响力和吸引力。

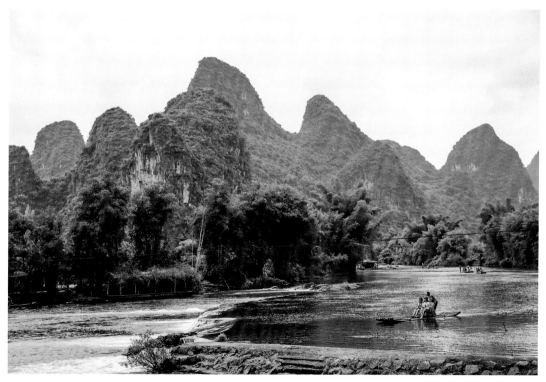

阳朔县遇龙河景区

三、人口概况

阳朔县是一个多民族聚居县，有汉、壮、瑶、回、苗、藏、侗、朝鲜、土家、满、白等11个民族。全县辖6个镇、3个乡，即阳朔镇、白沙镇、福利镇、兴坪镇、葡萄镇、高田镇、普益乡、金宝乡、杨堤乡，共99个村民委员会、15个居民委员会、975个自然村。截至2018年底，阳朔县户籍人口33.05万人，其中男性17.07万人、女性15.98万人。

四、城镇化建设

近5年来，阳朔县始终坚持统筹发展，城镇化建设步伐加快，新城区累计完成投资59亿元，五横五纵交通网络基本形成，市政基础设施全面推进，彰泰·十里澜山、阳朔湾等44个项目快速推进，产城融合的新经济增长极强劲崛起。同时，老城区提级改造基本完成，投资11.2亿元完成污水、路网等26项工程建设，水、电、路等各项市政配套设施基本实现全面维修改造，市容市貌发生翻天覆地变化。

此外，阳朔县率先在全市完成新型城镇化示范乡镇建设全覆盖，具有阳朔地域特

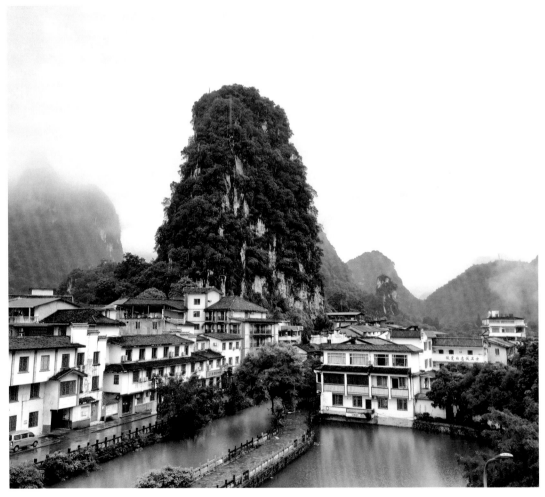

阳朔县"山、水、城"融合一体的城镇化景观

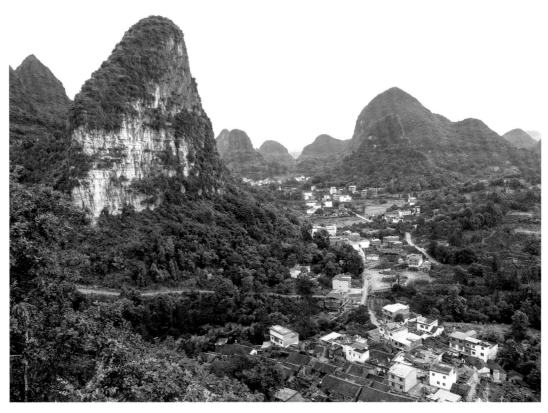

阳朔县葡萄镇小冲咸乡村风貌

色的城镇集群体系基本形成。全县公路通车总里程达782.3 km，建制村通村公路实现全覆盖，通硬化路自然村达961个，硬化率达98.8%，"一通百通"大交通格局正在显现，阳朔成为桂林市"一小时核心旅游圈"的重要一极。乡村日益美丽，建成各类示范村屯351个，自然村路灯亮化覆盖率达90%，农村水电路讯等基础设施建设实现全覆盖。

五、环境保护

阳朔县始终坚持绿色发展，牢固树立"绿水青山就是金山银山"的发展理念，大力发展生态经济，坚定不移走生产发展、生活富裕、生态良好的文明发展道路。

近5年来，阳朔县持续加强对空气、饮用水源、农村环境质量的监测，蓝天、碧水、净土三大保卫战成效显著。如加强露天焚烧管理，行政村生活垃圾集中处理实现全覆盖，成为广西唯一农村"厕所革命"整县推进试点县，基本实现农房建设规划全域管控，巩固了"清洁乡村"成果；流域断面、饮用水源水质全面达标，农村饮水安全全覆盖；完成了兴坪镇思和村耕地土壤污染防治与修复项目一期工程，全面开展了第二次全国污染源普查工作。

此外，坚决实施漓江"四乱一脏"、河湖采砂、遇龙河旅游秩序、违建别墅、321国道沿线违章建筑等专项综合整治，完成对22家采石场和53家大理石开采点的关停整治，一体化推进山水林田湖草生态保护，实现自治区级森林乡镇全覆盖，13个村屯荣获国家森林乡村和广西森林村庄荣誉称号。

第五章　药用资源多样性

一、药用植物资源

　　阳朔县地处中亚热带，热量丰富，雨量充沛，境内森林属中亚热带常绿阔叶林，森林覆盖率达64.7%。根据土壤不同，全县可分为酸性土壤地区和岩溶地区。酸性土壤地区主要分布在阳朔县北部与恭城瑶族自治乡接壤处，阳朔县西南与永福县、荔浦市交界处，多为常绿阔叶林；中部石山星罗棋布，约56%为喀斯特地貌。县域内主要山脉、山峰有海洋山脉、架桥岭山脉、莲花石界、轿顶山等，复杂的地理环境孕育了种类繁多的药用植物资源。

　　根据第四次全国中药资源普查结果统计，阳朔县有中药资源共1779种（包括种下单位，下同）。其中，真菌和苔藓类药用植物17种，隶属15科16属；药用蕨类植物106种，隶属36科58属；药用裸子植物14种，隶属9科13属；药用被子植物1398种，隶属168科729属。此外，还有药用动物235种，药用矿物9种。阳朔县药用植物与广西药用植物比较见表5-1。

表5-1　阳朔县药用植物与广西药用植物比较

类别	科	属	种
阳朔县药用植物	228	816	1535
广西药用植物	324	1512	4064
阳朔县药用植物占广西药用植物的比重（%）	70.37	53.97	37.77

　　数据来源：《广西中药资源名录》。

　　阳朔县药用植物资源以药用维管植物为主，占全县药用植物总种数的98.89%，真菌类和苔藓类药用植物仅占总种数的1.1%。阳朔县药用维管植物与广西药用植物相应类群的比较见表5-2。在科的水平比较中，药用蕨类植物、裸子植物和被子植物均占广西总科比例的75%以上；在属的水平比较中，三者均占广西总属比例的50%以上；在种的水平比较中，三者均占广西总种比例的35%以上，说明县域内药用植物资源较丰富。

表5-2　阳朔县药用维管植物分类群数量统计

分类群		阳朔县	广西	占广西比例（%）
药用蕨类植物	科	36	46	78.26
	属	58	88	65.91
	种	106	225	47.11
药用裸子植物	科	9	9	100
	属	13	17	76.47
	种	14	34	41.18
药用被子植物	科	168	212	79.25
	属	729	1326	54.98
	种	1398	3680	37.99

　　数据来源：《广西中药资源名录》。

（一）野生药用植物

1. 分布特点

阳朔县地貌以石山、丘陵为主，山地为辅。东北部和西南部两侧分别处于海洋山脉和架桥岭山脉的边缘，地势较高，是县域内主要河溪发源地。该区域是县域内原生性植被的主要分布区，保存有丰富的野生药用植物资源，主要有山茶科、樟科、卫矛科、壳斗科、木兰科等阔叶林树种，或混生杉科、松科等针叶树种。中部海拔200~500 m，属岩溶地貌，地势较低。该区域多为石山灌丛，人为活动频繁，原生植被被杉木、油茶、油桐、柿子、柑橘等人工林替代或大戟科、蔷薇科、豆科次生灌木丛替代等。

2. 种类组成

阳朔县药用植物以野生为主，经统计野生药用植物有1340种，隶属213科703属，主要栽培药用植物有9种。野生药用非维管植物17种，隶属15科16属；野生药用维管植物1323种，隶属198科687属，其种数占县域野生药用植物总种数的98.73％。在野生药用维管植物中，蕨类植物有106种，隶属36科58属；裸子植物6种，隶属6科6属；被子植物1211种，隶属156科623属（表5-3）。

表5-3　阳朔县野生药用维管植物分类群数量统计

分类群	科	属	种
野生药用蕨类植物	36	58	106
野生药用裸子植物	6	6	6
野生药用被子植物	156	623	1211
总计	198	687	1323

在野生药用维管植物中，按科内种的数量结构进行统计分析，把阳朔县野生药用维管植物198科分成4个等级。其中，一级为多种科，含20种及以上；二级为中等种科，含11~20种；三级为寡种科，含2~10种；四级为单种科，仅含1种。经统计，多种科有15个，包括芸香科、茜草科、唇形科等；中等种科有21个，包括五加科、百合科、葫芦科等；寡种科有106个，包括防己科、石竹科、使君子科等；单种科有56个，包括骨碎补科、落葵科、杜仲科等（表5-4）。结果表明，寡种科含科数最多106科，占野生总科数的53.53%；多种科含种数最多510种，占野生总种数的38.55%。

表5-4   阳朔县野生药用植物科内种的数量结构统计

类型	科数	占野生总科数比例（%）	含种数	占野生总种数比例（%）	代表科
单种科（1种）	56	28.28	56	4.23	百部科、骨碎补科、落葵科、杜仲科、石榴科
寡种科（2~10种）	106	53.53	459	34.69	珙桐科、三白草科、防己科、石竹科、使君子科
中等种科（11~20种）	21	10.61	298	22.53	五加科、百合科、葫芦科、伞形科、山茶科
多种科（>20种）	15	7.58	510	38.55	芸香科、茜草科、唇形科、禾本科、菊科
合计	198	100	1323	100	

（二）栽培药用植物

1. 种植种类

阳朔县药用植物资源栽培品种不多，但在各乡镇都有小规模栽培种植。目前县域内种植较多的药材种类有栀子、生姜、铁皮石斛、山药、槐花、葛根、天冬、白花蛇舌草、佩兰等9种（表5-5）。其中生姜、铁皮石斛、山药、葛根的种植面积均有100多亩，在多个乡镇都有种植。栀子和槐花种植面积不大，在各乡镇均有零星栽培。天冬、白花蛇舌草、佩兰仅在个别乡镇有种植。

表5-5   阳朔县药材种植情况统计

序号	药材名	基原中文名	学名	种植地（乡、镇）	种植面积（亩）
1	栀子	栀子	*Gardenia jasminoides*	全县零星栽培	45
2	生姜	姜	*Zingiber officinale*	白沙镇、兴坪镇、葡萄镇、金宝乡、福利镇	2840
3	铁皮石斛	铁皮石斛	*Dendrobium officinale*	兴坪镇、葡萄镇、金宝乡、普益乡	632.5
4	山药	薯蓣	*Dioscorea polystachya*	福利镇、兴坪镇、葡萄镇	855
5	槐花	槐	*Sophora japonica*	全县零星栽培	75
6	葛根	葛	*Pueraria montana* var. *lobata*	葡萄镇、金宝乡、福利镇	317
7	天冬	天门冬	*Asparagus cochinchinensis*	高田镇	80
8	白花蛇舌草	白花蛇舌草	*Hedyotis diffusa*	金宝乡	3
9	佩兰	佩兰	*Eupatorium fortunei*	金宝乡	2

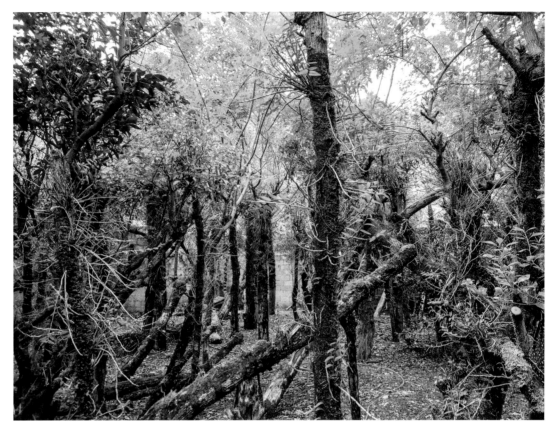

阳朔县铁皮石斛仿生种植

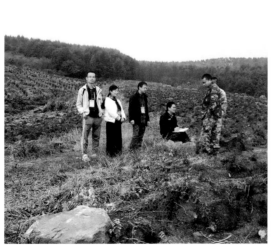

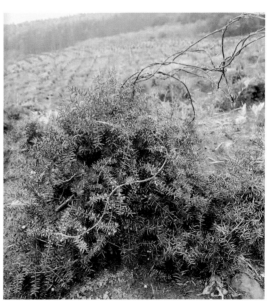

阳朔县天冬种植基地

（三）珍稀濒危及特有药用植物

1. 珍稀濒危物种

根据《中国高等植物受威胁物种名录》，《国家重点保护野生植物名录》（2021）以及《广西壮族自治区第一批重点保护野生植物名录》，对阳朔县野生珍稀濒危药用植物种类进行统计。阳朔县有珍稀濒危野生药用植物33种，隶属11科23属，占阳朔县野生药用植物总数的2.46%，包括野生药用蕨类植物4种、野生药用裸子植物1种、野生药用被子植物28种。其中，被列为国家二级重点保护野生药用植物有14种，被列为自治区级重点保护野生药用植物有19种，包括17种兰科植物（表5-6）。在世界自然保护联盟（IUCN）物种红色名录濒危等级和标准（3.1版）中，划分了9个评估等级，分别为灭绝（EX）、野生灭绝（EW）、极危（CR）、濒危（EN）、易危（VU）、近危（NT）、无危（LC）、数据不足（DD）、未予评估（NE）。而在地域性的实际应用中，还需结合IUCN物种红色名录标准在地区水平的应用指南（3.0版）中规定的具体标准和操作，对阳朔县33种珍稀濒危野生药用植物进行初步的IUCN评估。

表5-6　阳朔县重点保护野生植物

序号	科名	植物名	学名	保护等级	濒危程度
1	石杉科	蛇足石杉	*Huperzia serrata*	国家二级	EN
2	观音座莲科	福建观音座莲	*Angiopteris fokiensis*	国家二级	LC
3	蚌壳蕨科	金毛狗脊	*Cibotium barometz*	国家二级	LC
4	水蕨科	水蕨	*Ceratopteris thalictroides*	国家二级	EN
5	红豆杉科	穗花杉	*Amentotaxus argotaenia*	国家二级	VU
6	木兰科	观光木	*Michelia odora*	广西重点	VU
7	紫堇科	岩黄连	*Corydalis saxicola*	国家二级	LC
8	蝶形花科	花榈木	*Ormosia henryi*	国家二级	VU
9	蝶形花科	苍叶红豆	*Ormosia semicastrata* f. *pallida*	国家二级	VU
10	榆科	青檀	*Pteroceltis tatarinowii*	广西重点	NT
11	延龄草科	华重楼	*Paris polyphylla* var. *chinensis*	国家二级	VU
12	兰科	花叶开唇兰	*Anoectochilus roxburghii*	国家二级	EN
13	兰科	短距苞叶兰	*Brachycorythis galeandra*	广西重点	VU
14	兰科	梳帽卷瓣兰	*Bulbophyllum andersonii*	广西重点	NT
15	兰科	流苏贝母兰	*Coelogyne fimbriata*	广西重点	VU
16	兰科	寒兰	*Cymbidium kanran*	国家二级	VU
17	兰科	兔耳兰	*Cymbidium lancifolium*	广西重点	NT
18	兰科	墨兰	*Cymbidium sinense*	国家二级	VU
19	兰科	重唇石斛	*Dendrobium hercoglossum*	国家二级	EN
20	兰科	铁皮石斛	*Dendrobium officinale*	国家二级	EN
21	兰科	半柱毛兰	*Eria corneri*	广西重点	NT
22	兰科	高斑叶兰	*Goodyera procera*	广西重点	NT
23	兰科	斑叶兰	*Goodyera schlechtendaliana*	广西重点	NT
24	兰科	毛葶玉凤花	*Habenaria ciliolaris*	广西重点	NT

续表

序号	科名	植物名	学名	保护等级	濒危程度
25	兰科	坡参	*Habenaria linguella*	广西重点	VU
26	兰科	橙黄玉凤花	*Habenaria rhodocheila*	广西重点	NT
27	兰科	镰翅羊耳蒜	*Liparis bootanensis*	广西重点	NT
28	兰科	大花羊耳蒜	*Liparis distans*	广西重点	NT
29	兰科	见血青	*Liparis nervosa*	广西重点	NT
30	兰科	扇唇羊耳蒜	*Liparis stricklandiana*	广西重点	VU
31	兰科	钗子股	*Luisia morsei*	广西重点	NT
32	兰科	石仙桃	*Pholidota chinensis*	广西重点	NT
33	兰科	绶草	*Spiranthes sinensis*	广西重点	DD

2. 特有物种

经统计，阳朔县特有药用植物227种，隶属89科162属，占全县野生药用维管植物的17.15%。其中广西特有药用植物11种，中国特有药用植物216种（表5-7）。

表5-7　阳朔县特有药用植物

序号	科名	中文名	学名	特有程度
1	松科	马尾松	*Pinus massoniana*	中国特有
2	木兰科	深山含笑	*Michelia maudiae*	中国特有
3	八角科	假地枫皮	*Illicium jiadifengpi*	中国特有
4	五味子科	南五味子	*Kadsura longipedunculata*	中国特有
5	五味子科	冷饭藤	*Kadsura oblongifolia*	中国特有
6	番荔枝科	瓜馥木	*Fissistigma oldhamii*	中国特有
7	樟科	毛桂	*Cinnamomum appelianum*	中国特有
8	樟科	黑壳楠	*Lindera megaphylla*	中国特有
9	樟科	毛豹皮樟	*Litsea coreana* var. *lanuginosa*	中国特有
10	樟科	建润楠	*Machilus oreophila*	中国特有
11	樟科	鸭公树	*Neolitsea chui*	中国特有
12	樟科	大叶新木姜子	*Neolitsea levinei*	中国特有
13	樟科	石山楠	*Phoebe calcarea*	中国特有
14	樟科	檫木	*Sassafras tzumu*	中国特有
15	毛茛科	打破碗花花	*Anemone hupehensis*	中国特有
16	毛茛科	裂叶铁线莲	*Clematis parviloba*	中国特有
17	毛茛科	扬子铁线莲	*Clematis puberula* var. *ganpiniana*	中国特有
18	毛茛科	莓叶铁线莲	*Clematis rubifolia*	中国特有
19	小檗科	阔叶十大功劳	*Mahonia bealei*	中国特有
20	小檗科	小果十大功劳	*Mahonia bodinieri*	中国特有
21	小檗科	沈氏十大功劳	*Mahonia shenii*	中国特有
22	防己科	粉绿藤	*Pachygone sinica*	中国特有
23	防己科	江南地不容	*Stephania excentrica*	中国特有

续表

序号	科名	中文名	学名	特有程度
24	马兜铃科	地花细辛	*Asarum geophilum*	中国特有
25	马兜铃科	祁阳细辛	*Asarum magnificum*	中国特有
26	胡椒科	小叶爬崖香	*Piper sintenense*	中国特有
27	金粟兰科	丝穗金粟兰	*Chloranthus fortunei*	中国特有
28	紫堇科	岩黄连	*Corydalis saxicola*	中国特有
29	堇菜科	柔毛堇菜	*Viola fargesii*	中国特有
30	堇菜科	三角叶堇菜	*Viola triangulifolia*	中国特有
31	远志科	黄花倒水莲	*Polygala fallax*	中国特有
32	景天科	紫花八宝	*Hylotelephium mingjinianum*	中国特有
33	景天科	凹叶景天	*Sedum emarginatum*	中国特有
34	蓼科	蓼子草	*Polygonum criopolitanum*	中国特有
35	蓼科	大箭叶蓼	*Polygonum darrisii*	中国特有
36	蓼科	愉悦蓼	*Polygonum jucundum*	中国特有
37	凤仙花科	黄金凤	*Impatiens siculifer*	中国特有
38	瑞香科	毛瑞香	*Daphne kiusiana* var. *atrocaulis*	中国特有
39	山龙眼科	网脉山龙眼	*Helicia reticulata*	中国特有
40	海桐花科	短萼海桐	*Pittosporum brevicalyx*	中国特有
41	海桐花科	卵果海桐	*Pittosporum lenticellatum*	中国特有
42	葫芦科	罗汉果	*Siraitia grosvenorii*	中国特有
43	葫芦科	中华栝楼	*Trichosanthes rosthornii*	中国特有
44	秋海棠科	紫背天葵	*Begonia fimbristipula*	中国特有
45	秋海棠科	癞叶秋海棠	*Begonia leprosa*	中国特有
46	山茶科	川杨桐	*Adinandra bockiana*	中国特有
47	山茶科	心叶毛蕊茶	*Camellia cordifolia*	中国特有
48	山茶科	柃叶连蕊茶	*Camellia euryoides*	中国特有
49	山茶科	翅柃	*Eurya alata*	中国特有
50	山茶科	微毛柃	*Eurya hebeclados*	中国特有
51	山茶科	凹脉柃	*Eurya impressinervis*	中国特有
52	山茶科	细枝柃	*Eurya loquaiana*	中国特有
53	山茶科	四角柃	*Eurya tetragonoclada*	中国特有
54	山茶科	尖萼厚皮香	*Ternstroemia luteoflora*	中国特有
55	野牡丹科	叶底红	*Bredia fordii*	中国特有
56	使君子科	风车子	*Combretum alfredii*	中国特有
57	金丝桃科	扬子小连翘	*Hypericum faberi*	中国特有
58	杜英科	薄果猴欢喜	*Sloanea leptocarpa*	中国特有
59	梧桐科	翻白叶树	*Pterospermum heterophyllum*	中国特有
60	锦葵科	梵天花	*Urena procumbens*	中国特有

续表

序号	科名	中文名	学名	特有程度
61	大戟科	绿背山麻杆	*Alchornea trewioides* var. *sinica*	中国特有
62	大戟科	石山巴豆	*Croton euryphyllus*	中国特有
63	大戟科	广东地构叶	*Speranskia cantonensis*	中国特有
64	鼠刺科	厚叶鼠刺	*Itea coriacea*	中国特有
65	鼠刺科	腺鼠刺	*Itea glutinosa*	中国特有
66	蔷薇科	小叶石楠	*Photinia parvifolia*	中国特有
67	蔷薇科	全缘火棘	*Pyracantha atalantioides*	中国特有
68	蔷薇科	火棘	*Pyracantha fortuneana*	中国特有
69	蔷薇科	楔叶豆梨	*Pyrus calleryana* var. *koehnei*	中国特有
70	蔷薇科	软条七蔷薇	*Rosa henryi*	中国特有
71	蔷薇科	腺毛莓	*Rubus adenophorus*	中国特有
72	蔷薇科	华南悬钩子	*Rubus hanceanus*	中国特有
73	蔷薇科	无腺白叶莓	*Rubus innominatus* var. *kuntzeanus*	中国特有
74	蔷薇科	浅裂锈毛莓	*Rubus reflexus* var. *hui*	中国特有
75	蔷薇科	深裂悬钩子	*Rubus reflexus* var. *lanceolobus*	中国特有
76	蔷薇科	锈毛莓	*Rubus reflexus*	中国特有
77	蔷薇科	灰白毛莓	*Rubus tephrodes*	中国特有
78	蔷薇科	石灰花楸	*Sorbus folgneri*	中国特有
79	蔷薇科	中华绣线菊	*Spiraea chinensis*	中国特有
80	蜡梅科	山蜡梅	*Chimonanthus nitens*	中国特有
81	苏木科	皂荚	*Gleditsia sinensis*	中国特有
82	蝶形花科	藤黄檀	*Dalbergia hancei*	中国特有
83	蝶形花科	中南鱼藤	*Derris fordii*	中国特有
84	蝶形花科	白花油麻藤	*Mucuna birdwoodiana*	中国特有
85	蝶形花科	花榈木	*Ormosia henryi*	中国特有
86	金缕梅科	杨梅蚊母树	*Distylium myricoides*	中国特有
87	金缕梅科	金缕梅	*Hamamelis mollis*	中国特有
88	金缕梅科	半枫荷	*Semiliquidambar cathayensis*	中国特有
89	金缕梅科	水丝梨	*Sycopsis sinensis*	中国特有
90	杨梅科	青杨梅	*Myrica adenophora*	中国特有
91	桦木科	亮叶桦	*Betula luminifera*	中国特有
92	壳斗科	锥栗	*Castanea henryi*	中国特有
93	榆科	珊瑚朴	*Celtis julianae*	中国特有
94	榆科	青檀	*Pteroceltis tatarinowii*	中国特有
95	榆科	银毛叶山黄麻	*Trema nitida*	中国特有
96	桑科	藤构	*Broussonetia kaempferi* var. *australis*	中国特有
97	桑科	爬藤榕	*Ficus sarmentosa* var. *impressa*	中国特有

续表

序号	科名	中文名	学名	特有程度
98	荨麻科	密球苎麻	*Boehmeria densiglomerata*	中国特有
199	荨麻科	长序苎麻	*Boehmeria dolichostachya*	中国特有
100	荨麻科	盾叶冷水花	*Pilea peltata*	中国特有
101	冬青科	毛枝冬青	*Ilex buergeri*	中国特有
102	冬青科	海南冬青	*Ilex hainanensis*	中国特有
103	冬青科	细刺枸骨	*Ilex hylonoma*	中国特有
104	冬青科	广东冬青	*Ilex kwangtungensis*	中国特有
105	冬青科	大果冬青	*Ilex macrocarpa*	中国特有
106	冬青科	毛冬青	*Ilex pubescens*	中国特有
107	冬青科	香冬青	*Ilex suaveolens*	中国特有
108	卫矛科	过山枫	*Celastrus aculeatus*	中国特有
109	卫矛科	百齿卫矛	*Euonymus centidens*	中国特有
110	卫矛科	裂果卫矛	*Euonymus dielsianus*	中国特有
111	卫矛科	大果卫矛	*Euonymus myrianthus*	中国特有
112	翅子藤科	无柄五层龙	*Salacia sessiliflora*	中国特有
113	茶茱萸科	马比木	*Nothapodytes pittosporoides*	中国特有
114	桑寄生科	锈毛钝果寄生	*Taxillus levinei*	中国特有
115	桑寄生科	桑寄生	*Taxillus sutchuenensis*	中国特有
116	桑寄生科	大苞寄生	*Tolypanthus maclurei*	中国特有
117	鼠李科	铜钱树	*Paliurus hemsleyanus*	中国特有
118	鼠李科	黄鼠李	*Rhamnus fulvotincta*	中国特有
119	鼠李科	钩齿鼠李	*Rhamnus lamprophylla*	中国特有
120	鼠李科	薄叶鼠李	*Rhamnus leptophylla*	中国特有
121	鼠李科	皱叶雀梅藤	*Sageretia rugosa*	中国特有
122	胡颓子科	宜昌胡颓子	*Elaeagnus henryi*	中国特有
125	葡萄科	蓝果蛇葡萄	*Ampelopsis bodinieri*	中国特有
124	葡萄科	羽叶蛇葡萄	*Ampelopsis chaffanjonii*	中国特有
125	葡萄科	三裂蛇葡萄	*Ampelopsis delavayana*	中国特有
126	葡萄科	牯岭蛇葡萄	*Ampelopsis glandulosa* var. *kulingensis*	中国特有
127	葡萄科	无毛崖爬藤	*Tetrastigma obtectum* var. *glabrum*	中国特有
128	芸香科	宜昌橙	*Citrus ichangensis*	中国特有
129	芸香科	蜜茱萸	*Melicope pteleifolia*	中国特有
130	芸香科	九里香	*Murraya exotica*	中国特有
131	芸香科	枳	*Poncirus trifoliata*	中国特有
132	芸香科	蚬壳花椒	*Zanthoxylum dissitum*	中国特有
133	芸香科	刺壳花椒	*Zanthoxylum echinocarpum*	中国特有
134	无患子科	黄梨木	*Boniodendron minius*	中国特有

续表

序号	科名	中文名	学名	特有程度
135	无患子科	复羽叶栾树	*Koelreuteria bipinnata*	中国特有
136	省沽油科	锐尖山香圆	*Turpinia arguta*	中国特有
137	漆树科	黄连木	*Pistacia chinensis*	中国特有
138	山茱萸科	毛梾	*Cornus walteri*	中国特有
139	八角枫科	小花八角枫	*Alangium faberi*	中国特有
140	珙桐科	喜树	*Camptotheca acuminata*	中国特有
141	五加科	长刺楤木	*Aralia spinifolia*	中国特有
142	桤叶树科	贵州桤叶树	*Clethra kaipoensis*	中国特有
143	杜鹃花科	齿缘吊钟花	*Enkianthus serrulatus*	中国特有
144	杜鹃花科	腺萼马银花	*Rhododendron bachii*	中国特有
145	杜鹃花科	丁香杜鹃	*Rhododendron farrerae*	中国特有
146	杜鹃花科	岭南杜鹃	*Rhododendron mariae*	中国特有
147	杜鹃花科	马银花	*Rhododendron ovatum*	中国特有
148	乌饭树科	黄背越桔	*Vaccinium iteophyllum*	中国特有
149	柿科	野柿	*Diospyros kaki* var. *silvestris*	中国特有
150	紫金牛科	九管血	*Ardisia brevicaulis*	中国特有
151	紫金牛科	月月红	*Ardisia faberi*	中国特有
152	安息香科	赛山梅	*Styrax confusus*	中国特有
153	安息香科	白花龙	*Styrax faberi*	中国特有
154	山矾科	黄牛奶树	*Symplocos cochinchinensis* var. *laurina*	中国特有
155	马钱科	醉鱼草	*Buddleja lindleyana*	中国特有
156	木犀科	川素馨	*Jasminum urophyllum*	中国特有
157	木犀科	女贞	*Ligustrum lucidum*	中国特有
158	木犀科	光萼小蜡	*Ligustrum sinense* var. *myrianthum*	中国特有
159	木犀科	云南木犀榄	*Olea tsoongii*	中国特有
160	夹竹桃科	筋藤	*Alyxia levinei*	中国特有
161	夹竹桃科	链珠藤	*Alyxia sinensis*	中国特有
162	夹竹桃科	毛杜仲藤	*Urceola huaitingii*	中国特有
163	萝藦科	白前	*Cynanchum glaucescens*	中国特有
164	萝藦科	台湾醉魂藤	*Heterostemma brownii*	中国特有
165	萝藦科	吊山桃	*Secamone sinica*	中国特有
166	茜草科	云桂虎刺	*Damnacanthus henryi*	中国特有
167	茜草科	剑叶耳草	*Hedyotis caudatifolia*	中国特有
168	茜草科	粗毛耳草	*Hedyotis mellii*	中国特有
169	茜草科	羊角藤	*Morinda umbellata* subsp. *obovata*	中国特有
170	茜草科	密脉木	*Myrioneuron faberi*	中国特有
171	茜草科	广州蛇根草	*Ophiorrhiza cantoniensis*	中国特有

续表

序号	科名	中文名	学名	特有程度
172	茜草科	中华蛇根草	*Ophiorrhiza chinensis*	中国特有
173	茜草科	白毛鸡矢藤	*Paederia pertomentosa*	中国特有
174	忍冬科	皱叶忍冬	*Lonicera rhytidophylla*	中国特有
175	忍冬科	南方荚蒾	*Viburnum fordiae*	中国特有
176	忍冬科	球核荚蒾	*Viburnum propinquum*	中国特有
177	忍冬科	台东荚蒾	*Viburnum taitoense*	中国特有
178	菊科	纤枝兔儿风	*Ainsliaea gracilis*	中国特有
179	菊科	长穗兔儿风	*Ainsliaea henryi*	中国特有
180	菊科	莲沱兔儿风	*Ainsliaea ramosa*	中国特有
181	菊科	虾须草	*Sheareria nana*	中国特有
182	菊科	广西蒲儿根	*Sinosenecio guangxiensis*	广西特有
183	菊科	肇骞合耳菊	*Synotis changiana*	广西特有
184	菊科	广西斑鸠菊	*Vernonia chingiana*	广西特有
185	龙胆科	穿心草	*Canscora lucidissima*	中国特有
186	龙胆科	双蝴蝶	*Tripterospermum chinense*	中国特有
187	报春花科	广西过路黄	*Lysimachia alfredii*	中国特有
188	报春花科	落地梅	*Lysimachia paridiformis*	中国特有
189	报春花科	狭叶落地梅	*Lysimachia paridiformis* var. *stenophylla*	中国特有
190	报春花科	报春花	*Primula malacoides*	中国特有
191	桔梗科	杏叶沙参	*Adenophora petiolata* subsp. *hunanensis*	中国特有
192	旋花科	大果三翅藤	*Tridynamia sinensis*	中国特有
193	玄参科	台湾泡桐	*Paulownia kawakamii*	中国特有
194	玄参科	四方麻	*Veronicastrum caulopterum*	中国特有
195	苦苣苔科	旋蒴苣苔	*Boea hygrometrica*	中国特有
196	苦苣苔科	牛耳朵	*Primulia eburnea*	中国特有
197	苦苣苔科	华南半蒴苣苔	*Hemiboea follicularis*	中国特有
198	苦苣苔科	大叶石上莲	*Oreocharis benthamii*	中国特有
199	苦苣苔科	石山苣苔	*Petrocodon dealbatus*	中国特有
200	苦苣苔科	羽裂小花苣苔	*Chiritopsis bipinnatifida*	广西特有
201	苦苣苔科	心叶小花苣苔	*Chiritopsis cordifolia*	广西特有
202	马鞭草科	华紫珠	*Callicarpa cathayana*	中国特有
203	马鞭草科	藤紫珠	*Callicarpa integerrima* var. *chinensis*	中国特有
204	马鞭草科	广东紫珠	*Callicarpa kwangtungensis*	中国特有
205	马鞭草科	钩毛紫珠	*Callicarpa peichieniana*	中国特有
206	马鞭草科	秃红紫珠	*Callicarpa rubella* var. *subglabra*	中国特有
207	马鞭草科	四棱草	*Schnabelia oligophylla*	中国特有
208	唇形科	香茶菜	*Isodon amethystoides*	中国特有

续表

序号	科名	中文名	学名	特有程度
209	唇形科	南丹参	*Salvia bowleyana*	中国特有
210	唇形科	红根草	*Salvia prionitis*	中国特有
211	姜科	长柄山姜	*Alpinia kwangsiensis*	中国特有
212	百合科	薤头	*Allium chinense*	中国特有
213	百合科	野百合	*Lilium brownii*	中国特有
214	百合科	禾叶山麦冬	*Liriope graminifolia*	中国特有
215	百合科	多花黄精	*Polygonatum cyrtonema*	中国特有
216	百合科	广西蜘蛛抱蛋	*Aspidistra retusa*	广西特有
217	菝葜科	云南肖菝葜	*Heterosmilax yunnanensis*	中国特有
218	菝葜科	黑果菝葜	*Smilax glaucochina*	中国特有
219	天南星科	灯台莲	*Arisaema bockii*	中国特有
220	薯蓣科	马肠薯蓣	*Dioscorea simulans*	中国特有
221	莎草科	硬果薹草	*Carex sclerocarpa*	中国特有
222	禾本科	苦竹	*Pleioblastus amarus*	中国特有
223	西番莲科	蝴蝶藤	*Passiflora papilio*	广西特有
224	鼠刺科	牛皮桐	*Itea chinensis* f. *angustata*	广西特有
225	五加科	栎叶罗伞	*Brassaiopsis quercifolia*	广西特有
226	紫金牛科	狭叶紫金牛	*Ardisia filiformis*	广西特有
227	木犀科	白萼素馨	*Jasminum albicalyx*	广西特有

二、药用动物资源

　　根据第三次和第四次全国中药资源普查结果统计，阳朔县药用动物资源较为丰富，有235种，隶属15纲45目106科，主要有螺类、虾类、鱼类、昆虫类、蛇类和家禽类等药用动物，这些种类绝大部分在广西各地均有分布。

三、药用矿物资源

　　阳朔县药用矿物资源相对较少，根据第三次全国中药资源普查结果统计，县域内药用矿物仅有9种，为龙骨、黄土、伏龙肝、钟乳石、钟乳鹅管石、石灰、龙齿、寒水石、银箔。

第六章 药用资源应用

一、市场流通

经调查统计，阳朔县药材市场主流品种有43种（表6-1）。收购种类既有栽培种类（如丝瓜络、陈皮、杜仲、枇杷叶等），也有当地常见野生种类（如羊蹄草、墨旱莲、水田七、白花蛇舌草等）。根据药用部位来看，以全草类为主（羊蹄草、肿节风等），占主流品种数的41.86%。其余有根及根茎类（菝葜、百部等）、果实和种子类（苍耳子、广枣等）、茎木类（楤木、大血藤等）、叶类（枇杷、紫苏）、花类（槐花）、皮类（陈皮）等。

表6-1 阳朔县主流药材

序号	药材名	中文名	学名	入药部位	年收购量（t）
1	羊蹄草	一点红	*Emilia sonchifolia*	全草	6.2
2	淡竹叶	淡竹叶	*Lophatherum gracile*	全草	1.4
3	枇杷叶	枇杷	*Eriobotrya japonica*	叶	11.5
4	菝葜	菝葜	*Smilax china*	根及根茎	0.2
5	肿节风	草珊瑚	*Sarcandra glabra*	全草	2.16
6	百部	对叶百部	*Stemona tuberosa*	根及根茎	0.1
7	佩兰	佩兰	*Eupatorium fortunei*	全草	1.15
8	矮地茶	紫金牛	*Ardisia japonica*	全草	0.1
9	墨旱莲	鳢肠	*Eclipta prostrata*	全草	0.8
10	丝瓜络	广东丝瓜	*Luffa cylindrica*	其他	0.6
11	朱砂根	朱砂根	*Ardisia crenata*	根及根茎	0.1
12	水田七	裂果薯	*Schizocapsa plantaginea*	根及根茎	0.04
13	苍耳子	北美苍耳	*Xanthium chinense*	果实和种子	2
14	骨碎补	槲蕨	*Drynaria roosii*	根及根茎	0.6
15	桑寄生	桑寄生	*Taxillus sutchuenensis*	其他	2.3
16	水蓼	水蓼	*Polygonum hydropiper*	全草	2
17	络石藤	络石	*Trachelospermum jasminoides*	全草	2.3
18	紫苏叶	紫苏	*Perilla frutescens*	叶	1.1
19	井栏边草	井栏边草	*Pteris multifida*	全草	0.7
20	广枣	南酸枣	*Choerospondias axillaris*	果实和种子	1.5
21	五爪龙	粗叶榕	*Ficus hirta*	根及根茎	0.3
22	柚、柚核	柚	*Citrus maxima*	果实和种子	1.2
23	陈皮	橘	*Citrus reticulata*	皮	0.5
24	石上柏	深绿卷柏	*Selaginella doederleinii*	全草	0.1

续表

序号	药材名	中文名	学名	入药部位	年收购量（t）
25	葛根	野葛	*Pueraria montana* var. *lobata*	根及根茎	1.8
26	白花蛇舌草	白花蛇舌草	*Hedyotis diffusa*	全草	0.4
27	土茯苓	光叶菝葜	*Smilax glabra*	根及根茎	0.1
28	黄精	黄精	*Polygonatum cyrtonema*	根及根茎	0.1
29	槐花	槐	*Sophora japonica*	花	0.1
30	石莽草	头花蓼	*Polygonum capitatum*	全草	0.1
31	石南藤	石南藤	*Piper wallichii*	全草	1
32	楤木	楤木	*Aralia spinifolia*	茎木	0.1
33	买麻藤	买麻藤	*Gnetum parvifolium*	根及根茎	1
34	白茅根	白茅	*Imperata cylindrica*	根及根茎	0.3
35	杜仲	杜仲	*Eucommia ulmoides*	皮	0.6
36	车前草	车前	*Plantago asiatica*	全草	1
37	大血藤	大血藤	*Sargentodoxa cuneata*	茎木	5
38	千里光	千里光	*Senecio scandens*	全草	0.3
39	地桃花	地桃花	*Urena lobata*	全草	0.1
40	狗肝菜	狗肝菜	*Dicliptera chinensis*	全草	0.5
41	木槿根	木槿	*Hibiscus syriacus*	根及根茎	0.1
42	鹅不食草	石胡荽	*Centipeda minima*	全草	0.3
43	夏枯草	夏枯草	*Prunella vulgaris*	全草	0.08

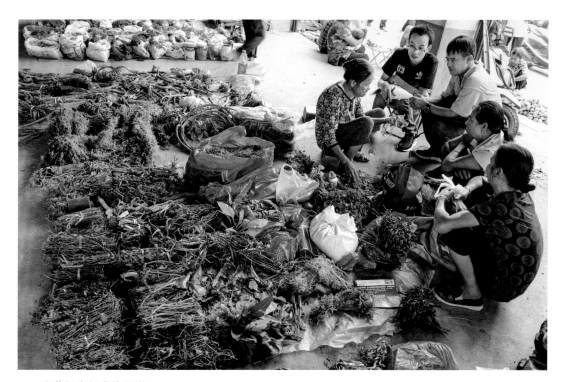

中药材市场走访调查

二、传统知识

通过走访阳朔县7个乡镇56位民间医生，收集传统医药配方约100条。据统计，这些传统医药配方能治疗的疾病种类多样，其中治疗较多的疾病是风湿类、跌打损伤、咳嗽、胃痛、妇科疾病、儿科疾病等。常用的药用植物较多，草本植物有白花蛇舌草、千里光、伸筋草等，灌木植物有南五味子、五指牛奶、土茯苓等，木本植物有苦木、槐花、樟木等，藤本植物有九龙藤、扶芳藤、买麻藤等，这些药用植物均为阳朔县常见物种，易于获取。传统的用药方法有多种，如水煎服、外敷、外洗、内服等。其中，最常用的是水煎服，如野苦荬菜加上其他配方材料水煎服可以治疗咳嗽，金橘水煎服加蜜糖可以治疗咳嗽，土茯苓加上其他配方材料水煎服可以治疗伤寒等。其次是外敷，外敷常用的几种方式是将新鲜草药直接捣烂外敷，或草药干后研成粉撒布外敷，或是泡药酒用于外擦。使用方式的多样不仅能更好的发挥药物的效力，也提高了药物治疗的疗效。

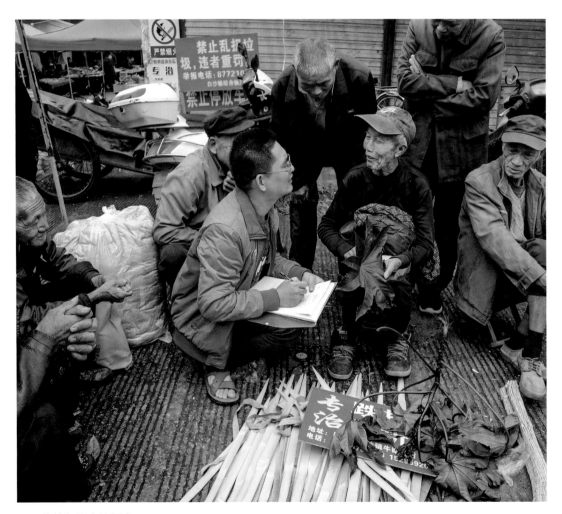

传统知识走访调查

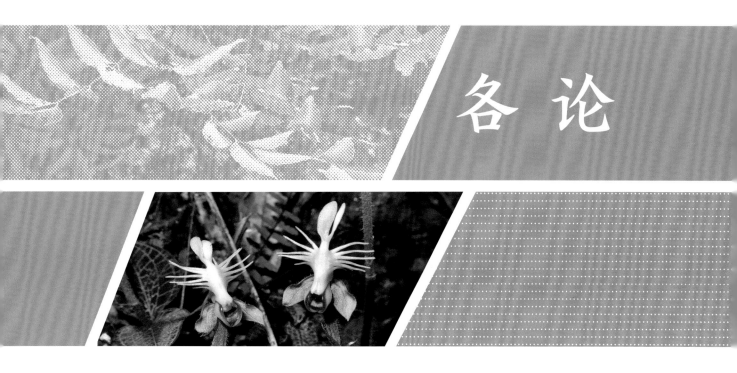

各 论

千层塔

【基原】为石杉科蛇足石杉*Huperzia serrata* (Thunb. ex Murray) Trevis. 的全草。

【别名】蛇足草、虱婆草、虱子草。

【形态特征】多年生草本。茎直立或斜升，高10~30 cm。叶螺旋状排列；叶片披针形，长1~3 cm，宽1~8 mm，基部楔形，下延有柄，先端急尖或渐尖，边缘有不规则的齿；孢子叶与营养叶同形。孢子囊肾形，淡黄色，横生于叶腋。

【分布】生于山谷、山坡密林下荫蔽处。产于广西、广东、云南、福建、四川、浙江等地。

【性能主治】全草味辛、甘、微苦，性平；有小毒。具有清热解毒、燥湿敛疮、止血定痛散瘀、消肿的功效。主治肺炎，肺痈，劳伤吐血，痔疮便血，白带异常，跌打损伤，肿毒，水湿胀，溃疡久不收口，烧烫伤。

【采收加工】夏末、秋初采收，去泥土、晒干。

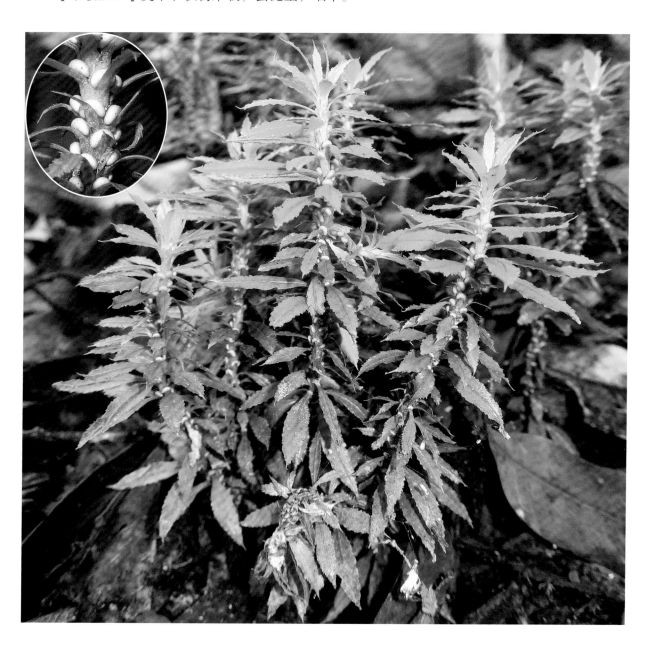

铺地蜈蚣

【基原】为石松科垂穗石松*Palhinhaea cernua* (L.) Vasc. et Franco的全草。

【别名】灯笼草、小伸筋。

【形态特征】蔓生草本。主茎高20~50 cm，向上叉状分枝，质柔软匍匐于地上。主茎上的叶螺旋状排列，线形，先端尖锐；孢子叶覆瓦状排列，阔卵形。孢子囊穗单生于小枝顶端，短圆柱形，熟时通常下垂；孢子囊圆肾形，生于小枝顶部，成熟则开裂，放出黄色孢子。

【分布】生于林下、林缘及灌木丛中阴处或岩石上。产于广西、广东、海南、云南、贵州、四川、重庆、湖南、香港、福建、台湾、江西、浙江等地。

【性能主治】全草味苦、辛，性温。具有祛风散寒、除湿消肿、舒筋活血、止咳、解毒的功效。主治风寒湿痹，关节酸痛，皮肤麻木，四肢软弱，水肿，跌打损伤，黄疸，咳嗽，疮疡，疱疹，烧烫伤。

【采收加工】夏季采收，将全草连根拔起，去净泥土、杂质，晒干。

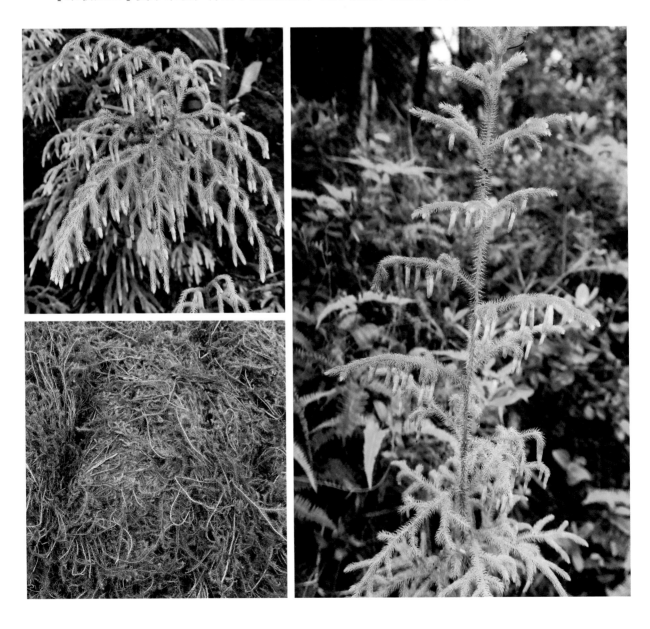

石上柏

【**基原**】为卷柏科深绿卷柏*Selaginella doederleinii* Hieron. 的全草。

【**别名**】山扁柏、退云草。

【**形态特征**】多年生草本。近直立，基部横卧，高25~45 cm，多回分枝，分枝处常有根托。叶交互排列，二型，翠绿色或深绿色；侧叶向两侧平展，长圆形；中叶长卵形，大小约为侧叶的1/3，先端直指枝顶。孢子囊穗常双生于枝顶，四棱柱形；大孢子白色；小孢子橘黄色。

【**分布**】生于林下阴湿处。产于广西、广东、海南、云南、贵州、湖南、香港、四川、重庆、台湾、安徽、福建、江西、浙江等地。

【**性能主治**】全草味甘，性平。具有清热解毒、抗癌、止血的功效。主治癌症，肺炎，急性扁桃体炎，眼结膜炎，乳腺炎。

【**采收加工**】全年均可采收，洗净，鲜用或晒干。

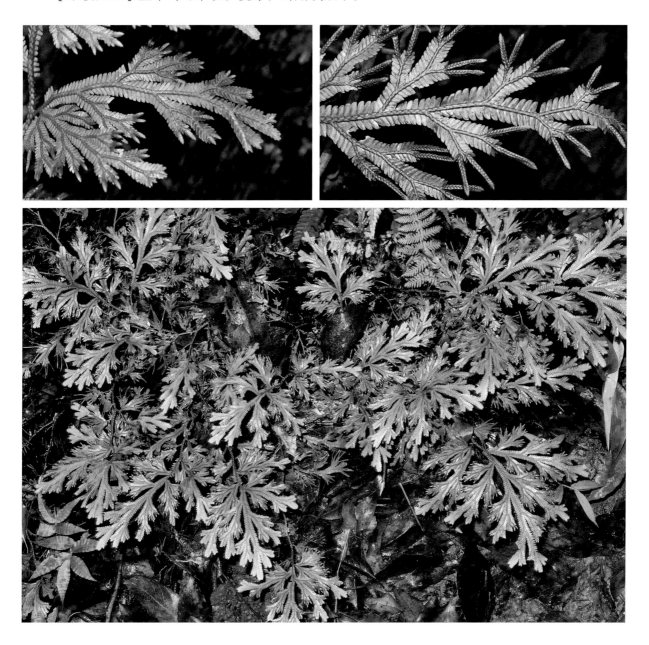

江南卷柏

【基原】为卷柏科江南卷柏*Selaginella moellendorffii* Hieron. 的全草。

【别名】石柏、岩柏草、打不死。

【形态特征】直立草本，高20~65 cm。具横走的地下根状茎和游走茎，其上生鳞片状淡绿色的叶。主茎呈红色或禾秆色，茎枝光滑无毛。上部茎生叶二型，侧叶斜展，卵状至卵状三角形；中叶疏生，斜卵圆形，边缘有细齿和白边。孢子囊穗紧密，单生于枝顶，四棱柱形。

【分布】生于林下或石灰岩灌木丛。产于广西、广东、云南、贵州、重庆、福建、安徽、甘肃等地。

【性能主治】全草味微甘，性平。具有清热利尿、活血消肿的功效。主治急性传染性肝炎，胸胁腰部挫伤，全身浮肿，血小板减少。

【采收加工】夏、秋季采收，晒干。

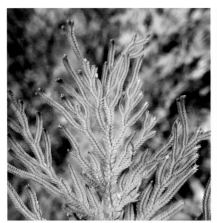
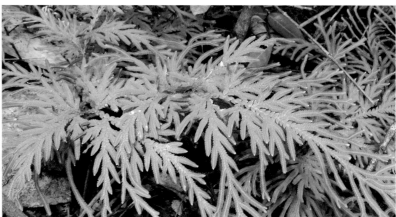
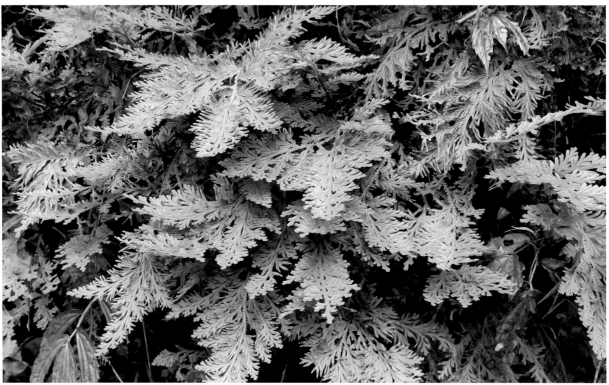

翠云草

【基原】为卷柏科翠云草*Selaginella uncinata* (Desv.) Spring 的全草。

【别名】细风藤、金猫草、铁皮青。

【形态特征】草本植物。主茎伏地蔓生，节上生不定根。主茎上的叶较大，卵形或卵状椭圆形；分枝上的叶二型，排成一平面，叶片边缘具白边，全缘。孢子叶穗单生于枝顶，四棱柱形；孢子叶一型，密生，卵状三角形，边缘全缘；大孢子灰白色或暗褐色，小孢子淡黄色。

【分布】生于常绿阔叶林下。产于广西、广东、贵州、重庆、湖南、湖北、安徽、福建等地。

【性能主治】全草味淡、微苦，性凉。具有清热利湿、解毒、止血的功效。主治黄疸，痢疾，泄泻，水肿，淋病，筋骨痹痛，吐血，咳血，便血，外伤出血，痔漏，烧烫伤，蛇咬伤。

【采收加工】全年均可采收，洗净，鲜用或晒干。

【附注】羽叶密似云纹，一般有蓝绿色荧光，且嫩叶呈翠蓝色，故名翠云草。

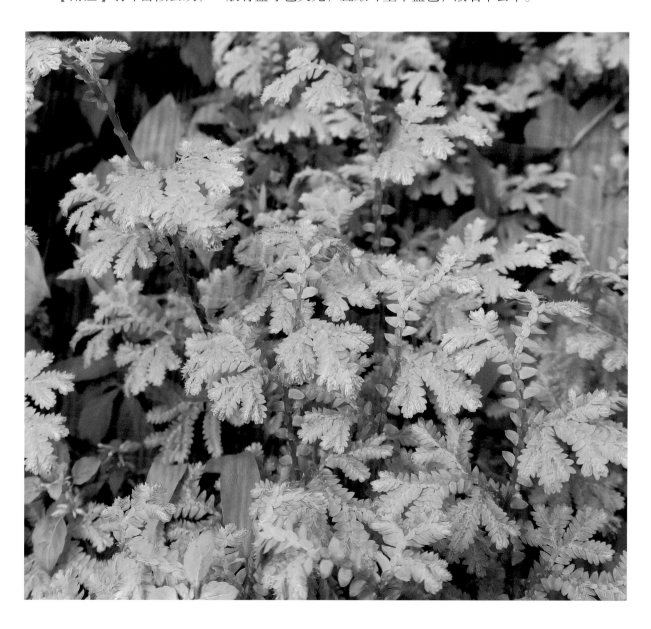

笔筒草

【基原】为木贼科笔管草*Equisetum ramosissimum* Desf. subsp. *debile* (Roxb. ex Vauch.) Hauke 的全草。

【别名】节节菜、木贼草。

【形态特征】多年生草本。根状茎直立或横走，黑棕色；地上茎单生或簇生；主茎粗壮，直径4~6 mm，具沟槽。叶退化成细小的鳞片状，在节上轮生，互相毗连形成管状鞘；鞘筒较短，长宽几相等，鞘齿黑灰棕色，披散，脱落。孢子囊穗生于枝顶，椭圆形或短棒状。

【分布】生于灌木丛或草丛中。产于广西、广东、海南、云南、贵州、四川、重庆、湖南、湖北、福建、台湾、陕西、甘肃、山东、江苏、西藏等地。

【性能主治】全草味甘、苦，性平。具有清肝明目、止血、利尿通淋的功效。主治风热感冒，咳嗽，目赤肿痛，云翳，鼻出血，尿血，肠风下血，淋证，黄疸，带下，骨折。

【采收加工】夏、秋季采收，洗净，鲜用或晾在通风处阴干。

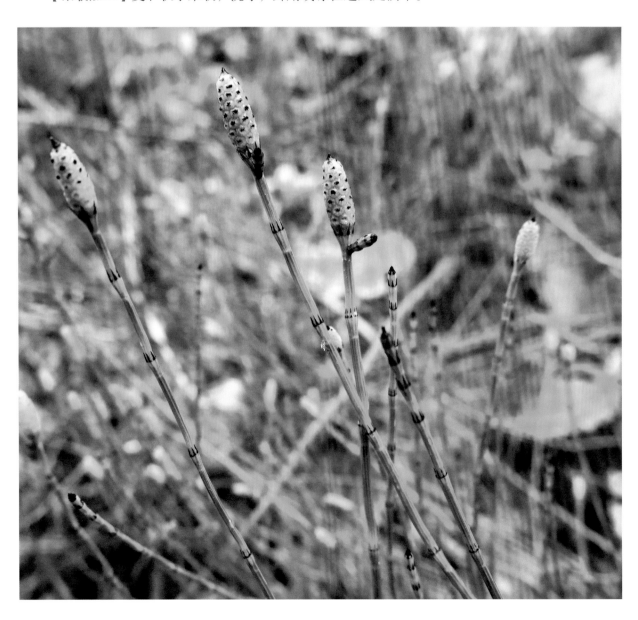

马蹄蕨

【基原】为观音座莲科福建观音座莲*Angiopteris fokiensis* Hieron. 的根状茎。

【别名】马蹄树、马蹄附子、马蹄香。

【形态特征】多年生草本，高2 m。根状茎肥大，肉质，直立，突出地面20 cm，宿存的叶柄基部聚生呈莲座状。叶簇生，具粗壮的长柄，叶轴及叶柄具瘤状突起，奇数二回羽状，叶缘具小齿，叶脉开展，背面明显。孢子囊群长圆形，棕色，由10~15个孢子囊组成。

【分布】生于林中湿润处及山谷沟旁。产于广西、广东、贵州、湖北等地。

【性能主治】根状茎味苦、性凉。具有清热凉血、祛瘀止血、镇痛安神的功效。主治疟腮，痈肿疮毒，毒蛇咬伤，跌打肿痛，外伤出血，崩漏，乳痈，风湿痹痛，产后腹痛，心烦失眠。

【采收加工】全年均可采收，洗净，除去须根，切片，鲜用或晒干。

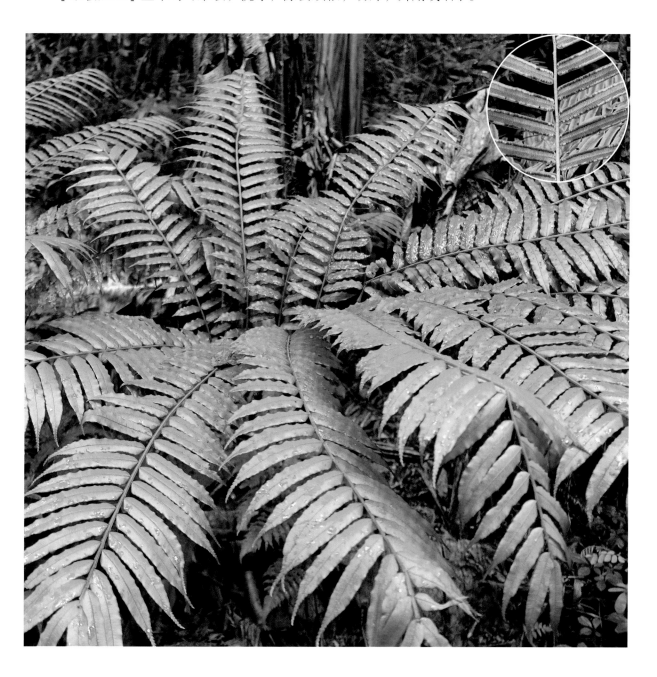

华南紫萁

【基原】为紫萁科华南紫萁 *Osmunda vachellii* Hook. 的根状茎及叶柄的髓部。

【别名】贯众、疯狗药、大凤尾蕨。

【形态特征】多年生草本，高达1 m，坚强挺拔。根状茎直立，粗壮，成圆柱状主轴。叶簇生于主轴顶部，羽片二型，一回羽状；叶柄棕禾秆色；叶片长圆形，一回羽状，厚纸质。下部3~4对羽片能育，羽片紧缩为线形，中肋两侧密生圆形孢子囊穗，穗上着生孢子囊，深棕色。

【分布】生于草坡和溪边阴处。产于广西、广东、云南、海南、贵州、福建等地。

【性能主治】根状茎及叶柄的髓部味微苦、涩，性平。具有祛湿舒筋、清热解毒、驱虫的功效。主治带下，筋脉拘挛，流感，疟腮，痈肿疮疖，胃痛，肠道寄生虫病。

【采收加工】全年均可采收，除去须根、茸毛，鲜用或晒干。

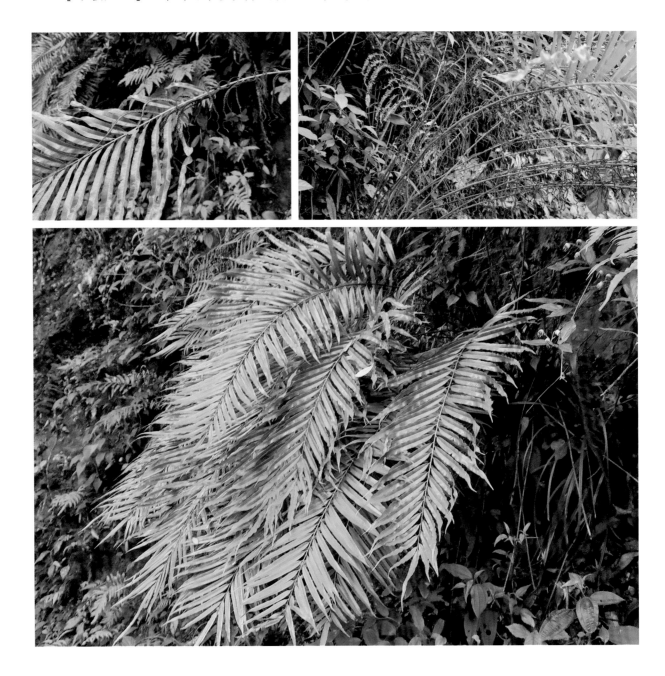

小叶海金沙

【基原】为海金沙科小叶海金沙*Lygodium microphyllum* (Cav.) R. Br. 的地上部分。

【别名】金沙藤、牛吊西、金沙草。

【形态特征】蔓攀草本。叶轴纤细，二回羽状；羽片对生于叶轴的距上，距长2~4 mm，顶端密生红棕色毛；不育羽片生于叶轴下部，奇数羽状，或顶生小羽片有时两叉，小羽片4对，互生；能育羽片长圆形，奇数羽状，小羽片互生，柄端有关节。孢子囊穗排列于叶缘，到达先端，5~8对，线形，黄褐色。

【分布】生于溪边灌木丛中。产于广西、广东、海南、云南、福建等地。

【性能主治】地上部分味甘，性寒。具有清热解毒、利水通淋的功效。主治热淋，砂淋，石淋，血淋，膏淋，尿道涩痛，湿热黄疸，风热感冒，咳嗽，咽喉肿痛，泄泻，痢疾。

【采收加工】夏、秋季采收，除去杂质，晒干。

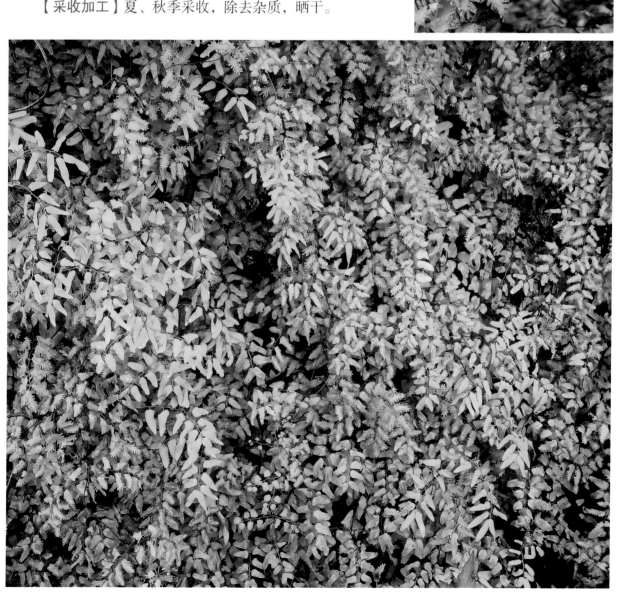

狗脊

【基原】为蚌壳蕨科金毛狗脊*Cibotium barometz* (L.) J. Sm. 的根状茎。

【别名】金猫头、金毛狗、黄狗头。

【形态特征】大型草本，高可达3 m。根状茎横卧，粗大，顶端生出一丛大叶，柄长达120 cm，基部密被金黄色长毛。叶大型，密生，三回羽状深裂；羽片长披针形，裂片边缘有细锯齿。孢子囊群生于小脉顶端，囊群盖棕褐色，横长圆形，形如蚌壳。

【分布】生于林中阴处或山沟边。产于广西、广东、云南、海南、湖南、贵州、四川、浙江等地。

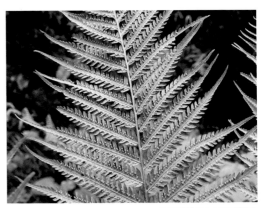

【性能主治】根状茎味苦、甘，性温。具有祛风湿、补肝肾、强腰膝的功效。主治风湿痹痛，腰膝酸软，下肢无力。

【采收加工】秋、冬季采挖，除去泥沙，干燥。或去硬根、叶柄及金黄色茸毛，切厚片，干燥，为生狗脊片；蒸后晒至六七成干，切厚片，干燥，为熟狗脊片。

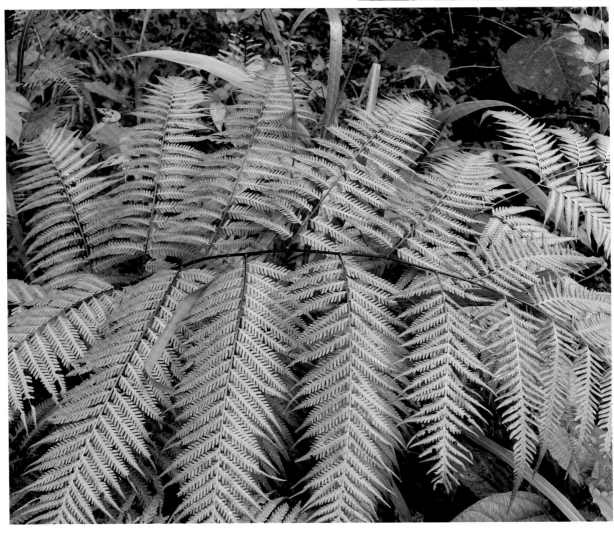

金花草

【基原】为鳞始蕨科乌蕨*Odontosoria chinensis* J. Sm. 的全草。

【别名】大叶金花草、小叶野鸡尾。

【形态特征】草本，高30~70 cm。根状茎横走，密生深褐色钻形鳞片。叶近生；叶片纸质，两面无毛，长卵形或披针形，四回羽状深裂；羽片15~20对，互生，密接，有短柄，斜展，卵状披针形。孢子囊群小，生在裂片先端或1条小脉顶端；囊群盖灰棕色，倒卵形或长圆形。

【分布】生于林下或灌木丛中阴湿地。产于广西、海南、四川、湖南、湖北、福建、浙江等地。

【性能主治】全草味苦，性寒。具有清热解毒、利湿的功效。主治感冒发热，咳嗽，扁桃体炎，腮腺炎，肠炎，痢疾，肝炎，食物中毒，农药中毒；外用治烧烫伤，皮肤湿疹。

【采收加工】全年均可采收，以夏、秋季较佳，洗净，鲜用或晒干。

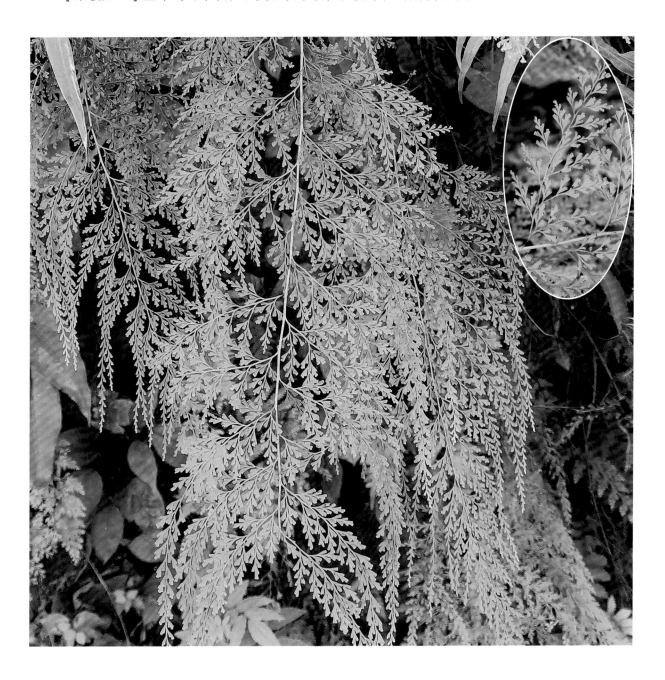

凤尾草

【**基原**】为凤尾蕨科井栏凤尾蕨*Pteris multifida* Poir. 的全草。

【**别名**】井栏边草、井边凤尾、井栏草。

【**形态特征**】多年生草本。根状茎短而直立，先端被黑褐色鳞片。叶多数，密而簇生，二型；不育叶卵状长圆形，一回羽状，羽片常3对，线状披针形，边缘有不整齐的尖齿；孢子叶狭线形，其上部几对的羽片基部下延，在叶轴两侧形成狭翅。孢子囊群沿叶缘连续分布。

【**分布**】生于井边、沟边、墙缝及石灰岩缝隙中。产于全国各地。

【**性能主治**】全草味淡、微苦，性寒。具有清热利湿、凉血止血、解毒止痢的功效。主治痢疾，胃肠炎，肝炎，泌尿系感染，感冒发烧，咽喉肿痛，白带异常，崩漏，农药中毒；外用治外伤出血，烧烫伤。

【**采收加工**】全年均可采收，洗净，鲜用或晒干。

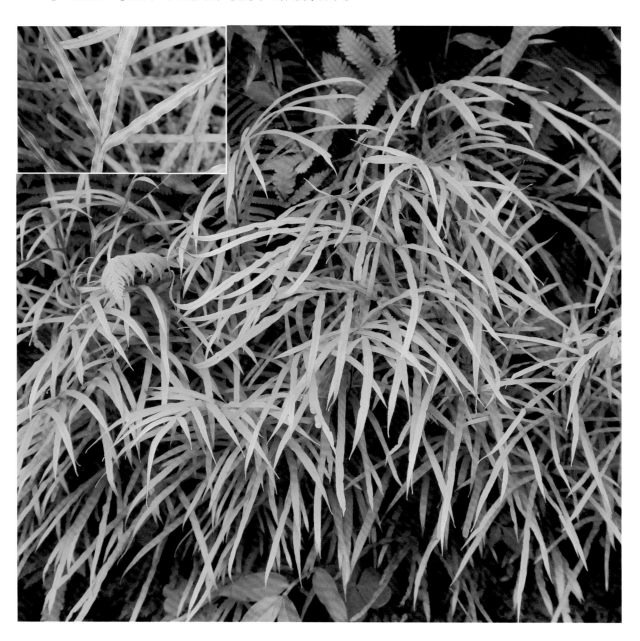

蜈蚣草

【基原】为凤尾蕨科蜈蚣草*Pteris vittata* L. 的全草或根状茎。

【别名】蜈蚣蕨、斩草剑、黑舒筋草。

【形态特征】多年生草本。根状茎直立，密被黄褐色鳞片。叶簇生；叶片倒披针状长圆形，一回羽状；顶生羽片与侧生羽片同形，互生或有时近对生；下部羽片较疏离；中部羽片最长，狭线形；不育羽片叶缘具密齿。在成熟的植株上除下部缩短的羽片不育外，几乎全部羽片能育。

【分布】生于钙质土上或石灰岩石山石缝中。产于我国秦岭南坡以南各地。

【性能主治】全草或根状茎味淡，性平。具有祛风活血、解毒杀虫的功效。主治防治流行性感冒，痢疾，风湿疼痛，跌打损伤；外用治蜈蚣咬伤，疥疮。

【采收加工】全年均可采收，洗净，鲜用或晒干。

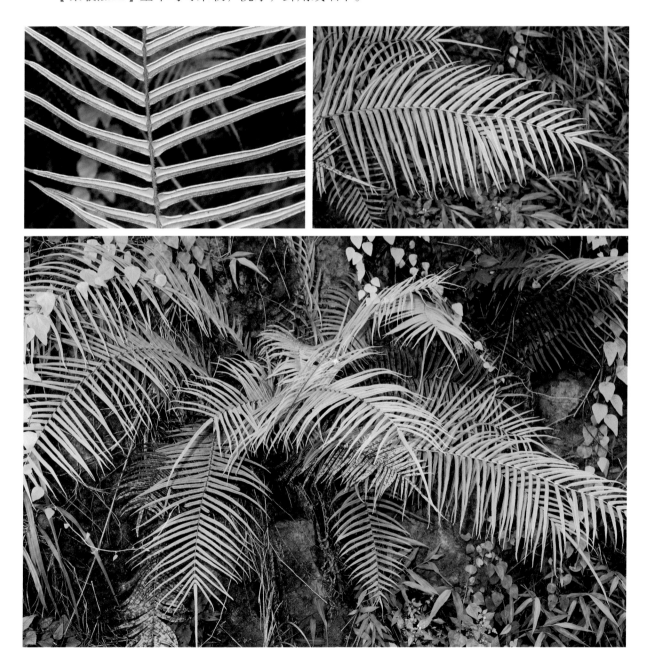

川层草

【基原】为中国蕨科毛轴碎米蕨Cheilosoria chusana (Hook.) Ching et K. H. Shing 的全草。

【别名】献鸡尾、舟山碎米蕨、细凤尾草。

【形态特征】多年生草本，高18~30 cm。根状茎短而直立，被栗黑色披针形鳞片。叶簇生；叶柄、叶轴深棕色，且叶柄和叶轴腹面两侧隆起的狭边上有粗短睫毛；叶片草质，二回羽状细裂，顶部渐尖，羽片10~15对，近对生，略斜上。孢子囊群生于叶边小脉顶端。

【分布】生于林下石壁上或村边墙上。产于广西、湖南、湖北、贵州、四川、江苏、浙江、安徽、江西、河南、甘肃、陕西等地。

【性能主治】全草味微苦，性寒。具有清热利湿、解毒的功效。主治湿热黄疸，泄泻，痢疾，小便涩痛，咽喉肿痛，痈肿疮疖，毒蛇咬伤。

【采收加工】全年均可采收，鲜用或晒干。

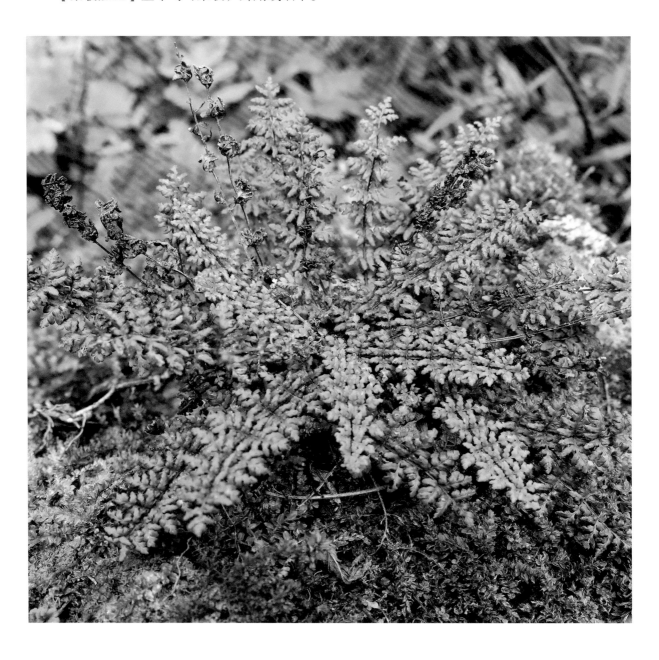

书带蕨

【基原】为书带蕨科书带蕨*Haplopteris flexuosa* (Fée) E. H. Crane的全草。

【别名】晒不死、柳叶苇、小石韦。

【形态特征】多年生草本。根状茎横走，密被黄褐色鳞片。叶近生，常密集成丛；叶柄短，下部浅褐色，基部被小鳞片；叶片薄草质，线形，边缘反卷，遮盖孢子囊群。孢子囊群线形，生于叶缘内侧，叶片下部和先端的不育。孢子长椭圆形，无色透明，单裂缝。

【分布】附生于林中树干或岩石上。产于广西、广东、海南、四川、湖北、江苏、浙江、江西等地。

【性能主治】全草味苦、涩，性凉。具有疏风清热、舒筋止痛、健脾消疳、止血的功效。主治小儿急惊风，小儿疳积，风湿痹痛，跌打损伤，咯血，吐血。

【采收加工】全年均可采收，洗净，鲜用或晒干。

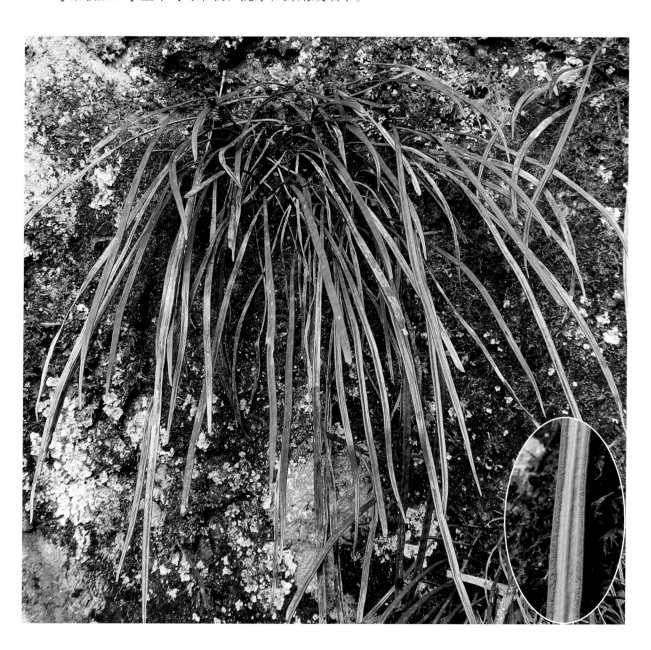

大叶骨牌草

【基原】为水龙骨科江南星蕨 *Microsorum fortunei* (T. Moore) Ching 的全草。

【别名】七星剑、斩蛇剑、一包针。

【形态特征】植株高约50 cm。根状茎长而横走，肉质，顶部被棕褐色鳞片。叶远生，厚纸质，直立；叶片带状披针形，顶端长渐尖，基部渐狭，下延于叶柄并形成狭翅，全缘，有软骨质的边；中脉在叶两面明显隆起，侧脉不明显。孢子囊群大，圆形，靠近主脉各成1行或不整齐的2行排列。

【分布】生于山坡林下、溪边树干或岩石上。产于广西、湖南、陕西、江苏、安徽、福建等地。

【性能主治】全草味苦，性寒。具有清热利湿、凉血解毒的功效。主治热淋，小便不利，痔疮出血，瘰疬结核，痈肿疮毒，毒蛇咬伤，风湿疼痛，跌打骨折。

【采收加工】全年均可采收，洗净，鲜用或晒干。

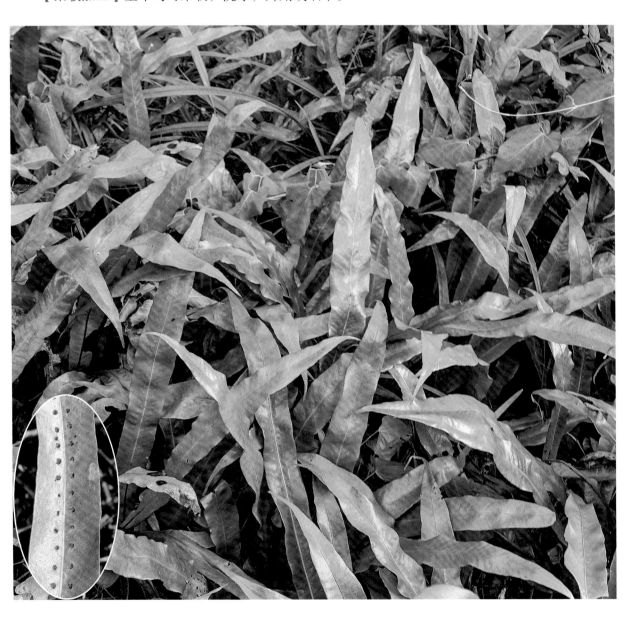

友水龙骨

【基原】为水龙骨科友水龙骨*Polypodiodes amoena* (Wall. ex Mett.) Ching的根状茎。

【别名】猴子蕨、水龙骨、土碎补。

【形态特征】附生草本。根状茎横走，密被暗棕色鳞片。叶疏生，厚纸质；叶柄禾秆色；叶片卵状披针形，羽状深裂，基部略收缩，顶端羽裂渐尖；裂片20~25对，披针形，有齿。孢子囊群圆形，在裂片中脉两侧各成1行，着生于内藏小脉顶端，位于中脉与叶缘间，无盖。

【分布】附生于岩石上或树干基部。产于广西、云南、湖南、贵州、四川、西藏、江西等地。

【性能主治】根状茎味甘、苦，性平。具有清热解毒、祛风除湿的功效。主治风湿性关节疼痛，咳嗽，小儿高烧；外用治背痈，无名肿毒，骨折。

【采收加工】全年均可采收，洗净，鲜用或晒干。

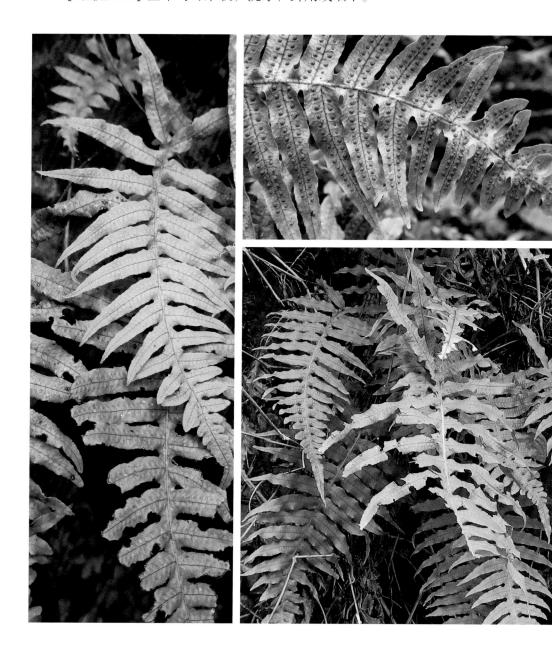

石蕨

【基原】为水龙骨科石蕨*Pyrrosia angustissima* (Gies. ex Diels) Tagawa et K. Iwats. 的全草。

【别名】拟石韦、卷叶蕨、石小豆。

【形态特征】附生草本，高10~12 cm。根状茎细长横走，密被鳞片。叶远生，近无柄，基部以关节着生；叶片线形，边缘向下强烈反卷，幼时腹面疏生星状毛，背面密被黄色星状毛，宿存。孢子囊群线形，位于主脉与叶缘之间，囊群初时被反卷的叶边覆盖，成熟时挤开叶边而裸露。

【分布】生于阴湿岩石上或树干上。产于广西、广东、湖南、贵州、四川、台湾、福建、浙江、江西等地。

【性能主治】全草味苦，性平。具有清热利湿、凉血止血的功效。主治目赤，咽喉肿痛，小便不利，白带异常，风湿腰腿痛，咯血，吐血，鼻出血，崩漏。

【采收加工】全年均可采收，洗净，晒干。

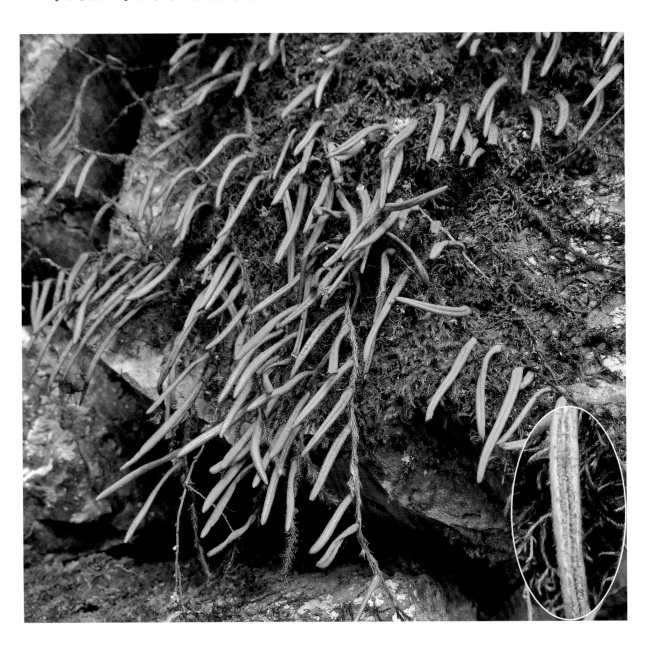

骨碎补

【基原】为槲蕨科槲蕨*Drynaria roosii* Nakaike 的根状茎。

【别名】猴子姜、飞蛾草。

【形态特征】附生草本，高25~40 cm。根状茎横走，粗壮肉质，为扁平的条状或块状，密被鳞片。叶二型；营养叶枯棕色，厚干膜质，覆盖于根状茎上；孢子叶高大，绿色，中部以上深羽裂；裂片7~13对，披针形。孢子囊群生于内藏小脉的交叉处，在主脉两侧各有2~3行。

【分布】附生于树干或岩石上。产于广西、广东、海南、云南、江西、湖北、江苏等地。

【性能主治】根状茎味苦，性温。具有疗伤止痛、补肾强骨、消风祛斑的功效。主治跌扑闪挫，筋骨折伤，肾虚腰痛，筋骨痿软，耳鸣耳聋，牙齿松动；外用治斑秃，白癜风。

【采收加工】全年均可采挖，除去泥沙，干燥，或再燎去鳞片。

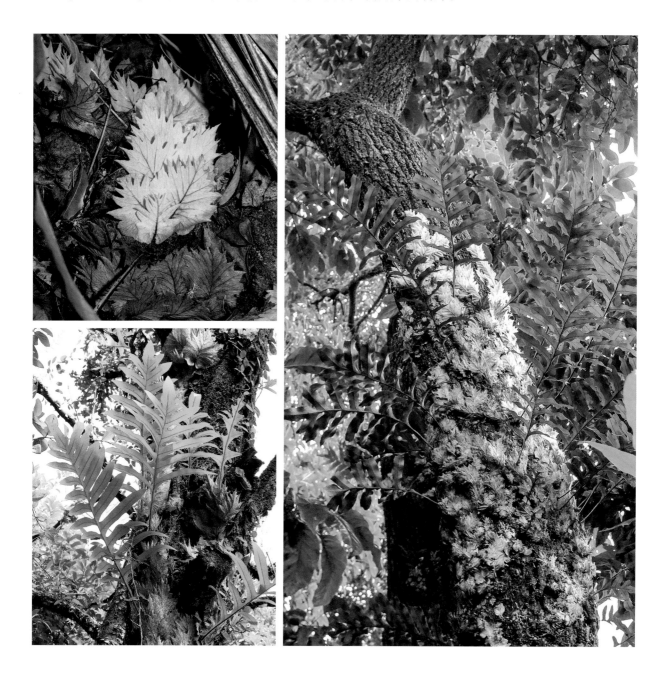

银杏

【基原】为银杏科银杏*Ginkgo biloba* L. 的叶及成熟种子。

【别名】白果树、公孙树。

【形态特征】乔木。一年生长枝淡黄褐色，二年生以上长枝变灰色；短枝密被叶痕。叶片扇形，有长柄，淡绿色，在一年生长枝上螺旋状散生，在短枝上3~8片叶呈簇生状，秋季落叶前变为黄色。雌雄异株；球花生于短枝顶端的鳞片状叶的腋内，呈簇生状。种子椭圆形，倒卵圆形或近球形。花期3~4月，种子9~10月成熟。

【分布】生于天然林中，常见栽培。产于广西、四川、河南、山东、湖北、辽宁等地。

【性能主治】叶味甘、苦、涩，性平。具有活血化瘀、通络止痛、敛肺平喘、化浊降脂的功效。主治瘀血阻络，胸痹心痛，中风偏瘫，肺虚咳喘，高脂血症。种子味甘、苦、涩，性平；有毒。具有敛肺定喘、止带缩尿的功效。主治痰多喘咳，带下白浊，遗尿尿频。

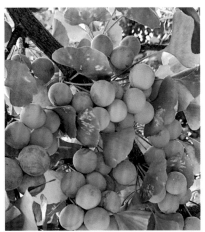

【采收加工】秋季叶尚绿时采收，及时干燥。秋季种子成熟时采收，除去肉质外种皮，洗净，稍蒸或略煮后烘干。

【附注】《中国药典》（2020年版）记载银杏以叶、种子入药的药材名分别为银杏叶、白果。

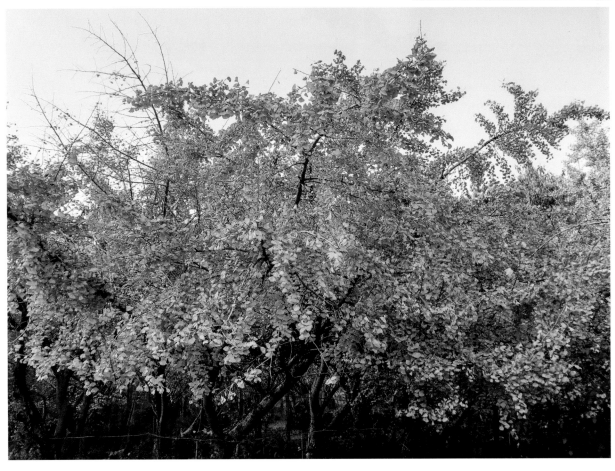

侧柏

【基原】为柏科侧柏*Platycladus orientalis* (L.) Franco 的枝梢和叶、成熟种仁。

【别名】扁柏。

【形态特征】常绿乔木，高达20 m。树皮薄，浅灰褐色，纵裂成条片。多分枝；小枝扁平，呈羽状排列。叶十字对生，细小，鳞片状。雌雄同株；雄球花多生在小枝的下部，具短柄；雌球花多生在小枝的上部。种子卵圆形或近椭圆形，顶端微尖，稍有棱脊。花期3~4月，种子10月成熟。

【分布】产于广西、广东、云南、贵州、四川、湖南、湖北、辽宁、河北、甘肃等地。

【性能主治】枝梢及叶味苦、涩，性寒。具有凉血止血、化痰止咳、生发乌发的功效。主治吐血，鼻出血，咯血，便血，崩漏下血，肺热咳嗽，血热脱发，须发早白。成熟种仁味甘，性平。具有养心安神、润肠通便、止汗的功效。主治阴血不足，虚烦失眠，心悸怔忡，肠燥便秘，阴虚盗汗。

【采收加工】枝梢和叶多在夏、秋季采收，阴干。秋、冬季采收成熟种子，晒干，除去种皮，收集种仁。

【附注】《中国药典》（2020年版）记载侧柏以枝梢和叶、成熟种仁入药的药材名分别为侧柏叶、柏子仁。

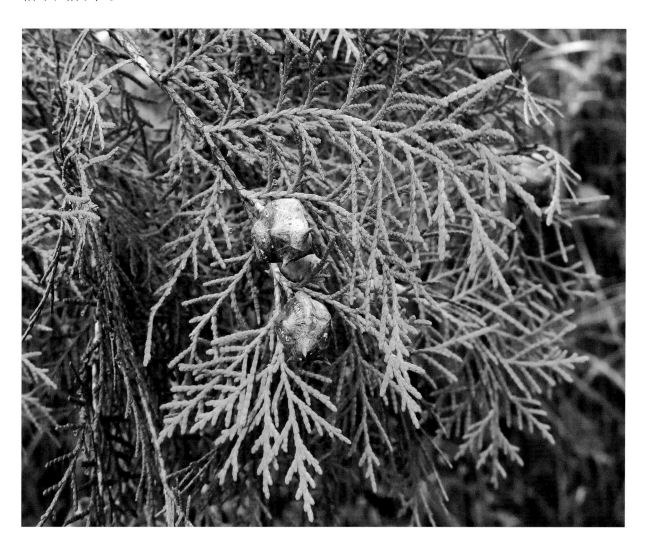

三尖杉

【基原】为三尖杉科三尖杉*Cephalotaxus fortunei* Hook. f. 的种子及枝、叶。

【别名】沙巴豆、岩杉木、杉巴果。

【形态特征】常绿乔木，高可达20 m。树皮褐色或红褐色，片状脱落。叶排成2列；叶片披针状线形，长可达13.5 cm，先端有长尖头，基部楔形或宽楔形，背面白色气孔带较绿色边带宽3~5倍。雌雄异株。种子卵圆形，熟时假种皮紫色或红紫色。花期3~4月，种子9~10月成熟。

【分布】生于常绿针阔叶混交林中。产于广西、广东、云南、贵州、湖南、湖北、四川、浙江、安徽、福建、江西、河南、陕西、甘肃等地。

【性能主治】种子味甘、涩，性平。具有驱虫、消积的功效。主治蛔虫病，钩虫病，食积。枝、叶味苦、涩，性寒。具有抗癌的功效。主治恶性肿瘤。

【采收加工】种子秋季采摘。枝、叶全年均可采收。

【附注】为我国特有树种。

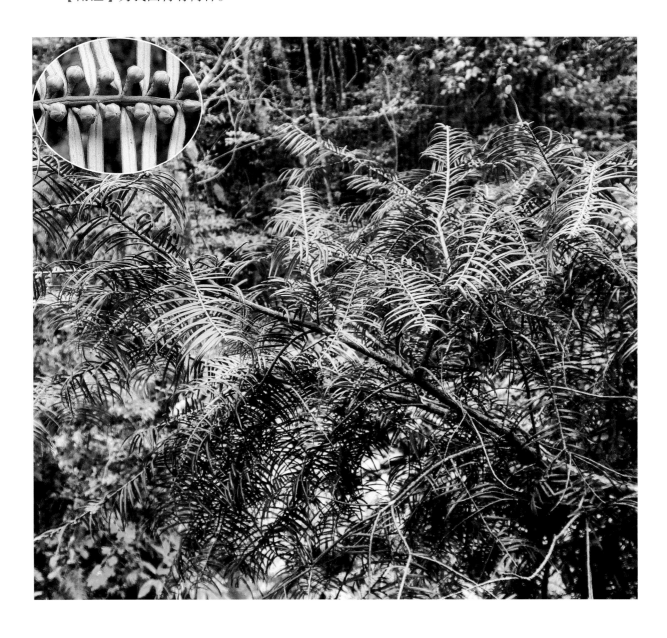

冷饭藤

【基原】为五味子科冷饭藤*Kadsura oblongifolia* Merr. 的根和茎。

【别名】吹风散、入地射香、细风藤。

【形态特征】藤本。全株无毛。叶片纸质，长圆状披针形、狭长圆形或狭椭圆形，边缘有不明显疏齿。花单生于叶腋，雌雄异株。聚合果近球形或椭圆体形，小浆果椭圆体形或倒卵圆形，顶端外果皮薄革质，不增厚。种子肾形或肾状椭圆形。花期7~9月，果期10~11月。

【分布】生于疏林中。产于广西、广东、海南等地。

【性能主治】根和茎味甘，性温。具有祛风除湿、壮骨强筋、补肾健脾、散寒、活血消肿、行气止痛的功效。主治感冒，风湿痹痛，跌打损伤，心胃气痛，痛经。

【采收加工】全年均可采挖，鲜用或晒干。

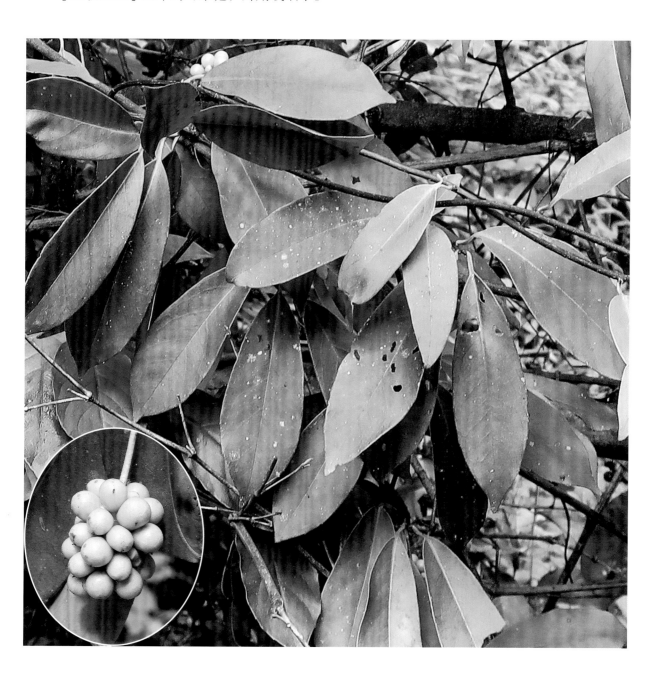

山桂皮

【基原】为樟科毛桂*Cinnamomum appelianum* Schewe 的树皮。

【别名】假桂皮、土桂皮、香桂子。

【形态特征】小乔木。枝条略有芳香味，当年生枝密被污黄色硬毛状茸毛，老枝无毛，黄褐色或棕褐色。叶互生或近对生；叶片椭圆形、椭圆状披针形至卵形或卵状椭圆形。圆锥花序生于当年生枝条基部叶腋内；花白色，密被黄褐色微硬毛状微柔毛或柔毛。未成熟果椭圆形，绿色。花期4~6月，果期6~8月。

【分布】生于山坡、谷地的灌木丛和疏林中。产于广西、广东、贵州、四川、云南、湖南等地。

【性能主治】树皮味辛，性温。具有温中理气、发汗解肌的功效。主治虚寒胃痛，泄泻，腰膝冷痛，风寒感冒，月经不调。

【采收加工】全年均可采收，洗净切碎，晒干备用。

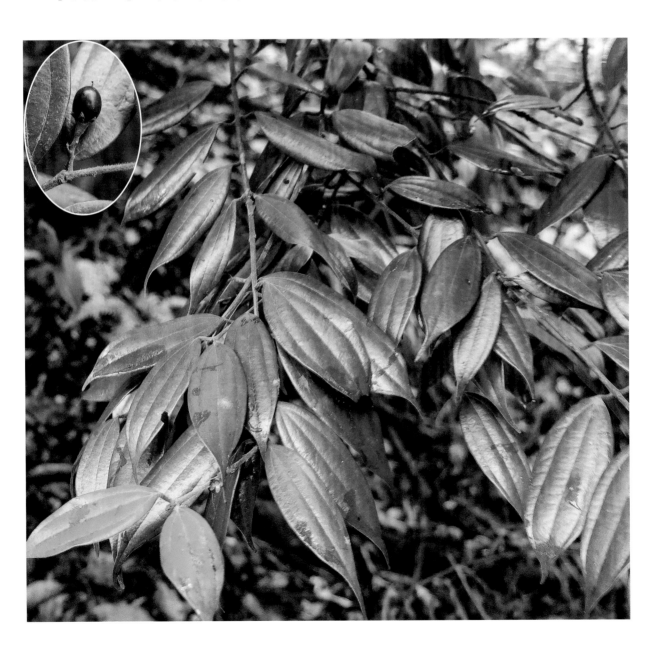

阴香皮

【基原】为樟科阴香Cinnamomum burmannii (Nees et T. Nees) Blume 的树皮。

【别名】广东桂皮、小桂皮、山肉桂。

【形态特征】乔木，高达14 m。树皮光滑，灰褐色至黑褐色，内皮红色，味似肉桂。叶互生或近对生；叶片卵圆形至披针形，具离基三出脉。圆锥花序腋生或近顶生，少花，疏散，密被灰白微柔毛，最末分枝为3朵花组成的聚伞花序。果卵球形，果托具齿裂，齿顶端截平。花期主要在秋、冬季，果期主要在冬末及翌年春季。

【分布】生于疏林、密林或灌木丛中，或溪边、路边等处。产于广西、广东、云南、福建等地。

【性能主治】树皮味辛、微甘，性温。具有温中止痛、祛风散寒、解毒消肿、止血的功效。主治寒性胃痛，腹痛泄泻，食欲不振，风寒湿痹，腰腿疼痛，跌打损伤，创伤出血，疮疖肿毒。

【采收加工】夏季剥取树皮，晒干。

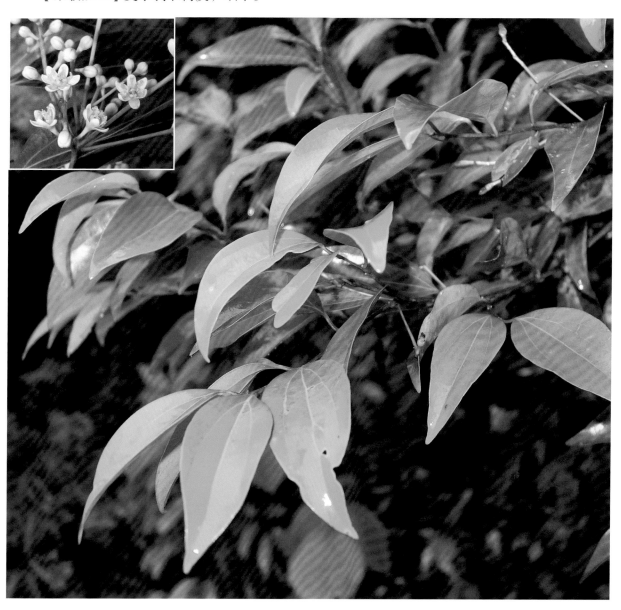

樟

【基原】为樟科樟*Cinnamomum camphora* (L.) Presl 的根、果实。

【别名】土沉香、樟子、香通。

【形态特征】常绿大乔木。树冠广卵形。枝、叶及木材均有樟脑气味。树皮黄褐色，有不规则的纵裂。叶互生；叶片卵状椭圆形，具离基三出脉。花绿白色或带黄色；花被外面无毛或被微柔毛，内面密被短柔毛；花被筒倒锥形。果卵球形或近球形，紫黑色。花期4~5月，果期8~11月。

【分布】常生于山坡或沟谷中。产于华南、西南地区。

【性能主治】根味辛，性温。具有温中止痛、祛风除湿的功效。主治胃脘疼痛，风湿痹痛，皮肤瘙痒。果实味辛，性温。具有祛风散寒、温胃和中、理气止痛的功效。主治脘腹冷痛，寒湿吐泻，气滞腹胀，脚气。

【采收加工】春、秋季采挖根，洗净，切片，晒干。11~12月采摘成熟果实，晒干。

【附注】《中华本草》记载樟的根和果实入药的药材名为香樟根和樟木子。

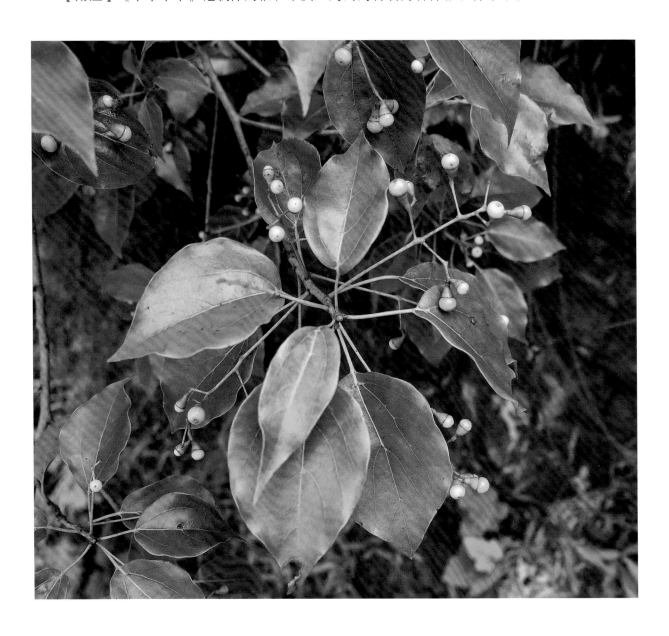

香叶树

【基原】为樟科香叶树*Lindera communis* Hemsl. 的枝叶或茎皮。

【别名】冷青子、千年树、土冬青。

【形态特征】常绿灌木或小乔木。叶互生；叶片通常披针形、卵形或椭圆形，羽状脉，侧脉每边5~7条，弧曲。伞形花序具5~8朵花，单生或2朵并生于叶腋；花序梗极短；雄花黄色，雌花黄色或黄白色。果卵形，有时略小而近球形，无毛，熟时红色。花期3~4月，果期9~10月。

【分布】生于干燥沙质土壤，散生或混生于常绿阔叶林中。产于广西、广东、云南、贵州、湖南、湖北、四川、江西、浙江、陕西、甘肃等地。

【性能主治】枝叶或茎皮味涩、微辛，性微寒。具有解毒消肿、散瘀止痛的功效。主治跌打肿痛，外伤出血，疮痈疖肿。

【采收加工】全年均可采收，茎皮应刮去粗皮，晒干。

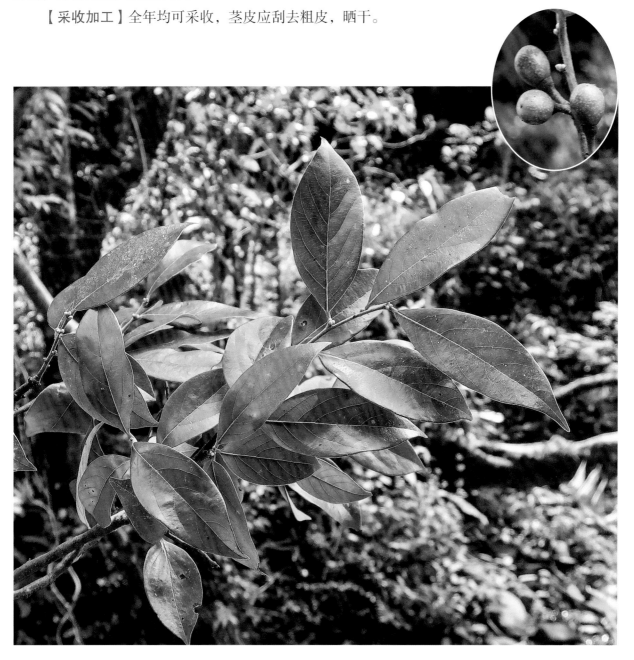

荜澄茄

【基原】为樟科山鸡椒*Litsea cubeba* (Lour.) Per. 的果实。

【别名】山苍子、山香椒、豆豉姜。

【形态特征】落叶灌木或小乔木。幼树树皮黄绿色，光滑，老树树皮灰褐色。小枝细长，绿色，无毛，枝、叶具芳香味。叶互生；叶片披针形或长圆形，纸质，腹面深绿色，背面粉绿色，两面均无毛。伞形花序单生或簇生。果幼时绿色，熟时黑色。花期2~3月，果期7~8月。

【分布】生于向阳的山地、灌木丛中、林缘路边。产于广西、广东、云南、湖南、四川、浙江、福建、台湾等地。

【性能主治】果实味辛，性温。具有温中散寒、行气止痛的功效。主治胃寒呕逆，脘腹冷痛，寒疝腹痛，寒湿瘀滞，小便浑浊。

【采收加工】秋季果实成熟时采收，除去杂质，晒干。

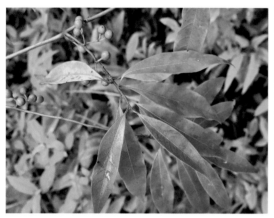
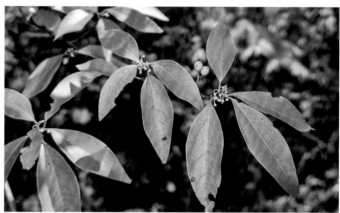
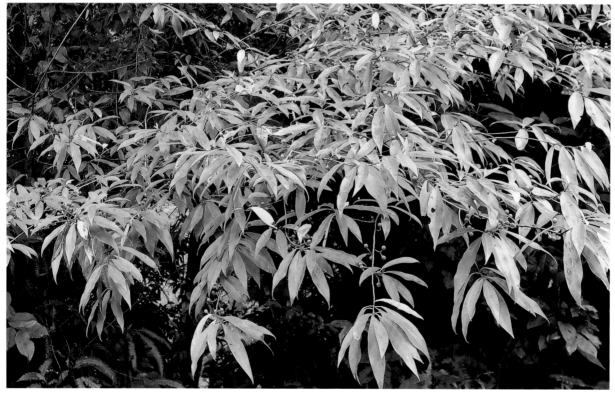

威灵仙

【基原】为毛茛科威灵仙*Clematis chinensis* Osbeck 的根及根茎。

【别名】铁脚威灵仙、百条根、老虎须。

【形态特征】木质藤本。茎、小枝近无毛或疏生短柔毛。一回羽状复叶有5片小叶；小叶纸质，窄卵形至披针形，全缘，两面近无毛。常为圆锥状聚伞花序，多花，腋生或顶生；萼片4枚，开展，白色，长圆形或长圆状倒卵形。瘦果卵形至宽椭圆形，有柔毛。花期6~9月，果期8~11月。

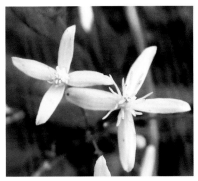

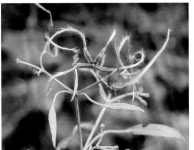

【分布】生于山坡、山谷灌木丛中或沟边、路边草丛中。产于广西、广东、贵州、四川、湖南、湖北、浙江、江苏、河南、陕西、江西、福建、台湾等地。

【性能主治】根及根茎味辛、咸，性温。具有祛风除湿、通经络的功效。主治风湿痹痛，肢体麻木，筋脉拘挛，屈伸不利。

【采收加工】秋季采挖，除去泥沙，晒干。

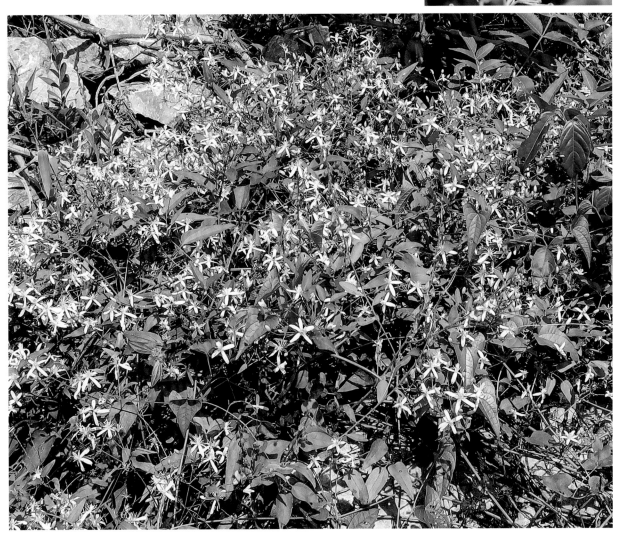

柱果铁线莲

【基原】为毛茛科柱果铁线莲*Clematis uncinata* Champ.的根及叶。

【别名】铁脚威灵仙、黑木通、一把扇。

【形态特征】藤本。干时常带黑色，除花柱有羽状毛及萼片外面边缘有短柔毛外，其余光滑。一回至二回羽状复叶；小叶纸质或薄革质，宽卵形、卵形、长圆状卵形至卵状披针形。圆锥状聚伞花序腋生或顶生，多花；萼片4枚，白色。瘦果圆柱状钻形，无毛。花期6~7月，果期7~9月。

【分布】生于山地、山谷、溪边的灌木丛中或林边，或石灰岩灌丛中。产于广西、广东、云南东南部、贵州、四川、湖南、安徽南部、浙江、江苏宜兴、陕西南部、甘肃南部、江西、福建、台湾等地。

【性能主治】根及叶味辛，性温。具有祛风除湿、舒筋活络、镇痛的功效。根主治风湿性关节痛，牙痛，骨鲠喉。叶外用治外伤出血。

【采收加工】夏、秋季采收，分别晒干。

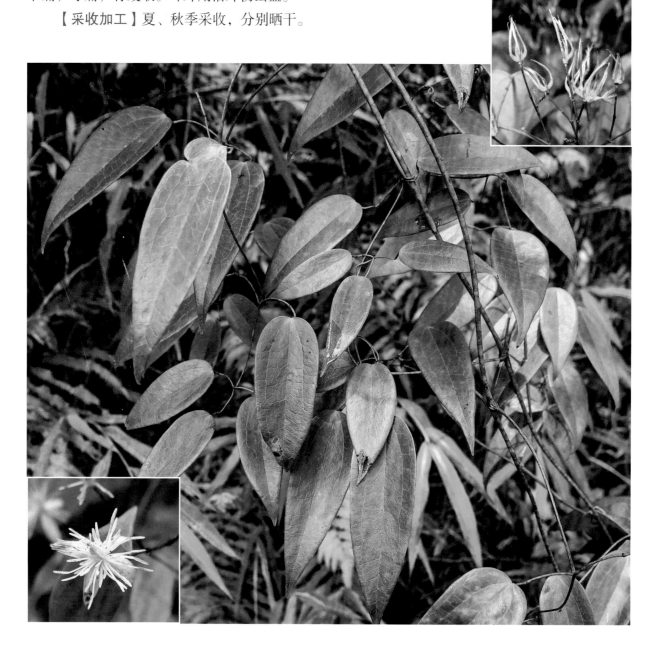

自扣草

【基原】为毛茛科禺毛茛*Ranunculus cantoniensis* DC. 的全草。

【别名】水芹菜、鸭掌草、自蔻草。

【形态特征】多年生草本。须根伸长簇生。茎和叶柄均被开展的糙毛。叶为三出复叶，叶片宽卵形至肾圆形；小叶卵形至宽卵形，边缘密生锯齿或齿牙，顶端稍尖，两面贴生糙毛。花序有较多花，疏生；花瓣5片，椭圆形，基部狭窄成爪，蜜槽上有倒卵形小鳞片。聚合果近球形，瘦果扁平。花、果期4~7月。

【分布】生于平原或丘陵田边、沟旁水湿地。产于广西、广东、云南、贵州、四川、湖南、湖北、江苏、浙江、江西、福建、台湾等地。

【性能主治】全草味微苦、辛，性温；有毒。具有解毒、退黄、截疟、定喘、镇痛的功效。主治肝炎，黄疸，肝硬化腹水，疮癞，牛皮癣，疟疾，哮喘，牙痛，胃痛，风湿痛。

【采收加工】春末夏初采收，除去杂质，洗净，晒干。

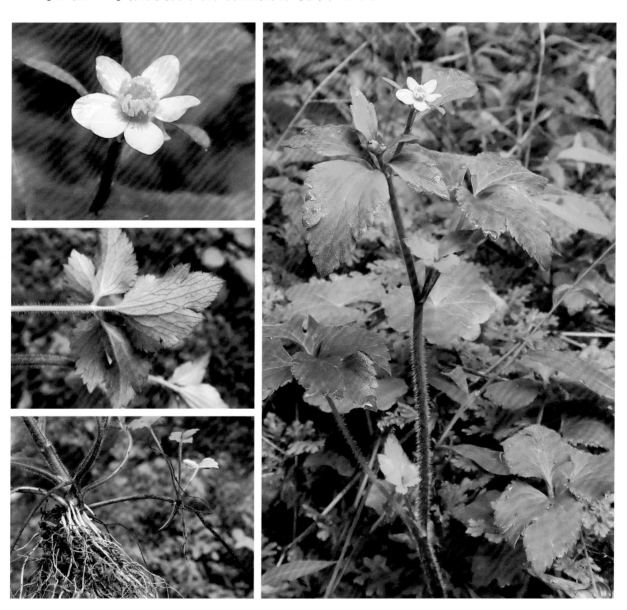

石龙芮

【基原】为毛茛科石龙芮*Ranunculus sceleratus* L. 的全草、果实。

【别名】水堇、姜苔、鲁果能。

【形态特征】一年生草本。叶片肾状圆形，基部心形，裂片倒卵状楔形，无毛；茎生叶多数；下部叶与基生叶相似；上部叶3全裂，无毛。聚伞花序有多数花；花梗长1~2 cm，无毛；花瓣5片，等长或稍长于花萼，基部有短爪。聚合果长圆形；瘦果倒卵球形，无毛，喙短至近无。花、果期5~8月。

【分布】生于河沟边或路边湿地。产于我国各地。

【性能主治】全草味苦、辛，性寒；有毒。具有清热解毒、消肿散结、止痛、截疟的功效。主治痈疖肿毒，毒蛇咬伤，瘰疬痰核，风湿性关节肿痛，牙痛，疟疾。果实味苦，性平。具有和胃、益肾、明目、祛风湿的功效。主治心腹烦满，肾虚遗精，阳痿阴冷，不育，风寒湿痹。

【采收加工】在5月开花末期采收全草，洗净鲜用或阴干备用。果实夏季采收，除去杂质，晒干备用。

【附注】《中华本草》记载石龙芮以全草和果实入药的药材名分别为石龙芮和石龙芮子。

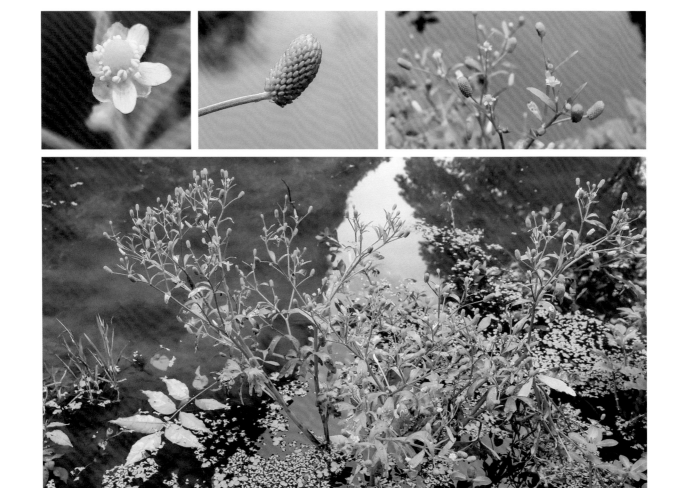

天葵子

【基原】为毛茛科天葵*Semiaquilegia adoxoides* (DC.) Makino 的块根。

【别名】夏无踪、散血球、金耗子屎。

【形态特征】多年生草本。块根长1~2 cm，粗3~6 mm，外皮棕黑色。茎1~5条，被稀疏的白色柔毛。基生叶多数，为掌状三出复叶，叶片轮廓卵圆形至肾形，小叶扇状菱形或倒卵状菱形，3深裂；茎生叶与基生叶相似，较小。花小，萼片白色，常带淡紫色。蓇葖卵状长椭圆形。花期3~4月，果期4~5月。

【分布】生于疏林、路边或山谷较阴处。产于广西、贵州、四川、湖南、湖北、安徽、福建、江西、浙江、江苏、陕西。

【性能主治】块根味甘、苦，性寒。具有清热解毒、消肿散结的功效。主治痈肿疔疮，乳痈，瘰疬，毒蛇咬伤。

【采收加工】夏初采挖，洗净，干燥，除去须根。

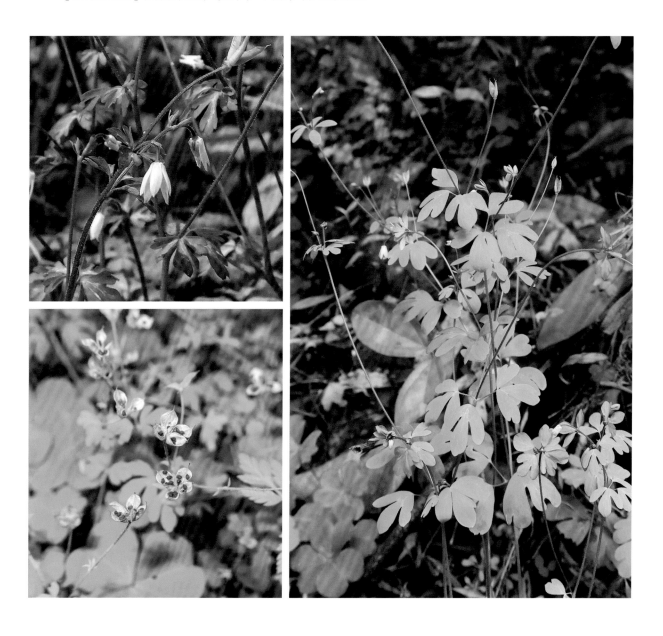

萍蓬草

【基原】为睡莲科萍蓬草*Nuphar pumila* (Timm) DC. 的种子。

【别名】水粟包、水粟子、萍蓬子。

【形态特征】多年水生草本。叶片纸质，宽卵形或卵形，少数椭圆形，先端圆钝，基部具弯缺，心形，裂片远离，圆钝，腹面光亮，无毛，背面密生柔毛。花瓣窄楔形，长5~7 mm，先端微凹；柱头盘常10浅裂，淡黄色或带红色。浆果卵形。种子矩圆形，褐色。花期5~7月，果期7~9月。

【分布】生于池沼中。产于广西、广东、江苏、浙江、江西、福建、河北等地。

【性能主治】种子味甘，性平。具有健脾胃、活血调经的功效。主治脾虚食少，月经不调。

【采收加工】秋季果实成熟时采收，晒干。

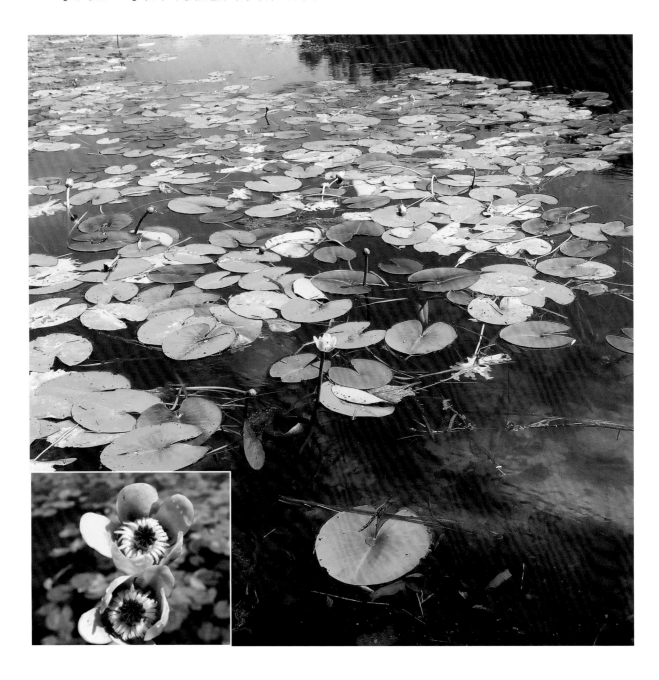

八月炸

【基原】为木通科三叶木通Akebia trifoliata (Thunb.) Koidz. 的果实及根。

【别名】预知子、狗腰藤、八月瓜。

【形态特征】落叶木质藤本。茎皮灰褐色，有稀疏的皮孔及小疣点。掌状复叶互生或在短枝上的簇生；小叶3片，纸质或薄革质，卵形至阔卵形，具小突尖。总状花序自短枝上簇生叶中抽出。果长圆形，熟时灰白色略带淡紫色。种子极多数，扁卵形；种皮红褐色或黑褐色，稍有光泽。花期4~5月，果期7~8月。

【分布】生于疏林或丘陵灌木丛中。产于广西、河北、山西、山东、河南、甘肃等地。

【性能主治】果实及根味甘，性温。具有疏肝、补肾、止痛的功效。主治胃痛，疝痛，睾丸肿痛，腰痛，遗精，月经不调，白带异常，子宫脱垂。

【采收加工】秋季采收，晒干。

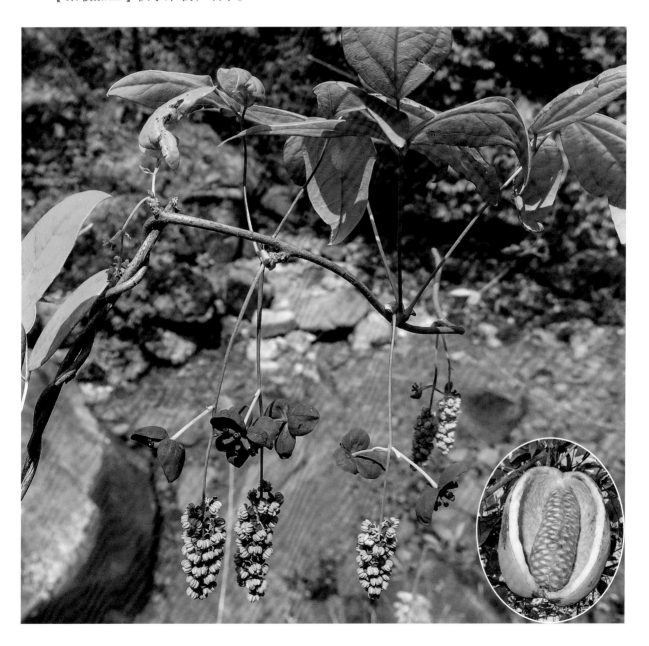

衡州乌药

【基原】为防己科樟叶木防己 *Cocculus laurifolius* DC. 的根。

【别名】木防己、山桂枝、牛十八。

【形态特征】直立灌木或小乔木，很少呈藤状。枝有条纹，嫩枝稍有棱角，无毛。叶片薄革质，椭圆形、卵形或长椭圆形至披针状长椭圆形，较少倒披针形。聚伞花序或聚伞圆锥花序，腋生。核果近圆球形，稍扁，长6~7 mm；果核骨质，背部有不规则的小横肋状皱纹。花期春、夏季，果期秋季。

【分布】生于灌木丛或疏林中。产于我国南部地区，北至湖南西南部、贵州南部和西藏吉隆。

【性能主治】根味辛、甘，性温。具有顺气宽胸、祛风止痛的功效。主治胸膈痞胀，疝气，膀胱经寒气，脘腹疼痛，风湿性腰腿痛，跌打伤痛，神经痛。

【采收加工】春季或冬季采挖，除去须根，洗净，切段，晒干。

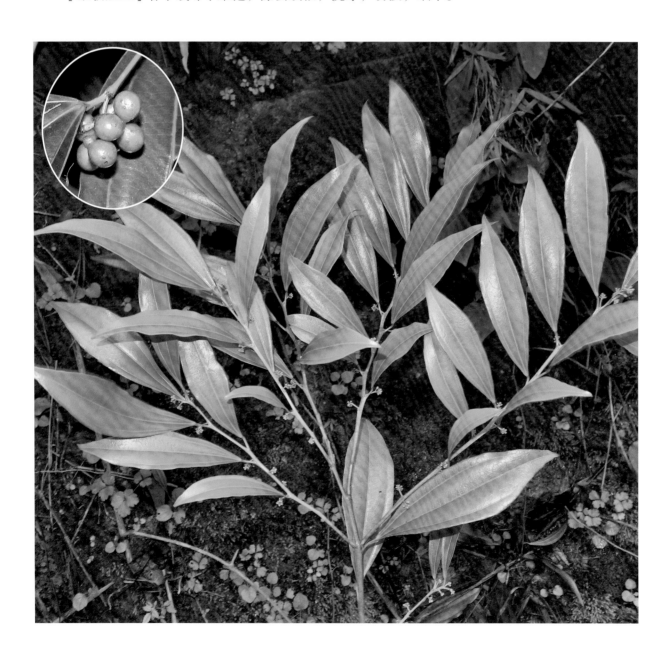

百解藤

【基原】为防己科粉叶轮环藤*Cyclea hypoglauca* (Schauer) Diels 的根、藤茎。

【别名】金线风、凉粉藤、金锁匙。

【形态特征】藤本。老茎木质，小枝纤细，除叶腋有簇毛外无毛。叶片阔卵状三角形至卵形，顶端渐尖，基部截平至圆形，边全缘而稍反卷，两面无毛或背面被稀疏而长的白毛。花序腋生；雄花序为间断的穗状花序；花序梗常不分枝或有时基部有短小分枝，纤细，无毛。核果红色，无毛。花期5~7月，果期7~9月。

【分布】生于林缘和山地灌木丛中。产于广西、广东、海南、湖南、江西、福建、云南等地。

【性能主治】根、藤茎味苦，性寒。具有清热解毒、祛风止痛、利水通淋的功效。主治风热感冒，咳嗽，咽喉肿痛，尿路感染，尿路结石，风湿疼痛，疮疡肿毒，毒蛇咬伤。

【采收加工】全年均可采收，去须根、枝叶，洗净，切段，晒干。

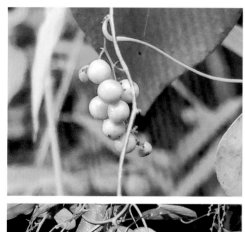
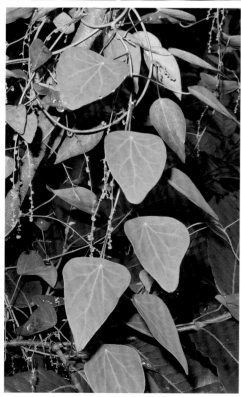
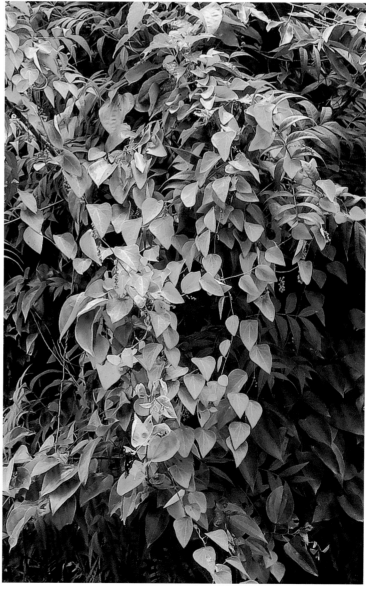

黑风散

【基原】为防己科细圆藤*Pericampylus glaucus* (Lam.) Merr. 的藤茎或叶。

【别名】广藤、小广藤、土藤。

【形态特征】木质藤本。小枝通常被灰黄色茸毛，有条纹，老枝无毛。叶片三角状卵形至三角状近圆形，有小突尖，基部近截平至心形，边缘有圆齿或近全缘，两面被茸毛或腹面被疏柔毛至近无毛，很少两面近无毛。聚伞花序，被茸毛。核果红色或紫色，果核直径5~6 mm。花期4~6月，果期9~10月。

【分布】生于林中、林缘和灌木丛中。广泛分布于长江流域以南各地，尤以广西、广东、云南较常见。

【性能主治】藤茎或叶味苦，性凉。具有清热解毒、熄风止痉，祛除风湿的功效。主治疮疡肿毒，咽喉肿痛，惊风抽搐，风湿痹痛，跌打损伤，毒蛇咬伤。

【采收加工】全年均可采收，晒干。

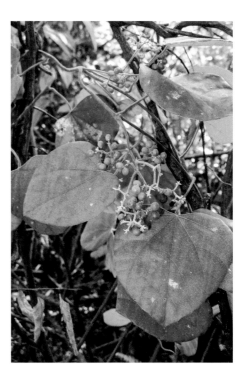

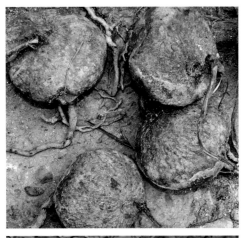

白药子

【基原】为防己科金线吊乌龟*Stephania cephalantha* Hayata 的块根。

【别名】白药、白药根、山乌龟。

【形态特征】草质、落叶、无毛藤本。块根团块状或近圆锥状，有时不规则形，褐色，生有许多突起的皮孔。叶片纸质，三角状扁圆形至近圆形，顶端具小突尖，基部圆形或近截平，边缘全缘或多少浅波状。雄花序总梗丝状，常于腋生、具小型叶的小枝上做总状花序式排列。核果红色，倒卵形。花期4~5月，果期6~7月。

【分布】生于村边、旷野、林缘等的土层深厚肥沃处。分布南至广西和广东，西南至四川东部和东南部、贵州东部和南部，西北至陕西汉中地区，东至浙江、江苏和台湾。

【性能主治】块根味苦、辛，性寒；有小毒。具有清热解毒、祛风止痛、凉血止血的功效。主治咽喉肿痛，热毒痈肿，风湿痹痛，腹痛，泻痢，吐血，鼻出血，外伤出血。

【采收加工】全年均可采挖，除去须根、泥土，洗净，切片，晒干。

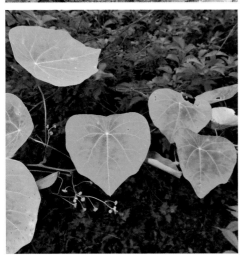

尾花细辛

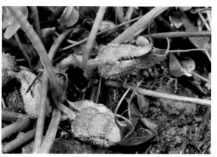

【基原】为马兜铃科尾花细辛*Asarum caudigerum* Hance 的全草。

【别名】马蹄金、土细辛、金耳环。

【形态特征】多年生草本。全株被散生柔毛。根状茎粗壮，有多条纤维根。叶片阔卵形、三角状卵形或卵状心形，基部耳状或心形。花被片绿色，被紫红色圆点状短毛丛；花被裂片上部卵状长圆形，先端骤窄成细长尾尖，尾长可达1.2 cm。果近球状，具宿存花被。花期4~5月，广西可晚至11月。

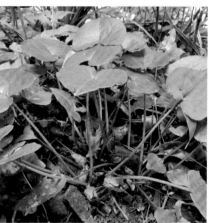

【分布】生于林下、溪边和路边阴湿地。产于广西、广东、云南、贵州、四川、湖南、湖北、台湾、福建等地。

【性能主治】全草味辛、微苦，性温；有小毒。具有温经散寒、消肿止痛、化痰止咳的功效。主治头痛，风寒感冒，咳嗽哮喘，口舌生疮，风湿痹痛，跌打损伤，毒蛇咬伤，疮疡肿毒。

【采收加工】全年均可采收，阴干。

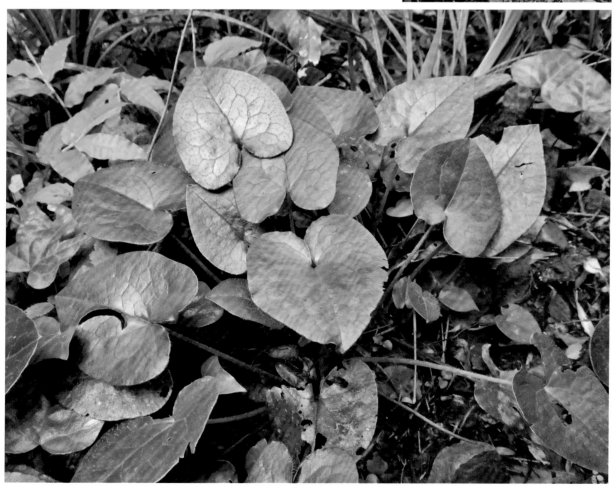

山蒟

【基原】为胡椒科山蒟*Piper hancei* Maxim. 的茎叶或根。

【别名】酒饼藤、爬岩香、石蒟。

【形态特征】攀缘藤本。除花序轴和苞片柄外，其余均无毛。叶片纸质或近革质，卵状披针形或椭圆形，顶端短尖或渐尖，基部渐狭或楔形，网状脉通常明显。花单性，雌雄异株，聚集成与叶对生的穗状花序；花序梗与叶柄等长或比叶柄略长；花序轴被毛。浆果球形，黄色，直径2.5~3.0 mm。花期3~8月。

【分布】生于山地溪涧边、密林或疏林中，攀缘于树上或石上。产于广西、广东、云南、贵州、湖南、江西、福建、浙江等地。

【性能主治】茎叶或根味辛，性温。具有祛风除湿、活血消肿、行气止痛、化痰止咳的功效。主治风湿痹痛，胃痛，痛经，跌打损伤，风寒咳喘，疝气痛。

【采收加工】秋季采收，切段，晒干。

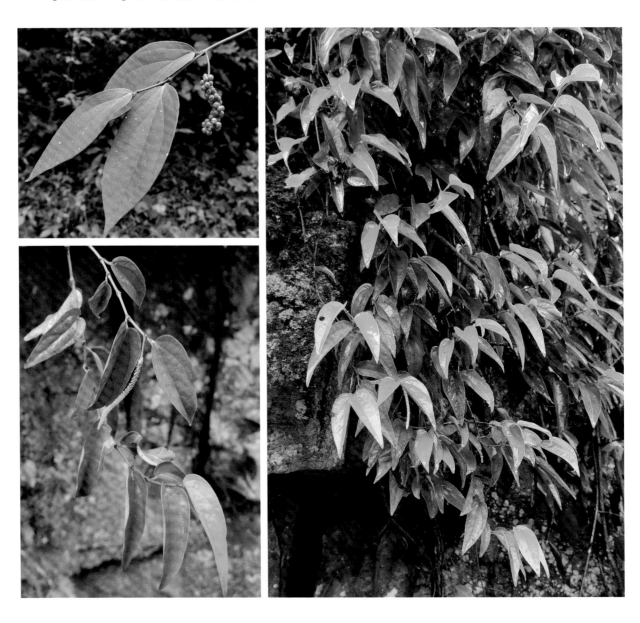

南藤

【基原】为胡椒科石南藤*Piper wallichii* (Miq.) Hand.-Mazz. 的茎、叶或全株。

【别名】搜山虎、风藤、巴岩香。

【形态特征】攀缘藤本。枝被疏毛或脱落变无毛，干时呈淡黄色，有纵棱。叶片硬纸质，干时变淡黄色，无明显腺点，椭圆形，先端长渐尖，基部渐狭或钝圆，腹面无毛，背面被长短不一的疏粗毛。花单性，雌雄异株，聚集成与叶对生的穗状花序。浆果球形，直径3~3.5 mm，无毛，有疣状突起。花期5~6月。

【分布】生于林中阴处或湿润地，攀爬于石壁上或树上。产于广西、云南、贵州、湖南、湖北、四川、甘肃等地。

【性能主治】茎、叶或全株味辛，性温。具有祛风湿、强腰膝、补肾壮阳、止咳平喘、活血止痛的功效。主治风寒湿痹，腰膝酸痛，阳痿，咳嗽气喘，痛经，跌打肿痛。

【采收加工】8~10月割取带叶茎枝，晒干，扎成小把。

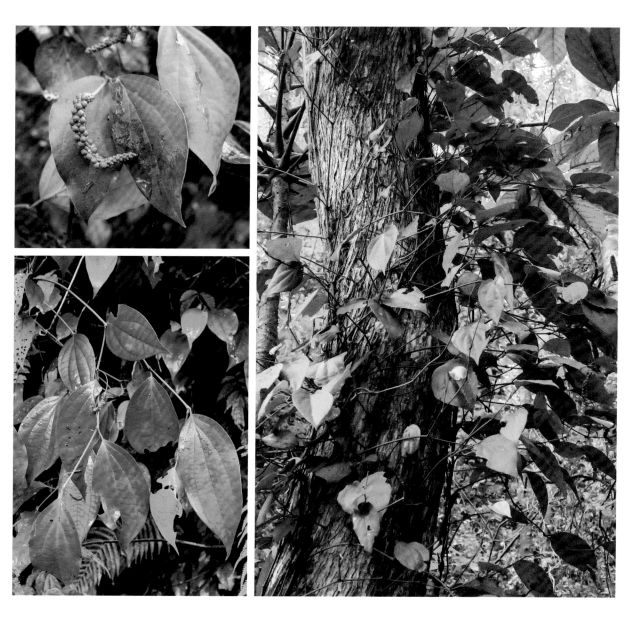

三白草

【基原】为三白草科三白草*Saururus chinensis* (Lour.) Baill. 的地上部分。

【别名】水木通、五路白、三点白。

【形态特征】湿生草本。茎粗壮，有纵长粗棱和沟槽，下部伏地，常带白色，上部直立，绿色。叶片纸质，密生腺点，阔卵形至卵状披针形，顶端短尖或渐尖，基部心形或斜心形，两面均无毛。花序白色，花序梗无毛，但花序轴密被短柔毛；苞片近匙形，无毛或有疏缘毛。花期4~6月。

【分布】生于低湿沟边、塘边或溪旁。产于广西、广东、山东、河南、河北等地。

【性能主治】地上部分味甘、辛，性寒。具有利尿消肿、清热解毒的功效。主治水肿，小便不利，淋漓涩痛，带下；外用治疮疡肿毒，湿疹。

【采收加工】全年均可采收，洗净，晒干。

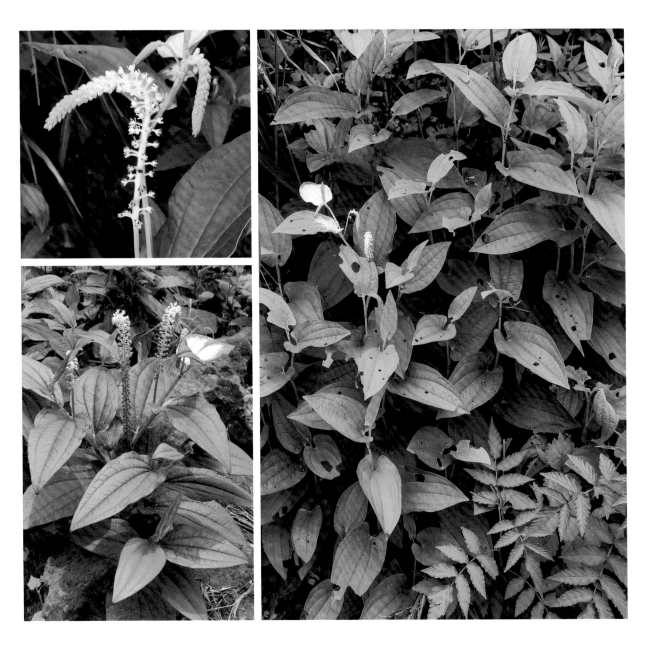

鱼腥草

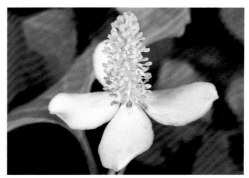

【基原】为三白草科蕺菜*Houttuynia cordata* Thunb.的根茎或地上部分。

【别名】臭菜。

【形态特征】多年生草本。茎、叶有鱼腥味。根状茎白色，节上轮生须根。叶片心形或阔卵形。花序穗状，基部有4片白色花瓣状的苞片；花小而密集，无花被。花期4~9月。

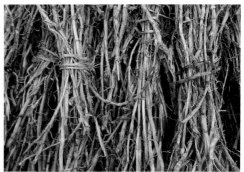

【分布】生于沟边、林下潮湿处。产于广西、广东、云南、陕西、甘肃等地。

【性能主治】地上部分味辛，性微寒。具有清热解毒、通淋利尿、消痈排脓的功效。主治肺痈吐脓，痰热喘咳，热痢，热淋，痈肿疮毒。

【采收加工】夏季茎叶茂盛，花穗多时采收，晒干。

【附注】野生资源较多，亦有栽培。

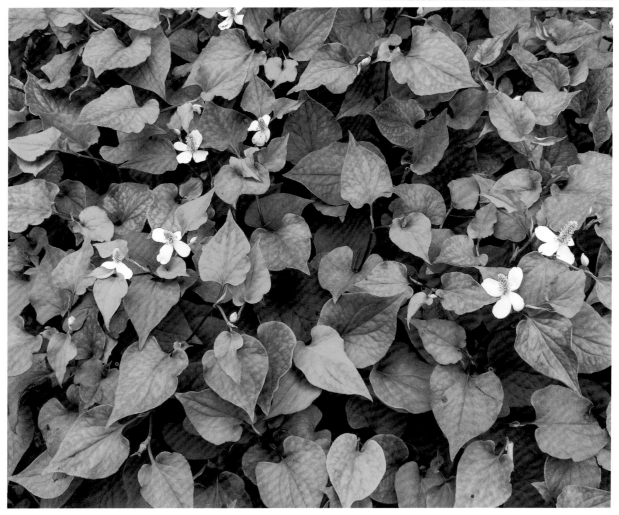

肿节风

【基原】为金粟兰科草珊瑚 *Sarcandra glabra* (Thunb.) Nakai 的全株。

【别名】九节茶、九节风、接骨莲。

【形态特征】常绿小灌木。叶片革质，椭圆形、卵形至卵状披针形，边缘具粗锐齿，齿尖有1个腺体，两面均无毛；叶柄基部合生成鞘状。穗状花序顶生，通常分支，多少呈圆锥花序状；花黄绿色；子房球形或卵形，无花柱。核果球形，直径3~4 mm，熟时亮红色。花期6月，果期8~10月。

【分布】生于山谷林下阴湿处。产于广西、广东、云南、贵州、四川、湖南、江西、福建、台湾、安徽、浙江等地。

【性能主治】全株味苦、辛，性平。具有清热凉血、活血消斑、祛风通络的功效。主治血热紫斑、紫癜，风湿痹痛，跌打损伤。

【采收加工】夏、秋季采收，除去杂质，晒干。

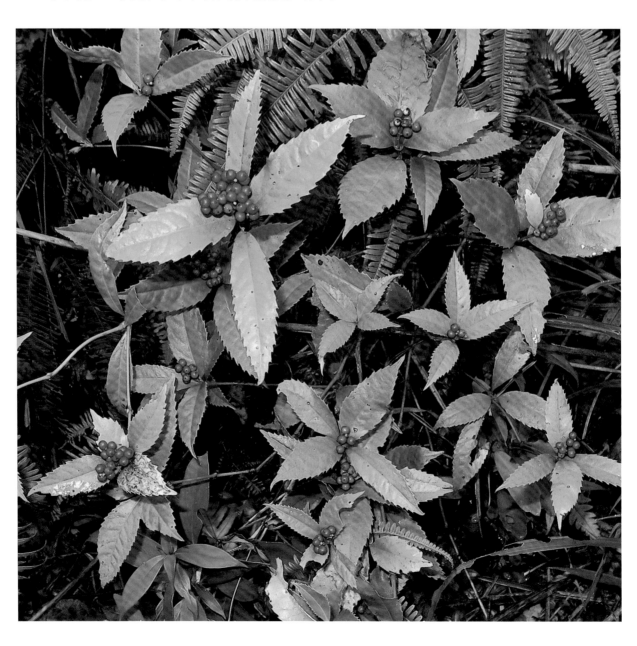

博落回

【基原】为罂粟科博落回*Macleaya cordata* (Willd.) R. Br. 的根或全草。

【别名】三钱三、号筒草、勃逻回。

【形态特征】直立草本。基部木质化，具乳黄色浆汁。叶片宽卵形或近圆形，通常7或9深裂或浅裂，裂片半圆形、方形、兰角形等，边缘波状、缺刻状、粗齿或多细齿，腹面绿色，无毛，背面多白粉，被易脱落的细茸毛。大型圆锥花序，多花。蒴果狭倒卵形或倒披针形。花期6~8月，果期7~10月。

【分布】生于丘陵或低山林中、灌木丛中或草丛间。我国长江以南、南岭以北的大部分省区均有分布，南至广东，西至贵州，西北达甘肃南部。

【性能主治】全草味辛、苦，性寒；有剧毒。具有散瘀、祛风、解毒、止痛、杀虫的功效。主治痈疮疔肿，臁疮，痔疮，湿疹，蛇虫咬伤，跌打肿痛，风湿性关节痛，龋齿痛，顽癣，滴虫性阴道炎，酒渣鼻。

【采收加工】秋、冬季采收，根与茎叶分开，晒干，放干燥处保存。鲜用随时可采。

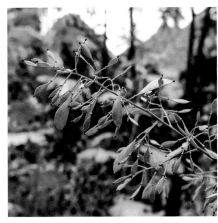

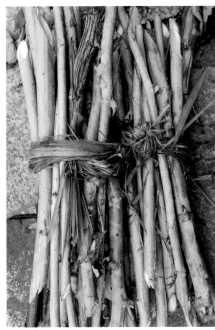

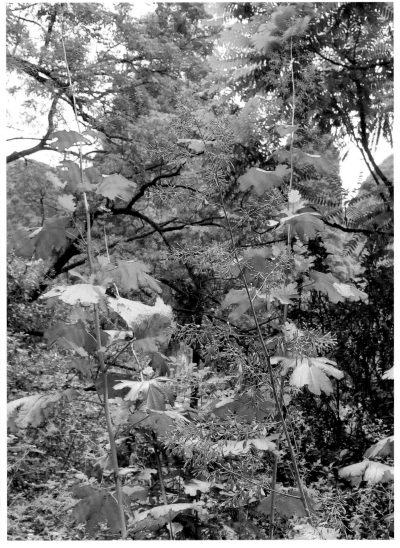

岩黄连

【基原】为紫堇科岩黄连*Corydalis saxicola* Bunting 的全草。

【别名】岩胡、岩连、土黄连。

【形态特征】易萎软草本。具粗大主根和单头至多头的根状茎。茎分支或不分支；枝条与叶对生，花葶状。基生叶，具长柄；叶片约与叶柄等长，一回至二回羽状全裂，末回羽片楔形至倒卵形。总状花序，多花，先密集，后疏离；花金黄色，平展；萼片近三角形，全缘。蒴果线形，下弯，具1列种子。

【分布】生于石灰岩缝隙中。产于广西、云南、贵州、四川、浙江、陕西等地。

【性能主治】全草味苦，性凉。具有清热解毒、利湿、止痛止血的功效。主治肝炎，口舌糜烂，火眼，痢疾，腹泻，腹痛，痔疮出血。

【采收加工】秋后采收，除去杂质，洗净，晒干。

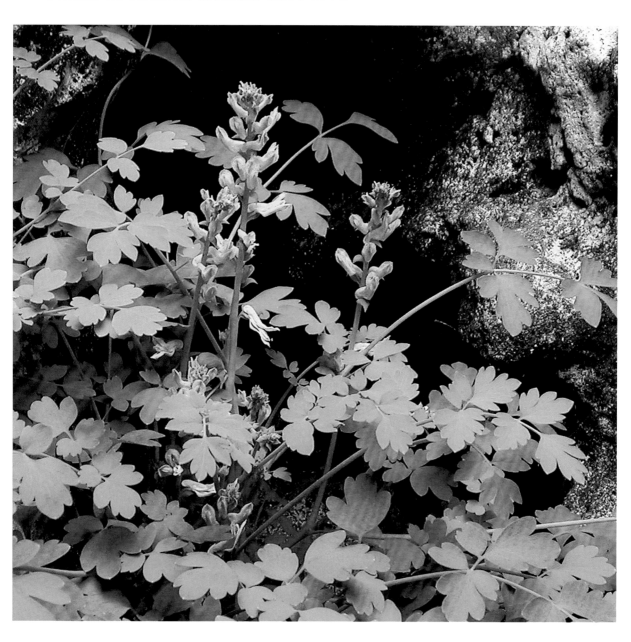

尾叶山柑

【基原】为白花菜科小绿刺*Capparis urophylla* F. Chun 的叶。

【别名】尖叶山柑、尾叶槌果藤、尾叶马槟榔。

【形态特征】小乔木或灌木。小枝圆柱形，纤细，干后绿色或黄绿色，有纵行细条纹，无刺或有上举微内弯的小刺。茎上刺粗壮。叶片卵形或椭圆形，顶端渐狭延成长尾。花单出，腋生或2~3朵排成一短纵列腋上生；花瓣白色，无毛。果球形，直径6~10 mm，熟时橘红色。花期3~6月，果期8~12月。

【分布】生于山坡道旁、河旁或溪边、山谷疏林或石山灌木丛中。产于广西及云南西南部至东南部。

【性能主治】叶味微辛，性温。具有解毒消肿的功效。主治毒蛇咬伤。

【采收加工】夏、秋季采收，洗净，鲜用或晒干。

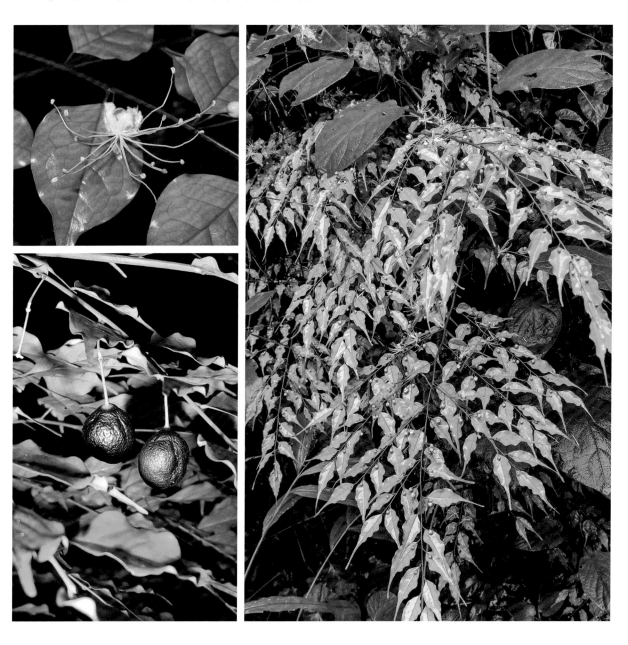

荠

【基原】为十字花科荠 *Capsella bursapastoris* (L.) Medik. 的全草、花序、种子。

【别名】护生草、荠花、荠实。

【形态特征】一年生或二年生草本。基生叶丛生呈莲座状，大头羽状分裂，顶裂片卵形至长圆形，侧裂片长圆形至卵形；茎生叶窄披针形或披针形，基部箭形，抱茎，边缘有缺刻或齿。总状花序顶生及腋生；花瓣白色，卵形，有短爪。短角果倒三角形或倒心状三角形，扁平，顶端微凹。花、果期4~6月。

【分布】生于山坡、田边及路边。产于全国大部分地区。

【性能主治】全草味甘、淡，性凉。具有凉肝止血、清肝明目、清热利湿的功效。主治叶血，鼻出血，咯血，尿血，崩漏，目赤疼痛，眼底出血，高血压病，赤白痢疾，肾炎水肿，乳糜尿。花序味甘，性凉。具有凉血止血、清热利湿的功效。主治痢疾，崩漏，尿血，吐血，咯血，鼻出血，小儿乳积，赤白带下。种子味甘，性平。具有祛风明目的功效。主治目痛，青盲翳障。

【采收加工】全草3~5月采收，洗净，晒干。花序4~5月采收，晒干。6月果实成熟时采摘，晒干，揉出种子。

【附注】《中华本草》记载荠以全草、花序、种子入药的药材名分别为荠菜、荠菜花、荠菜籽。

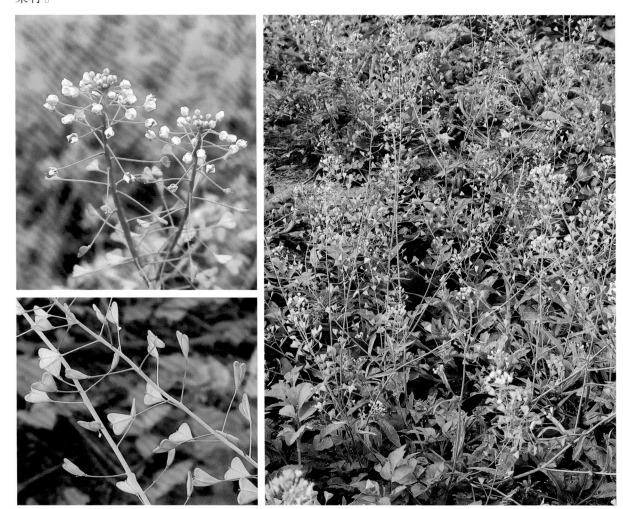

碎米荠

【基原】为十字花科碎米荠*Cardamine hirsuta* L. 的全草。

【别名】雀儿菜、野养菜、米花香荠菜。

【形态特征】一年生小草本。茎直立或斜升，下部有时淡紫色，被较密柔毛，上部毛渐少。基生叶具叶柄，有小叶2~5对；顶生小叶肾形或肾圆形，边缘有3~5枚圆齿；侧生小叶卵形或圆形；茎生叶具短柄，有小叶3~6对。总状花序生于枝顶；花瓣白色，倒卵形。长角果线形，稍扁。花期2~4月，果期4~6月。

【分布】生于山坡、路边、荒地及耕地的草丛中。产于全国大部分地区。

【性能主治】全草味甘、淡，性凉。具有清热利湿、安神、止血的功效。主治湿热泻痢，热淋，白带异常，心悸，失眠，虚火牙痛，小儿疳积，吐血，便血，疔疮。

【采收加工】2~5月采收，鲜用或晒干。

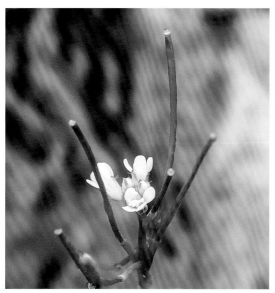

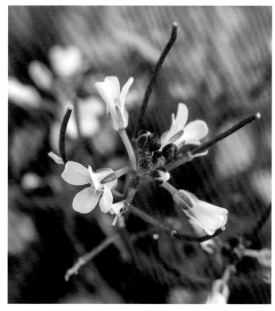

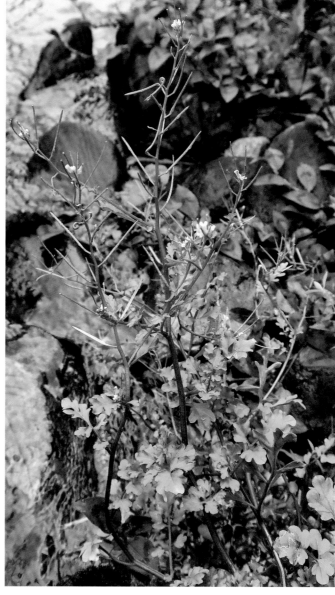

蔊菜

【基原】为十字花科蔊菜 *Rorippa indica* (L.) Hiern 的全草。

【别名】辣米菜、野油菜、塘葛菜。

【形态特征】一年生或二年生直立草本。植株较粗壮，无毛或具疏毛。叶互生；基生叶及茎下部叶具长柄，叶形多变，通常大头羽状分裂，边缘具不整齐齿；茎上部叶宽披针形或匙形，具短柄或基部耳状抱茎。总状花序顶生或侧生；花黄色，多数。长角果线状圆柱形。花期4~6月，果期6~8月。

【分布】生于路边、田边、园圃、河边、屋边墙脚及山坡路边等较潮湿处。产于广西、广东、云南、四川、湖南、陕西、江西、福建、台湾、浙江、山东、河南、甘肃等地。

【性能主治】全草味辛、苦，性微凉。具有祛痰止咳、解表散寒、活血解毒、利湿退黄的功效。主治咳嗽痰喘，感冒发热，麻疹透发不畅，风湿痹痛，咽喉肿痛，疔疮痈肿，漆疮，闭经，跌打损伤，黄疸，水肿。

【采收加工】5~7月采收，鲜用或晒干。

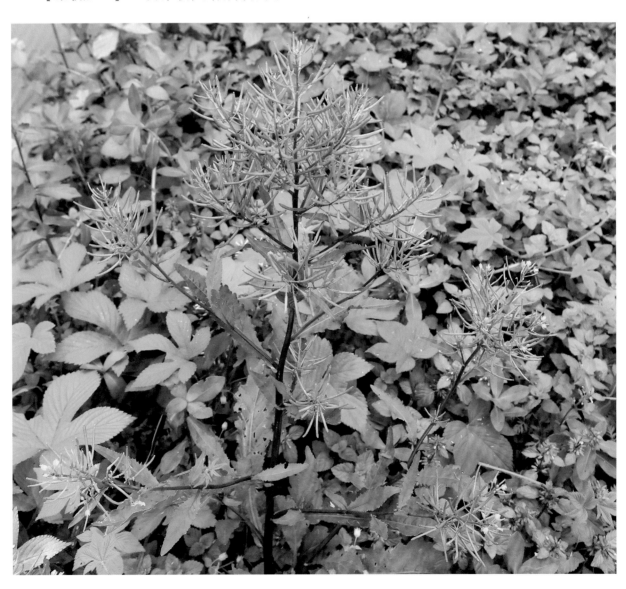

地白草

【基原】为堇菜科七星莲 *Viola diffusa* Ging. 的全草。

【别名】白菜仔、狗儿草、黄瓜菜。

【形态特征】一年生草本。全体被糙毛或白色柔毛，或近无毛，花期生出地上匍匐枝。匍匐枝先端具莲座状叶丛，通常生不定根。基生叶丛生，呈莲座状，或于匍匐枝上互生；叶片卵形或卵状长圆形，边缘具钝齿及缘毛。花较小，淡紫色或浅黄色。蒴果长圆形，顶端常具宿存的花柱。花期3~5月，果期5~8月。

【分布】生于山地林下、林缘、草坡、溪谷旁、岩石缝隙中。产于广西、云南、四川、浙江、台湾等地。

【性能主治】全草味苦、辛，性寒。具有清热解毒、散瘀消肿的功效。主治疮疡肿毒，肺热咳嗽，百日咳，黄疸型肝炎，带状疱疹，烧烫伤，跌打损伤，毒蛇咬伤。

【采收加工】夏、秋季采收，洗净，除去杂质，鲜用或晒干。

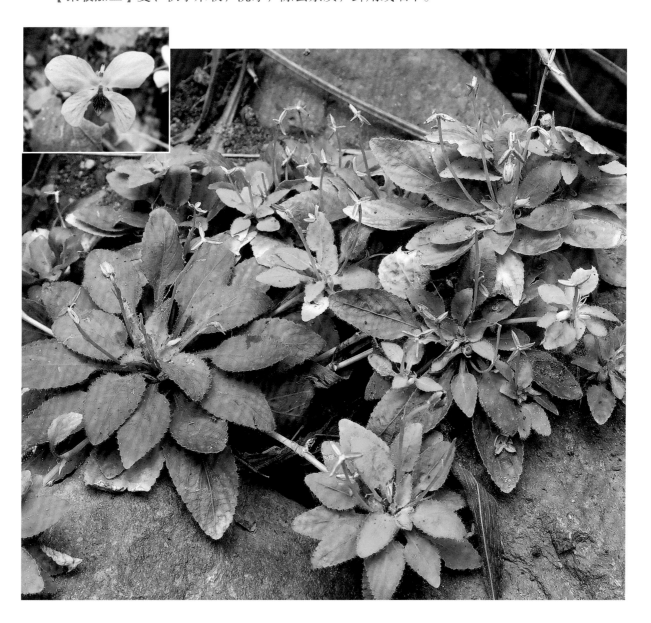

大金不换

【基原】为远志科华南远志*Polygala chinensis* L. 的全草。

【别名】大金牛草、肥儿草、蛇总管。

【形态特征】一年生直立草本。主根粗壮，橘黄色，茎基部木质化，分支圆柱形，被卷曲短柔毛。叶互生；叶片纸质，倒卵形、椭圆形或披针形，全缘，微反卷，绿色，疏被短柔毛。总状花序腋上生，稀腋生；花小而密集，花瓣淡黄色或白中带淡红色。蒴果倒心形，边缘有睫毛。花期4~10月，果期5~11月。

【分布】生于山坡草地或灌木丛中。产于广西、广东、云南、福建、海南等地。

【性能主治】全草味辛、甘，性平。具有祛痰、消积、散瘀、解毒的功效。主治咳嗽咽痛，小儿疳积，跌打损伤，瘰疬，痈肿，毒蛇咬伤。

【采收加工】春、夏季采收，切段，晒干。

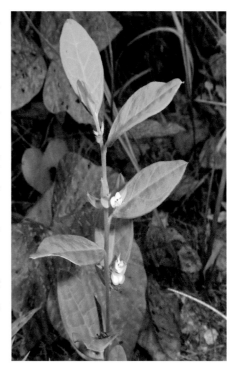

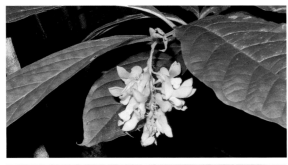

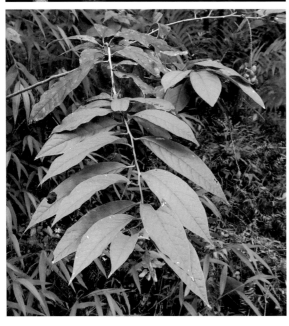

黄花倒水莲

【基原】为远志科黄花倒水莲*Polygala fallax* Hemsl. 的根。

【别名】黄花参、观音串、黄花远志。

【形态特征】灌木或小乔木。根粗壮，多分支，表皮淡黄色。单叶互生；叶片膜质，披针形至椭圆状披针形，边缘全缘；腹面深绿色，背面淡绿色，两面均被短柔毛。总状花序顶生或腋生；花瓣正黄色，侧生花瓣长圆形。蒴果阔倒心形至圆形，绿黄色。种子圆形，密被白色短柔毛。花期5~8月，果期8~10月。

【分布】生于山谷林下水旁阴湿处。产于广西、广东、云南、湖南、江西、福建等地。

【性能主治】根味甘、微苦，性平。具有补益、强壮、祛湿、散瘀的功效。主治产后或病后体虚，急慢性肝炎，腰腿酸痛，子宫脱垂，脱肛，神经衰弱，月经不调，尿路感染，风湿骨痛，跌打损伤。

【采收加工】秋、冬季采挖，切片，晒干。

佛甲草

【基原】为景天科佛甲草*Sedum lineare* Thunb. 的茎叶。

【别名】火焰草、火烧草、铁指甲。

【形态特征】多年生草本。3片叶轮生，少有4片叶轮生或对生的；叶片线形，先端钝尖，基部无柄，有短距。花序聚伞状，顶生，疏生花，中央有1朵具短梗的花，着生花无梗；萼片5枚，线状披针形，先端钝；花瓣5片，黄色，披针形。蓇葖略叉开，长4~5 mm，花柱短；种子小。花期4~5月，果期6~7月。

【分布】生于低山或平地草坡上。产于广西、广东、云南、四川、贵州、湖南、湖北、江西、台湾、福建、安徽、江苏、浙江、陕西、甘肃、河南等地。

【性能主治】茎叶味甘、淡，性寒。具有清热解毒、利湿、止血的功效。主治咽喉肿痛，目赤肿毒，热毒痈肿，疔疮，丹毒，缠腰火丹，烧烫伤，毒蛇咬伤，黄疸，湿热泻痢，便血，崩漏，外伤出血，扁平疣。

【采收加工】鲜用随用随采；或夏、秋季，拔出全株，洗净，放开水中烫一下，捞起，晒干或烘干。

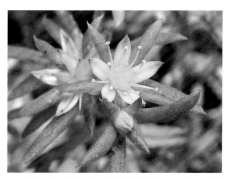

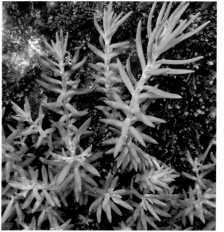

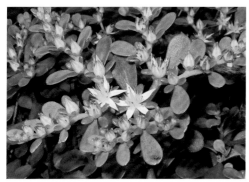

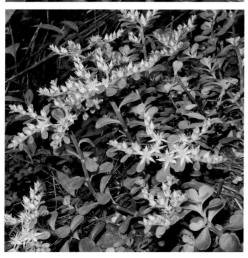

凹叶景天

【基原】为景天科凹叶景天*Sedum emarginatum* Migo 的全草。

【别名】旱半支、马牙苋、山半支。

【形态特征】多年生草本。叶对生；叶片匙状倒卵形至宽卵形，先端圆，有微缺刻，基部渐狭，有短距。花序聚伞状，顶生，多花，常有3个分枝；花无梗；萼片5片，披针形至狭长圆形；花瓣5片，黄色，线状披针形至披针形。蓇葖略叉开，腹面有浅囊状隆起；种子细小，褐色。花期5~6月，果期6月。

【分布】生于山坡阴湿处。产于广西、云南、四川、湖南、湖北、江西、安徽、浙江、江苏、甘肃、陕西等地。

【性能主治】全草味苦、酸，性凉。具有清热解毒、凉血止血、利湿的功效。主治痈疖，疔疮，带状疱疹，瘰疬，咯血，吐血，鼻出血，便血，痢疾，淋病，黄疸，崩漏，带下。

【采收加工】夏、秋季采收，晒干。

虎耳草

【基原】为虎耳草科虎耳草*Saxifraga stolonifera* Curtis 的全草。

【别名】石荷叶、天荷叶、老虎耳。

【形态特征】多年生小草本。鞭匐枝细长，密被卷曲长腺毛，具鳞片状叶。基生叶具长柄；叶片近心形、肾形至扁圆形，裂片边缘具不规则齿牙和腺睫毛，被腺毛，背面通常红紫色，被腺毛，具斑点。聚伞花序圆锥状；花瓣5片，白色，中上部具紫红色斑点，基部具黄色斑点。花期5~8月，果期7~11月。

【分布】生于林下、草丛和阴湿岩隙中。产于广西、广东、云南、贵州、四川、江西、福建、台湾、湖南、湖北、安徽、江苏、浙江、河南、河北、陕西、甘肃等地。

【性能主治】全草味辛、苦，性寒；有小毒。具有疏风、清热、凉血解毒的功效。主治风热咳嗽，肺痈，吐血，风火牙痛，风疹瘙痒，痈肿丹毒，痔疮肿痛，毒虫咬伤，外伤出血。

【采收加工】全年均可采收。

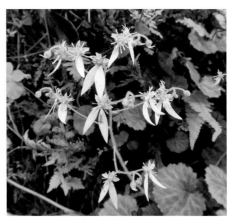

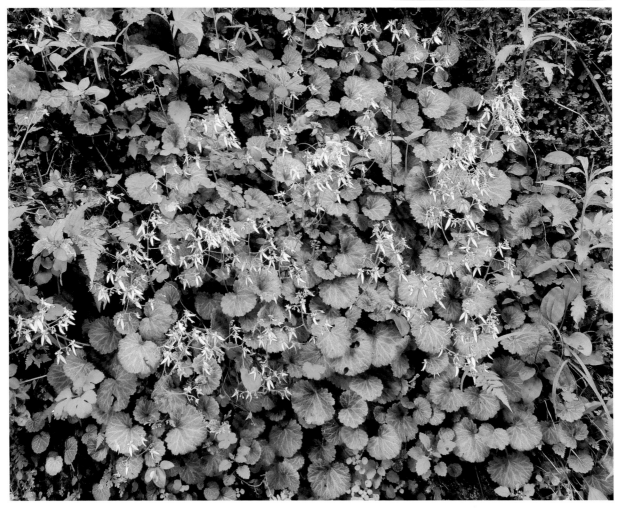

婆婆指甲菜

【基原】为石竹科球序卷耳*Cerastium glomeratum* Thuill. 的全草。

【别名】卷耳、瓜子草、鹅不食草。

【形态特征】一年生草本。茎单生或丛生，密被长柔毛，上部混生腺毛。茎下部叶匙形，上部叶倒卵状椭圆形，两面被长柔毛，边缘具缘毛，中脉明显。聚伞花序呈簇生状或头状，花序轴密被腺柔毛；苞片草质，卵状椭圆形，密被柔毛；花瓣5片，白色。蒴果长圆柱形，长于宿萼。花期3~4月，果期5~6月。

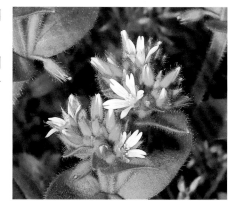

【分布】生于山坡草地。产于广西、云南、湖南、湖北、江西、福建、浙江、江苏、山东、西藏等地。

【性能主治】全草味甘、微苦，性凉。具有清热、利湿、凉血解毒的功效。主治感冒发热，湿热泄泻，肠风下血，乳痈，疔疮，高血压病。

【采收加工】春、夏季采集，鲜用或晒干。

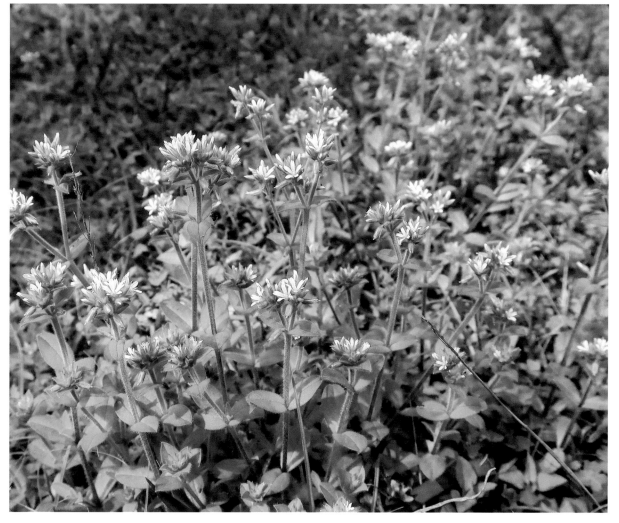

荷莲豆菜

【基原】为石竹科荷莲豆草*Drymaria cordata* (L.) Willd. ex Schult. 的全草。

【别名】水蓝青、水冰片、穿线蛇。

【形态特征】一年生披散草本。茎匍匐，丛生，纤细，无毛，基部分枝，节常生不定根。叶片卵状心形；托叶数片，白色，刚毛状。聚伞花序顶生；苞片针状披针形，边缘膜质；花梗被白色腺毛；萼片草质，边缘膜质，被腺柔毛；花瓣白色。蒴果卵形，3裂至基部。花期4~10月，果期6~12月。

【分布】生于山谷、杂木林缘。产于广西、广东、云南、贵州、四川、湖南、海南、福建、台湾、浙江等地。

【性能主治】全草味苦，性凉。具有清热利湿、解毒活血的功效。主治黄疸，水肿，疟疾，惊风，风湿脚气，疮痈疖毒，小儿疳积。

【采收加工】夏季采收，鲜用或晒干。

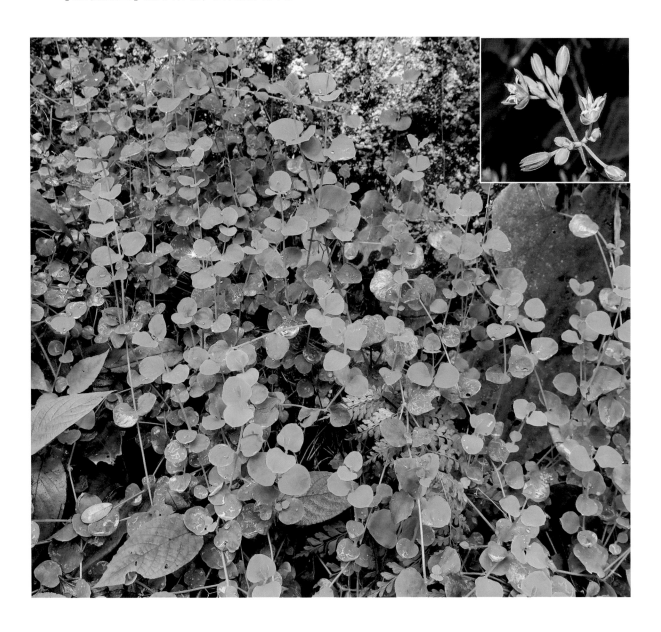

鹅肠草

【基原】为石竹科鹅肠菜*Myosoton aquaticum* (L.) Moench 的全草。

【别名】抽筋草、伸筋藤、伸筋草。

【形态特征】二年生或多年生草本。茎上升，多分支，上部被腺毛。叶片卵形或宽卵形，有时边缘具毛；上部叶常无柄或具短柄，疏生柔毛。顶生二歧聚伞花序；苞片叶状，边缘具腺毛；花瓣白色，2深裂至基部，裂片线形或披针状线形。蒴果卵圆形。种子近肾形，褐色，具小疣。花期5~8月，果期6~9月。

【分布】生于河流两旁冲积沙地的低湿处、灌木丛林缘和水沟旁。产于我国南北各地。

【性能主治】全草味甘、酸，性平。具有清热解毒、散瘀消肿的功效。主治肺热喘咳，痢疾，痈疽，痔疮，牙痛，月经不调，小儿疳积。

【采收加工】春季生长旺盛时采收，鲜用或晒干。

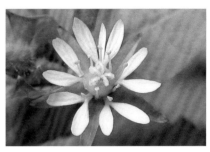

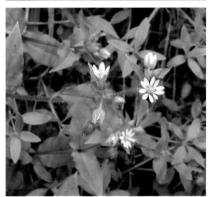

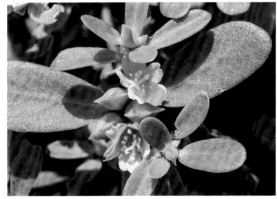

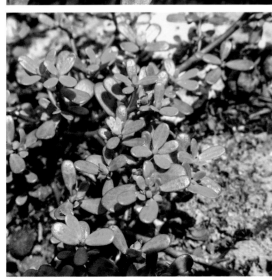

马齿苋

【基原】为马齿苋科马齿苋*Portulaca oleracea* Linn. 的全草。

【别名】马齿草、马苋、马齿菜。

【形态特征】一年生铺地草本。茎平卧或斜倚，伏地铺散，多分枝，淡绿色或带暗红色。叶互生，有时近对生；叶片扁平，肥厚，倒卵形似马齿状，全缘，腹面暗绿色，背面淡绿色或带暗红色，中脉微隆起。花无梗，常3~5朵簇生于枝端，花瓣黄色。蒴果卵球形，盖裂。花期5~8月，果期6~9月。

【分布】生于菜园、农田、路边的肥沃土壤。我国南北各地均有分布。

【性能主治】全草味酸，性寒。具有清热解毒、凉血止痢、除湿通淋的功效。主治热毒泻痢，热淋，尿闭，赤白带下，崩漏，痔血，疮疡痈疖，丹毒，瘰疬，湿癣，白秃。

【采收加工】8~9月采收，洗净泥土，拣去杂质，再用开水稍烫（煮）一下或蒸上气后，取出晒干或烘干；亦可鲜用。

土人参

【基原】为马齿苋科土人参*Talinum paniculatum* (Jacq.) Gaertn. 的根。

【别名】假人参、土洋参、土参。

【形态特征】一年生肉质草本。主根棕褐色，粗壮，有分枝，皮黑褐色，断面乳白色。叶互生或近对生；叶片稍肉质，倒卵形或倒卵状长椭圆形。圆锥花序顶生或腋生；花小，花瓣粉红色或淡紫红色，长椭圆形、倒卵形或椭圆形。蒴果近球形。种子多数，黑褐色或黑色。花期6~8月，果期9~11月。

【分布】生于田野、路边、山坡沟边等阴湿处。产于广西、广东、贵州、云南、四川、浙江、安徽等地。

【性能主治】根味甘、淡，性平。具有补气润肺、止咳、调经的功效。主治气虚乏倦，食少，泄泻，肺痨咳血，眩晕，潮热，盗汗，自汗，月经不调，带下，产妇乳汁不足。

【采收加工】8~9月采挖，洗净，除去细根，晒干；或刮去表皮，蒸熟晒干。

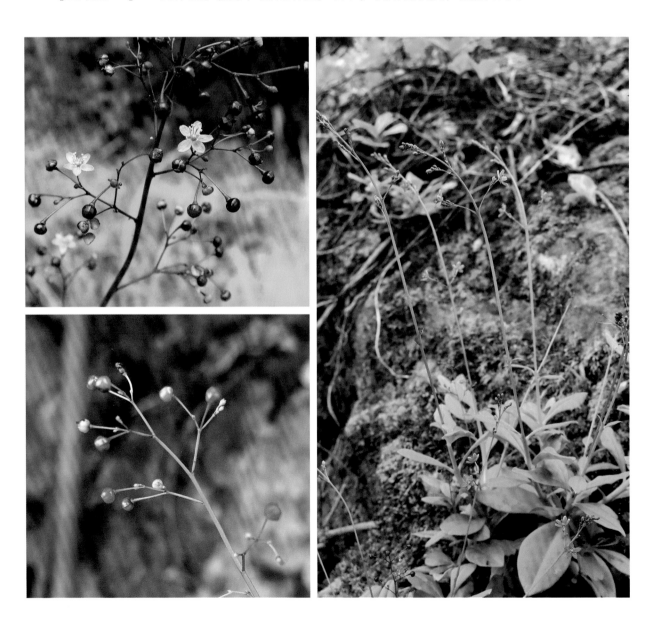

金线草

【基原】为蓼科金线草*Antenoron filiforme* (Thunb.) Roberty et Vautier 的全草。

【别名】人字草、九盘龙、毛血草。

【形态特征】多年生草本。茎直立，具糙伏毛，有纵沟，节部膨大。叶片椭圆形或长圆形，两面具长糙伏毛；托叶鞘筒状，膜质，褐色。总状花序呈穗状，通常数个，顶生或腋生；花序轴延伸；花排列稀疏。瘦果卵形，双凸镜状，褐色。花期7~8月，果期9~10月。

【分布】生于山坡林缘、山谷路边。产于华东、华中、华南、西南地区及陕西南部、甘肃南部。

【性能主治】全草味辛，性凉；有小毒。具有凉血止血、清热利湿、散瘀止痛的功效。主治咳血，吐血，便血，血崩，泄泻，痢疾，胃痛，经期腹痛，产后血瘀腹痛，跌打损伤，风湿痹痛。

【采收加工】夏、秋季采收，鲜用或晒干。

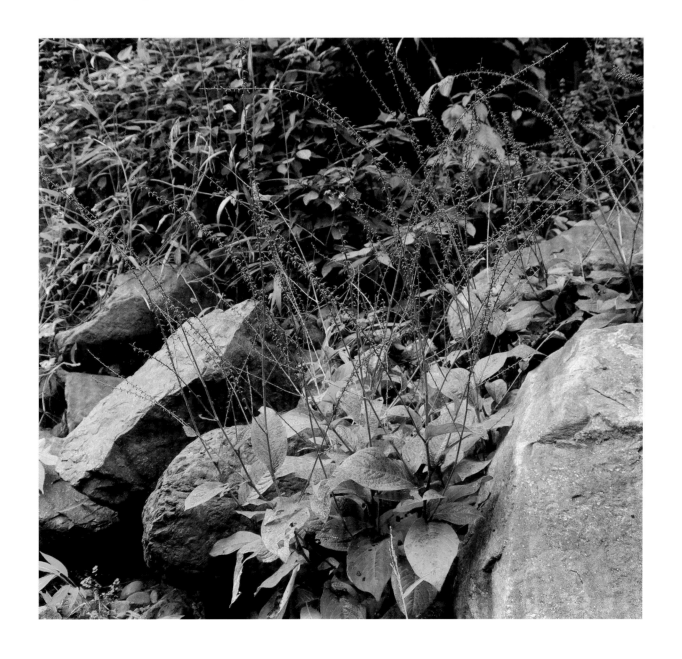

何首乌

【基原】为蓼科何首乌*Fallopia multiflora* (Thunb.) Haraldson 的块根。

【别名】首乌、赤首乌、铁秤砣。

【形态特征】多年生草本。块根肥厚，黑褐色。茎缠绕，多分枝，具纵棱，无毛，下部木质化。叶片卵状心形，边缘全缘。花序圆锥状，顶生或腋生，苞片三角状卵形，具小突起，每苞内具2~4朵花；花被5深裂，白色或淡绿色，果时增大，花被果时近圆形。瘦果卵形，黑褐色。花期8~9月，果期9~10月。

【分布】生于山谷路边、灌木丛中、山坡及沟边石隙。产于广西、贵州、四川、河南、江苏、湖北等地。

【性能主治】块根味苦、甘、涩，性微温。具有解毒、消痈、截疟、润肠通便的功效。主治疮痈，瘰疬，风疹瘙痒，久疟体虚，肠燥便秘。

【采收加工】秋、冬季叶枯萎时采挖，削去两端，洗净，个大的切成块，干燥。

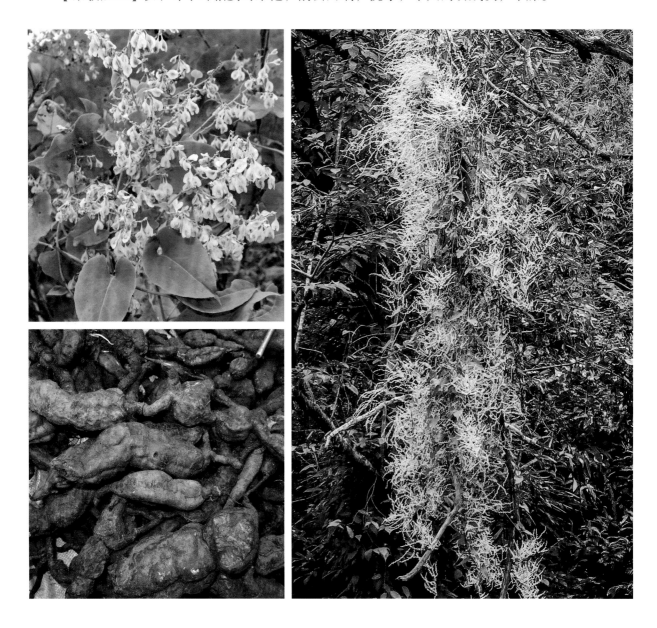

石莽草

【基原】为蓼科头花蓼*Polygonum capitatum* Buch.-Ham. ex D. Don 的全草。

【别名】省订草、雷公须、火眼丹。

【形态特征】多年生草本。茎匍匐，丛生，多分枝，疏生腺毛或近无毛；一年生枝近直立，疏生腺毛。叶片卵形或椭圆形，边缘全缘，具腺毛，两面疏生腺毛，腹面有时具黑褐色新月形斑点。花序头状；花被5深裂，淡红色。瘦果长卵形，黑褐色，密生小点，微有光泽。花期6~9月，果期8~10月。

【分布】生于山坡、山谷湿地。产于广西、广东、云南、贵州、四川、湖南、湖北、江西、西藏等地。

【性能主治】全草味苦、辛，性凉。具有清热利湿、活血止痛的功效。主治痢疾，肾盂肾炎，膀胱炎，尿路结石，风湿痛，跌打损伤，痄腮，疮疡，湿疹。

【采收加工】全年均可采收，鲜用或晒干。

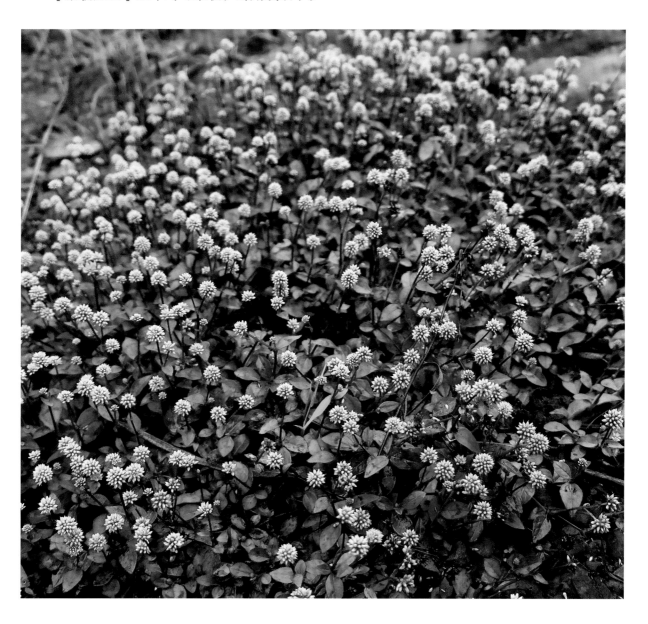

火炭母

【基原】为蓼科火炭母*Polygonum chinense* L. 的全草。

【别名】火炭毛、乌炭子、运药。

【形态特征】多年生草本。茎直立，通常无毛。叶片卵形或长卵形，边缘全缘，两面无毛，有时背面沿叶脉疏生短柔毛。花序头状，通常数个排成圆锥状，顶生或腋生；花序梗被腺毛；花被5深裂，白色或淡红色，裂片卵形，果时增大，呈肉质，蓝黑色。瘦果宽卵形，黑色。花期7~9月，果期8~10月。

【分布】生于山谷湿地、山坡草地。产于华东、华中、华南和西南地区及陕西南部、甘肃南部。

【性能主治】全草味酸、涩，性凉；有毒。具有清热解毒、利湿止痒、明目退翳的功效。主治痢疾，肠炎，扁桃体炎，咽喉炎；外用治角膜云翳，子宫颈炎，霉菌性阴道炎，皮炎湿疹。

【采收加工】夏、秋季采收，除去泥沙，晒干。

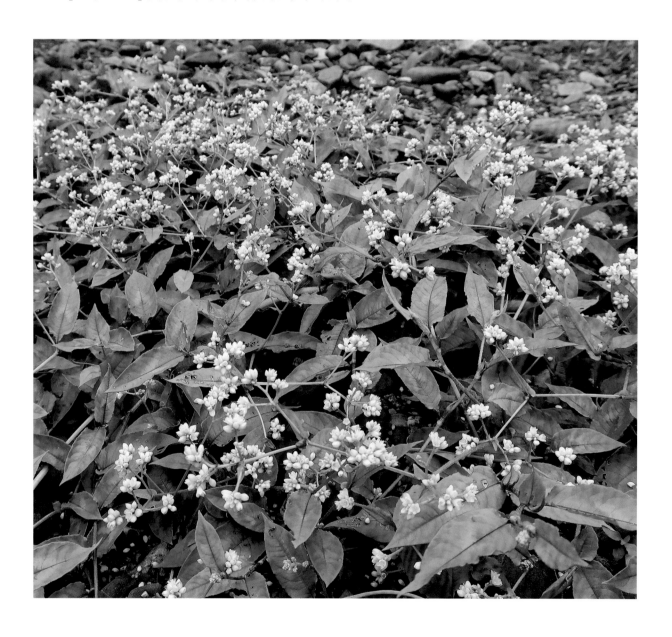

水蓼

【基原】为蓼科水蓼*Polygonum hydropiper* L. 的根、果实。

【别名】蓼子、水蓼子。

【形态特征】一年生草本。茎直立，多分枝，节部膨大。叶片披针形或椭圆状披针形，边缘具毛，两面无毛，被褐色小点，具辛辣味；叶腋具闭花受精花；通常托叶鞘内藏有花簇。总状花序呈穗状；花被5深裂，绿色，上部白色或淡红色，被黄褐色透明腺点。瘦果卵形，黑褐色。花期5~9月，果期6~10月。

【分布】生于河滩、水沟边、山谷湿地。产于我国南北各地。

【性能主治】根味辛，性温。具有活血调经、健脾利湿、解毒消肿的功效。主治月经不调，小儿疳积，痢疾，肠炎，疟疾，跌打肿痛，蛇虫咬伤。果实味辛，性温。具有化湿利水、破瘀散结、解毒的功效。主治吐泻腹痛，水肿，小便不利，症积痞胀，痈肿疮疡，瘰疬。

【采收加工】根于秋季开花时采挖，洗净，鲜用或晒干。秋季果实成熟时采收，除去杂质，阴干。

【附注】《中华本草》记载水蓼以根和果实入药的药材名分别为水蓼根和蓼实。

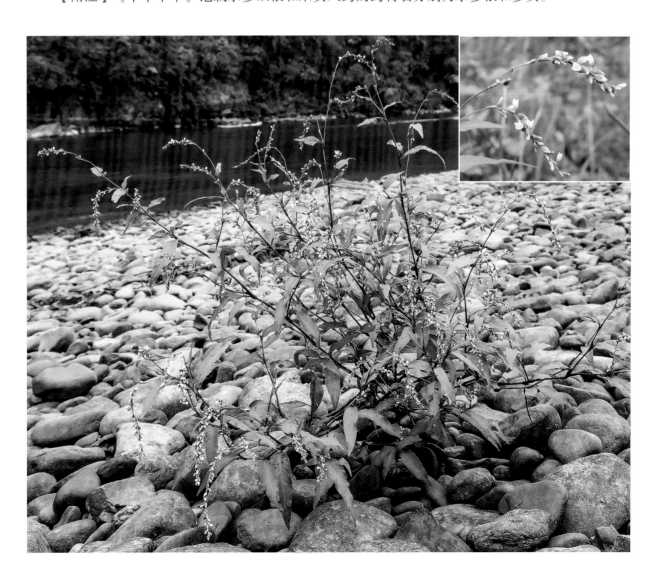

扛板归

【基原】为蓼科杠板归 *Polygonum perfoliatum* L. 的全草。

【别名】方胜板、刺犁头、蛇不过。

【形态特征】一年生草本。茎攀缘，多分支，沿棱具稀疏的倒生皮刺。叶片三角形，薄纸质，腹面无毛，背面沿叶脉疏生皮刺。总状花序呈短穗状，不分支顶生或腋生；花被5深裂，白色或淡红色，果时增大，呈肉质，深蓝色。瘦果球形，黑色，有光泽，包裹于宿存花被内。花期6~8月，果期7~10月。

【分布】生于田边、路边、山谷湿地。产于广西、广东、云南、贵州、四川、海南、江西、福建、台湾、湖南、湖北、安徽、浙江、江苏、山东、河南、河北、陕西、甘肃、黑龙江、吉林、辽宁等地。

【性能主治】全草味酸、苦，性平。具有清热解毒、利湿消肿、散瘀止血的功效。主治疔疮痈肿，丹毒，瘫腮，乳腺炎，聤耳，喉蛾，感冒发热，肺热咳嗽，百日咳，瘰疬，痔疾，鱼口便毒，泻痢，黄疸，臌胀，水肿，淋浊，带下，疟疾，风火赤眼，跌打肿痛，吐血，便血，蛇虫咬伤。

【采收加工】在夏、秋季采收，鲜用或晾干。

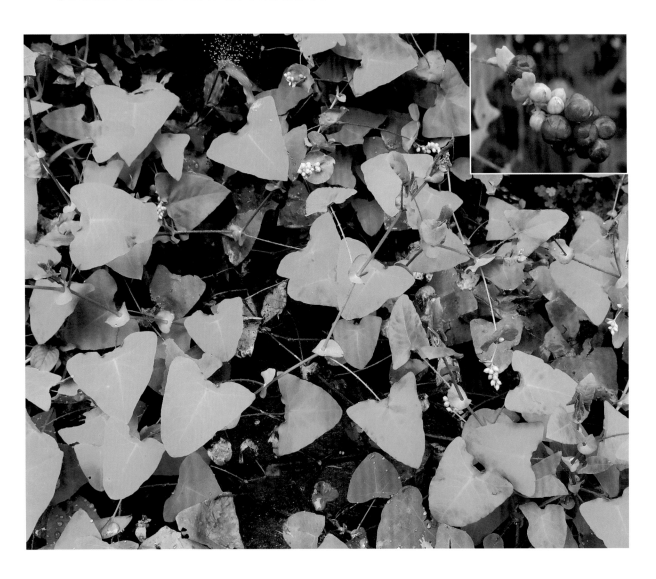

虎杖

【基原】为蓼科虎杖*Reynoutria japonica* Houtt. 的根状茎和根。

【别名】花斑竹、酸筒杆、酸汤梗。

【形态特征】多年生草本。根状茎粗壮，横走。茎直立，具小突起，无毛，散生红色或紫红斑点。叶片宽卵形或卵状椭圆形，近革质，两面无毛，沿叶脉具小突起。花单性，雌雄异株，花序圆锥状；花被5深裂，淡绿色，雄花花被片具绿色中脉，无翅。瘦果卵形，黑褐色。花期8~9月，果期9~10月。

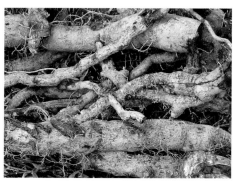

【分布】生于山坡灌木丛中、山谷、路边、田边湿地。产于华东、华中、华南地区及四川、云南、贵州、陕西南部、甘肃南部。

【性能主治】根状茎和根味咸，性寒。具有消痰、软坚散结、利水消肿的功效。主治瘿瘤，瘰疬，睾丸肿痛，痰饮水肿。

【采收加工】夏、秋季采收，晒干。

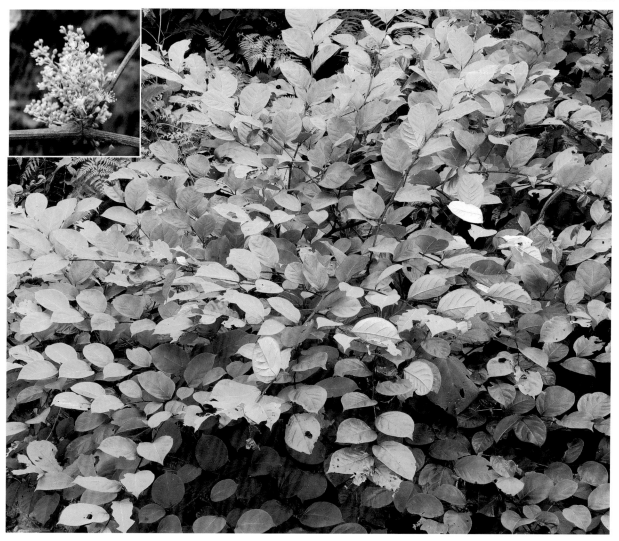

商陆

【基原】为商陆科商陆*Phytolacca acinosa* Roxb. 的根。

【别名】土冬瓜、抱母鸡、土母鸡。

【形态特征】多年生草本。根肥大，肉质，倒圆锥形，外皮淡黄色或灰褐色，内面黄白色。茎直立，肉质，绿色或红紫色。叶片薄纸质，椭圆形、长椭圆形或披针状椭圆形。总状花序顶生或与叶对生，密生多花；花白色，后渐变为淡红色。浆果扁球形，熟时深红紫色或黑色。花期5~8月，果期6~10月。

【分布】生于沟谷、山坡林下、林缘路边。除东北地区及内蒙古、青海、新疆外，分布几乎遍布全国。

【性能主治】根味苦，性寒；有毒。具有逐水消肿、通利二便的功效；外用解毒散结。主治水肿胀满，二便不通；外用治痈肿疮毒。

【采收加工】秋季至翌春采挖，除去须根和泥沙，切块或切片，晒干或阴干。

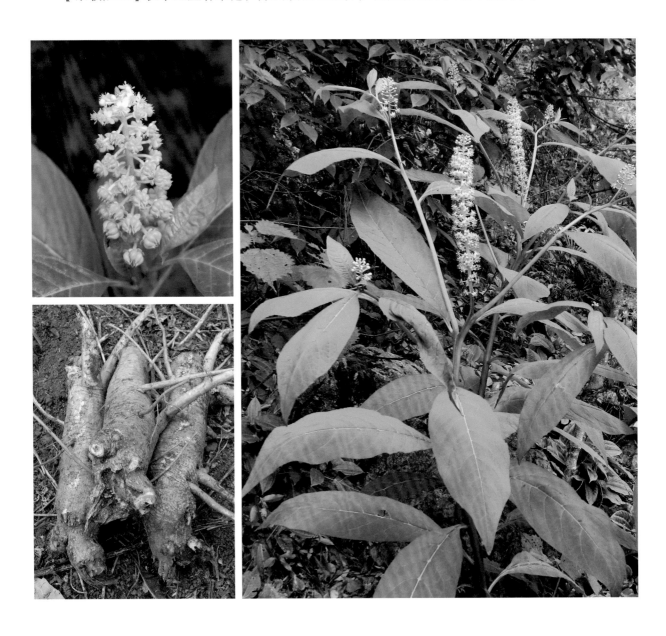

垂序商陆

【基原】为商陆科垂序商陆*Phytolacca americana* L. 的根。

【别名】地萝卜、章柳、金七娘。

【形态特征】多年生草本。根粗壮，肥大，倒圆锥形。茎直立，圆柱形，有时带紫红色。叶片椭圆状卵形或卵状披针形。总状花序顶生或侧生；花白色，微带红晕；花被片5枚，雄蕊、心皮及花柱通常均为10枚，心皮合生。果序下垂；浆果扁球形，熟时紫黑色。种子肾圆形。花期6~8月，果期8~10月。

【分布】生于山坡、路边、田边。产于广东、广西、云南、四川、江西、福建、湖北、浙江、江苏、山东、河南、河北、陕西。

【性能主治】根味苦，性寒；有毒。具有逐水消肿、通利二便的功效；外用解毒散结。主治水肿胀满，二便不通；外用治痈肿疮毒。

【采收加工】秋季至翌春采挖，除去须根和泥沙，切块或切片，晒干或阴干。

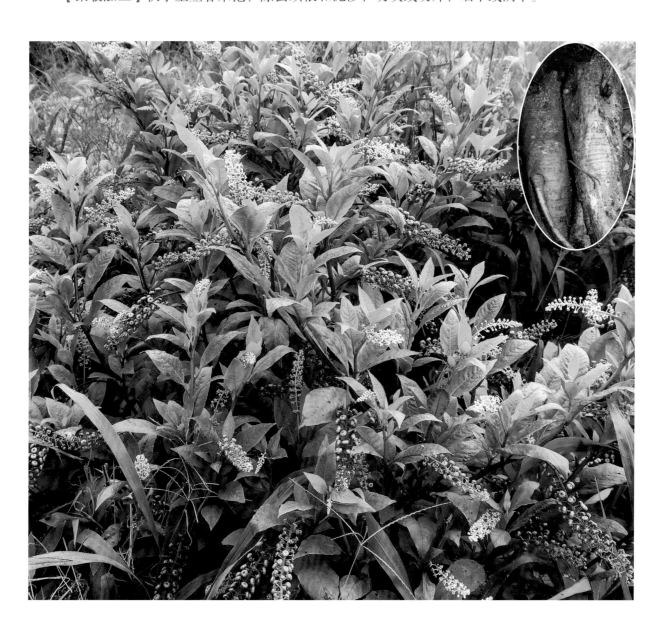

土荆芥

【基原】为藜科土荆芥 *Dysphania ambrosioides* (L.) Mosyakin et Clemants 的带果穗全草。

【别名】鹅脚草、红泽兰、天仙草。

【形态特征】一年生或多年生草本。有强烈香味。茎直立，多分枝，有短柔毛并兼有具节的长柔毛。叶片矩圆状披针形至披针形，边缘具稀疏不整齐的大齿，腹面平滑无毛，背面具散生油点并沿叶脉稍有毛。花通常3~5朵团集，生于上部叶腋，花绿色。胞果扁球形，完全包裹于花被内。花、果期长。

【分布】生于村旁、路边、河岸等处。产于广西、广东、四川、江西、福建、台湾、湖南、浙江、江苏等地。

【性能主治】带果穗全草味辛、苦，性微温；有大毒。具有祛风除湿、杀虫止痒、活血消肿的功效。主治钩虫病，蛔虫病，蛲虫病，头虱，皮肤湿疹，疥癣，风湿痹痛，闭经，痛经，口舌生疮，咽喉肿痛，跌打损伤，蛇虫咬伤。

【采收加工】8~9月下旬采收，摊放在通风处，或捆成束悬挂阴干，避免日晒雨淋。

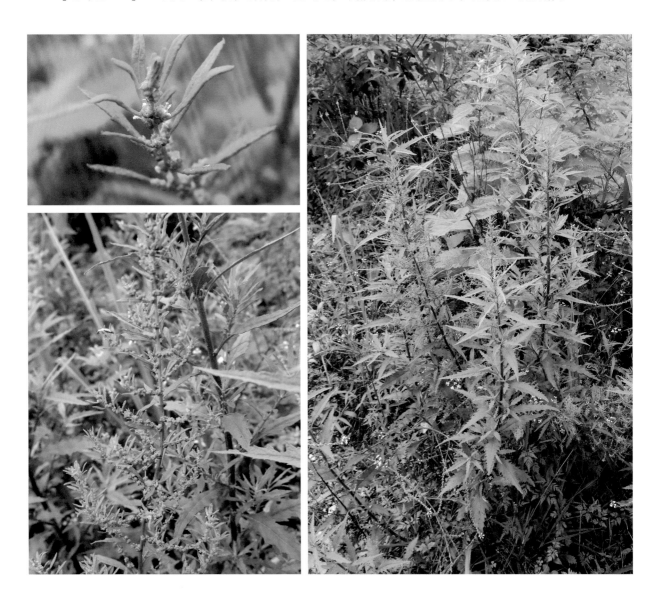

牛膝

【基原】为苋科牛膝*Achyranthes bidentata* Blume 的根。

【别名】怀牛膝、山苋菜、对节草。

【形态特征】多年生草本。根圆柱形，土黄色。茎有棱角或四方形，绿色或带紫色，有白色贴生或开展柔毛。叶片椭圆形或椭圆披针形，先端尾尖，两面有贴生或开展柔毛。穗状花序顶生及腋生，有白色柔毛；花多数，密生。胞果矩圆形，黄褐色，光滑。种子矩圆形，黄褐色。花期7~9月，果期9~10月。

【分布】生于山坡林下。产于我国除东北地区外各省区。

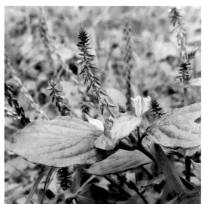

【性能主治】根味苦、甘、酸，性平。具有逐瘀通经、补肝肾、强筋骨、利尿通淋、引血下行的功效。主治闭经，痛经，腰膝酸痛，筋骨无力，淋证，水肿，头痛，眩晕，牙痛，口疮，吐血，鼻出血。

【采收加工】冬季茎叶枯萎时采挖，除去须根及泥沙，捆成小把，晒至干皱后，将顶端切齐，晒干。

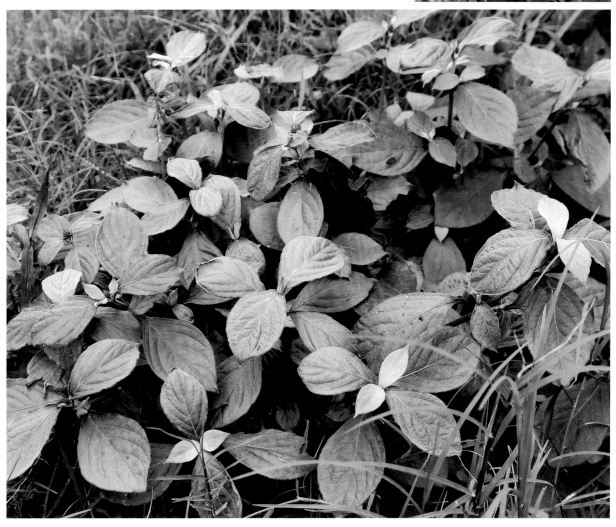

白花苋

【基原】为苋科白花苋*Aerva sanguinolenta* (L.) Blume 的根或花。

【别名】烂脚蒿、白牛膝、怀牛膝。

【形态特征】多年生草本。本种和少毛白花苋相近，区别为本种叶片卵状椭圆形、矩圆形或披针形，长1.5~8 cm，宽5~35 mm；花序有白色或带紫色绢毛；苞片、小苞片及花被片外面有白色绵毛，毛较多；花被片白色或粉红色。花期4~6月，果期8~10月。

【分布】生于低海拔的山坡疏林下。产于广西、广东、云南、贵州、四川等地。

【性能主治】根或花味辛，性微寒。具有活血散瘀、清热除湿的功效。主治月经不调，血瘀崩漏，闭经，跌打损伤，风湿关节痛，湿热黄疸，痢疾，角膜云翳。

【采收加工】全年均可采收，晒干。

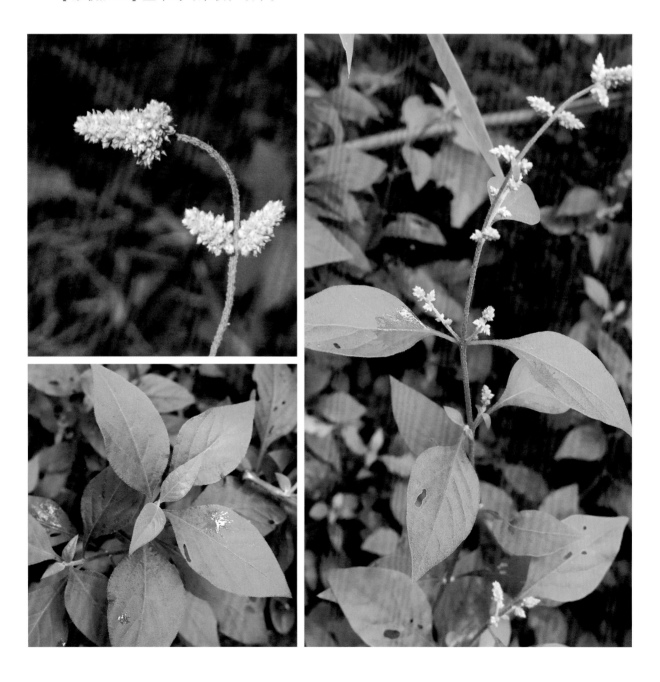

青葙子

【基原】为苋科青葙*Celosia argentea* L. 的成熟种子。

【别名】野鸡冠花、狗尾花、狗尾苋。

【形态特征】一年生草本。全体无毛。茎直立，有分枝，绿色或红色，具显明条纹。叶片矩圆披针形、披针形或披针状条形，少数卵状矩圆形，绿色常带红色。花多数，密生，在茎端或枝端成单一、无分枝的塔状或圆柱状穗状花序。胞果小，包裹在宿存花被片内。花期5~8月，果期6~10月。

【分布】生于平原、田边、丘陵、山坡。分布遍布全国。

【性能主治】种子味苦、辛，性寒。具有清虚热、除骨蒸、解暑热、截疟、退黄的功效。主治温邪伤阴，夜热早凉，阴虚发热，骨蒸劳热，暑邪发热，湿热黄疸，疟疾寒热。

【采收加工】秋季果实成熟时采割植株或摘取果穗，晒干，除去杂质，收集种子。

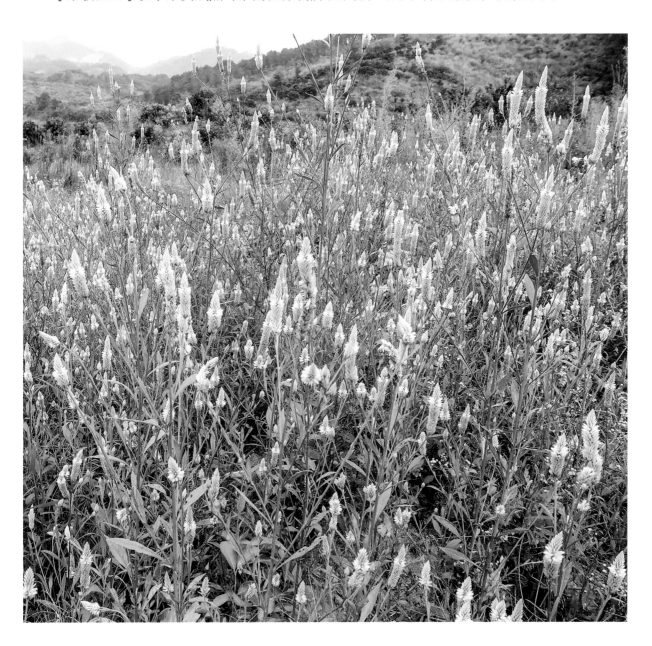

酢浆草

【基原】为酢浆草科酢浆草*Oxalis corniculata* L. 的全草。

【别名】酸箕、酸咪咪、酸草。

【形态特征】草本。全株被柔毛。根状茎稍肥厚。茎细弱，多分枝。叶基生或茎上互生，基部与叶柄合生；叶片两面被柔毛或腹面无毛，沿脉被毛较密，边缘具贴伏缘毛。花单生或数朵聚集为伞形花序状，腋生；花序梗淡红色；花瓣5片，黄色。蒴果长圆柱形。种子长卵形，褐色或红棕色。花、果期2~9月。

【分布】生于山坡草池、河谷沿岸、路边、田边、荒地或林下阴湿处。产于全国各地。

【性能主治】全草味酸，性凉。具有清热利湿、消肿解毒的功效。主治感冒发热，肠炎，尿路感染，神经衰弱；外用治跌打损伤，毒蛇咬伤，烧烫伤，痈肿疮疖，湿疹。

【采收加工】全年均可采收，以夏、秋季有花果时药效较好，除去泥沙，晒干。

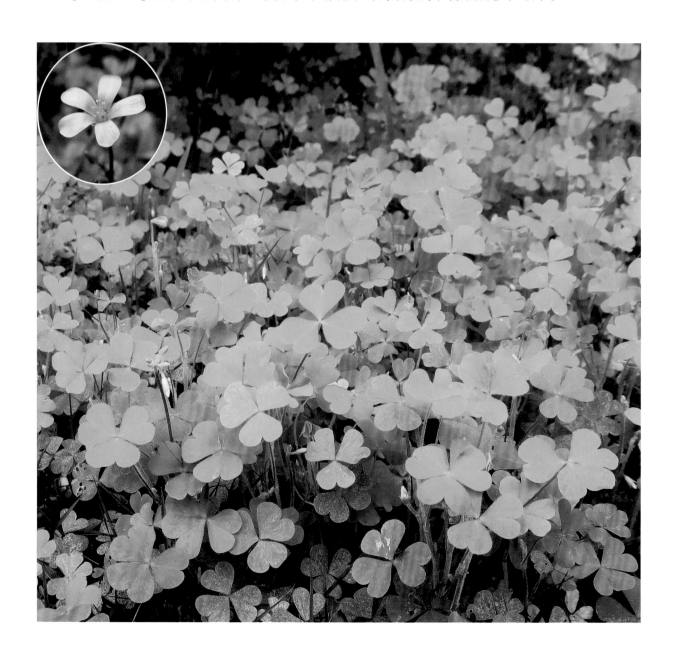

铜锤草

【基原】为酢浆草科红花酢浆草 *Oxalis corymbosa* DC. 的全草。

【别名】大酸味草、大老鸦酸、地麦子。

【形态特征】多年生直立草本。地下部分有球状鳞茎，外层鳞片膜质，褐色，被长缘毛，内层鳞片呈三角形。叶基生，被毛或近无毛；叶片通常两面或有时仅边缘有干后呈棕黑色的小腺体，背面尤甚并被疏毛。总花梗基生，二歧聚伞花序，通常排列成伞形花序式；花瓣淡紫色至紫红色。花、果期3~12月。

【分布】生于低海拔的山地、路边、田野、菜地的潮湿处。产于华东、华中、华南地区及广西、云南。

【性能主治】全草味酸，性寒。具有散瘀消肿、清热利湿、解毒的功效。主治跌打损伤，月经不调，咽喉肿痛，水泻，痢疾，水肿，白带异常，淋浊，痔疮，痈肿，疮疖，烧烫伤。

【采收加工】3~6月采收，洗净，鲜用或晒干。

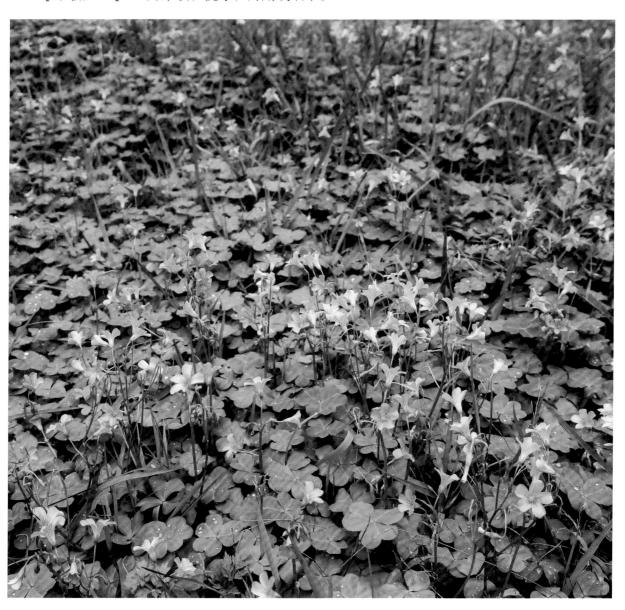

凤仙花

【基原】为凤仙花科凤仙花*Impatiens balsamina* L. 的花。

【别名】指甲花、金凤花、灯盏花。

【形态特征】一年生草本。茎粗壮，肉质，直立，具多数纤维状根，下部节常膨大。叶互生，最下部叶有时对生；叶片披针形、狭椭圆形或倒披针形。花单生或2~3朵簇生于叶腋，无花序梗；花白色、粉红色或紫色，单瓣或重瓣。蒴果宽纺锤形，两端尖，密被柔毛。种子多数，圆球形，黑褐色。花期7~10月。

【分布】生于山坡草池、路边、田边。产于全国大部分地区。

【性能主治】花味甘、苦，性微温。具有祛风除湿、活血止痛、解毒杀虫的功效。主治风湿肢体痿废，腰胁疼痛，闭经腹痛，产后瘀血未尽，跌打损伤，骨折，痈疽疮毒，毒蛇咬伤，白带异常，鹅掌风，灰指甲。

【采收加工】夏、秋季开花时采收，鲜用或阴干、烘干。

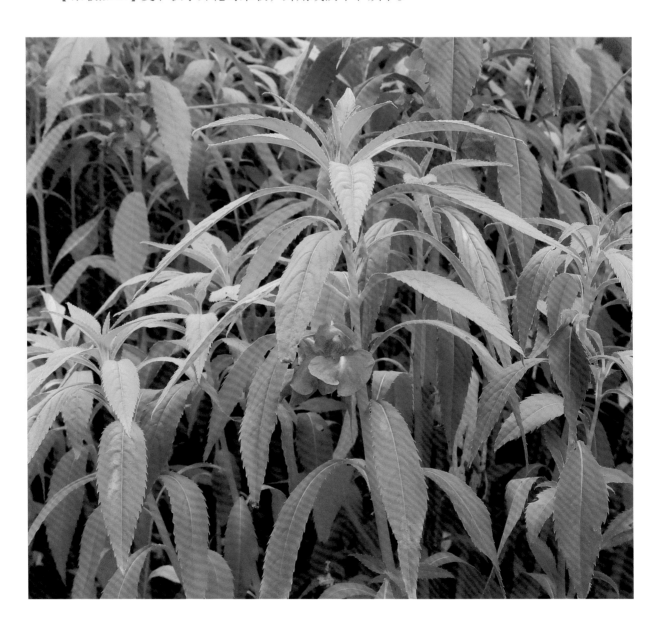

毛草龙

【基原】为柳叶菜科毛草龙*Ludwigia octovalvis* (Jacq.) P. H. Raven 的全草。

【别名】锁匙筒、水仙桃、针筒草。

【形态特征】多年生粗壮直立草本。基部有时木质化，甚至亚灌木状，常被伸展的黄褐色粗毛。叶片披针形至线状披针形，两面被黄褐色粗毛。萼片4片，卵形，两面被粗毛；花瓣黄色，倒卵状楔星。蒴果圆柱状，绿色至紫红色，被粗毛，室背不规则开裂。种子多数。花期6~8月，果期8~11月。

【分布】生于田边、湖塘边、沟谷旁及开旷湿润处。产于广西、广东、云南、海南、江西、福建、台湾、香港、浙江等地。

【性能主治】全草味苦、微辛，性寒。具有清热利湿、解毒消肿的功效。主治感冒发热，小儿疳热，咽喉肿痛，口舌生疮，高血压病，水肿，湿热泻痢，淋痛，白浊，带下，乳痈，疔疮肿毒，痔疮，烧烫伤，毒蛇咬伤。

【采收加工】夏、秋季采收，洗净，鲜用或晒干。

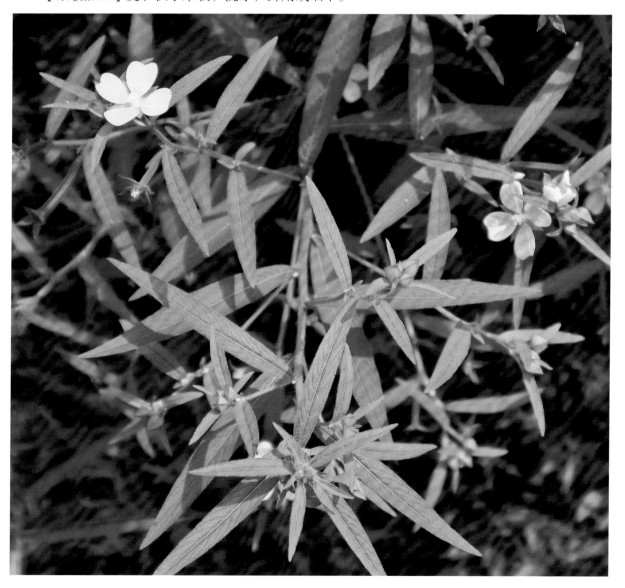

了哥王

【基原】为瑞香科了哥王 *Wikstroemia indica* (L.) C. A. Mey. 的茎叶。

【别名】九信菜、九信药、鸡仔麻。

【形态特征】灌木。小枝红褐色，无毛。叶对生；叶片纸质至近革质，倒卵形、椭圆状长圆形或披针形，干时棕红色，无毛，侧脉细密。花黄绿色，数朵组成顶生头状花序或总状花序；花序梗长5~10 mm，无毛，花梗长1~2 mm；花近无毛；裂片4片，宽卵形至长圆形。果椭圆形，熟时红色至暗紫色。花果期夏、秋季。

【分布】生于开阔地林下或石山上。产于广西、广东、四川、湖南、浙江、江西、福建、台湾等地。

【性能主治】茎叶味苦、辛，性寒；有毒。具有消热解毒、化痰散结、消肿止痛的功效。主治痈肿疮毒，瘰疬，风湿痛，跌打损伤，蛇虫咬伤。

【采收加工】茎叶全年均可采收，洗净，切段，晒干或鲜用。

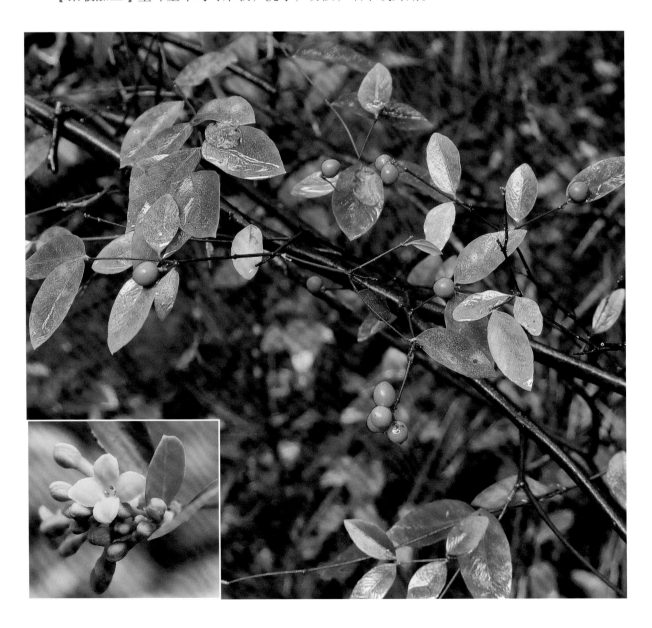

紫茉莉

【基原】为紫茉莉科紫茉莉*Mirabilis jalapa* L. 的叶、果实。

【别名】胭脂花、胭粉豆、白粉果。

【形态特征】一年生草本。茎直立，多分支，无毛或疏生细柔毛，节稍膨大。叶片卵形或卵状三角形，全缘，两面均无毛。花常数朵簇生于枝端；花紫红色、黄色、白色或杂色，花被筒高脚碟状。花午后开放，有香气，翌日午前凋萎。瘦果球形，黑色，表面具皱纹。花期6~10月，果期8~11月。

【分布】我国南北各地常栽培，为观赏花卉，有时逸为野生。

【性能主治】叶味甘、淡，性微寒。具有清热解毒、祛风渗湿、活血的功效。主治痈肿疮毒，疥癣，跌打损伤。果实味甘，性微寒。具有清热祛斑、利湿解毒的功效。主治生斑痣，脓疱疮。

【采收加工】叶生长茂盛、花未开时采收，洗净，鲜用。9~10月果实成熟时采收，除去杂质，晒干。

【附注】《中华本草》记载紫茉莉以叶和果实为入药的药材名分别为紫茉莉叶和紫茉莉子。

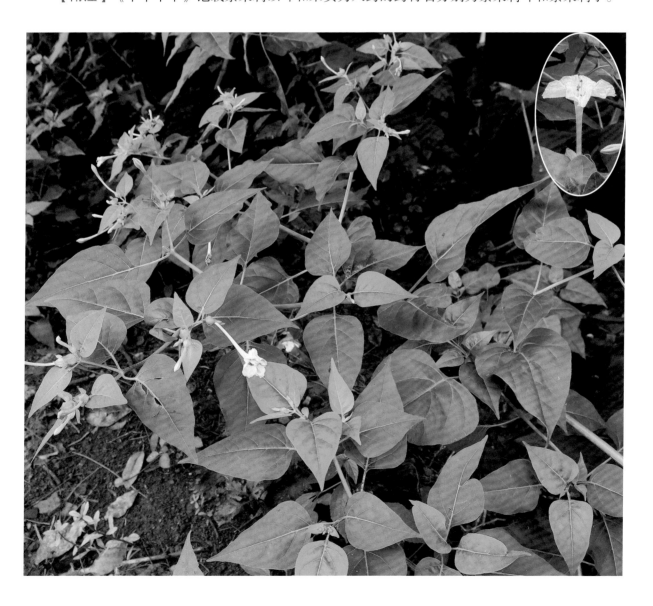

马桑

【基原】为马桑科马桑*Coriaria nepalensis* Wall. 的根、叶。

【别名】乌龙须、黑龙须。

【形态特征】灌木。叶对生；叶片纸质至薄革质，椭圆形或阔椭圆形，边缘全缘，两面无毛或沿脉上被疏毛。总状花序生于二年生的枝条上，雄花序先叶开放，多花密集；花序梗被腺状微柔毛；不育雌蕊存在，雌花序与叶同出。果球形，被肉质增大的花瓣包裹，熟时由红色变紫黑色。花期3~4月，果期5~6月。

【分布】生于山地灌木丛中。产于广西、云南、贵州、四川、湖北、陕西、甘肃、西藏等地。

【性能主治】根味苦、酸，性凉。具有祛风除湿、消热解毒的功效。主治风湿麻木，痈疮肿毒，风火牙痛，痞块，急性结膜炎，跌打损伤。叶味辛、苦，性寒；有毒。具有清热解毒、消肿止痛、杀虫的功效。主治痈疽肿毒，疥癣，黄水疮，烧烫伤，痔疮，跌打损伤。

【采收加工】根秋、冬季采挖，除净泥土，晒干。叶4~5月采收，鲜用或晒干。

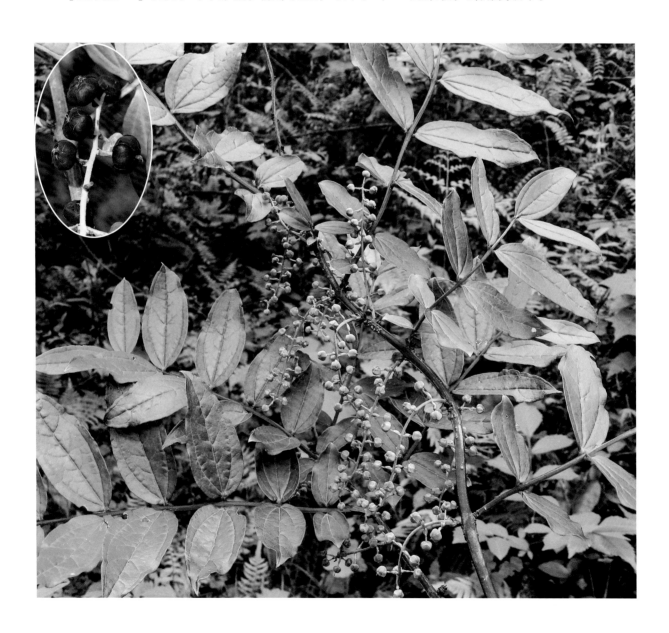

海金子

【基原】为海桐花科少花海桐*Pittosporum pauciflorum* Hook. et Arn. 的茎、枝。

【别名】上山虎、山玉桂。

【形态特征】常绿灌木。嫩枝无毛，老枝有皮孔。叶散布于嫩枝上，有时呈假轮生状；叶片薄革质，狭窄矩圆形或狭倒披针形，先端渐尖。花3~5朵生于枝顶叶腋内，呈假伞形状；子房长卵形，被灰色茸毛。蒴果椭圆形或卵形，分果爿3个，阔椭圆形。种子红色。花期4~5月，果期5~10月。

【分布】生于山坡林下或灌木丛中。产于广西、广东、江西等地。

【性能主治】茎、枝味甘、苦、辛，性凉。具有祛风活络、散寒止痛、镇静的功效。主治腰腿疼痛，牙痛，胃痛，神经衰弱，遗精，早泄，毒蛇咬伤。

【采收加工】全年均可采收，切段，晒干。

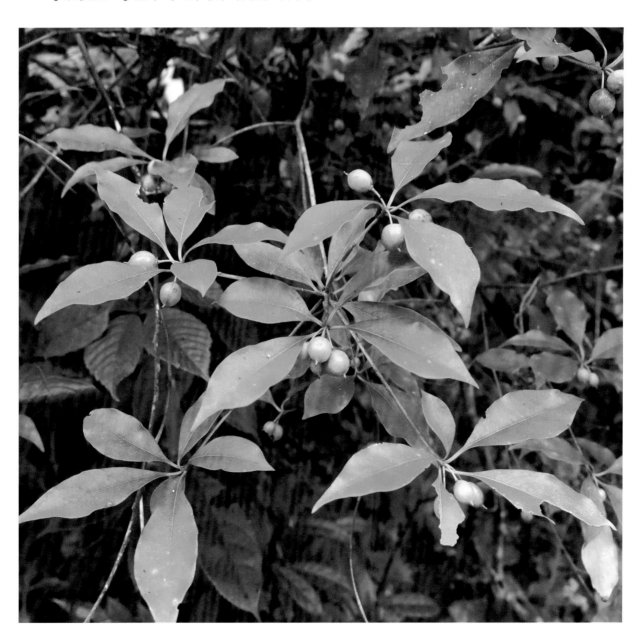

实葫芦根

【基原】为葫芦科全缘栝楼Trichosanthes ovigera Blume 的根。

【别名】实葫芦。

【形态特征】藤本。茎细弱，被短柔毛。叶片纸质，卵状心形至近圆心形，不分裂或3~5中裂至深裂，先端渐尖，基部深心形。花雌雄异株；花冠白色，裂片狭长圆形，具丝状流苏。果实卵圆形或纺锤状椭圆形，熟时橙红色。种子轮廓三角形，中央环带宽而隆起。花期5~9月，果期9~12月。

【分布】生于山谷灌木丛或疏林中。产于广西、广东、云南、贵州等地。

【性能主治】根味辛、微苦，性平。具有散瘀消肿、清热解毒的功效。主治跌打损伤，骨折，疮疖肿毒，肾肿大。

【采收加工】秋后采挖，洗净，鲜用或切片晒干。

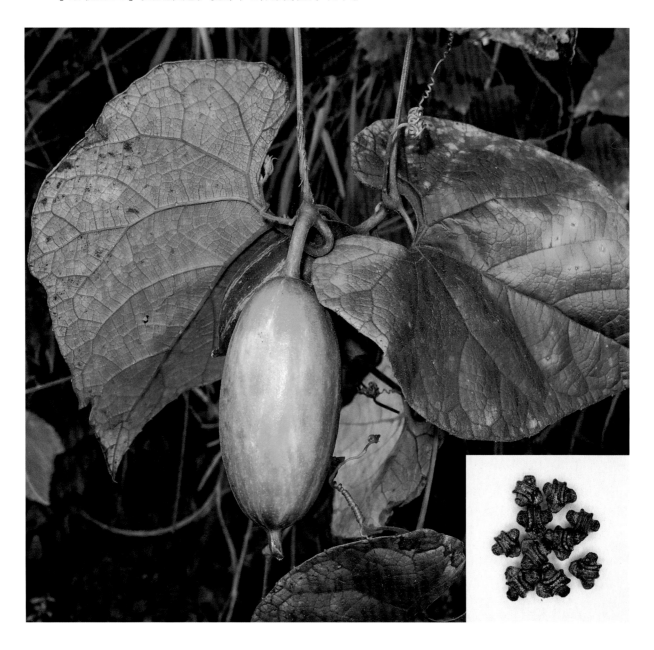

糙点栝楼

【基原】为葫芦科糙点栝楼*Trichosanthes dunniana* H. Lévl.的根。

【别名】栝楼根。

【形态特征】藤状攀缘草本。叶片纸质，近圆形，掌状5~7深裂，腹面绿色，幼时密被短硬毛，后渐脱落，变为白色圆糙点，沿主脉被短柔毛，背面淡绿色，除沿主脉及侧脉被弯曲刚毛和具圆糙点外，其余无毛，具颗粒状突起，叶基心形。卷须2~3歧，具鳞片状圆点。雌雄异株；雄花总状花序腋生，花冠淡红色，裂片5片，倒卵形，外面密被短绒毛，边缘具流苏。果实长圆形，熟时红色，顶端具短的柱基，无毛。种子卵形，灰褐色，臌胀。花期7~9月，果期8~11月。

【分布】生于山谷密林、山坡疏林或灌木丛中，多攀缘于灌木上。产于广西、贵州、云南、四川。

【性能主治】根味辛、微苦，性平。具有散瘀消肿、清热解毒的功效。主治跌打损伤，骨折，疮疖肿毒，肾肿大。

【采收加工】秋后采挖，洗净，鲜用或切片晒干。

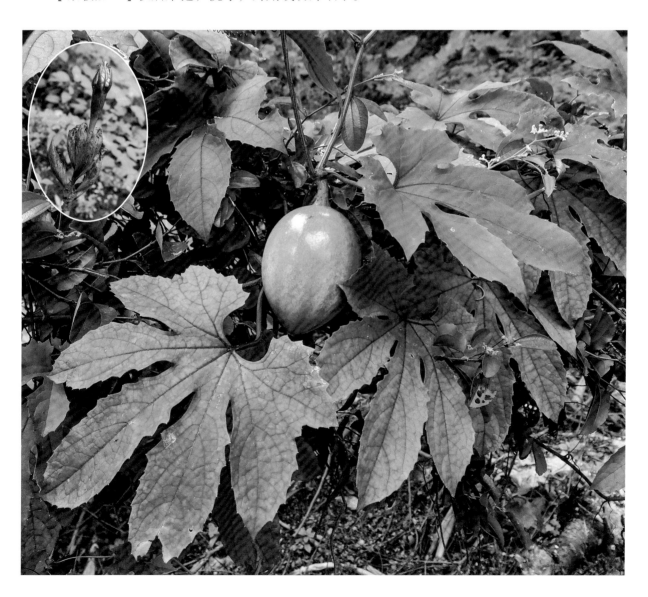

马㼲儿

【基原】为葫芦科马㼲儿*Zehneria indica* (Lour.) Keraudren 的根或叶。

【别名】老鼠拉冬瓜、老鼠瓜、山冬瓜。

【形态特征】攀缘或平卧草本。叶膜质；叶片三角状卵形、卵状心形或戟形，不分裂或3~5浅裂。花雌雄同株；雄花单生或稀2~3朵生于短的总状花序上；雌花在与雄花同一叶腋内单生或稀双生。果实长圆形或狭卵形，熟后橘红色或红色。种子灰白色，卵形。花期4~7月，果期7~10月。

【分布】生于山坡、村边草丛、路边灌木丛中。产于广西、广东、云南、江苏、福建等地。

【性能主治】根或叶味甘、苦，性凉。具有清热解毒、消肿散结的功效。主治咽喉肿痛，结膜炎；外用治疮疡肿毒，睾丸炎，皮肤湿疹。

【采收加工】夏季采叶，秋季挖根，洗净，鲜用或晒干。

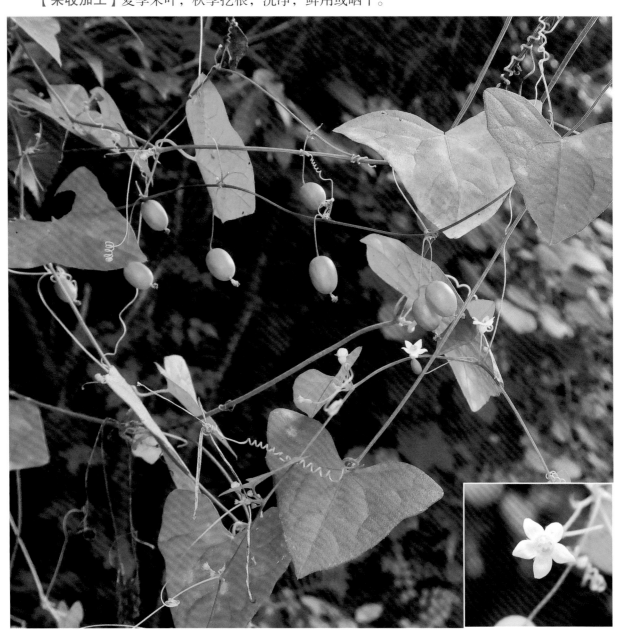

钮子瓜

【基原】为葫芦科钮子瓜*Zehneria maysorensis* (Wight et Arn.) Arn. 的全草或根。

【别名】野苦瓜、三角枫。

【形态特征】草质藤本。叶片宽卵形或稀三角状卵形，长、宽均为3~10 cm。雌雄同株；雄花常3~9朵生于总梗顶端呈近头状或伞房状花序，花白色；雌花单生，稀几朵生于总梗顶端或极稀雌雄同序。果球状或卵状，浆果状。种子卵状长圆形，扁压。花期4~8月，果期8~11月。

【分布】生于村边、林边或山坡潮湿处。产于广西、广东、云南、四川、贵州、福建等地。

【性能主治】全草或根味甘，性平。具有清热解毒、通淋的功效。主治发热，惊厥，头痛，咽喉肿痛，疮疡肿毒，淋证。

【采收加工】夏、秋季采收，洗净，鲜用或晒干。

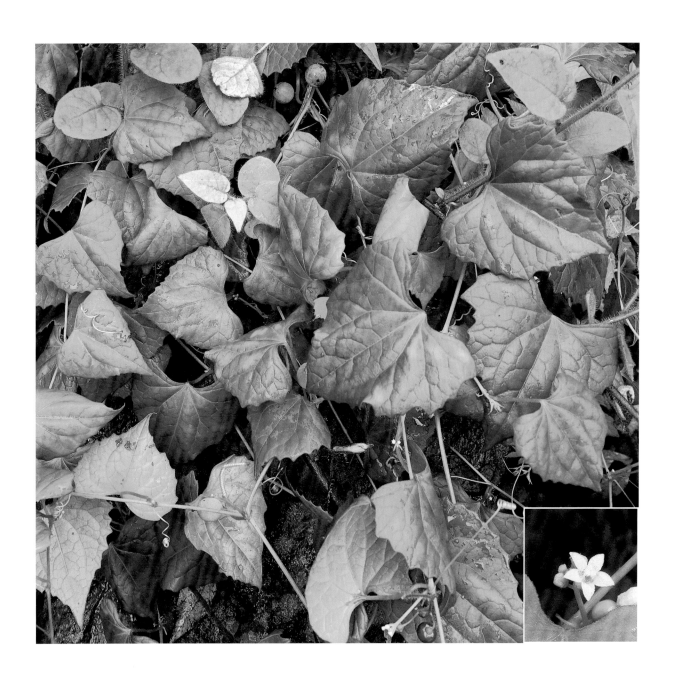

散血子

【基原】为秋海棠科紫背天葵 *Begonia fimbristipula* Hance 的块茎或全草。

【别名】红水葵、红天葵。

【形态特征】多年生小草本。根状茎球状。基生叶常1片，先端急尖或渐尖状急尖，基部略偏斜，腹面绿色，常有白色小斑点，背面紫色。花葶高6~18 cm；花粉红色，二回至三回二歧聚伞状花序；雄花花被片4枚，雌花花被片3枚。蒴果具不等的3翅。种子极多数。花期4~5月，果期6月。

【分布】生于山坡、沟谷湿润的石壁上。产于广西、广东、浙江、湖南、福建、海南、浙江、江西等地。

【性能主治】块茎或全草味甘、淡，性凉。具有清热凉血、散瘀消肿、止咳化痰的功效。主治肺热咳嗽，中暑发烧，咯血，淋巴结结核；外用治扭挫伤，烧烫伤，骨折。

【采收加工】夏、秋季采收，洗净，晒干。

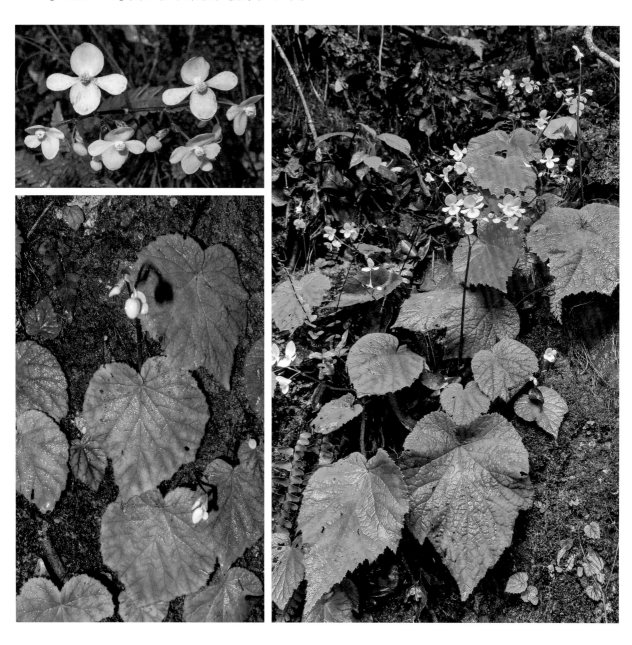

肉半边莲

【基原】为秋海棠科粗喙秋海棠*Begonia longifolia* Blume 的全草或根状茎。

【别名】大半边莲、大叶半边莲、红半边莲。

【形态特征】多年生草本。球茎膨大，呈不规则块状。叶互生；叶片两侧极不相等，先端渐尖至尾状渐尖，基部极偏斜，呈微心形，外侧有1片大耳片。聚伞花序生于叶腋间，白色；雄花花被片4片，雌花花被片4片。蒴果近球形，顶端具粗厚长喙，无翅。种子极多数。花期4~5月，果期7月。

【分布】生于沟谷密林下的潮湿地或石头上。产于广西、广东、海南、云南、贵州、湖南、江西、台湾等地。

【性能主治】全草或根状茎味酸、涩，性凉。具有清热解毒、消肿止痛的功效。主治咽喉炎，牙痛，淋巴结结核，毒蛇咬伤；外用治烧烫伤。

【采收加工】全年均可采收，洗净，鲜用或切片晒干。

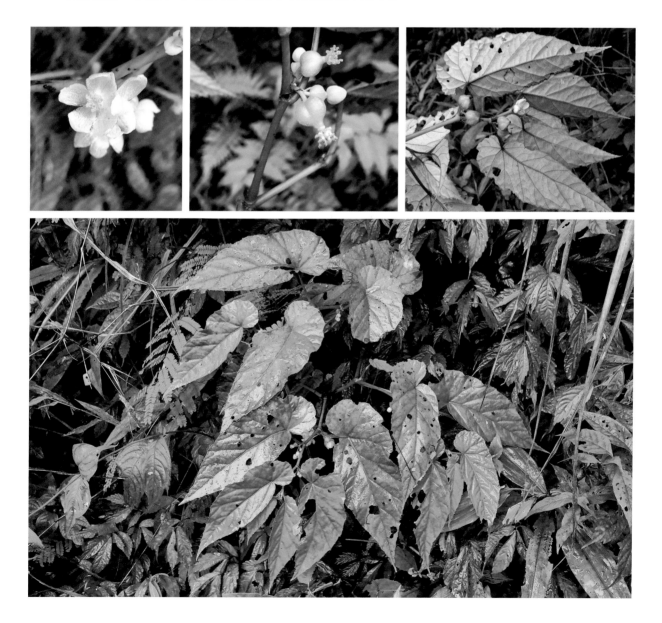

红孩儿

【基原】为秋海棠科裂叶秋海棠*Begonia palmata* D. Don 的全草。

【别名】红天葵、鸡爪莲、半边莲、八多酸。

【形态特征】多年生具茎草本，高可达50 cm。根状茎匍匐，节膨大，茎直立，有明显沟纹。叶片阔斜卵形，不规则浅裂，边缘被紫红色小齿和缘毛，背面淡绿色或淡紫色；叶柄被褐色长毛。聚伞花序，花粉红色或白色。蒴果具不等的3翅。花期6~8月、10~12月，果期7~11月。

【分布】生于林下、溪谷边阴湿处。产于长江以南各地。

【性能主治】全草味甘、酸，性寒。具有清热解毒、化瘀消肿的功效。主治肺热咳嗽，疔疮痈肿，痛经，闭经，风湿热痹，跌打肿痛，毒蛇咬伤。

【采收加工】夏、秋季采收，洗净，晒干。

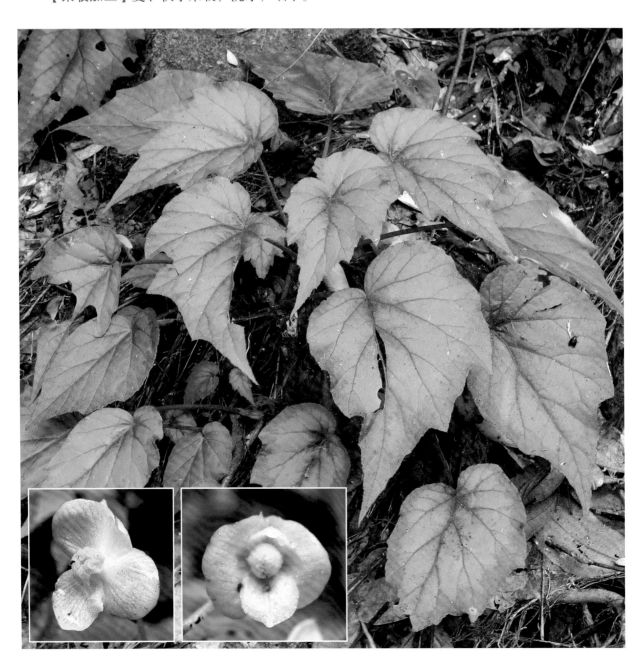

茶

【基原】为山茶科茶 *Camellia sinensis* (L.) O. Ktze. 的根、花、果实。

【别名】茶实、茗。

【形态特征】灌木或小乔木。嫩枝无毛。叶片革质，长圆形或椭圆形，先端渐尖，基部楔形，无毛，边缘有齿。花1~3朵腋生，白色，花瓣基部稍连生；萼片5片，阔卵形至圆形，宿存；花瓣5~6片，阔卵形；子房密生白毛。蒴果3球形或1~2球形，每球有种子1~2粒。花期10月至翌年2月。

【分布】野生种普遍见于长江以南各省的山区，现为广泛栽培，毛被及叶型变化很大。

【性能主治】根味苦，性凉。具有强心利尿、活血调经、清热解毒的功效。主治心脏病，水肿，肝炎，痛经，疮疡肿毒，烧烫伤，带状疱疹，牛皮癣。花味微苦，性凉。具有清肺平肝的功效。主治鼻疳，高血压病。果实味苦，性寒；有毒。具有降火消痰平喘的功效。主治痰热喘嗽，头脑鸣响。

【采收加工】根全年均可采挖，鲜用或晒干。夏、秋季开花时采摘，鲜用或晒干。秋季果实成熟时采收。

【附注】《中华本草》记载茶以根、花、果实入药的药材名分别为茶树根、茶花、茶子。

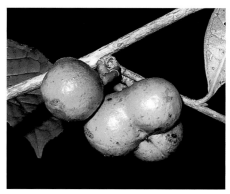

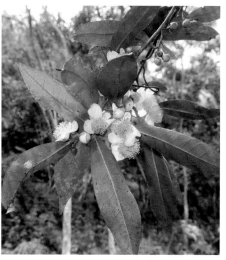

阔叶猕猴桃

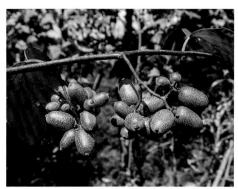

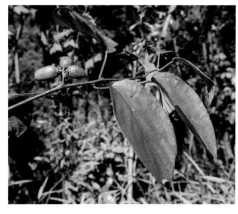

【基原】为猕猴桃科阔叶猕猴桃 *Actinidia latifolia* (Gardn. et Champ.) Merr 的茎、叶。

【别名】红蒂砣、多果猕猴桃。

【形态特征】大型落叶藤本。髓白色，片层状，中空或实心。叶片坚纸质，边缘具疏生的突尖状硬头小齿。花序为3~4歧多花的大型聚伞花序；萼片5片，瓢状卵形；花瓣5~8片，前半部及边缘部分白色，下半部的中央部分橙黄色。果暗绿色，具斑点。花期5月上旬至6月中旬。果期11月。

【分布】生于山地的山谷或山沟地带的灌木丛中或森林迹地上。产于广西、广东、云南、贵州、四川、安徽、浙江、台湾、福建、江西、湖南等地。

【性能主治】茎、叶味淡、涩，性平。具有清热解毒、消肿止痛、除湿的功效。主治咽喉肿痛，痈肿疔疮，毒蛇咬伤，烧烫伤，泄泻。

【采收加工】春、夏季采收，鲜用或晒干。

水枇杷

【基原】为水东哥科水东哥*Saurauia tristyla* DC. 的根或叶。

【别名】水牛奶、红毛树、鼻涕果。

【形态特征】灌木或小乔木。小枝淡红色，粗壮，被爪甲状鳞片。叶片倒卵状椭圆形，顶端偶有尖头，基部阔楔形。花序被茸毛和钻状刺毛，分枝处有苞片2~3片，卵形；花粉红色或白色；花瓣卵形，顶部反卷；花柱3~4枚，下部合生。果球形，白色，绿色或淡黄色。花、果期3~12月。

【分布】生于丘陵、低山山地林下或灌木丛中。产于广西、广东、贵州、云南等地。

【性能主治】根或叶味微苦，性凉。具有疏风清热、止咳、止痛的功效。主治风湿性咳嗽，风火牙痛，麻疹发热，尿路感染，白浊，白带异常，疮疖痈肿，骨髓炎，烧烫伤。

【采收加工】根全年均可采收，晒干。春、秋季采收叶，鲜用或晒干。

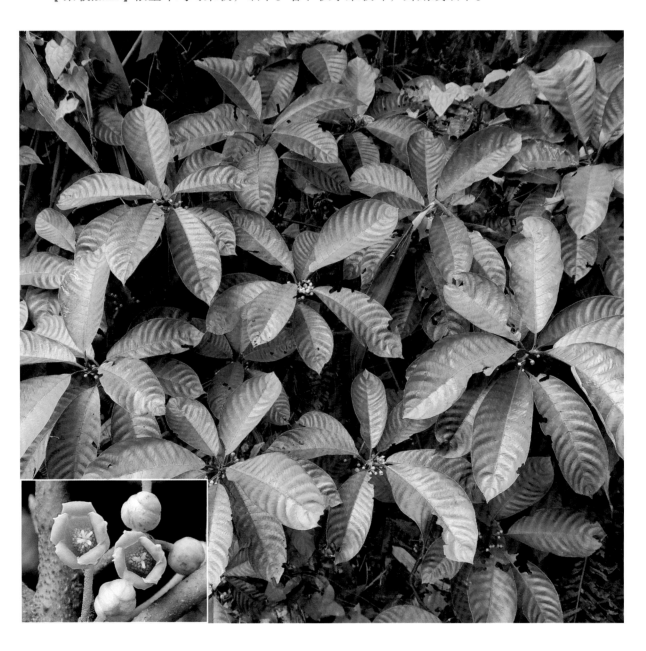

赤楠

【基原】为桃金娘科赤楠*Syzygium buxifolium* Hooker & Arnott 的根或根皮、叶。

【别名】牛金子、鱼鳞木、赤兰。

【形态特征】灌木或小乔木。嫩枝有棱，干后黑褐色。叶片革质，阔椭圆形至椭圆形，有时阔倒卵形，腹面干后暗褐色，无光泽，背面色稍浅，有腺点，侧脉多而密，离边缘1~1.5 mm处结合成边脉。聚伞花序顶生，有花数朵；花瓣4片，分离。果实球形，直径5~7 mm。花期6~8月。

【分布】生于低山疏林或灌木丛中。产于广西、广东、贵州、江西、福建、台湾、湖南、安徽、浙江等地。

【性能主治】根或根皮味甘、微苦、辛，性平。具有健脾利湿、平喘、散瘀消肿的功效。主治喘咳，浮肿，淋浊，尿路结石，痢疾，肝炎，子宫脱垂，风湿痛，疝气，睾丸炎，痔疮，痈肿，烧烫伤，跌打肿痛。叶味苦，性寒。具有清热解毒的功效。主治痈疽疔疮，漆疮，烧烫伤。

【采收加工】根夏、秋季采挖，洗净，切片，晒干。在挖取根部时及时剥取根皮，切碎，晒干。叶全年均可采收，鲜用或晒干。

【附注】《中华本草》记载赤楠以根或根皮、叶入药的药材名分别为赤楠、赤楠蒲桃叶。

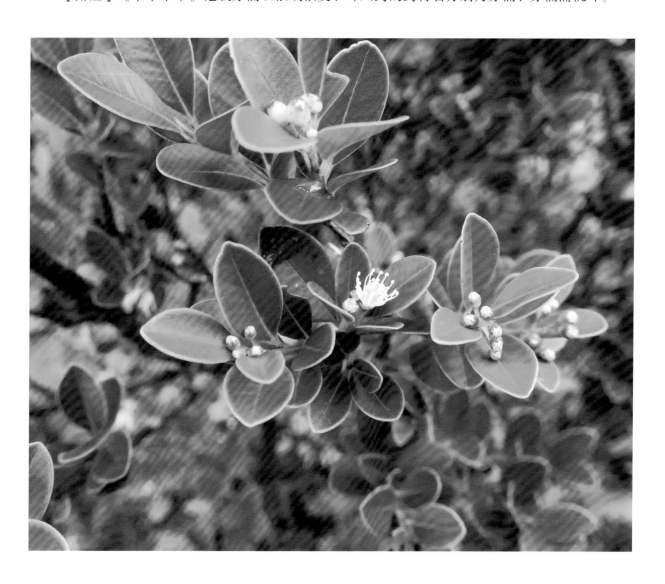

地菍

【基原】为野牡丹科地菍 *Melastoma dodecandrum* Lour. 的全株、果实。

【别名】铺地锦、地枇杷、山地菍。

【形态特征】小灌木。高10~30 cm。茎匍匐上升，逐节生根，分支多，披散。叶片坚纸质，对生，卵形或椭圆形，3~5基出脉。聚伞花序顶生；花淡紫红色，菱状倒卵形，上部略偏斜，顶端有1束刺毛。果实坛状球形，平截，近顶端略缢缩，肉质，熟时紫黑色。花期5~7月，果期7~9月。

【分布】生于丘陵山地，为酸性土壤常见的植物。产于广西、广东、贵州、湖南、江西、福建等地。

【性能主治】全株味甘、涩，性凉。具有清热解毒、活血止血的功效。主治高热，咽肿，牙痛，黄疸，水肿，痛经，产后腹痛，瘰疬，疔疮，毒蛇咬伤。果实味甘，性温。具有补肾养血、止血安胎的功效。主治肾虚精亏，腰膝酸软，血虚痿黄，气虚乏力，胎动不安，阴挺。

【采收加工】5~6月采收全草，洗净，除去杂质，晒干或烘干。秋季果实成熟时采收，晒干。

【附注】《中华本草》记载地菍以全草、果实入药的药材名分别为地菍、地菍果。

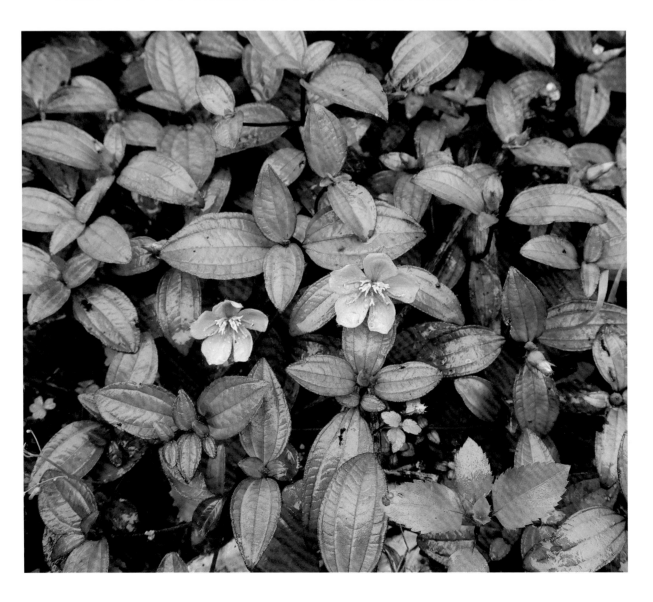

野牡丹

【基原】为野牡丹科野牡丹*Melastoma candidum* D. Don 的根及茎。

【别名】爆牙狼、羊开口。

【形态特征】灌木。茎钝四棱形或近圆柱形，密被紧贴的鳞片状糙伏毛。叶片坚纸质，卵形或广卵形，顶端急尖，基部浅心形或近圆形。伞房花序生于分枝顶端，近头状，有花3~5朵，稀单生；花瓣玫瑰红色或粉红色。蒴果坛状球形，与宿存萼贴生。花期5~7月，果期10~12月。

【分布】生于山坡疏林或路边灌木丛中。产于广西、云南西北部、四川西南部及西藏东南部。

【性能主治】根及茎味甘、酸、涩，性微温。具有收敛止血、消食、清热解毒的功效。主治泻痢，崩漏带下，内、外伤出血。

【采收加工】秋、冬季采挖，洗净，切段，干燥。

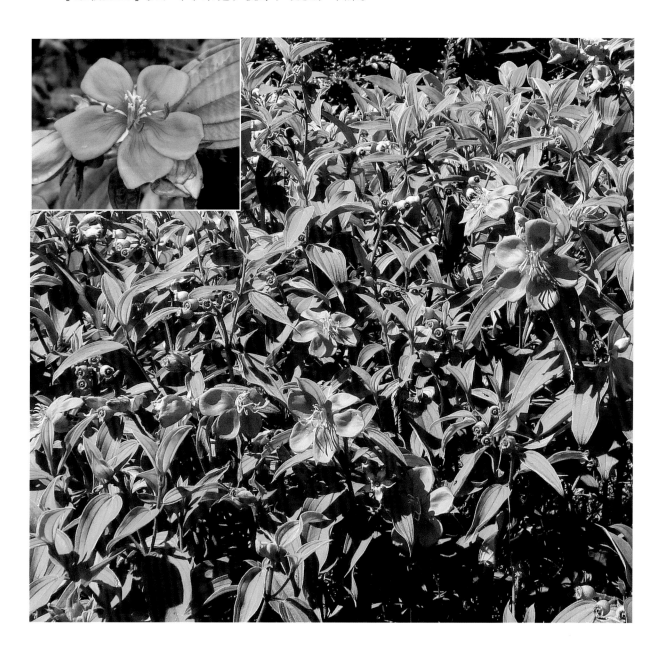

朝天罐

【基原】为野牡丹科朝天罐 *Osbeckia opipara* C. Y. Wu et C. Chen 的根、枝叶。

【别名】抗劳草、公石榴。

【形态特征】灌木，高0.3~1.2 m。茎四棱形或稀六棱形，被糙伏毛。叶对生或有时3片轮生；叶片卵形至卵状披针形，两面除被糙伏毛外还密被微柔毛及透明腺点，5基出脉。圆锥花序顶生；花深红色至紫色。蒴果长卵形，宿存萼长坛状，被刺毛。花、果期7~9月。

【分布】生于山坡、山谷、水边、路边、疏林中或灌木丛中。产于广西、贵州至台湾、长江以南各地。

【性能主治】根味甘，性平。具有止血、解毒的功效。主治咯血，痢疾，咽喉痛。枝叶味苦、甘，性平。具有清热利湿、止血调经的功效。主治湿热泻痢，淋痛，久咳，咯血，月经不调，白带异常。

【采收加工】根秋后采挖，洗净，切片，晒干。枝叶全年均可采收，切段，晒干。

【附注】《中华本草》记载朝天罐以根、枝叶入药的药材名分别为倒罐子根、罐子草。

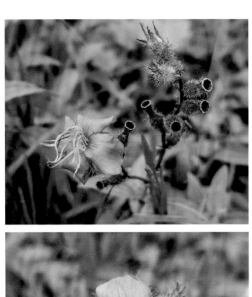

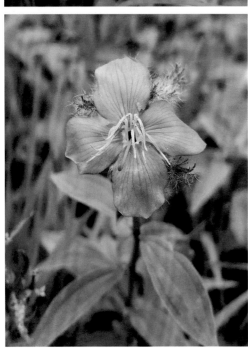

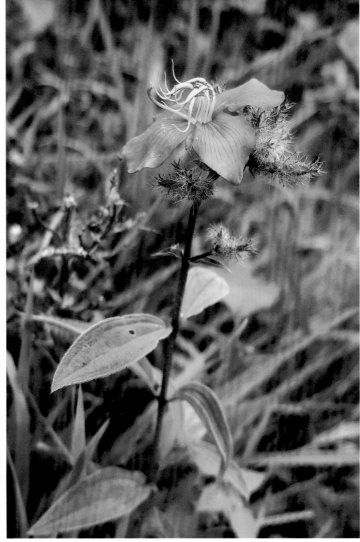

使君子

【基原】为使君子科使君子*Quisqualis indica* L. 的成熟果实。

【别名】留求子、四君子。

【形态特征】攀缘状灌木，高2~8 m。叶对生或近对生，脱落后叶柄基部残存呈坚硬的刺状体。花萼管细长，长5~9 cm；花瓣初为白色，后转为淡红色。果橄榄形，具5条锐棱角，横切面为等边五角形；熟时外果皮脆薄，呈青黑色或栗色。花期5~6月，果期8~9月。

【分布】生于平地、山坡、路边或灌木丛中。产于广西、广东、福建、台湾（栽培）、江西、湖南、贵州、云南、四川等地。

【性能主治】果实味甘，性温。具有杀虫消积的功效。主治蛔虫病，蛲虫病，虫积腹痛，小儿疳积。

【采收加工】秋季果皮呈紫黑色时采收，除去杂质，干燥。

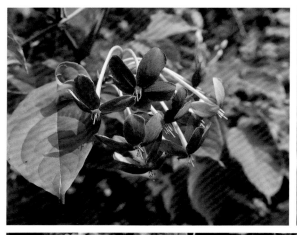
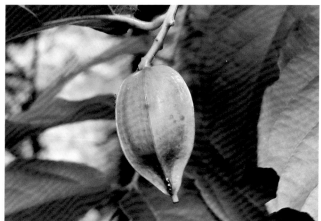
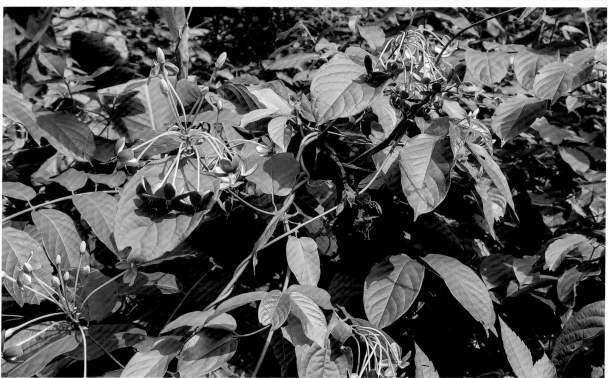

金丝桃

【基原】为金丝桃科金丝桃 *Hypericum monogynum* L. 的全株、果实。

【别名】山狗木、土连翘、五心花。

【形态特征】灌木。叶片倒披针形、椭圆形或长圆形，稀披针形或卵状三角形，上部叶有时平截至心形，近无柄。花序近伞房状，具1~30朵花；花金黄色至柠檬黄色；花柱长为子房的3.5~5倍，合生几达顶端。蒴果宽卵球形，稀卵状圆锥形或近球形。种子深红褐色。花期5~8月，果期8~9月。

【分布】生于路边、山坡或灌木丛中。产于广西、广东、湖南、浙江、江西、福建、河南、湖北等地。

【性能主治】全株味苦，性凉。具有清热解毒、散瘀止痛的功效。主治肝炎，肝脾肿大，急性咽喉炎，疮疖肿毒，跌打损伤。果实味甘，性凉。具有润肺止咳的功效。主治虚热咳嗽，百日咳。

【采收加工】全株全年均可采收，洗净，晒干。秋季果实成熟时采摘，鲜用或晒干。

【附注】《中华本草》记载金丝桃以全株、果实入药的药材名分别为金丝桃、金丝桃果。

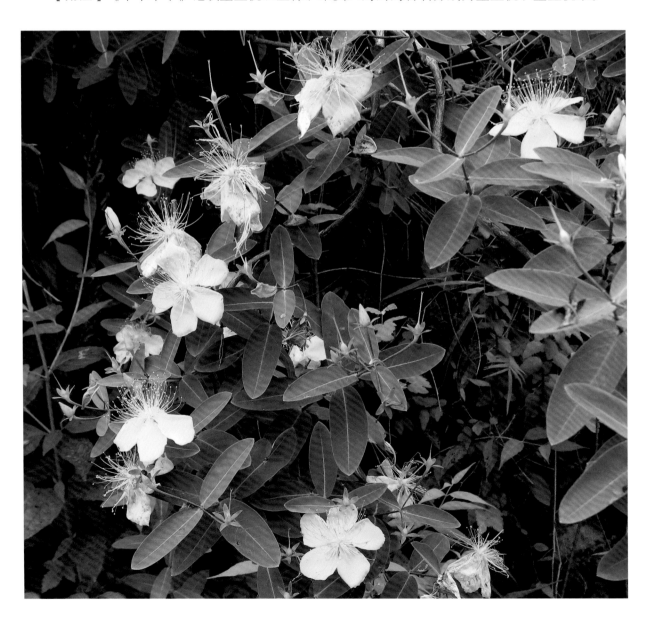

元宝草

【基原】为金丝桃科元宝草 *Hypericum sampsonii* Hance 的全草。

【别名】对月草、大叶对口莲、穿心箭。

【形态特征】多年生草本。叶对生；叶片基部合生为一体，茎贯穿其中心，边缘密生有黑色腺点，两面均散生黑色斑点和透明油点。花序顶生，多花，伞房状；花瓣淡黄色，椭圆状长圆形，边缘有无柄或近无柄的黑腺体。蒴果卵形，散布有卵珠状黄褐色囊状腺体。花期6~7月，果期8~9月。

【分布】生于路边、山坡、草地、灌木丛、田边、沟边等处。产于陕西至长江以南各地。

【性能主治】全草味辛、苦，性寒。具有凉血止血、清热解毒、活血调经、祛风通络的功效。主治吐血，咯血，血淋，月经不调，痛经，白带异常，跌打损伤，风湿痹痛，腰腿痛；外用治头癣，口疮，目翳。

【采收加工】夏、秋季采收，洗净，鲜用或晒干。

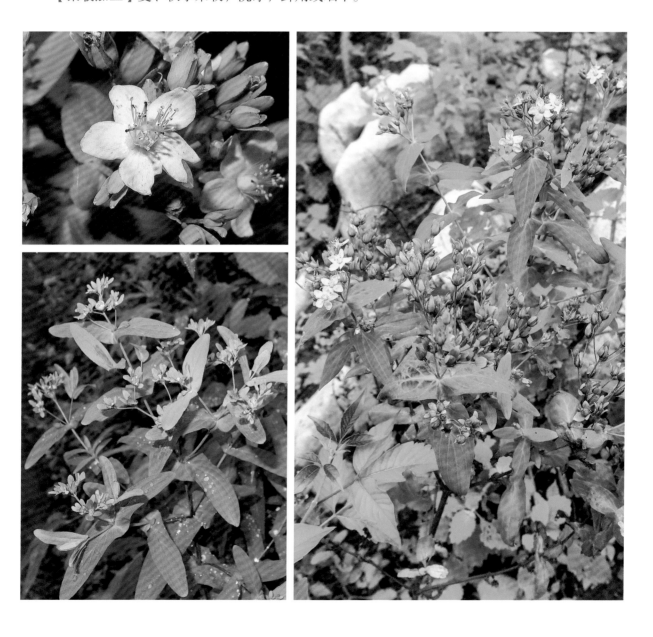

木竹子

【基原】为藤黄科木竹子Garcinia multiflora Champ. ex Benth. 的树皮、果实。

【别名】山枇杷、多花山竹子、查牙桔。

【形态特征】乔木，稀灌木。叶片卵形，基部楔形或宽楔形。花杂性，同株；雄花序成聚伞状圆锥花序，花序梗和花梗具关节；萼片4枚，2大2小；花瓣橙黄色；雌花序有花1~5朵。果卵圆形至倒卵圆形，熟时黄色，盾状柱头宿存。花期6~8月，果期11~12月，偶有花果同期。

【分布】生于山坡疏林或密林中，沟谷边缘或次生灌木丛中。产于广西、广东、湖南、贵州、云南、海南、台湾、福建、江西等地。

【性能主治】树皮味苦、酸，性凉。具有清热解毒、收敛生肌的功效。主治消化性溃疡，肠炎，口腔炎，牙周炎，下肢溃疡，湿疹，烧烫伤。果实味甘，性凉。具有清热、生津的功效。主治胃热津伤，呕吐，口渴，肺热气逆，咳嗽不止。

【采收加工】树皮全年均可采收，砍茎干，剥取内皮，切碎，晒干或研成粉。冬季果实成熟时采收，鲜用。

【附注】《中华本草》记载木竹子以树皮、果实入药的药材名分别为木竹子皮、木竹子。

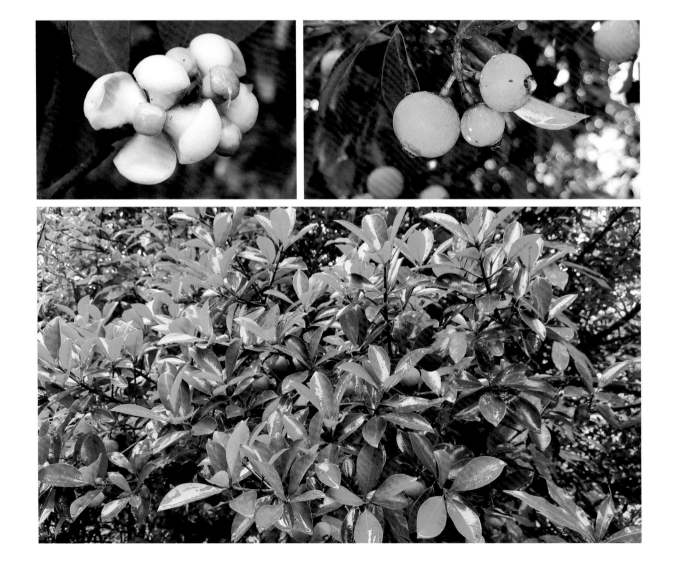

赛葵

【基原】为锦葵科赛葵*Malvastrum coromandelianum* (L.) Garcke 的全草。

【别名】黄花草、黄花棉。

【形态特征】亚灌木。茎疏被单毛和星状粗毛。叶片卵状披针形或卵形，基部宽楔形至圆形，边缘具粗齿，腹面疏被长毛，背面疏被长毛和星状长毛。花单生于叶腋，花梗被长毛；花黄色，花瓣5片，倒卵形。果直径约6 mm，分果片8~12片，肾形，疏被星状柔毛，具2枚芒刺。花期几乎全年。

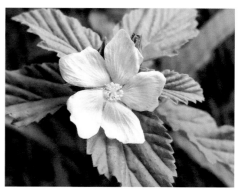

【分布】生于路边或林缘灌木丛中。产于广西、广东、台湾、福建等地。

【性能主治】全草微甘，性凉。具有清热利湿、解毒消肿的功效。主治湿热泻痢，黄疸，肺热咳嗽，咽喉肿痛，痔疮，痈肿疮毒，跌打损伤，前列腺炎。

【采收加工】秋季采收，除去泥沙及杂质，切碎，鲜用或晒干。

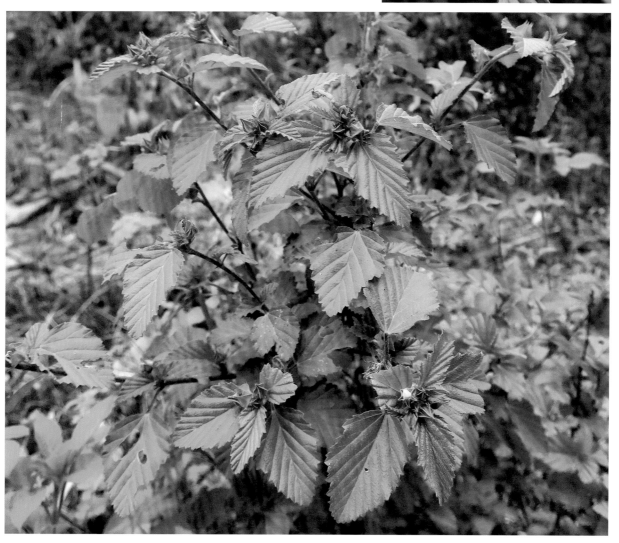

梵天花

【基原】为锦葵科梵天花*Urena procumbens* L. 的全草。

【别名】狗脚迹、野棉花、铁包金。

【形态特征】直立小灌木。小枝、叶柄、花梗均被星状柔毛。下部生的叶轮廓为掌状3~5深裂，裂口深达中部以下，圆形而狭。花单生于叶腋或簇生；花冠淡红色；雄蕊柱无毛，与花瓣等长。果球形，直径约6 mm，具刺和长硬毛，刺端有倒钩。种子平滑无毛。花期6~9月。

【分布】生于山坡灌木丛中或路边。产于广西、广东、湖南、福建、江西、浙江等地。

【性能主治】全草味甘、苦，性凉。具有祛风利湿、清热解毒的功效。主治风湿痹痛，泄泻，感冒，咽喉肿痛，肺热咳嗽，风毒流注，跌打损伤，毒蛇咬伤。

【采收加工】夏、秋季采收，洗净，除去杂质，切碎，晒干。

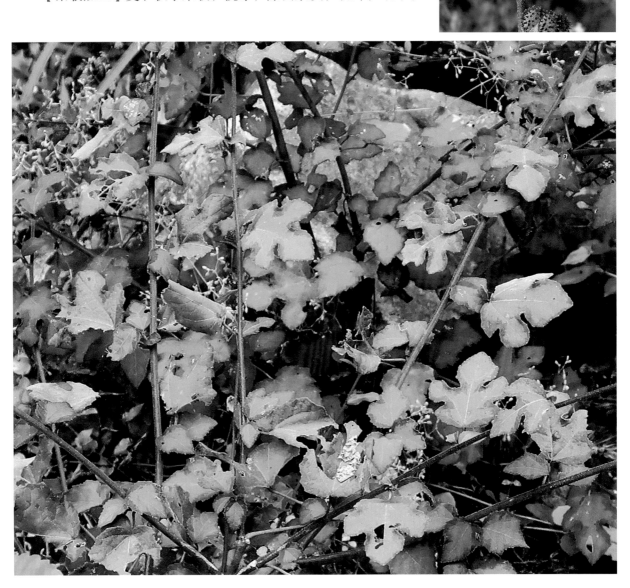

地桃花

【基原】为锦葵科地桃花*Urena lobata* L. 的根或全草。

【别名】野棉花、半边月。

【形态特征】直立亚灌木状草本。小枝被星状茸毛。茎下部叶近圆形，先端3浅裂，基部圆形或近心形，边缘具齿；中部叶卵形；上部叶长圆形至披针形。花腋生，单生或稍丛生，淡红色；花瓣5片，倒卵形，外面被星状柔毛。果扁球形，分果爿被星状短柔毛和锚状刺。花期7~10月。

【分布】生于荒地、路边或疏林下。产于广西、福建等地。

【性能主治】根、全草味甘、辛，性凉。具有祛风利湿、消热解毒、活血消肿的功效。主治感冒，风湿痹痛，痢疾，泄泻，带下，月经不调，跌打肿痛，喉痹，毒蛇咬伤。

【采收加工】全年均可采收，洗净，鲜用或晒干。

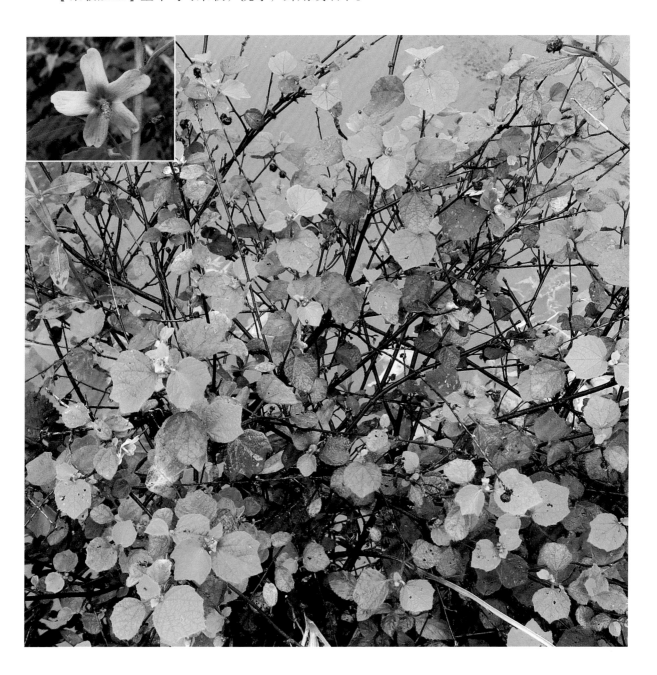

红背叶

【基原】为大戟科红背山麻杆Alchornea trewioides (Benth.) Mull. Arg. 的叶及根。

【别名】红背娘、新妇木。

【形态特征】灌木。小枝被灰色微柔毛，后逐渐脱落变为无毛。叶片薄纸质，阔卵形，背面暗红色，基出脉3条，基部有5个红色腺体和2个线状附属体。花雌雄异株，雌花序顶生，雄花序腋生且为总状花序。蒴果球形，被灰色柔毛。种子扁卵状，种皮浅褐色，具瘤体。花期3~6月，果期9~10月。

【分布】生于路边灌木丛中或林下，尤以石灰岩石山坡脚最常见。产于广西、广东、海南、湖南南部、福建南部和西部地区。

【性能主治】叶及根味甘，性凉。具有清热利湿、凉血解毒、杀虫止痒的功效。主治痢疾，热淋，石淋，血尿，崩漏，风疹，湿疹，龋齿痛，褥疮。

【采收加工】春、夏季采收叶，洗净，鲜用或晒干。根全年均可采收，洗净，晒干。

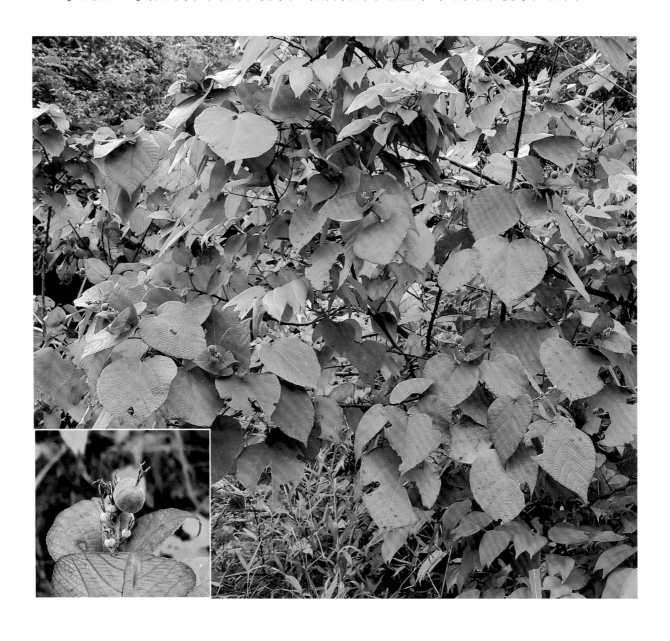

石山巴豆

【基原】为大戟科石山巴豆Croton euryphyllus W. W. Sm. 的成熟果实。

【别名】双眼龙、大叶双眼龙、江子。

【形态特征】灌木。嫩枝、叶和花序均被很快脱落的星状柔毛。叶近圆形至阔卵形，顶端短尖或钝，有时尾状，基部心形，稀阔楔形，边缘具齿，齿间有时有具柄腺体。花序总状，长达15 cm。蒴果近圆球状，密被短星状毛。种子椭圆状，暗灰褐色。花期4~5月。

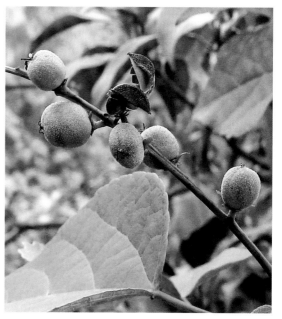

【分布】生于疏林、灌木丛中。产于广西、云南、贵州、四川等地。

【性能主治】果实味辛，性热；有大毒。主治恶疮疥癣，疣痣；外用治蚀疮。

【采收加工】秋季果实成熟时采收，堆置2~3天，摊开，干燥。

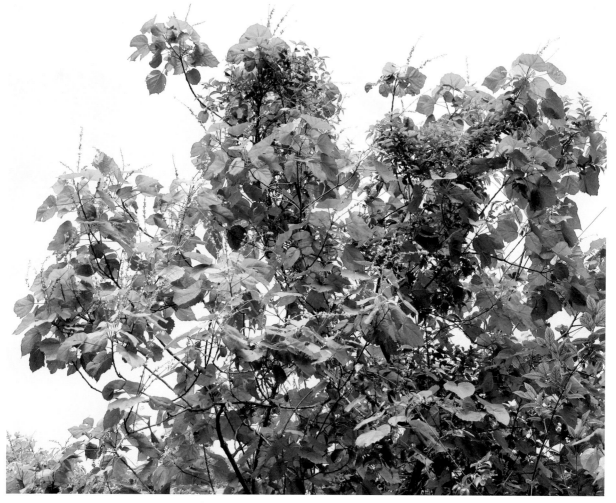

小叶双眼龙

【基原】为大戟科毛果巴豆*Croton lachynocarpus* Benth. 的根、叶。

【别名】山猪刨、土巴豆、鸡骨香。

【形态特征】灌木，高1~3 m。幼枝、幼叶、花序和果均密被星状毛。叶片长圆形或椭圆状卵形，稀长圆状披针形，基部近圆形或微心形，边缘具不明显细钝齿，齿间常有具柄腺体；老叶背面密被星状毛，基部或叶柄顶端有2个具柄腺体。总状花序顶生。蒴果扁球形。花期4~5月。

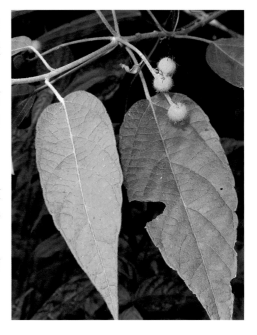

【分布】生于山地、灌木丛中。产于我国南部各地。

【性能主治】根、叶味辛、苦，性温；有毒。具有散寒除湿、祛风活血的功效。主治寒湿痹痛，瘀血腹痛，产后风瘫，跌打肿痛，皮肤瘙痒。

【采收加工】全年均可采收。根，洗净，切片，晒干。叶鲜用或晒干。

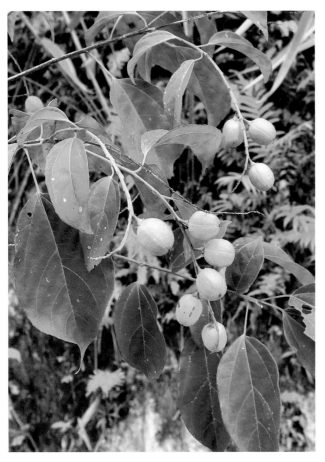

巴豆

【基原】为大戟科巴豆*Croton tiglium* L. 的成熟果实。

【别名】双眼龙、大叶双眼龙、江子。

【形态特征】灌木或小乔木，高3~6 m。叶片纸质，卵形，顶端短尖，基部阔楔形至近圆形，边缘有细齿或近全缘，成长叶无毛或近无毛，基部两侧叶缘上各有1个盘状腺体。总状花序顶生。蒴果椭圆状，被疏生短星状毛或近无毛。种子椭圆状，长约1 cm，直径6~7 mm。花期4~6月。

【分布】生于山谷、旷野或山地疏林中，常栽培。产于广西、广东、云南、贵州、四川、福建、湖南、湖北等地。

【性能主治】成熟果实味辛，性热；有大毒。主治恶疮疥癣，疣痣；外用治蚀疮。

【采收加工】秋季果实成熟时采收，堆置2~3天，摊开，干燥。

飞扬草

【基原】为大戟科飞扬草*Euphorbia hirta* L. 的全草。

【别名】大飞扬、奶母草、奶汁草。

【形态特征】一年生草本。茎单一，自中部向上分枝或不分枝，被褐色或黄褐色的粗硬毛。叶对生；叶片先端极尖或钝，基部略偏斜，边缘于中部以上有细齿。花序多数，于叶腋处密集成头状，基部近无梗。蒴果三棱状，被短柔毛，熟时分裂为3个分果爿。花、果期6~12月。

【分布】生于山坡、山谷、草丛或灌木丛中，多见于沙质土。产于广西、湖南、广东、海南、江西、贵州和云南等地。

【性能主治】全草味辛、酸，性凉；有小毒。具有清热解毒、止痒利湿、通乳的功效。主治肺痈，乳痈，疔疮肿毒，牙疳，痢疾，泄泻，热淋，血尿，湿疹，脚癣，皮肤瘙痒，产后少乳。

【采收加工】夏、秋季采收，洗净，晒干。

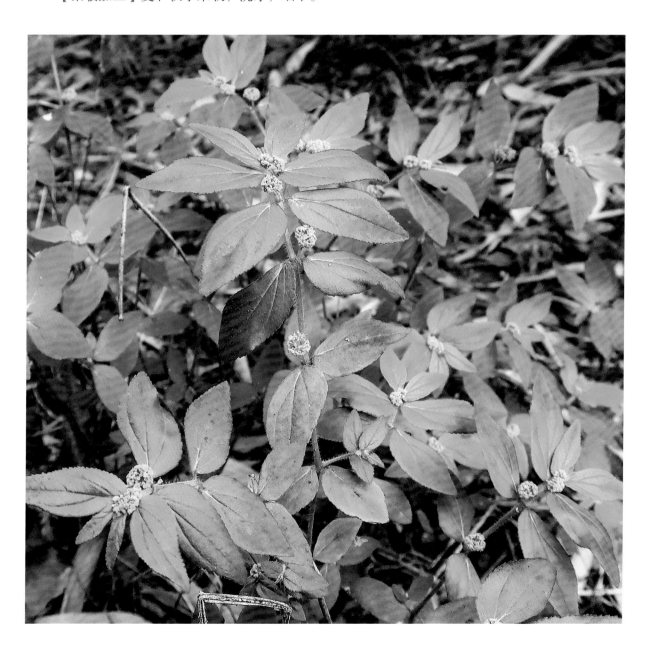

京大戟

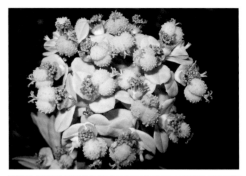

【基原】为大戟科大戟 *Euphorbia pekinensis* Rupr. 的根。

【别名】空心塔、龙虎草、天平一枝香。

【形态特征】多年生草本。茎单生或自基部多分枝。叶片常椭圆形，少披针形或披针状椭圆形，变异大。总苞叶4~7片，苞叶2片。花序单生于二歧分枝顶端，无柄；总苞杯状，边缘4裂，具腺体4个。蒴果球状，被稀疏的瘤状突起，熟时分裂为3个分果爿。花期5~8月，果期6~9月。

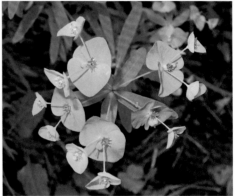

【分布】生于山坡、路边、草丛及林下阴湿处。产于广西、广东、湖南、四川、河南、河北等地。

【性能主治】根味苦，性寒；有毒。具有泻水逐饮、消肿散结的功效。主治水肿胀满，胸腹积水，痰饮积聚，气逆咳喘，二便不利，痈肿疮毒，瘰疬痰核。

【采收加工】秋、冬季采挖，洗净，晒干。

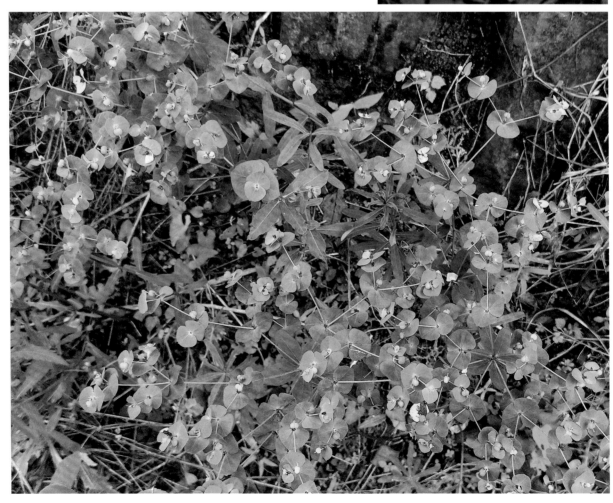

白饭树

【基原】为大戟科白饭树*Flueggea virosa* (Roxb. ex Willd.) Voigt 的全株。

【别名】白倍子、鱼眼木、鹊饭树。

【形态特征】灌木，高1~6 m。全株无毛。小枝具纵棱槽，有皮孔。叶片纸质，椭圆形、长圆形、倒卵形或近圆形，顶端圆至急尖，有小尖头。花小，淡黄色，雌雄异株，多朵簇生于叶腋。蒴果浆果状，近圆球形。种子栗褐色，具光泽，有小疣状突起及网纹。花期3~8月，果期7~12月。

【分布】生于山地灌木丛中。产于西南、华南、华东等地区。

【性能主治】全株味苦、微涩，性凉；有小毒。具有清热解毒、消肿止痛、止痒止血的功效。外用治湿疹，脓疱疮，过敏性皮炎，疮疖，烧烫伤。

【采收加工】随用随采，多鲜用。

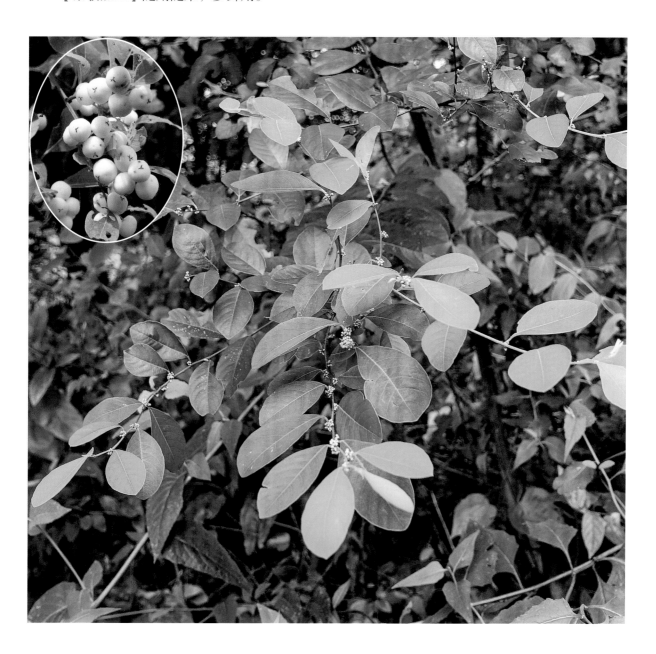

毛果算盘子

【基原】为大戟科毛果算盘子*Glochidion eriocarpum* Champ. ex Benth. 的根及叶。

【别名】漆大姑根、漆大姑。

【形态特征】灌木，高2 m以下。枝条、叶柄、叶的两面、花序和果密被锈黄色长柔毛。叶片较小，纸质，卵形或狭卵形。花单生或2~4朵簇生于叶腋；雌花生于小枝上部，雄花则生于下部。蒴果扁球状，具4~5条纵沟，顶端具圆柱状稍伸长的宿存花柱。花、果期全年。

【分布】生于山坡、路边或草地向阳处的灌木丛中。产于广西、广东、贵州、云南、江苏、福建、台湾、湖南、海南等地。

【性能主治】根味苦、涩，性平。具有清热利湿、解毒止痒的功效。根主治肠炎，痢疾。叶外用治生漆过敏，水田皮炎，皮肤瘙痒，荨麻疹，湿疹，剥脱性皮炎。

【采收加工】根全年均可采收，洗净，切片，晒干。叶夏、秋季采收，鲜用或晒干。

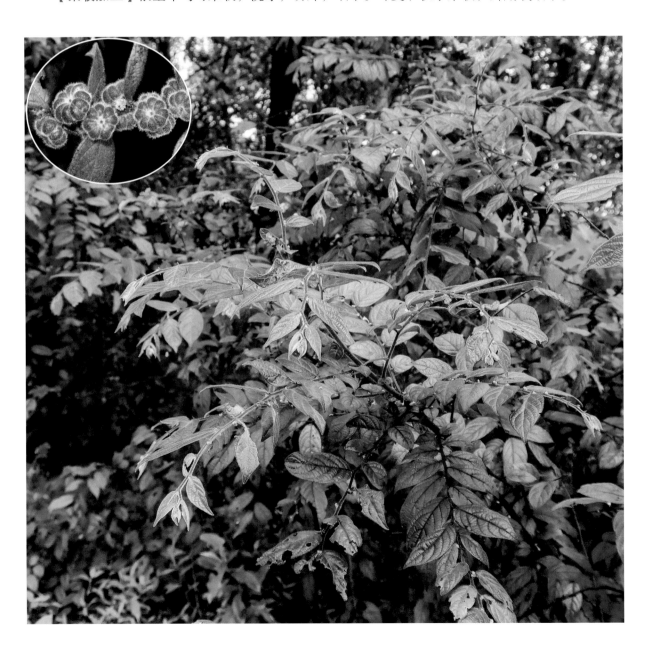

算盘子

【基原】为大戟科算盘子*Glochidion puberum* (L.) Hutch. 的根、叶、果实。

【别名】算盘珠、八瓣橘、馒头果。

【形态特征】直立灌木。小枝、叶背面、花序和果均密被短柔毛。叶片长圆状披针形或长圆形，基部楔形，背面粉绿色。花小，雌雄同株或异株，2~4朵簇生于叶腋；雌花生于小枝上部，雄花则生于下部。蒴果扁球状，具8~10条纵沟，熟时带红色。花期4~8月，果期7~11月。

【分布】生于山坡、路边或草地向阳处的灌木丛中。产于广西、广东、四川、福建、湖南、湖北、江西、河南等地。

【性能主治】根味苦，性凉；有小毒。具有清热利湿、行气、活血、解毒消肿的功效。主治感冒发热，咽喉肿痛，咳嗽，牙痛，湿热泻疾，带下，风湿痹痛，腰痛，闭经，跌打损伤，蛇虫咬伤。叶味苦、涩，性凉；有小毒。具有清热利湿、解毒消肿的功效。主治湿热泻痢，黄疸，带下，发热，咽喉种痛，痈疮疖肿，漆疮，蛇虫咬伤。果实味苦，性凉；有小毒。具有清热除湿、解毒利咽、行气活血的功效。主治痢疾，泄泻，黄疸，疟疾，带下，咽喉肿痛，牙痛，疝痛，产后腹痛。

【采收加工】根全年均可采挖，洗净，鲜用或晒干。叶夏、秋季采收，鲜用或晒干。果实秋季采收，除去杂质，晒干。

【附注】《中华本草》记载算盘子以根、叶、果实入药的药材名分别为算盘子根、算盘子叶、算盘子。

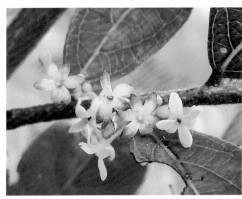

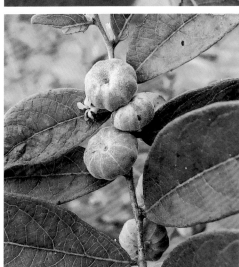

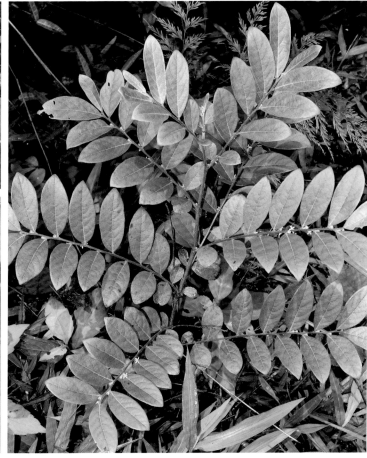

白背叶

【基原】为大戟科白背叶*Mallotus apelta* (Lour.) Müll. Arg. 的根及叶。

【别名】白吊粟、野桐、叶下白。

【形态特征】灌木或小乔木，高1~4 m。小枝、叶柄和花序均密被淡黄色星状柔毛和散生橙黄色颗粒状腺体。叶互生；叶片卵形或阔卵形。花雌雄异株，雄花序为开展的圆锥花序或穗状，雌花序穗状。蒴果近球形，密生被灰白色星状毛的软刺；种子近球形，具皱纹。花期6~9月，果期8~11月。

【分布】生于山坡或山谷灌木丛中。产于广西、广东、海南、云南、湖南、江西、福建等地。

【性能主治】根及叶味微苦、涩，性平。根具有柔肝活血、健脾化湿、收敛固脱的功效。主治慢性肝炎，肝脾肿大，子宫脱垂，脱肛，白带异常，妊娠水肿。叶有消炎止血的功效。外用治中耳炎，疖肿，跌打损伤，外伤出血。

【采收加工】根全年均可采收，洗净，切片，晒干。叶多鲜用；或夏、秋采收，晒干研粉。

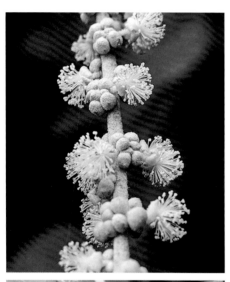

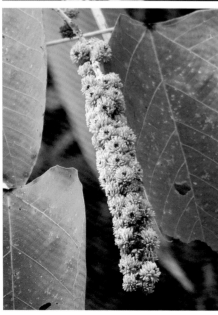

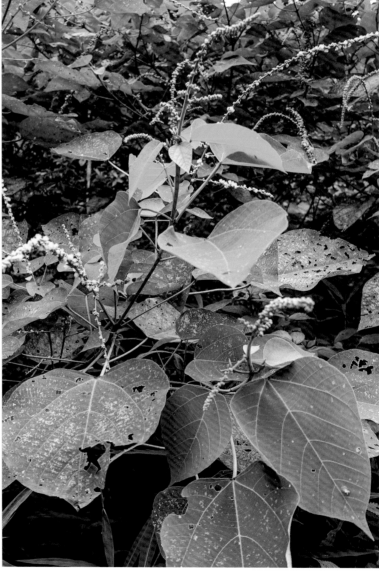

粗糠柴

【基原】为大戟科粗糠柴*Mallotus philippinensis* (Lam.) Müll. Arg. 的果实表面的粉状茸毛和根。

【别名】铁面将军、香桂树、香檀。

【形态特征】小乔木或灌木。小枝、嫩叶和花序均密被黄褐色星状柔毛。叶片卵形、长圆形或卵状披针形，叶脉具长柔毛，散生红色颗粒状腺体。花雌雄异株；总状花序顶生或腋生，单生或数个簇生。蒴果扁球形，密被红色颗粒状腺体和粉末状茸毛。花期4~5月，果期5~8月。

【分布】生于山地林中或林缘。产于广西、广东、海南、贵州、湖南、湖北、江西、安徽、江苏等地。

【性能主治】果实表面的粉状茸毛和根味微苦、微涩，性凉。具有驱虫的功效。主治绦虫病，蛲虫病，线虫病。根具有清热利湿的功效。主治急、慢性痢疾，咽喉肿痛。

【采收加工】根全年均可采收，鲜用。粉状茸毛秋季采收，晒干。

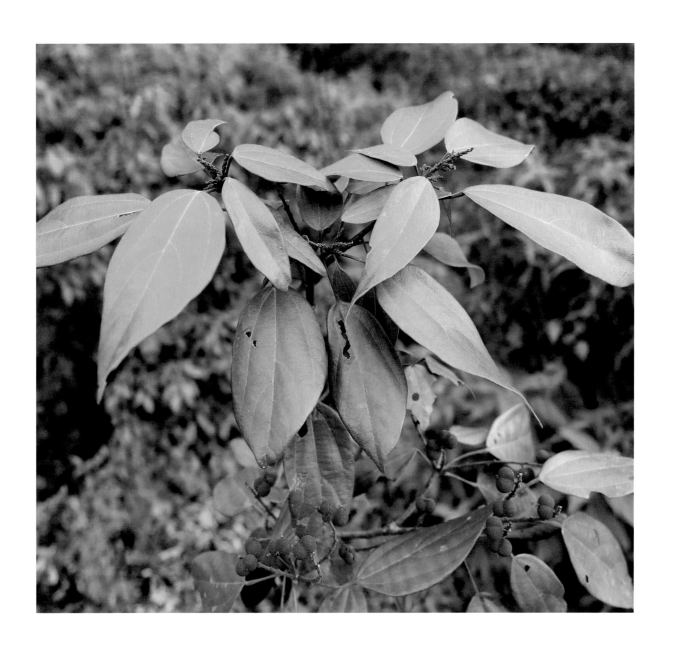

杠香藤

【基原】为大戟科石岩枫*Mallotus repandus* (Willd.) Müll. Arg. 的根、茎、叶。

【别名】黄豆树、倒挂茶、倒挂金钩。

【形态特征】攀缘状灌木。嫩枝、叶柄、花序和花梗均密生黄色星状柔毛；老枝无毛，常有皮孔。叶片卵形或椭圆状卵形。花雌雄异株，总状花序或下部有分枝；雄花序顶生，稀腋生；雌花序顶生。蒴果具2~3个分果爿，密生黄色粉末状毛和具颗粒状腺体。种子卵形。花期3~5月，果期8~9月。

【分布】生于山地疏林中或林缘。产于广西、广东、海南和台湾等地。

【性能主治】根、茎、叶味苦、辛，性温。具有祛风除湿、活血通络、解毒消肿、驱虫止痒的功效。主治风湿痹证，腰腿疼痛，跌打损伤，痈肿疮疡，绦虫病，湿疹，顽癣，蛇犬咬伤。

【采收加工】根、茎全年均可采收，洗净，切片，晒干。夏、秋季采收叶，鲜用或晒干。

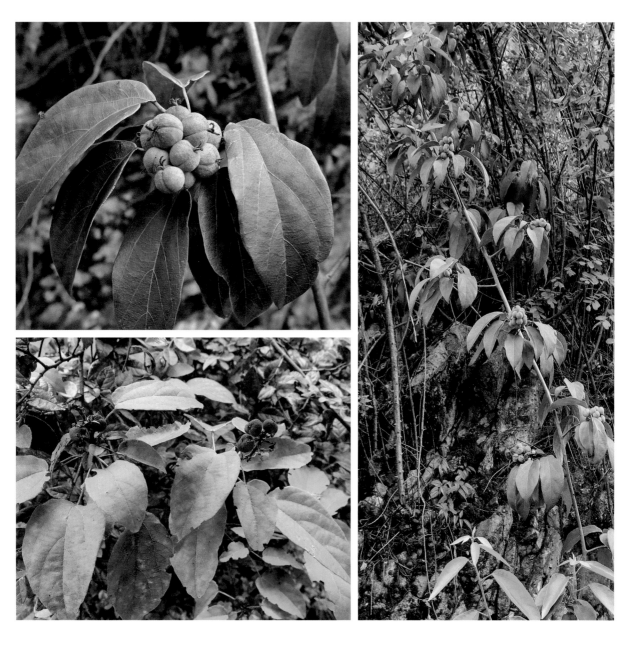

叶下珠

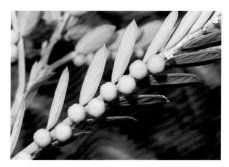

【基原】为大戟科叶下珠*Phyllanthus urinaria* L. 的全草。

【别名】夜关门、鱼蛋草。

【形态特征】一年生草本，高约30 cm。叶片纸质，因叶柄扭转而呈羽状排列，长圆形或倒卵形。雄花2~4朵簇生于叶腋；雌花单生于小枝中下部的叶腋内。蒴果无柄，近圆形，叶下2列着生，熟时赤褐色，表面有小鳞状突起物，呈1列珠状，故名叶下珠。花期6~8月，果期9~10月。

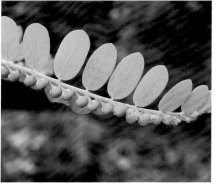

【分布】生于山地疏林、灌木丛中、荒地或山沟向阳处。产于广西、广东、贵州、海南、云南、四川、台湾、福建等地。

【性能主治】全草微苦、甘，性凉。具有清热利尿、消积、明目的功效。主治肾炎水肿，泌尿系感染，结石，肠炎，角膜炎，黄疸型肝炎；外用治毒蛇咬伤。

【采收加工】夏、秋季采收，除去杂质，晒干。

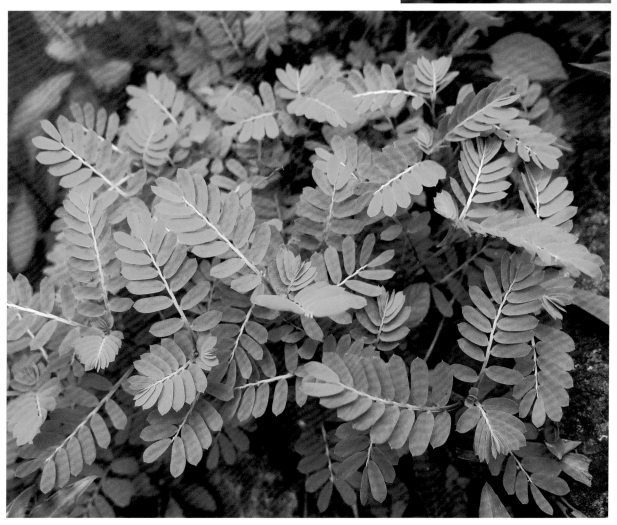

山乌桕

【基原】为大戟科山乌桕*Sapium discolor* (Champ. ex Benth.) Müll. Arg. 的根皮、树皮及叶。

【别名】红乌桕、红叶乌桕。

【形态特征】乔木或灌木。叶片椭圆形或长卵形，背面近缘常有数个圆形腺体；叶柄顶端具2个相连的腺体。花单性，雌雄同株，密集成顶生总状花序；雌花生于花序轴下部，雄花生于花序轴上部或有时整个花序全为雄花。蒴果黑色，球形。种子近球形，外薄被蜡质的假种皮。花期4~6月。

【分布】生于山坡或山谷林中。产于广西、广东、贵州、云南、湖南、四川、江西、台湾等地。

【性能主治】根皮、树皮及叶味苦，性寒；有小毒。具有泻下逐水、消肿散瘀的功效。根皮、树皮主治肾炎水肿，肝硬化腹水，二便不通。叶外用治跌打肿痛，毒蛇咬伤，带状疱疹，过敏性皮炎，湿疹。

【采收加工】根皮、树皮全年均可采收。叶夏、秋季采收，晒干。

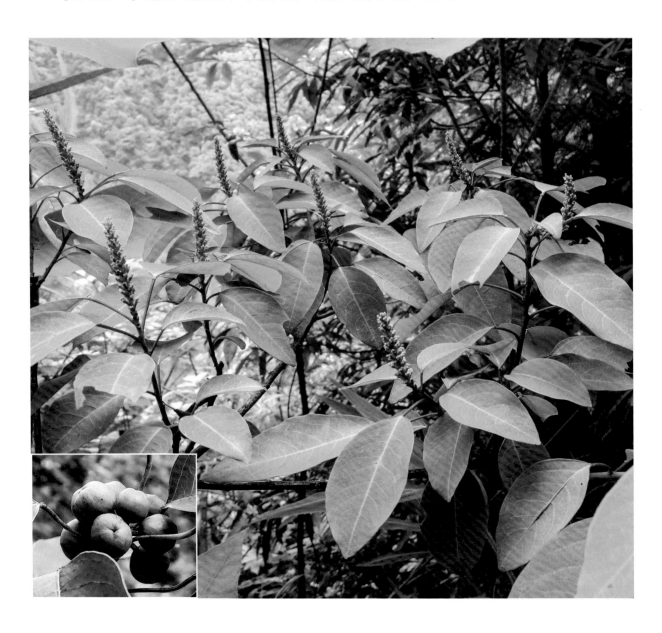

圆叶乌桕

【基原】为大戟科圆叶乌桕*Sapium rotundifolium* Hemsl. 的叶或果实。

【别名】妹炕。

【形态特征】灌木或乔木，无毛。叶厚，互生；叶片近圆形，顶端圆，稀突尖，全缘；叶柄圆柱形，顶端具2个腺体。花单性，雌雄同株，密集成顶生的总状花序；雌花生于花序轴下部，雄花生于花序轴上部或有时整个花序全为雄花。蒴果近球形，直径约1.5 cm。花期4~6月。

【分布】生于阳光充足的石灰岩石山山坡或山顶。产于广西、广东、湖南、贵州和云南等地。

【性能主治】叶、果实味辛、苦，性凉。具有解毒消肿、杀虫的功效。主治蛇伤，疥癣，湿疹，疮毒。

【采收加工】夏、秋季采叶，鲜用或晒干。果实成熟时采摘，晒干或鲜用。

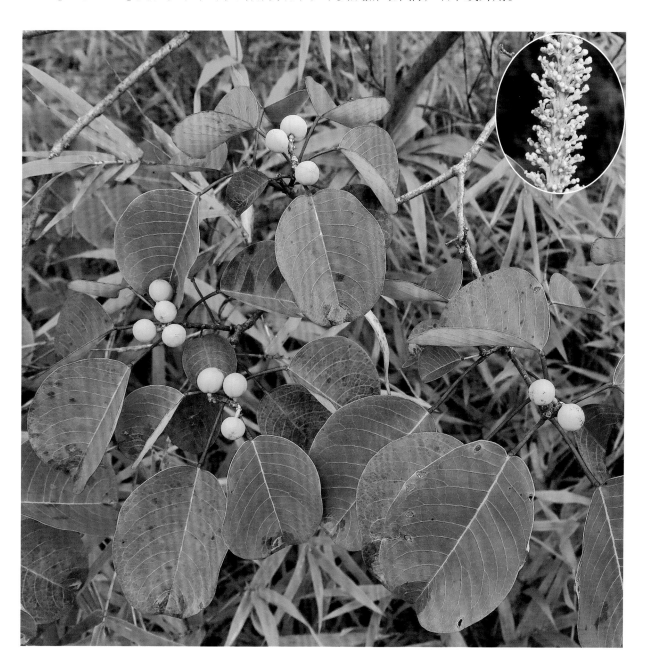

乌桕子

【基原】为大戟科乌桕*Sapium sebiferum* (L.) Roxb. 的种子。

【别名】腊子树、柏子树、木子树。

【形态特征】乔木，高可达15 m。叶互生；叶片纸质，菱形、菱状卵形或稀菱状倒卵形，顶端骤缩为长短不等的尖头；叶柄顶端具2个腺体。花单性，雌雄同株，聚集成顶生总状花序。蒴果梨状球形，熟时黑色，具3粒种子，分果爿脱落而中轴宿存。种子扁球形，黑色。花期4~8月。

【分布】生于村边、路边、山坡。产于西南、华东、中南地区及甘肃。

【性能主治】种子味甘，性凉；有毒。具有拔毒消肿、杀虫止痒的功效。主治湿疹，臁疮，皮肤皲裂，水肿，便秘。

【采收加工】果实成熟时采摘，取出种子，鲜用或晒干。

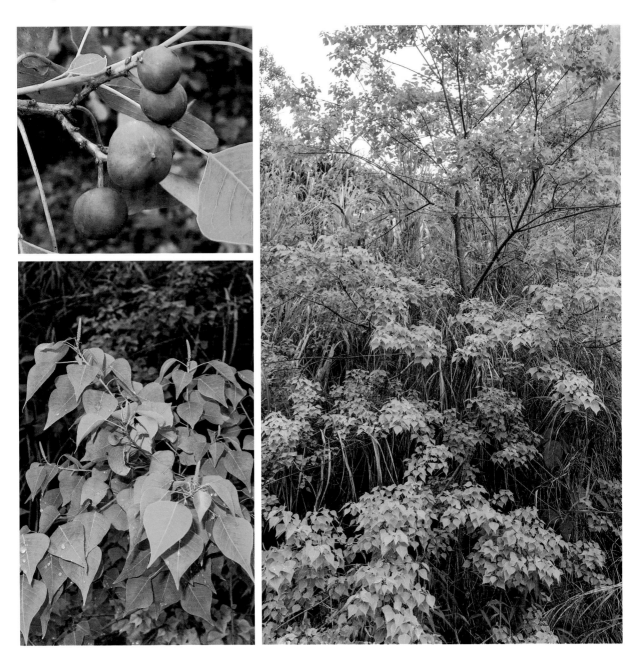

油桐

【基原】为大戟科油桐*Vernicia fordii* (Hemsl.) Airy Shaw的根、叶、花、果实、种子所榨的油。

【别名】三年桐、光桐。

【形态特征】落叶乔木。树皮灰色，近光滑，枝条具明显的皮孔。叶片卵形或阔卵形；叶柄顶端有2个盘状、无柄的红色腺体。花雌雄同株，先叶或与叶同时开放；花瓣白色，基部有淡红色斑纹。核果球形或扁球形，光滑；具种子3~5粒，种皮木质。花期3~4月，果期8~9月。

【分布】通常栽培于丘陵山地。产于广西、广东、湖南、贵州、云南、四川、江西、浙江、江苏等地。

【性能主治】根、叶、花味苦、微辛，性寒；有毒。根具有下气消积、利水化痰、驱虫的功效。主治食积痞满，水肿，哮喘，瘰疬，蛔虫病。叶具有清热消肿、解毒杀虫的功效。主治肠炎，痢疾，痈肿，臁疮，疥癣，漆疮，烫伤。花具有清热解毒、生肌的功效。主治新生儿湿疹，秃疮，热毒疮，天沟疮，烧烫伤。果实味苦，性平。具有行气消食、清热解毒的功效。主治疝气，食积，月经不调，疔疮疖肿。种子所榨的油味甘、辛，性寒；有毒。具有涌吐痰涎、清热解毒、收湿杀虫、润肤生肌的功效。主治喉痹，痈疡，疥癣，烧烫伤，冻疮，皮肤皲裂。

【采收加工】根全年均可采挖，洗净，鲜用或晒干。叶秋季采收，鲜用或晒干。4~5月收集凋落的花，晒干。收集未成熟而早落的果实，除去杂质，鲜用或晒干。

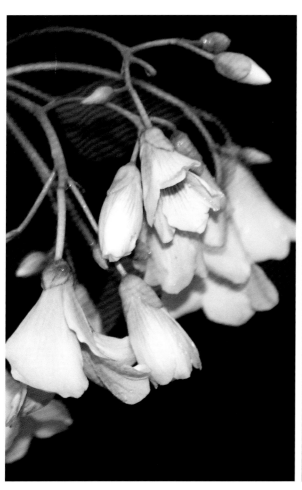
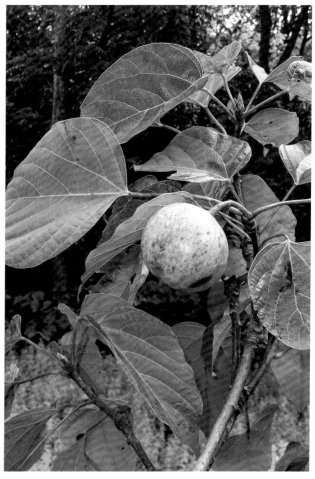

广东地构叶

【基原】为大戟科广东地构叶Speranskia cantonensis (Hance) Pax et K. Hoffm. 的全草。

【别名】透骨草、黄鸡胆、矮五甲。

【形态特征】草本，高50~70 cm。叶片纸质，卵形或卵状椭圆形至卵状披针形，边缘具圆齿或钝齿，齿端有黄色腺体。花序总状；雄花1~2朵生于苞腋；花瓣倒心形或倒卵形，无毛，膜质；花盘有离生腺体5枚；雌花无花瓣。蒴果扁球形，具瘤状突起。花期2~5月，果期10~12月。

【分布】生于草地或灌木丛中。产于广西、广东、贵州、湖南、云南、陕西、甘肃等地。

【性能主治】全草味苦，性平。具有祛风湿、通经络、破瘀止痛的功效。主治风湿痹痛，症瘕积聚，瘰疬，疔疮肿毒，跌打损伤。

【采收加工】全年均可采收，洗净，鲜用或晒干。

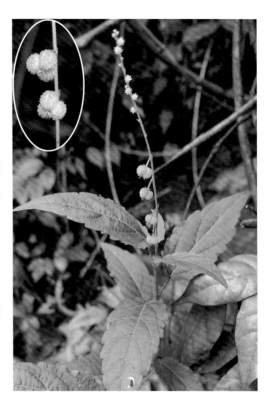

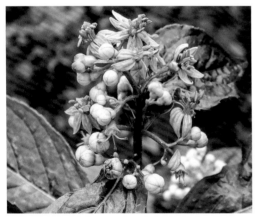

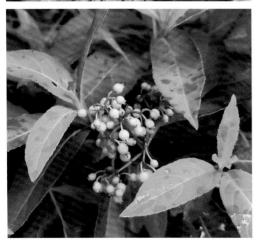

常山

【基原】为绣球花科常山Dichroa febrifuga Lour. 的根。

【别名】黄常山、鸡骨常山。

【形态特征】灌木。高1~2 m。小枝、叶柄和叶无毛或有微柔毛。叶片椭圆形、椭圆状长圆形或披针形，两端渐尖，边缘具齿。伞房状圆锥花序顶生，有时叶腋有侧生花序，花蓝色或白色。浆果蓝色，干时黑色。种子长约1 mm，具网纹。花期2~4月，果期5~8月。

【分布】生于山谷、林缘、沟边、路边。产于广西、广东、云南、贵州、四川、西藏、江西、福建、台湾、湖南、湖北、安徽、江苏、浙江、陕西、甘肃等地。

【性能主治】根味苦、辛，性寒；有毒。具有涌吐痰涎、截疟的功效。主治痰饮停聚，胸膈痞塞，疟疾。

【采收加工】秋季采挖，除去须根，洗净，晒干。

仙鹤草

【基原】为蔷薇科龙芽草*Agrimonia pilosa* Ledeb. 的地上部分。

【别名】脱力草、鹤草芽、龙牙草。

【形态特征】多年生直立草木。根常呈块茎状，周围长出若干侧根；根状茎短，基部常有1个至数个地下芽。奇数羽状复叶；小叶倒卵形，叶缘有锐齿或裂片，两面均被毛且有腺点。花序穗状总状顶生；花瓣黄色，长圆形。瘦果倒圆锥形，外面有10条肋，顶端具钩刺。花、果期5~12月。

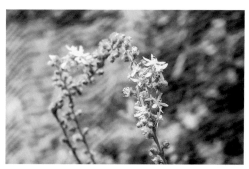

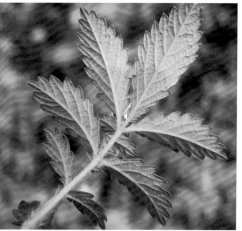

【分布】生于村边、路边及溪边。产于广西、广东、湖南、云南、浙江、江苏、湖北、河北等地。

【性能主治】地上部分味苦、涩，性平。具有收敛止血、杀虫的功效。主治咯血，吐血，尿血，便血，劳伤脱力，痈肿，跌打，创伤出血。

【采收加工】夏、秋季在枝叶茂盛未开花时，割取地上部分，洗净，晒干。

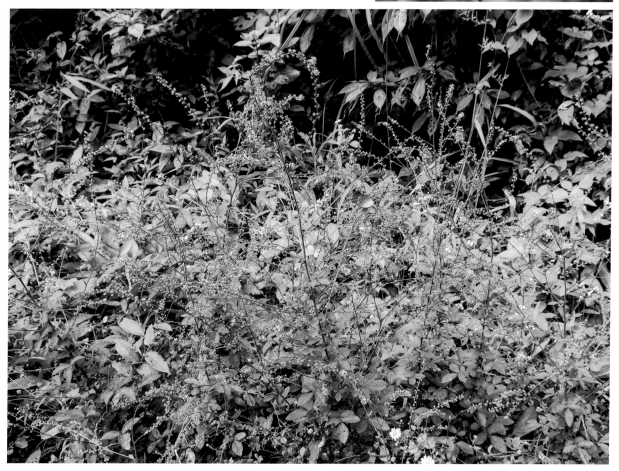

蛇莓

【基原】为蔷薇科蛇莓*Duchesnea indica* (Andrews) Focke 的全草、根。

【别名】落地杨梅、平地莓、地杨梅。

【形态特征】多年生草本。根茎短，粗壮；匍匐茎纤细，有柔毛。叶互生，三出复叶；小叶卵圆形，有齿。花单生于叶腋；花瓣倒卵形，黄色；花托在果期膨大，海绵质，鲜红色，有光泽。瘦果卵形，光滑或具不显明的突起，鲜时有光泽。花期6~8月，果期8~10月。

【分布】生于山坡、路边、潮湿的地方。产于广西、广东、云南、贵州、湖南、四川、江苏、浙江、河南、河北、辽宁等地。

【性能主治】全草味甘、苦，性寒。具有清热解毒、散瘀消肿、凉血止血的功效。主治热病，惊痫，咳嗽，吐血，咽喉肿痛，痢疾，痈肿，疔疮，蛇虫咬伤，烧烫伤，感冒，黄疸，目赤，口疮，痄腮，崩漏，月经不调，跌打肿痛。根味苦、甘，性寒。具有清热泻火、解毒消肿的功效。主治热病，小儿惊风，目赤红肿，痄腮，牙龈肿痛，咽喉肿痛，热毒疮疡。

【采收加工】6~11月采收全草。夏、秋季采收根。

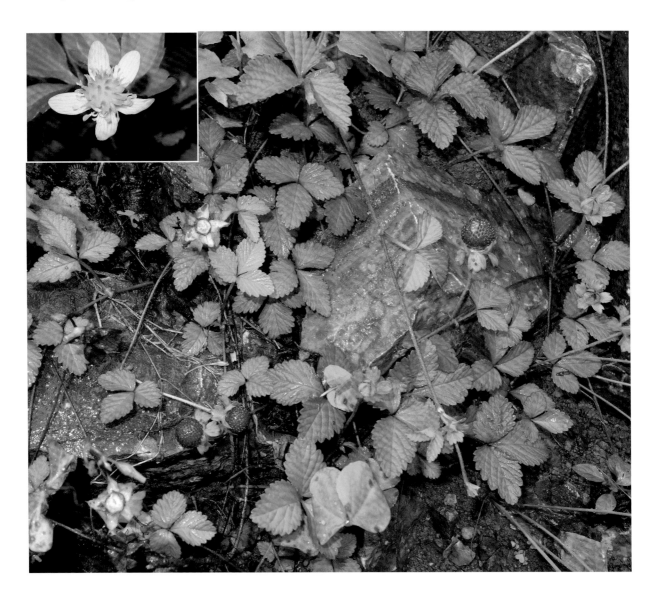

枇杷叶

【基原】为蔷薇科枇杷*Eriobotrya japonica* (Thunb.) Lindl. 的叶。

【别名】白花木。

【形态特征】常绿灌木至小乔木。枝、叶均密被锈色茸毛。叶片革质，长椭圆形或倒卵状披针形，边缘有疏齿，腹面光亮，多皱，背面密生灰棕色茸毛。圆锥花序顶生；花瓣白色，长圆形或卵形。果近圆形，熟时橙黄色；具种子1~5粒。种子球形或扁球形。花期4~5月，果期5~10月。

【分布】多栽种于村边、平地或坡地。产于广西、贵州、云南、福建、江苏、安徽、浙江、江西等地。

【性能主治】叶味苦，性微寒。具有清肺止咳、降逆止呕的功效。主治肺热咳嗽，气逆喘急，胃热呕逆，烦热口渴。

【采收加工】全年均可采收，晒至七成干时，扎成小把，再晒干。

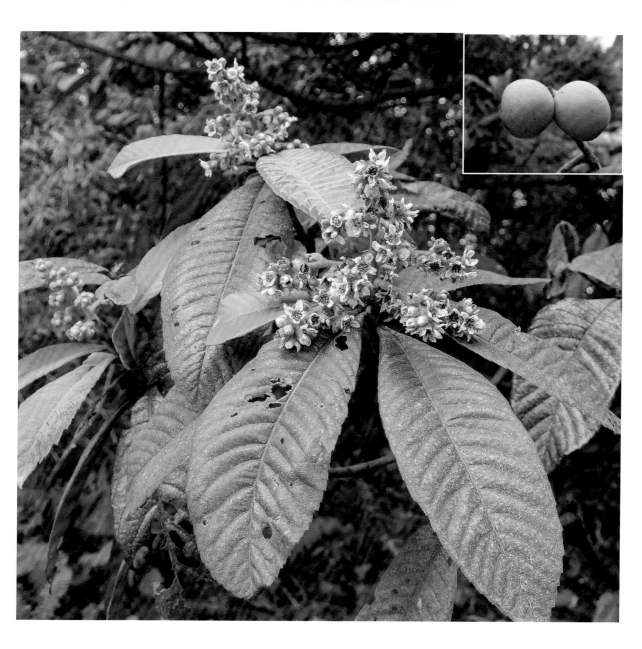

蛇含

【基原】为蔷薇科蛇含委陵菜*Potentilla kleiniana* Wight et Arn. 的全草。

【别名】五爪风、小龙牙、紫背龙牙。

【形态特征】一年生、二年生或多年生宿根草本。多须根。花茎上升或匍匐，常于节处生根并发育出新植株，被疏柔毛或开展长柔毛。基生叶为近鸟足状5片小叶，下部茎生叶有5片小叶，上部茎生叶有3片小叶。聚伞花序密集于枝顶如假伞形，花黄色。瘦果近圆形，具皱纹。花、果期4~9月。

【分布】生于山坡草地、田边、水边。产于广西、广东、四川、云南、贵州、湖南、湖北、福建、江苏、浙江、江西、辽宁、陕西等地。

【性能主治】全草味苦，性微寒。有清热定惊、截疟、止咳化痰、解毒活血的功效。主治高热惊风，疟疾，肺热咳嗽，百日咳，痢疾，疮疖肿毒，咽喉肿痛，风火牙痛，带状疱疹，目赤肿痛，虫蛇咬伤，风湿麻木，跌打损伤，月经不调，外伤出血。

【采收加工】5月和9~10月挖取全草，除去杂质，晒干。

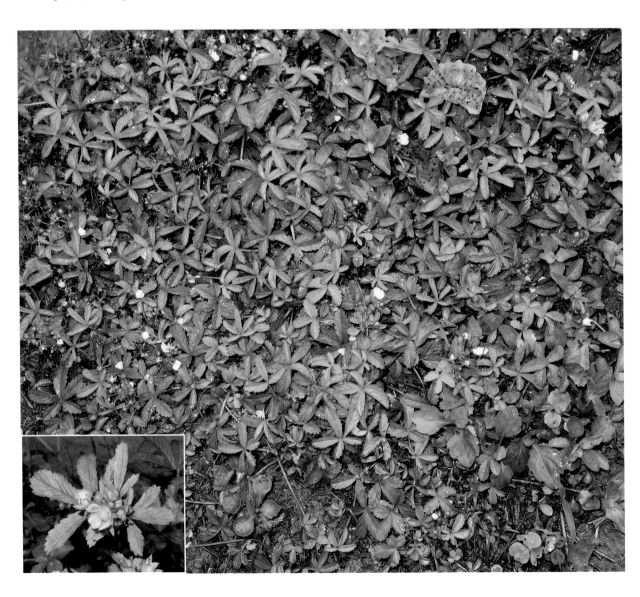

火棘

【基原】为蔷薇科火棘*Pyracantha fortuneana* (Maxim.) Li 的叶、果实。

【别名】火把果、救军粮。

【形态特征】常绿灌木，高达3 m。侧枝短，先端成刺状。叶片倒卵形至倒卵状长圆形，先端圆钝或微凹，有时具短尖头，基部楔形，下延连于叶柄。花聚集成复伞房花序；萼筒钟状，无毛；萼片三角卵形，花瓣白色，近圆形。果实近球形，橘红色或深红色。花期3~5月，果期8~11月。

【分布】生于山地、丘陵阳坡灌木丛中、草地及河沟路边。产于广西、湖南、湖北、西藏、陕西、江苏、浙江、河南等地。

【性能主治】叶味微苦，性凉。具有清热解毒、止血的功效。主治疮疡肿痛，目赤，痢疾，便血，外伤出血。果实味甘、酸、涩，性平。具有健脾消积、收敛止痢、止痛的功效。主治痞块，食积停滞，脘腹胀满，泄泻，痢疾，崩漏，带下，跌打损伤。

【采收加工】叶全年均可采收，鲜用，随采随用。秋季果实成熟时采摘，晒干。

【附注】《中华本草》记载火棘以叶、果实入药的药材名分别为救军粮叶、赤阳子。

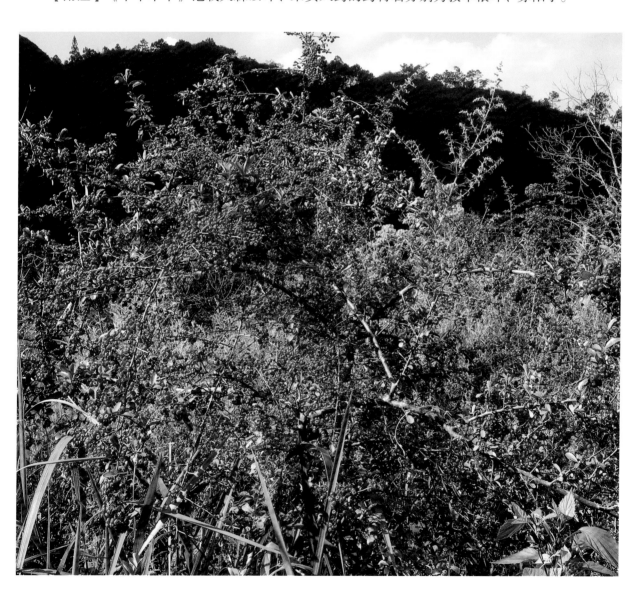

金樱根

【基原】为蔷薇科小果蔷薇*Rosa cymosa* Tratt. 的根及根状茎。

【别名】倒钩笋、山木香、小金樱、红荆藤。

【形态特征】攀缘灌木。小枝圆柱形，有钩状皮刺。小叶3~5片，稀7片，卵状披针形或椭圆形，稀长圆披针形，边缘有紧贴或尖锐细齿。复伞房花序；花幼时密被长柔毛，老时渐无毛；花瓣白色，先端凹。果球形，熟时红色至黑褐色。花期5~6月，果期7~11月。

【分布】生于路边、溪边灌木丛中或山坡疏林下。产于广西、广东、台湾、福建、安徽、浙江、江苏、湖南、贵州、云南、四川等地。

【性能主治】干燥根及根状茎味甘、酸、涩，性平。具有清热解毒、利湿消肿、收敛止血、活血散瘀、固涩益肾的功效。主治滑精，遗尿，痢疾，泄泻，崩漏带下，子宫脱垂，痔疮。

【采收加工】全年均可采收，除去泥沙，趁鲜切段或切厚片，干燥。

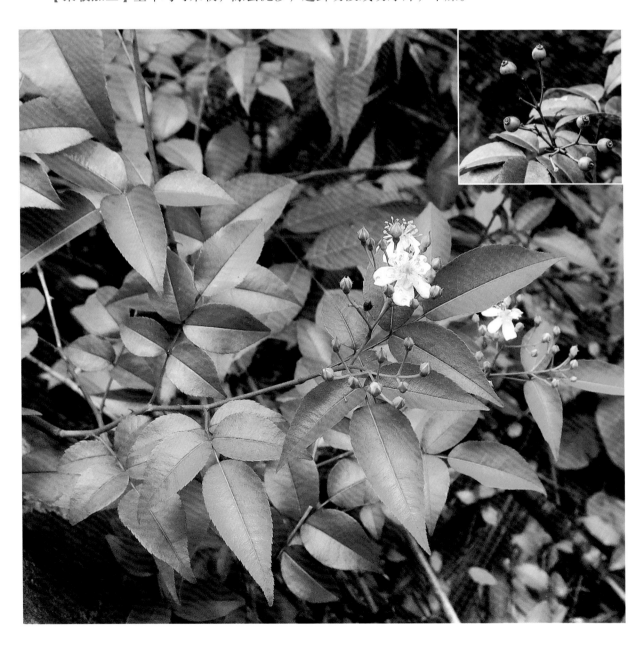

金樱子

【基原】为蔷薇科金樱子*Rosa laevigata* Michx. 的成熟果实。

【别名】刺糖果、倒挂金钩、黄茶瓶。

【形态特征】攀缘灌木。小枝粗壮，有疏钩刺，无毛，幼时被腺毛，老时逐渐脱落减少。三出复叶；小叶革质，椭圆状卵形，边缘有细齿。花单生于叶腋；花梗和萼筒密被腺毛；花瓣白色，宽倒卵形，先端微凹。果梨形，熟时红褐色，外密被刺毛。花期4~6月，果期7~11月。

【分布】生于山野、田边、灌木丛中向阳处。产于广西、广东、湖南、四川、浙江、江西、安徽、福建等地。

【性能主治】果实味酸、甘、涩，性平。具有固精缩尿、固崩止带、涩肠止泻的功效。主治遗精滑精，遗尿尿频，崩漏带下，久泻久痢。

【采收加工】10~11月果实成熟变红色时采收，干燥，除去毛刺。

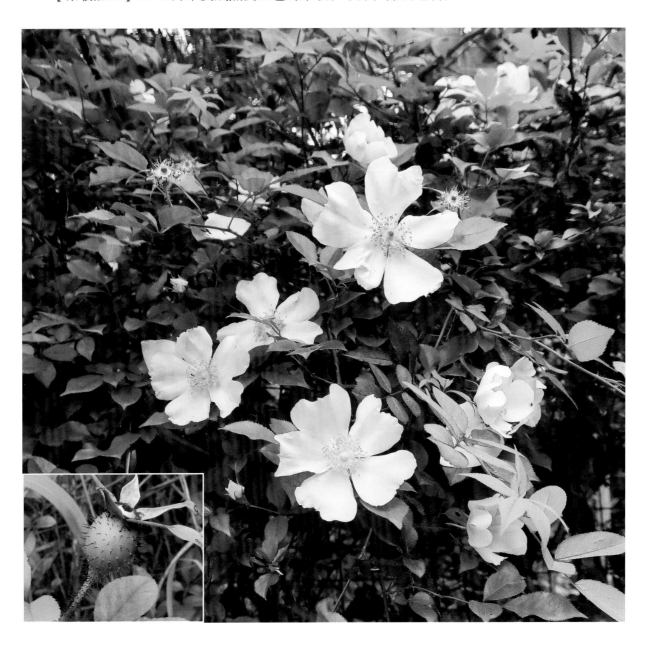

粗叶悬钩子

【基原】为蔷薇科粗叶悬钩子Rubus alceifolius Poir. 的根、叶。

【别名】候罕、牛暗桐、大叶蛇泡簕。

【形态特征】攀缘灌木。枝被黄灰色至锈色茸毛状长柔毛，有稀疏皮刺。单叶；叶片近圆形或宽卵形，顶端圆钝，基部心形，边缘不规则3~7浅裂。花成顶生狭圆锥花序或近总状，也成腋生头状花束，稀单生，花白色。果实近球形，肉质，红色；核有皱纹。花期7~9月，果期10~11月。

【分布】生于山坡、路边、山谷林中。产于广西、广东、云南、贵州、湖南、福建、江苏。

【性能主治】根、叶味苦、涩，性平。具有清热利湿、止血、散瘀的功效。主治肝炎，痢疾，肠炎，乳腺炎，口腔炎，行军性血红蛋白尿，外伤出血，肝脾肿大，跌打损伤，风湿骨痛。

【采收加工】全年均可采收，洗净，晒干。

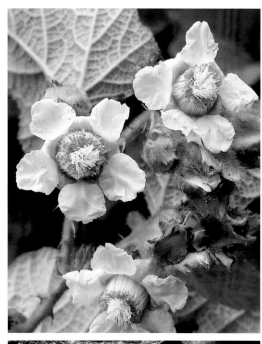

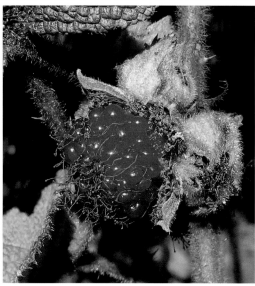

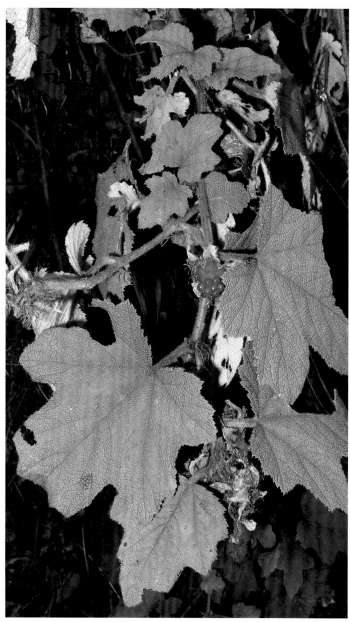

高粱泡叶

【基原】为蔷薇科高粱泡*Rubus lambertianus* Ser. 的叶。

【别名】十月莓、秧泡子。

【形态特征】半落叶藤状灌木。枝幼时有细柔毛或近无毛，有微弯的小皮刺。单叶；叶片宽卵形，稀长圆状卵形，中脉常疏生小皮刺。圆锥花序顶生，生于枝上部叶腋的花序常近于总状，有时仅数朵花簇生于叶腋；花瓣倒卵形，白色。果近球形，熟时红色。花期7~8月，果期9~11月。

【分布】生于路边、山坡、山谷或林缘。产于广西、广东、云南、江西、湖南、河南、安徽、江苏、台湾等地。

【性能主治】叶味甘、苦，性平。具有清热凉血、解毒疗疮的功效。主治感冒发热，咳血，便血，崩漏，创伤出血，瘰疬溃烂，皮肤糜烂，黄水疮。

【采收加工】夏、秋季采收，晒干。

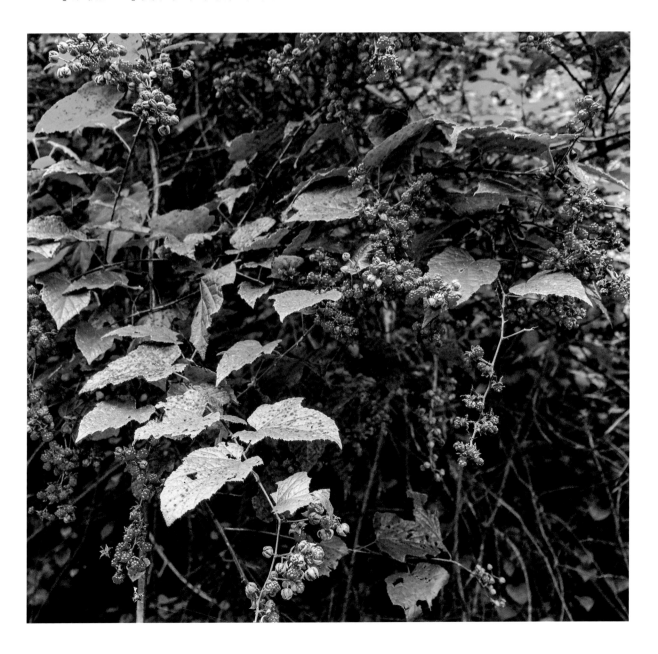

七爪风

【基原】为蔷薇科深裂悬钩子*Rubus reflexus* Ker Gawl. var. *lanceolobus* F. P. Metcalf 的根。

【别名】七指风、深裂锈毛莓、红泡刺。

【形态特征】攀缘灌木，高达2 m。枝和叶柄有稀疏小皮刺，枝、叶背面、叶柄和花序均被锈色长柔毛。单叶；叶片心状宽卵形或近圆形，边缘5~7深裂，裂片披针形或长圆状披针形。花数朵集生于叶腋或成顶生短总状花序；花瓣白色，与萼片近等长。果实近球形，深红色。花期6~7月，果期8~9月。

【分布】生于低海拔的山谷或水沟边疏林中。产于广西、广东、湖南等地。

【性能主治】根味苦，涩，酸，性平。具有祛风除湿、活血通络的功效。主治风寒湿痹，四肢关节痛，中风偏瘫，肢体麻木，活动障碍。

【采收加工】全年均可采收，晒干。

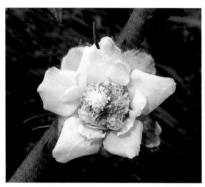 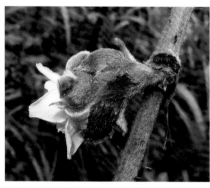 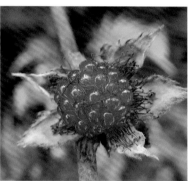

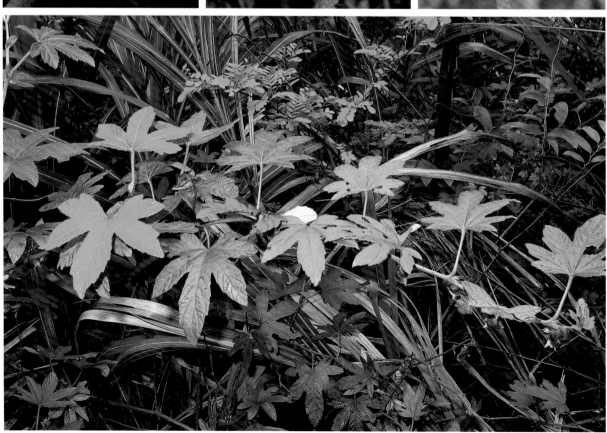

山蜡梅

【基原】为蜡梅科山蜡梅*Chimonanthus nitens* Oliv. 的叶。

【别名】亮叶腊梅、牛梆铃、鸡卵果。

【形态特征】常绿灌木。幼枝四方形，老枝近圆柱形。叶片纸质至近革质，椭圆形至卵状披针形，少数为长圆状披针形，顶端渐尖，基部钝至急尖。花小，黄色或黄白色。果托坛状，熟时灰褐色，被短茸毛，内藏聚合瘦果。花期10月至翌年1月，果期4~7月。

【分布】生于山地疏林中或石灰岩山地。产于广西、云南、贵州、湖南、湖北、福建、安徽、浙江、江苏、江西、陕西等地。

【性能主治】叶微苦、辛，性凉。具有解表祛风、清热解毒的功效。主治感冒，中暑，慢性气管炎，胸闷。

【采收加工】全年均可采收，以夏、秋季采收为佳，晒干。

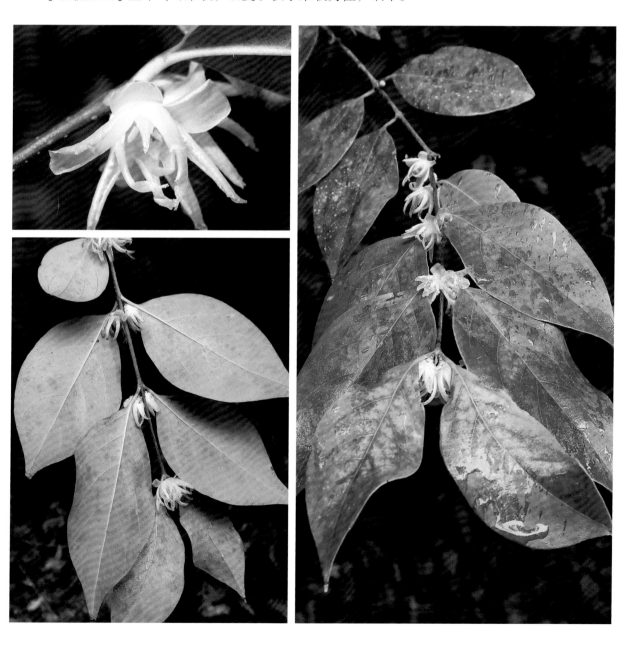

龙须藤

【基原】为云实科龙须藤*Bauhinia championii* (Benth.) Benth. 的根或茎、叶、种子。

【别名】燕子尾、过岗龙、过江龙。

【形态特征】攀缘灌木。藤茎圆柱形，稍扭曲，表面粗糙，切断面皮部棕红色，木质部浅棕色，有4~9圈深棕红色环纹，形似舞动的龙而得名。单叶互生；叶片卵形或心形，先端2浅裂或不裂，裂片尖。总状花序；花瓣白色，具瓣柄，瓣片匙形。荚果扁平，果瓣革质。花期6~10月，果期7~12月。

【分布】生于石山灌木丛或山地林中。产于广西、广东、湖南、贵州、浙江、台湾、湖北、海南等地。

【性能主治】根或茎味苦，性平。具有祛风除湿、行气活血的功效。主治风湿骨痛，跌打损伤，偏瘫，胃脘痛，痢疾。叶味甘、苦，性平。具有利尿、化瘀、理气止痛的功效。主治小便不利，腰痛，跌打损伤。种子味苦、辛，性温。具有行气止痛、活血化瘀的功效。主治胁肋胀痛，胃脘痛，跌打损伤。

【采收加工】根或茎、叶全年均可采收，鲜用或晒干。秋季果实成熟时采收，晒干，打出种子。

【附注】《中华本草》记载龙须藤以根或茎、叶、种子入药的药材名分别为九龙藤、九龙藤叶、过江龙子。

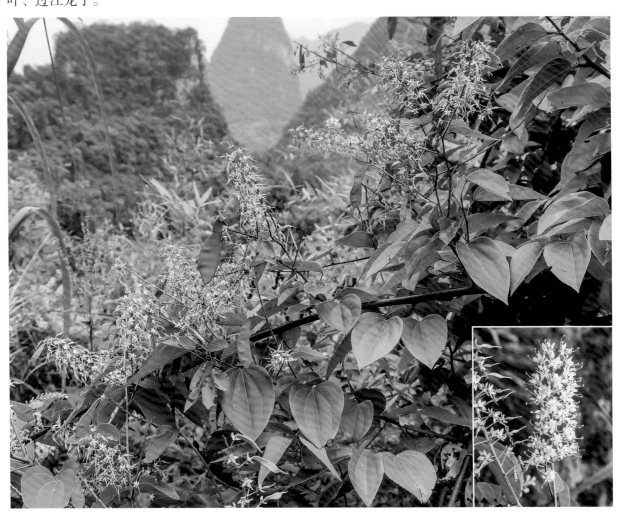

云实

【基原】为云实科云实*Caesalpinia decapetala* (Roth) Alston 的根或根皮、种子。

【别名】铁场豆、马豆、阎王刺根。

【形态特征】藤本。树皮暗红色；枝、叶轴和花序均被柔毛和钩刺。二回羽状复叶长20~30 cm；羽片3~10对，基部有刺1对；小叶8~12对，长圆形。总状花序顶生，具多花；花瓣黄色，膜质，圆形或倒卵形。荚果长圆状舌形，栗褐色，先端具尖喙。花、果期4~10月。

【分布】生于山坡灌木丛中、平原、山谷及河边。产于广西、广东、云南、四川、湖北、江西、江苏、河南、河北等地。

【性能主治】根或根皮味苦、辛，性平。具有祛风除湿、解毒消肿的功效。主治感冒发热，咳嗽，咽喉肿痛，牙痛，风湿痹痛，肝炎，痢疾，痈疽肿毒，皮肤瘙痒，毒蛇咬伤。种子味辛、苦，性温。具有解毒除湿、止咳化痰、杀虫的功效。主治痢疾，疟疾慢性气管炎，小儿疳积，虫积。

【采收加工】根全年均可采收，洗净，切片或剥取根皮，晒干。秋季果实成熟时采收，剥取种子，晒干。

【附注】《中华本草》记载云实以根或根皮、种子入药的药材名分别为云实根、云实。

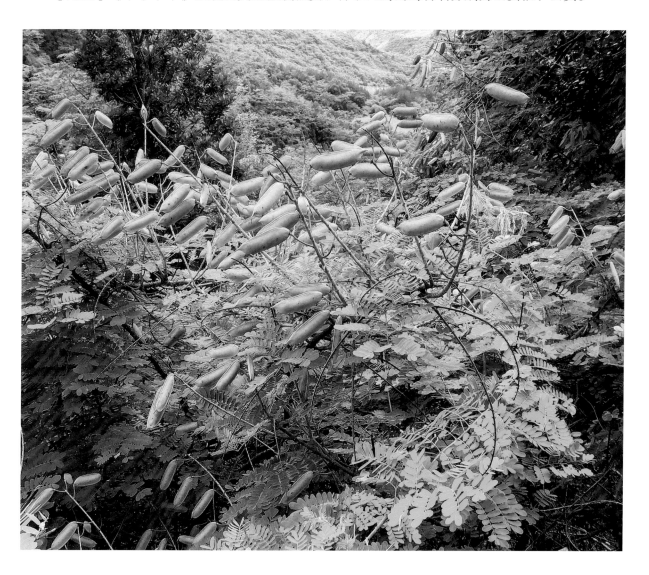

皂荚

【基原】为云实科皂荚*Gleditsia sinensis* Lam. 的棘刺、不育果实。

【别名】皂角、猪牙皂、刀皂。

【形态特征】落叶乔木。枝刺粗壮，长达16 cm，基部圆柱形，具圆锥状分枝。叶为一回羽状复叶；小叶纸质，卵状披针形至长圆形。花杂性，黄白色，组成总状花序；花序腋生或顶生。荚果带状，长12~37 cm，直或扭曲；果瓣革质，褐棕色或红褐色，常被白色粉霜。花期3~5月，果期5~12月。

【分布】生于山坡林中或谷地，常栽培于庭园。产于广西、湖南、浙江、江西、云南、四川、甘肃、河北等地。

【性能主治】棘刺味辛，性温。具有消肿托毒、排脓、杀虫的功效。主治痈疽初起或脓成不溃；外用治疥癣麻风。果实味辛、咸，性温；有小毒。具有祛痰开窍、散结消肿的功效。主治中风口噤，昏迷不醒，癫痫痰盛，关窍不通，喉痹痰阻，顽痰喘咳，咯痰不爽，大便燥结；外用治痈肿。

【采收加工】棘刺全年均可采收，干燥；或趁鲜切片，干燥。不育果实秋季采收，除去杂质，干燥。

【附注】《中国药典》（2020年版）记载皂荚以干燥棘刺、干燥不育果实入药的药材名分别为皂角刺、猪牙皂。

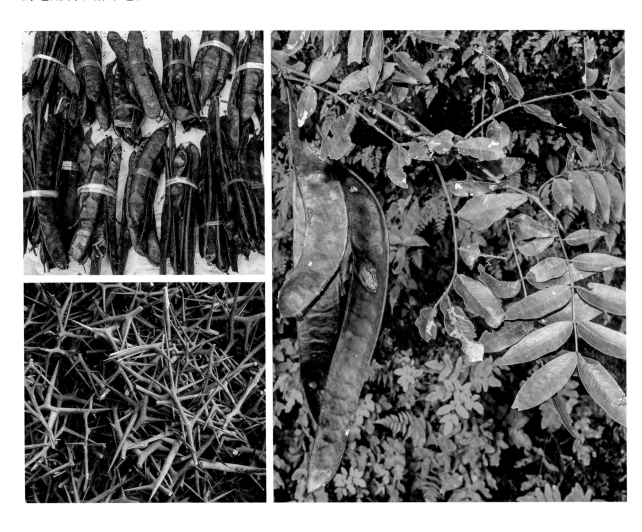

老虎刺

【基原】为云实科老虎刺*Pterolobium punctatum* Hemsl. 的根。

【别名】倒爪刺、假虎刺、绣花针。

【形态特征】木质藤本或攀缘性灌木。小枝具下弯的短钩刺。羽片9~14对；小叶19~30对，对生，狭长圆形。总状花序腋上生或于枝顶排列成圆锥状；花瓣稍长于萼，倒卵形，顶端稍呈啮蚀状。荚果发育部分菱形，翅一边直，另一边弯曲。种子椭圆形。花期6~8月，果期9月至翌年1月。

【分布】生于山坡阳处、路边。产于广西、广东、云南、贵州、四川、湖南、湖北等地。

【性能主治】根味苦、辛，性温。具有消炎、解热、止痛的功效。主治黄疸型肝炎，胃痛，风湿关节炎，淋巴腺炎，急性结膜炎，牙周炎，咽喉炎。

【采收加工】全年均可采收。除去杂质，晒干。

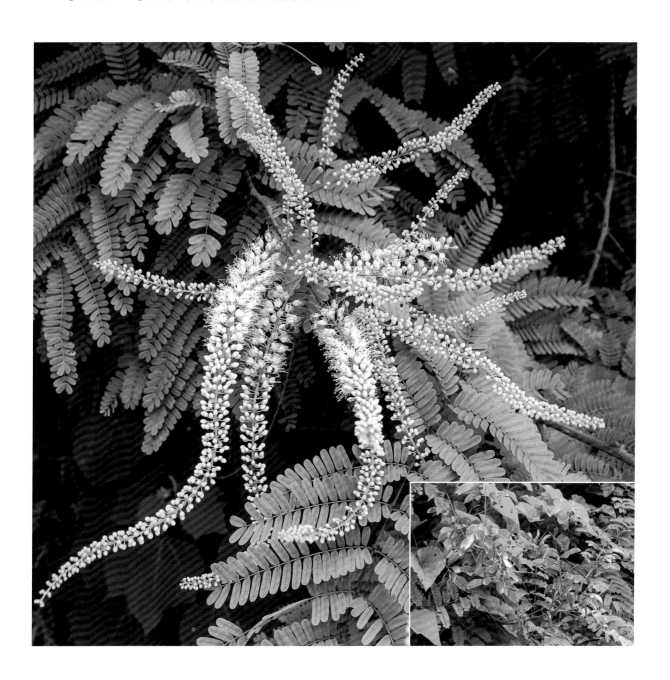

决明子

【基原】为云实科决明*Senna tora* (L.) Roxb. 的成熟种子。

【别名】草决明、假绿豆、枕头子。

【形态特征】一年生亚灌木状草本。叶柄上无腺体；叶轴上每对小叶间有棒状的腺体1个。小叶3对，膜质，倒卵形或倒卵状长椭圆形，顶端圆钝而有小尖头。花腋生，通常2朵聚生；花瓣黄色，下面2片略长。荚果细，近四棱柱形，长达15 cm。种子菱形，光亮。花、果期8~11月。

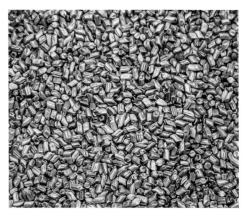

【分布】生于山坡、河边，或为栽培。产于广西、广东、湖南、四川、安徽等地。

【性能主治】种子味甘、苦、咸，性微寒。具有清热明目、润肠通便的功效。主治目赤涩痛，畏光多泪，目暗不明，头痛眩晕，大便秘结。

【采收加工】秋季采收成熟果实，晒干，除去杂质，收集种子。

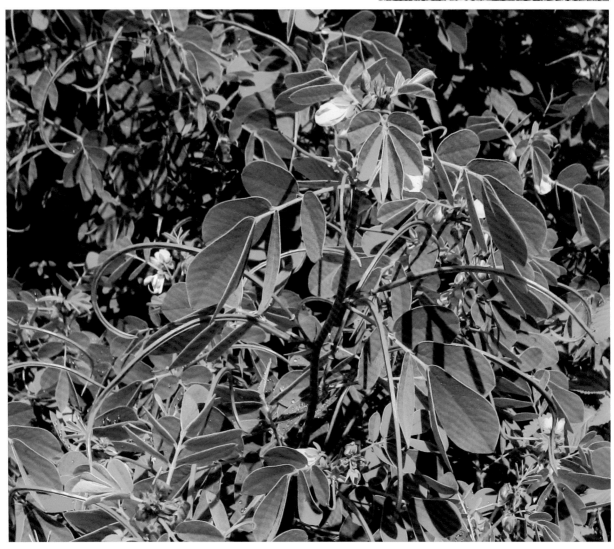

半边钱

【基原】为蝶形花科铺地蝙蝠草*Christia obcordata* (Poir.) Bakh. f. ex Meeuwen 的全株。

【别名】罗藟草、土豆草、马蹄香。

【形态特征】多年生平卧草本。茎与枝极纤细，被灰色短柔毛。叶通常为三出复叶，稀为单小叶；顶生小叶多为肾形、圆三角形或倒卵形，长略短于宽。总状花序多为顶生，每节有1朵花；花小，蓝紫色或玫瑰红色。荚果有荚节4~5个，完全藏于萼内。花期5~8月，果期9~10月。

【分布】生于旷野草地、荒坡及丛林中。产于广西、广东、海南、台湾、福建等地。

【性能主治】全株味苦、辛，性寒。具有利水通淋、散瘀止血、清热解毒的功效。主治小便不利，石淋，水肿，白带异常，跌打损伤，吐血，咯血，血崩，目赤痛，乳痈，毒蛇咬伤。

【采收加工】夏、秋季采收，洗净，鲜用或晒干。

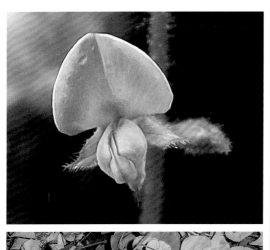

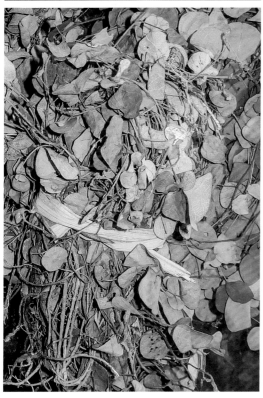

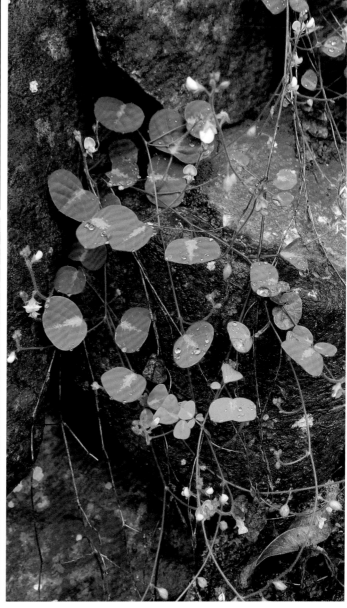

响铃豆

【基原】为蝶形花科响铃豆*Crotalaria albida* B. Heyne ex Roth 的根及全草。

【别名】黄花地丁、小响铃、马口铃。

【形态特征】多年生直立草本。茎基部常木质，分枝细弱。叶片倒卵形、长圆状椭圆形或倒披针形，先端钝或圆，基部楔形。总状花序顶生或腋生，有花20~30朵；花冠淡黄色，旗瓣椭圆形，先端具束状柔毛，基部胼胝体可见。荚果短圆柱形，具种子6~12粒。花、果期5~12月。

【分布】生于路边、荒地、山坡林下。产于广西、广东、云南、湖南、贵州、四川等地。

【性能主治】根及全草味苦、辛，性凉。具有清热解毒、止咳平喘的功效。主治尿道炎，膀胱炎，肝炎，胃肠炎，痢疾，支气管炎，肺炎，哮喘；外用治痈肿疮毒，乳腺炎。

【采收加工】夏、秋季采收，洗净，切碎，晒干。

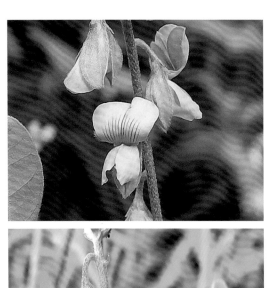

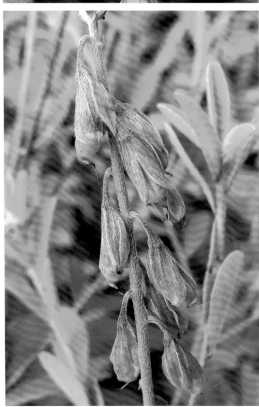

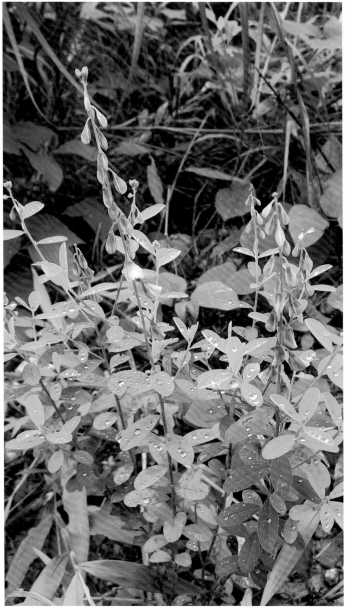

藤檀

【基原】为蝶形花科藤黄檀*Dalbergia hancei* Benth. 的茎和根。

【别名】大香藤、降香。

【形态特征】藤本。枝纤细，小枝有时变为钩状或旋扭。小叶3~6对，狭长圆形或倒卵状长圆形。总状花序远较复叶短，数个总状花序常聚集成腋生短圆锥花序；花冠绿白色，芳香。荚果扁平，长圆形或带状，基部收缩为1个细果颈，通常有1粒种子。种子肾形，极扁平。花期4~5月。

【分布】生于山坡灌木丛中或山谷溪边。产于广西、广东、海南、贵州、四川、安徽、浙江、江西等地。

【性能主治】茎和根味辛，性温。具有理气止痛的功效。茎主治胸胁痛，胃痛，腹痛。根主治腰痛，关节痛。

【采收加工】全年均可采收，洗净，切碎，晒干。

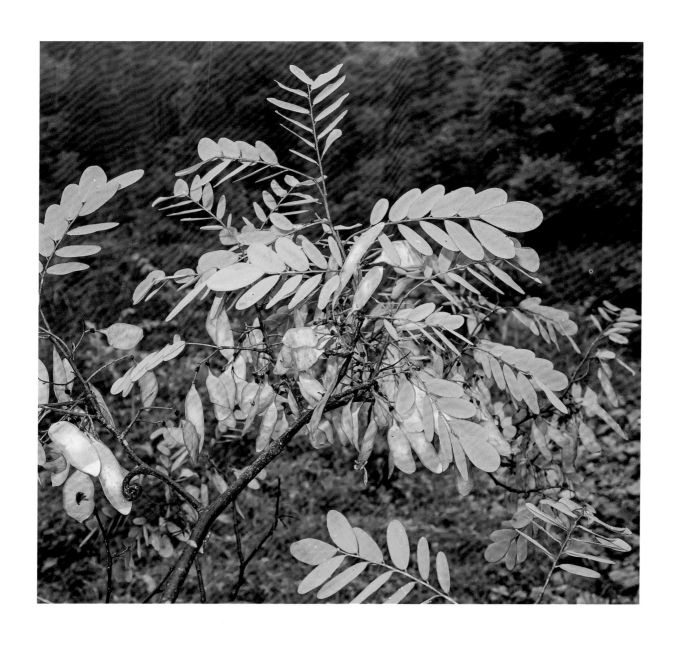

假木豆

【基原】为蝶形花科假木豆*Dendrolobium triangulare* (Retzius) Schindler Repert. 的根或叶。

【别名】千斤拔、野蚂蝗、假绿豆。

【形态特征】灌木，高1~2 m。嫩枝三棱形，密被灰白色丝状毛，老时变无毛。三出复叶；顶生小叶较大，倒卵状长圆形或椭圆形。花序腋生，稀顶生；花冠白色或淡黄色，旗瓣宽椭圆形，冀瓣和龙骨瓣长圆形。荚果密被伏丝状毛，有荚节3~6个。种子椭圆形。花期8~10月，果期10~12月。

【分布】生于旷野、丘陵、山地、沟边的林中或灌木丛中。产于广西、广东、海南、贵州、云南、福建、台湾等地。

【性能主治】根或叶味辛、甘，性寒。具有清热凉血、舒筋活络、健脾利湿的功效。主治咽喉肿痛，内伤吐血，跌打损伤，骨折，风湿骨痛，瘫痪，泄泻，小儿疳积。

【采收加工】全年均可采收，鲜用或晒干。

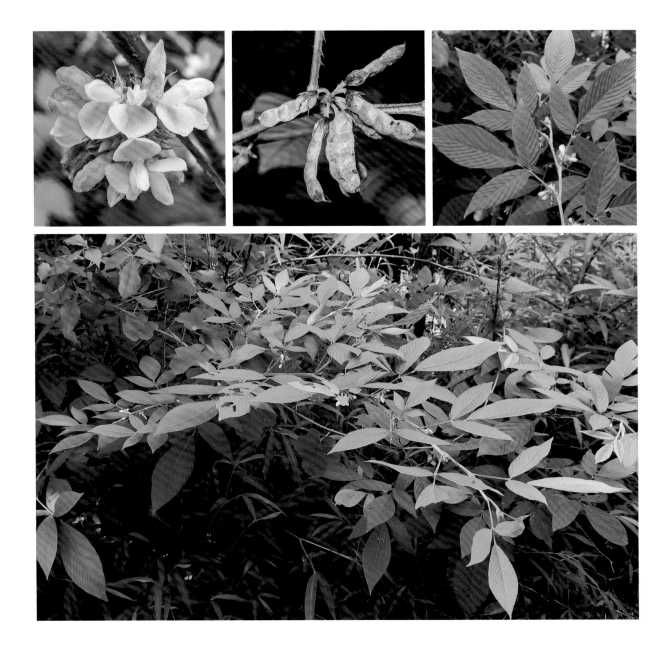

铁扫帚

【基原】为蝶形花科截叶铁扫帚*Lespedeza cuneata* (Dum. Cours.) G. Don 的根和全株。

【别名】夜关门、苍蝇翼、铁马鞭。

【形态特征】小灌木。茎直立或斜升，被毛，上部分支；分支斜上举。叶密集；小叶楔形或线状楔形，先端截形成近截形，具短尖，基部楔形，腹面近无毛，背面密被白色伏毛。总状花序腋生；花淡黄色或白色。荚果宽卵形或近球形，被伏毛。花期7~8月，果期9~10月。

【分布】生于草地、荒地或路边向阳处。产于广西、广东、云南、湖南、陕西、甘肃、山东、台湾、河南、湖北、四川、西藏等地。

【性能主治】根和全株味甘、微苦，性平。具有清热利湿、消食除积、祛痰止咳的功效。主治小儿疳积，消化不良，胃肠炎，细菌性痢疾，胃痛，黄疸型肝炎，肾炎水肿，白带异常，口腔炎，咳嗽，支气管炎；外用治带状疱疹，毒蛇咬伤。

【采收加工】夏、秋季采挖根和全株，洗净，切碎，晒干。

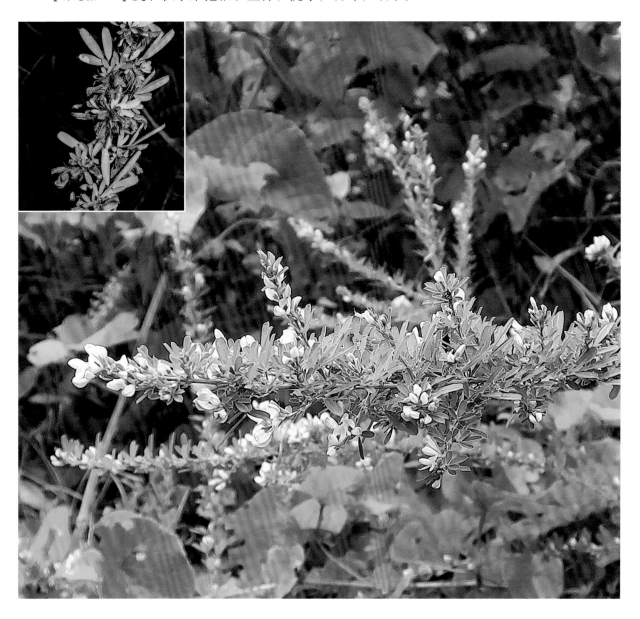

小槐花

【基原】为蝶形花科小槐花*Ohwia caudata* (Thunberg) H. Ohashi 的根或全株。

【别名】草鞋板、味噌草、拿身草。

【形态特征】直立灌木或亚灌木。树皮灰褐色。分枝多，上部分枝略被柔毛。叶为羽状3小叶，两侧均具狭翅；小叶近革质或纸质，顶生小叶披针形或阔披针形，干后黑色。总状花序顶生或腋生；花冠绿白色或黄白色。荚果线形，扁平，有4~6个荚节，被钩状毛。花期8~9月，果期10~12月。

【分布】生于山坡草地、路边和林缘。产于长江以南各地，西至喜马拉雅山，东至台湾。

【性能主治】根或全株味微苦、辛，性平。具有清热解毒、祛风利湿的功效。主治感冒发烧，肠胃炎，痢疾，小儿疳积，风湿关节痛；外用治毒蛇咬伤，痈疖疔疮，乳腺炎。

【采收加工】夏、秋季采收，洗净，晒干或鲜用。

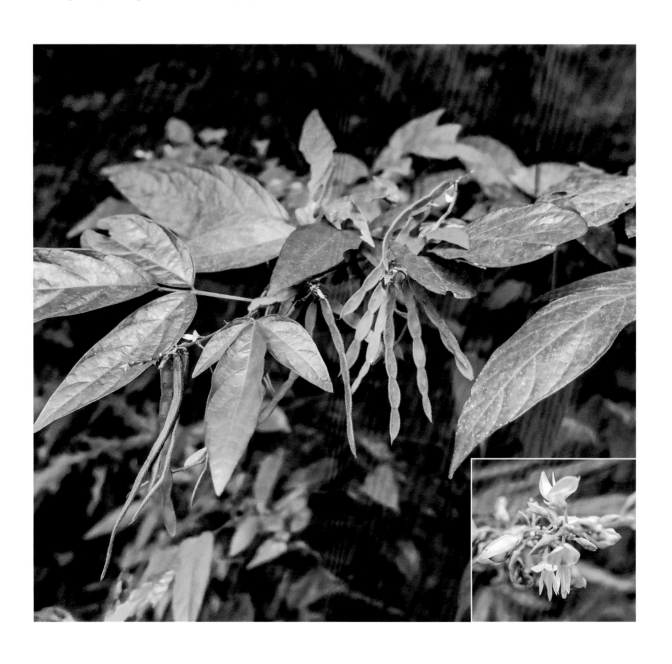

槐

【基原】为蝶形花科槐*Sophora japonica* L. 的花及花蕾、成熟果实。

【别名】金槐、白槐、槐米。

【形态特征】乔木，高达25 m。树皮灰褐色。当年生枝绿色，无毛。羽状复叶长达25 cm；小叶4~7对，卵状披针形或卵状长圆形，背面灰白色。圆锥花序顶生，常呈金字塔形；花冠白色或淡黄色。荚果肉质，串珠状，不开裂。种子卵球形，淡黄绿色，干后黑褐色。花期7~8月，果期8~10月。

【分布】原产于我国，现南北各地广泛栽培，华北地区和黄土高原尤为多见。

【性能主治】花及花蕾味苦，微寒。具有凉血止血、清肝泻火的功效。主治便血，痔血，血痢，吐血，鼻出血，肝热目赤，头痛眩晕。果实味苦，性寒。具有清热泻火、凉血止血的功效。主治肠热便血，痔肿出血，肝热头痛，眩晕目赤。

【采收加工】夏季花开放或花蕾形成时采收，除去枝、梗及杂质，干燥。果实成熟时采收，除去杂质，干燥。

【附注】《中国药典》（2020年版）记载槐以干燥花及花蕾、干燥成熟果实入药的药材名分别为槐花、槐角。

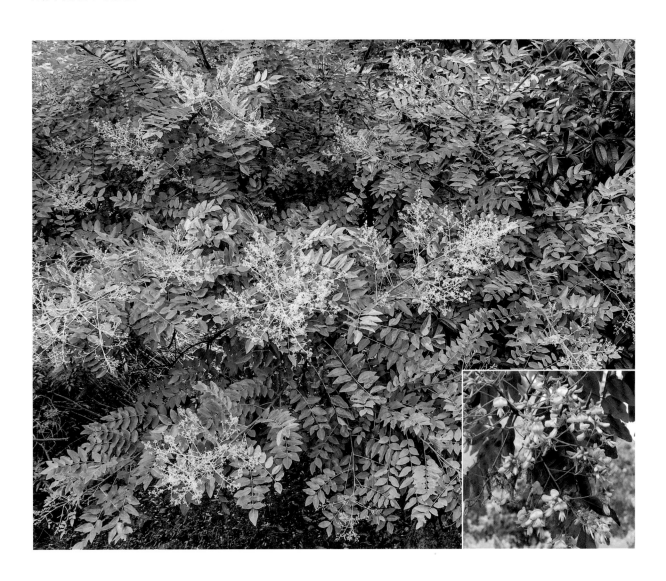

狐狸尾

【基原】为蝶形花科狸尾草*Uraria lagopodioides* (L.) Desv. ex DC. 的全草。

【别名】兔尾草、狸尾豆。

【形态特征】平卧或斜升草本。花枝直立或斜升，被短柔毛。复叶多为3小叶；托叶三角形，先端尾尖，被灰黄色长柔和缘毛；顶生小叶近圆形或椭圆形，侧生小叶较小。总状花序顶生，花排列紧密；花冠淡紫色。荚果有1~2个荚节，包藏于萼内，黑褐色，略有光泽。花、果期8~10月。

【分布】生于山野坡地、灌木丛中。产于广西、广东、云南、贵州、湖南、福建、江西等地。

【性能主治】全草味甘、淡，性平。具有清热解毒、散结消肿、利水通淋的功效。主治感冒，小儿肺炎，腹痛泻，瘰疬，痈疮肿毒，砂淋，尿血，毒蛇咬伤。

【采收加工】夏、秋季采收，洗净，鲜用或晒干。

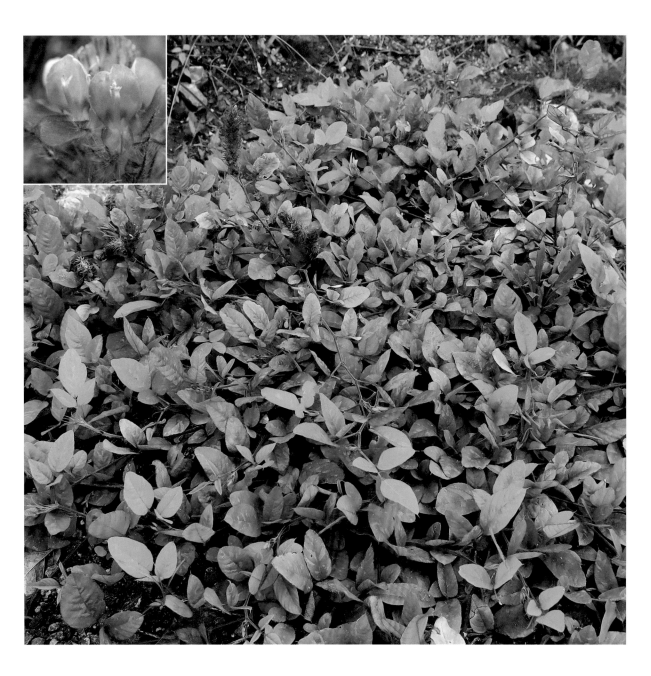

枫香树

【**基原**】为金缕梅科枫香*Liquidambar formosana* Hance 的果序、树脂。

【**别名**】九孔子、白胶香。

【**形态特征**】落叶乔木。树脂有芳香。单叶互生；叶片掌状3裂，叶色有明显的季相变化，通常初冬变黄色，至翌年春季落叶前变红色。雄性短穗状花序常多个排列成总状，雄蕊多数，花丝不等长；雌性花序头状，花序柄长3~6 cm；花柱长6~10 mm，先端常卷曲。果序头状，木质。花期3~4月，果期9~10月。

【**分布**】生于山坡疏林、村旁路边。产于秦岭及淮河以南各地，南起广西、广东，东至台湾，西至四川、云南及西藏，北至河南、山东。

【**性能主治**】果序味苦，性平。具有祛风活络、利水通经的功效。主治关节痹痛，麻木拘挛，水肿胀满，乳少闭经。树脂味辛、微苦，性平。具有活血止痛、解毒、生肌、凉血的功效。主治跌仆损伤，痈疽肿痛，吐血，鼻出血，外伤出血。

【**采收加工**】果序冬季果实成熟后采收，除去杂质，干燥。树脂于7~8月割裂树干，使树脂流出，10月至翌年4月采收，阴干。

【**附注**】《中国药典》（2020年版）记载枫香树以果序、树脂入药的药材名分别为路路通、枫香脂。

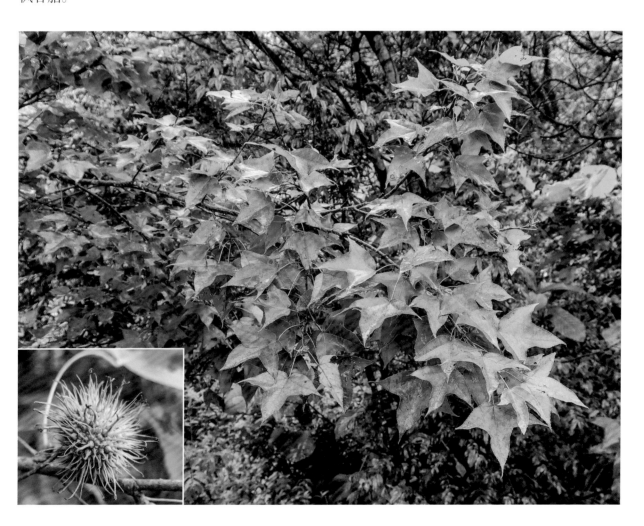

檵花

【基原】为金缕梅科檵木*Loropetalum chinense* (R. Br.) Oliv. 的花。

【别名】突肉根、白花树、螺砚木。

【形态特征】灌木或小乔木。叶片革质，卵形，长2~5 cm，宽1.5~2.5 cm，背面被星毛。花3~8朵簇生，有短花梗，白色，比新叶先开放，或与嫩叶同时开放；苞片线形；萼筒杯状，被星毛；花瓣4片，带状；雄蕊4枚；子房完全下位。蒴果卵圆形，先端圆。种子圆卵形，黑色，发亮。花期3~4月。

【分布】生于丘陵及山地的向阳处。产于我国南部、西南及中部地区。

【性能主治】花味甘、涩，性平。具有清热、止血的功效。主治鼻出血，外伤出血。

【采收加工】夏季采收，鲜用或晒干。

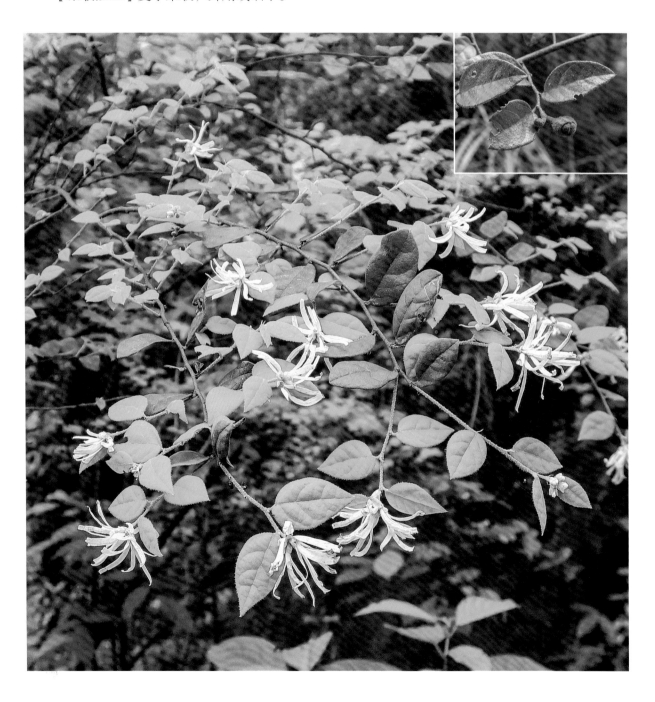

杜仲

【基原】为杜仲科杜仲Eucommia ulmoides Oliv. 的树皮、叶。

【别名】扯丝皮、丝棉皮、玉丝皮。

【形态特征】落叶乔木，高达20 m。树皮含橡胶，折断时有多数细丝相连。单叶互生；叶片卵形至长圆形，边缘有齿。花雌雄异株，生于当年枝的基部，先叶开放或与新叶同时从鳞芽抽出；雄花簇生，雌花单生，苞片倒卵形。翅果长椭圆形，扁平，先端2裂。花期4~5月，果期9月。

【分布】生于山地或疏林里。产于广西、云南、贵州、四川、湖南、湖北、河南、陕西、甘肃等地。

【性能主治】干燥树皮味甘，性温。具有强筋骨、补肝肾、安胎的功效。主治肾虚腰痛，筋骨无力，胎动不安，高血压病。叶味微辛，性温。具有补肝肾、强筋骨的功效。主治肝肾不足，筋骨痿软。

【采收加工】4~6月剥取树皮，刮去粗皮、堆置至内皮呈紫褐色，晒干。夏、秋季枝叶茂盛时采收叶，晒干或低温烘干。

【附注】《中国药典》（2020年版）记载杜仲以干燥树皮、叶入药的药材名分别为杜仲、杜仲叶。

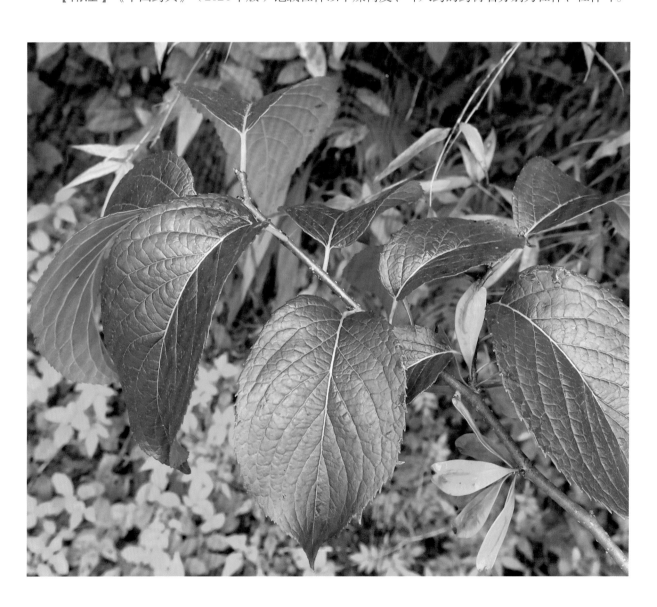

红枫荷

【基原】为桑科二色波罗蜜*Artocarpus styracifolius* Pierre 的根。

【别名】红山梅、半枫荷、红半枫荷。

【形态特征】乔木，高达20 m。小枝幼时密被白色短柔毛。叶互生；叶片腹面深绿色，背面被苍白色粉末状毛。花雌雄同株，花序单生于叶腋；雄花序椭圆形，长6~12 mm；雌花被片外面被柔毛，先端2~3裂。聚花果球形，黄色，干时红褐色。核果球形。花期秋初，果期秋末冬初。

【分布】生于森林中。产于广西、广东、海南、云南等地。

【性能主治】根味甘，性温。具有祛风化湿、活血通络的功效。主治风湿痹痛，腰痛，半身不遂，跌打瘀肿。

【采收加工】全年均可采收，洗净，晒干。

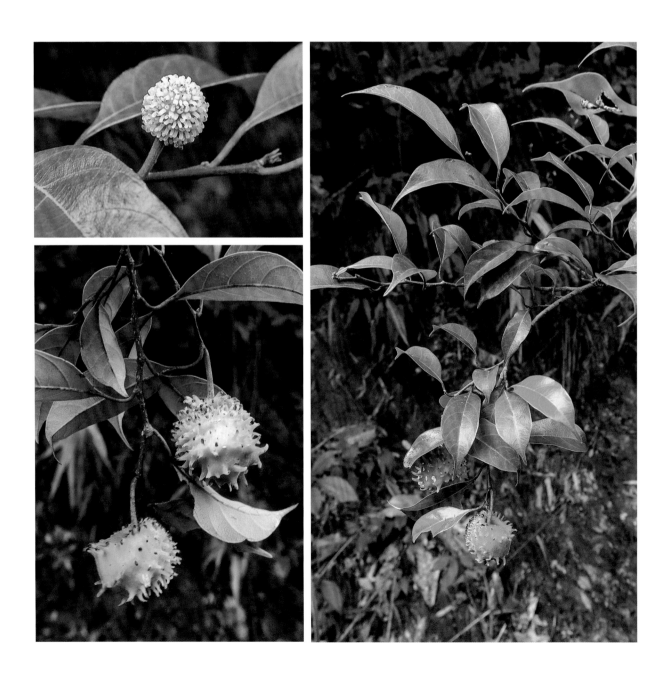

谷皮藤

【基原】为桑科藤构*Broussonetia kaempferi* Sieb. var. *australis* T. Suzuki 的全株。

【别名】藤葡蟠、黄皮藤。

【形态特征】蔓生藤状灌木。小枝显著伸长。叶互生，螺旋状排列；叶片近对称的卵状椭圆形，长3.5~8 cm，宽2~3 cm，基部心形或截形，边缘有细齿，齿尖具腺体。花雌雄异株，雄花序短穗状，长1.5~2.5 cm；雌花集生为球形头状花序。聚花果直径约1 cm，花柱线形，延长。花期4~6月，果期5~7月。

【分布】生于沟边、山坡或灌木丛中。产于广西、广东、云南、四川、湖南、湖北、福建、安徽、江西等地。

【性能主治】全株味微甘，性平。具有清热养阴、平肝、益肾的功效。主治肺热咳嗽，头晕目眩，高血压。

【采收加工】4~11月采收，洗净，鲜用或晒干。

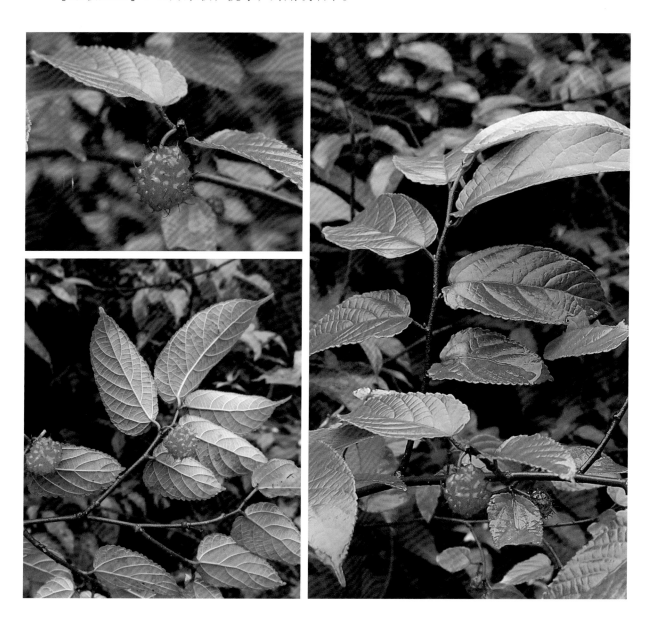

楮实子

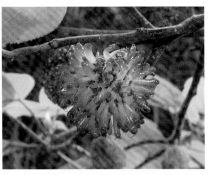

【基原】为桑科构树*Broussonetia papyrifera* (L.) L'Her. ex Vent. 的成熟果实。

【别名】谷木、褚、楮树。

【形态特征】乔木。枝粗而直；小枝密生柔毛。叶片广卵形至长椭圆状卵形，边缘具粗齿，不裂或3~5裂，幼树叶常有明显的分裂，腹面粗糙且疏生糙毛，背面密被茸毛。花雌雄异株，雄花序为柔荑花序，雌花序球形头状。聚花果熟时橙红色，肉质。花期4~5月，果期6~7月。

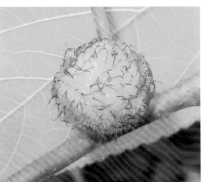

【分布】生于石灰岩山地，栽于村旁、田园。产于我国南北各地。

【性能主治】干燥成熟果实味甘，性寒。具有明目、补肾、强筋骨、利尿的功效。主治腰膝酸软、肾虚目昏、阳痿。

【采收加工】秋季果实成熟时采收，洗净，晒干，除去灰白色膜状宿萼和杂质。

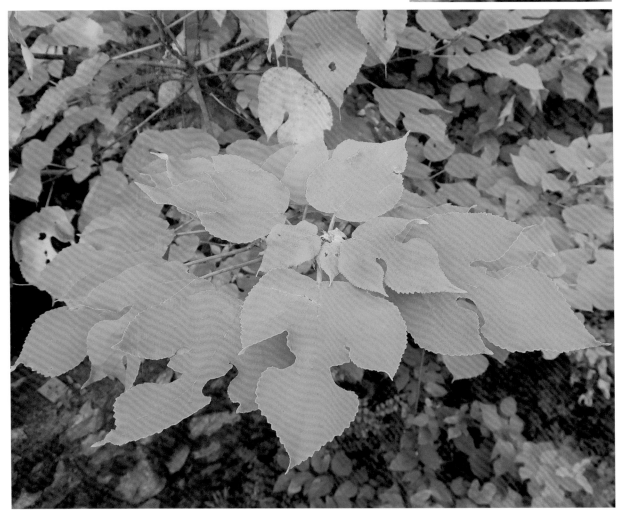

黄毛榕

【基原】为桑科黄毛榕*Ficus esquiroliana* Lévl. 的根皮。

【别名】土黄芪、麻婆风、老鸦风。

【形态特征】小乔木或灌木。幼枝中空，被褐黄色硬长毛。叶互生；叶片纸质，广卵形，先端急渐尖呈尾状，基部浅心形，分裂或不分裂。榕果腋生，圆锥状椭圆形，表面疏被或密生浅褐色长毛，顶部脐状突起。雄花生于榕果内壁口部；子房球形，雌花花被4枚。瘦果斜卵圆形，表面有瘤体。

【分布】生于沟谷阔叶林中。产于广西、广东、贵州、西藏、四川、云南、海南、台湾等地。

【性能主治】根皮味甘，性平。具有益气健脾、活血祛风的功效。主治中气虚弱，阴挺，脱肛，水肿，风湿痹痛。

【采收加工】全年均可采收，洗净，晒干。

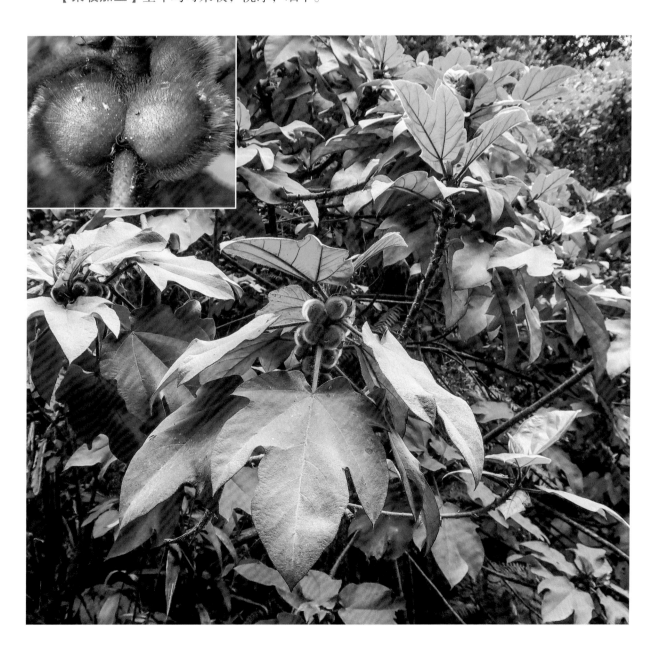

奶汁树

【基原】为桑科台湾榕*Ficus formosana* Maxim. 的根、叶。

【别名】水牛奶、下乳草、山沉香。

【形态特征】灌木，高1.5~3 m。枝纤细，节短。叶片膜质，倒披针形，长4~11 cm，宽1.5~3.5 cm，中部以下渐窄，全缘或在中部以上有疏钝齿裂。榕果单生于叶腋，卵状球形，直径6~9 mm，熟时绿色带红色，光滑，顶部脐状突起，基部收缩为纤细短柄。花期4~7月。

【分布】生于山地疏林、路边、溪边湿润处。产于广西、广东、海南、贵州、湖南、福建、台湾、浙江等地。

【性能主治】根、叶味甘、微涩，性平。具有活血补血、催乳、祛风利湿、清热解毒的功效。主治月经不调，产后或病后虚弱，乳汁不下，风湿痹痛，跌打损伤，毒蛇咬伤，尿路感染。

【采收加工】全年均可采收，鲜用或晒干。

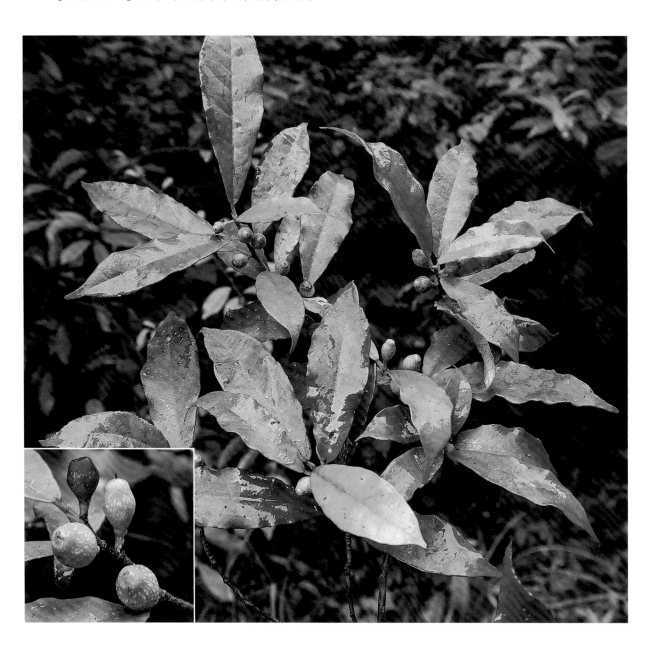

五指毛桃

【基原】为桑科粗叶榕*Ficus hirta* Vahl 的根。

【别名】五指牛奶。

【形态特征】灌木或小乔木。嫩枝中空，全株有乳汁，枝、叶、叶柄和花序托（榕果）均被金黄色长硬毛。叶片长椭圆状披针形或广卵形，边缘有细齿；托叶卵状披针形，膜质，红色，被柔毛。隐头花序成对腋生或生于已落叶的枝上。瘦果椭圆球形，表面光滑。花、果期3~11月。

【分布】生于村寨附近旷地或山坡林边，或附生于其他树干。产于广西、广东、海南、云南、贵州、湖南、福建、江西等地。

【性能主治】干燥根味甘，性平。具有健脾补肺、行气利湿、舒筋活络的功效。主治脾虚浮肿，食少无力，肺痨咳嗽，带下，产后无乳，风湿痹痛，肝硬化腹水，肝炎，跌打损伤。

【采收加工】全年均可采收，洗净，切片，晒干。

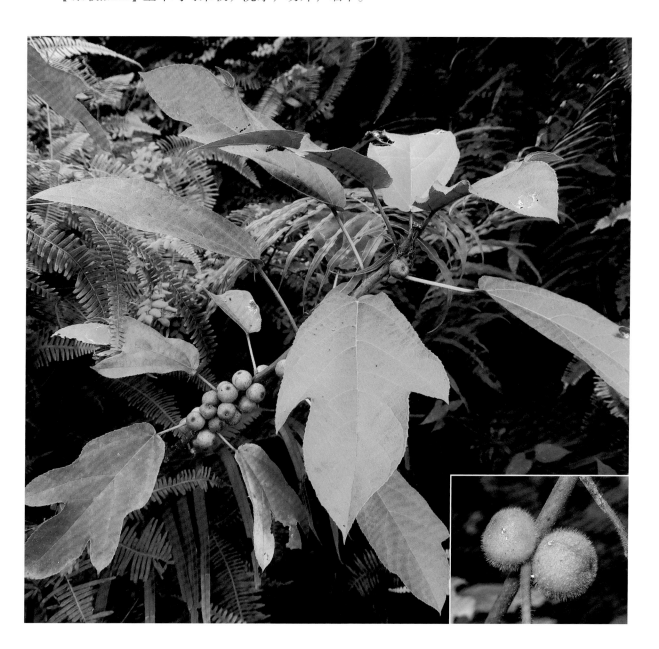

薜荔

【基原】为桑科薜荔*Ficus pumila* L. 的果实。

【别名】凉粉果、王不留行、爬山虎。

【形态特征】常绿攀缘灌木。叶二型；不结果枝上的叶小而薄，卵状心形；结果枝上的叶较大，革质，卵状椭圆形。榕果单生于叶腋，瘿花果梨形，雌花果近球形，长4~8 cm，直径3~5 cm，顶部截平，略具短钝头或为脐状突起，内生众多细小的黄棕色圆球状瘦果。花期5~6月，果期9~10月。

【分布】生于树上或石灰岩山坡上。产于广西、广东、云南东南部、贵州、四川、湖南、福建、台湾、江西、安徽、江苏、浙江、陕西等地。

【性能主治】果实味甘、性平。具有补肾固精、活血、催乳的作用。主治遗精，阳痿，乳汁不通，闭经。

【采收加工】秋季采收将熟的果实，剪去果柄，投入沸水中浸泡，鲜用或晒干。

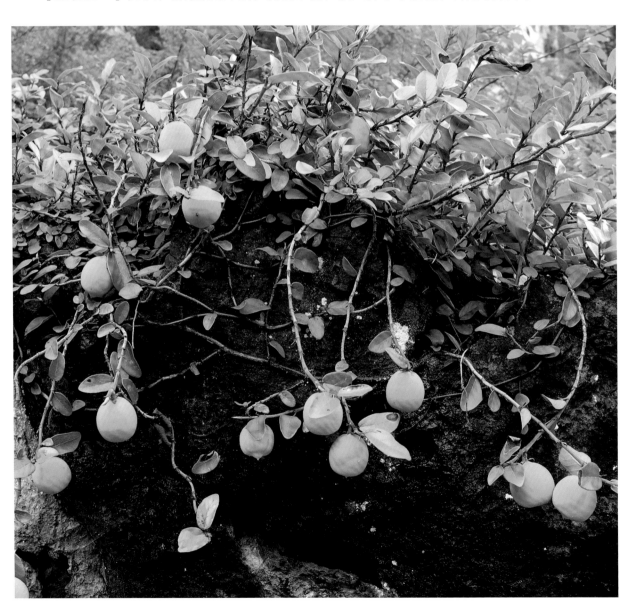

斜叶榕

【基原】为桑科斜叶榕*Ficus tinctoria* G. Forst. subsp. *gibbosa* (Blume) Corner 的树皮。

【形态特征】小乔木。幼时多附生。叶排列成2列；叶片椭圆形至卵状椭圆形，全缘，一侧稍宽。榕果球形或球状梨形，单生或成对腋生，疏生小瘤体；雄花生于榕果内壁近口部；瘿花与雄花花被相似；雌花生于另一植株榕果内，花被片4枚，线形。瘦果椭圆形，具龙骨，表面有瘤体。花、果期冬季至翌年6月。

【分布】生于路边、山坡、山谷疏林中或湿润的岩石上。产于广西、海南、台湾、福建、贵州、云南、西藏等地。

【性能主治】树皮味苦，性寒。具有清热利湿、解毒的功效。主治感冒，高热惊厥，泄泻，痢疾，目赤肿痛。

【采收加工】全年均可采收，鲜用或晒干。

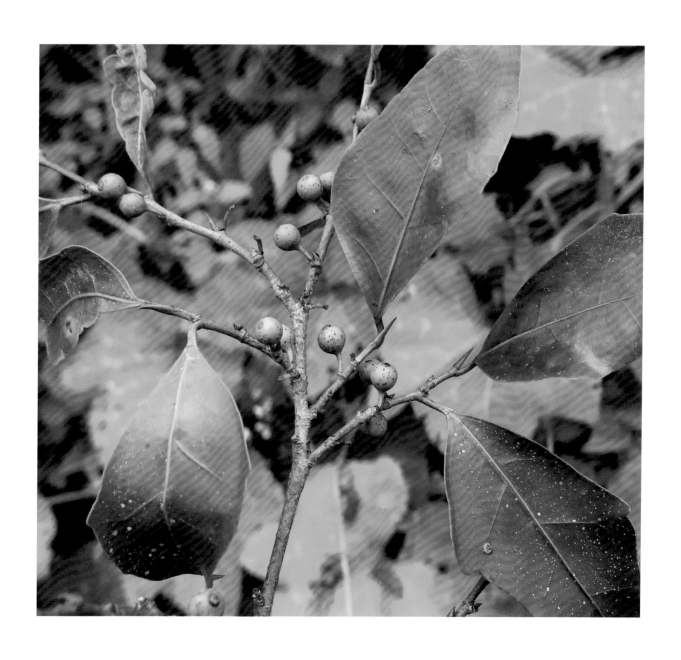

变叶榕

【基原】为桑科变叶榕*Ficus variolosa* Lindl. ex Benth. 的根。

【别名】山牛奶、假岑榕。

【形态特征】灌木或小乔木。小枝节间短。叶片薄革质，狭椭圆形至椭圆状披针形，先端钝或钝尖，基部楔形，边缘全缘，侧脉与中脉略成直角展开。榕果成对或单生于叶腋，球形，表面有瘤体。瘿花子房球形，花柱短，侧生；雌花生于另一植株榕果内壁。瘦果表面有瘤体。花期12月至翌年6月。

【分布】生于山地、溪边林下潮湿处。产于广西、广东、贵州、云南、湖南、江西、福建等地。

【性能主治】根味微苦、辛，性微温。具有祛风除湿、活血止痛的功效。主治风湿痹痛，胃痛，疖肿，跌打损伤。

【采收加工】全年均可采收，鲜用或晒干。

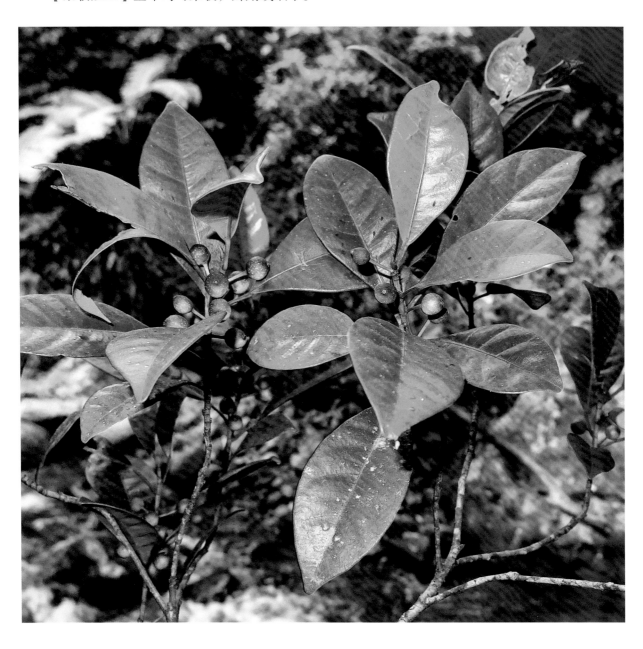

穿破石

【基原】为桑科构棘*Maclura cochinchinensis* (Lour.) Corner 的根。

【别名】葨芝、川破石、刺楮。

【形态特征】直立或攀缘状灌木。根皮橙黄色，枝具棘刺。叶片革质，椭圆状披针形或长圆形，边缘全缘。花雌雄异株，均为具苞片的球形头状花序，苞片内具2枚黄色腺体；雄花被片4片，不相等，雄蕊4枚；雌花序微被毛，花被片顶部厚，基部有2个黄色腺体。聚合果肉质，熟时橙红色。花期4~5月，果期9~10月。

【分布】生于山坡、山谷、溪边。产于广西、广东、湖南、安徽、浙江、福建等地。

【性能主治】根味淡、微苦，性凉。具有祛风通络。清热除湿。解毒消肿的功效。主治风湿痹痛，跌打损伤，黄疸，腮腺炎，肺结核，淋浊，闭经，劳伤咳血，疔疮痈肿。

【采收加工】全年均可采挖，除去须根，洗净，晒干或趁鲜切片，鲜用或晒干。

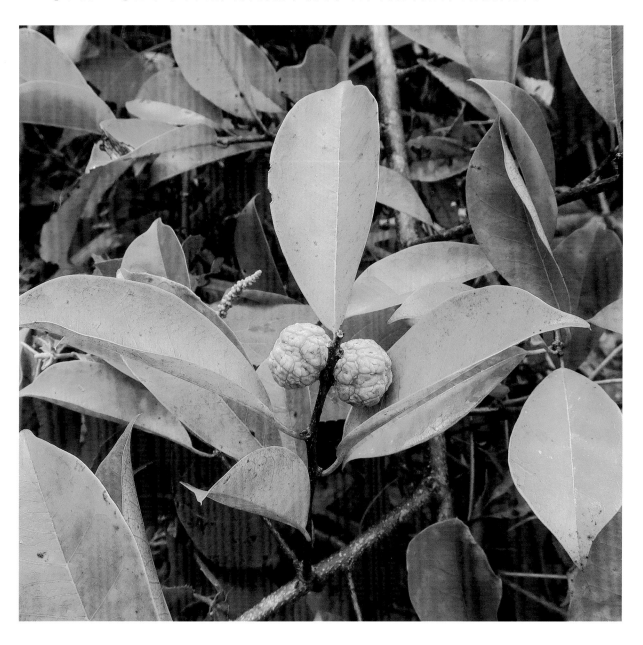

柘

【基原】为桑科柘*Maclura tricuspidata* Carrière 的根。

【别名】奴拓、黄龙脱皮、千层皮。

【形态特征】落叶灌木或小乔木。小枝有棘刺。叶片卵形或菱状卵形，偶为3裂；叶柄长1~2 cm。花雌雄异株，雌、雄花序均为球形头状花序，单生或成对腋生，具短花序梗；雄花序直径约0.5 cm，雌花序直径1~1.5 cm；子房埋于花被片下部。聚花果近球形，肉质，熟时橘红色。花期5~6月，果期6~7月。

【分布】生于山坡，溪边灌木丛中或山谷、林缘。产于西南、中南、华东、华北地区。

【性能主治】根味淡、微苦，性凉。具有祛风通络、清热除湿、解毒消肿的功效。主治风湿痹痛，跌打损伤，肺结核，胃和十二指肠溃疡，淋浊，臌胀，闭经，劳伤咳血，疔疮痈肿。

【采收加工】根全年均可采挖，除去泥土、须根等，洗净，趁鲜切片，鲜用或晒干。

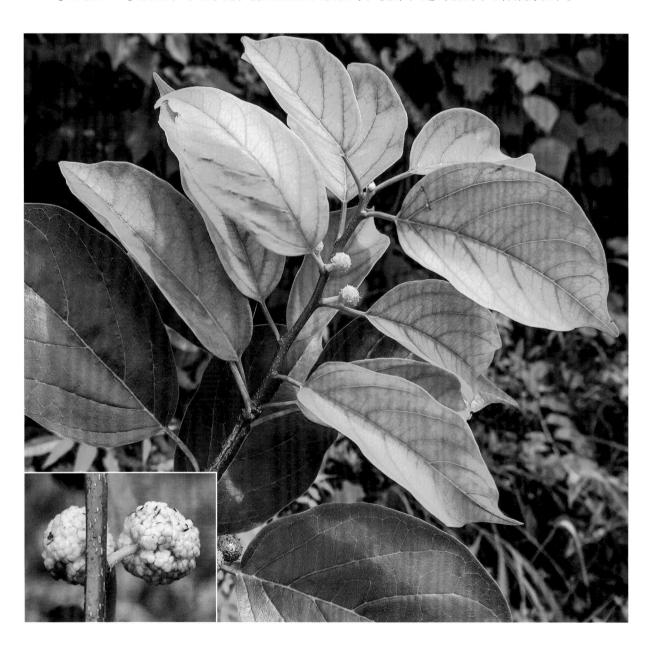

苎麻根

【基原】为荨麻科苎麻*Boehmeria nivea* (L.) Gaudich. 的根。

【别名】青麻、白麻、野麻。

【形态特征】亚灌木或灌木。叶互生；叶片通常圆卵形或宽卵形，少数卵形，长6~15 cm，宽4~11 cm，边缘在基部之上有齿；腹面稍粗糙，疏被短伏毛，背面密被白色毡毛。圆锥花序腋生，或植株上部的为雌性，下部的为雄性，或同一植株的全为雌性。瘦果近球形，光滑。花期8~10月。

【分布】生于山谷、山坡路边、林缘或灌草丛中。产于广西、广东、台湾、福建、浙江、四川、贵州、云南、甘肃、陕西等地。

【性能主治】根味甘，性寒。具有凉血止血、利尿、解毒的功效。主治咯血，鼻出血，便血，胎动不安，胎漏下血，痈疮肿毒，虫蛇咬伤等。

【采收加工】冬季至翌年春季采挖，以食指粗细的根药效为佳，除去地上茎和泥土，晒干。

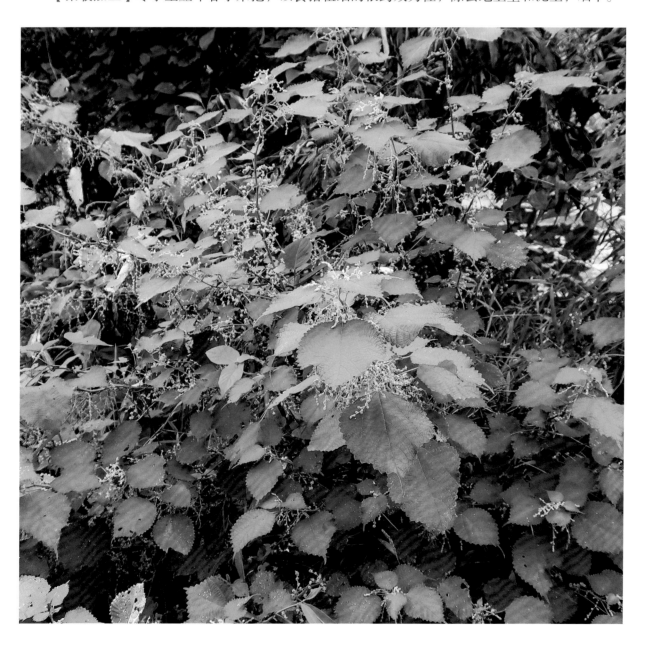

糯米藤

【基原】为荨麻科糯米团*Gonostegia hirta* (Blume ex Hassk.) Miq. 的全草。

【别名】猪粥菜、拉粘草。

【形态特征】多年蔓生草本。茎蔓生、铺地或渐升，上部带四棱形。叶对生；叶片狭卵形至披针形，全缘。雌雄异株；团伞花序腋生，直径2~9 mm；雄花花蕾呈陀螺状；雌花花被菱状狭卵形，果期呈卵形，有10条纵肋。瘦果卵球形，宿存花被无翅。花期5~9月，果期8~9月。

【分布】生于山坡灌木丛中、沟边草地。产于广西、广东、云南、河南、陕西等地。

【性能主治】全草味甘、苦，性凉。具有清热解毒、止血、健脾的功效。主治疔疮，痈肿，瘰疬，痢疾，白带异常，小儿疳积，吐血，外伤出血。

【采收加工】全年均可采收，鲜用或晒干。

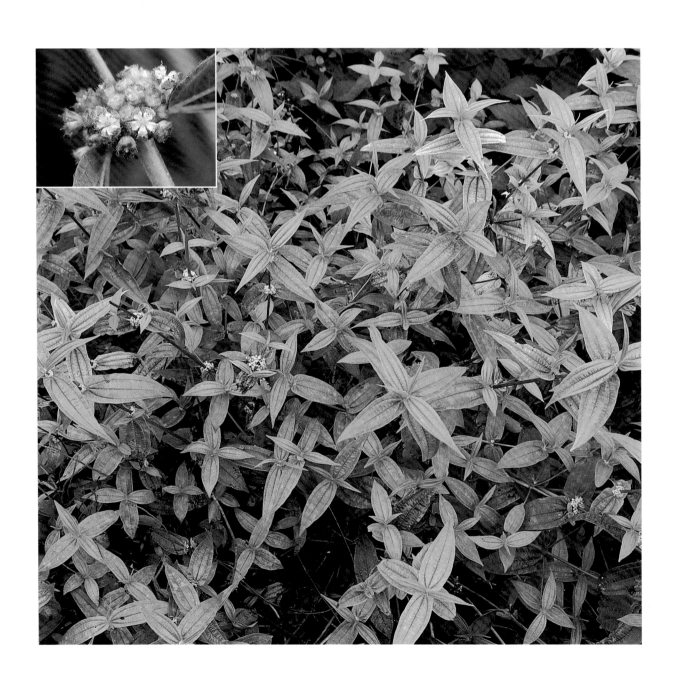

紫麻

【基原】为荨麻科紫麻*Oreocnide frutescens* (Thunb.) Miq. 的全株。

【别名】小麻叶、火麻条。

【形态特征】灌木，稀小乔木，高1~3 m。叶常生于枝上部；叶片卵形、狭卵形或稀倒卵形，长3~15 cm，宽1.5~6 cm。花序生于上一年生枝和老枝上，几无梗，呈簇生状。瘦果卵球状，两侧均稍扁；肉质花托浅盘状，围于果的基部，熟时则常增大呈壳斗状，包围着果的大部分。花期3~5月，果期6~10月。

【分布】生于山谷、溪边、林缘半阴湿处。产于广西、湖南、浙江、江西、福建、台湾、湖北、陕西等地。

【性能主治】全株味甘，性凉。具有行气、活血的功效。主治跌打损伤，牙痛，小儿麻疹发热。

【采收加工】夏、秋季采收，洗净，鲜用或晒干。

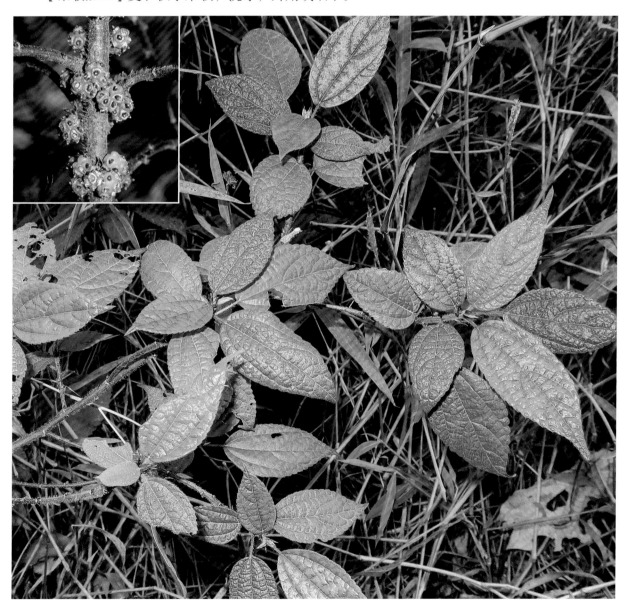

石油菜

【基原】为荨麻科石油菜Pilea cavaleriei H. Lévl. subsp. valida C. J. Chen 的全草。

【别名】小石芥、石西洋菜、石花菜。

【形态特征】多年生披散草本。根状茎匍匐，肉质茎粗壮，多分枝，呈伞房状整齐伸出。叶生于分枝上，宽卵形或近圆形，先端钝圆，边全缘或不明显波状，两面均密布钟乳体。花雌雄同株，聚伞花序常密集成近头状；雄花序长不过叶柄；雌花近无梗或具短梗。花期5~8月，果期8~10月。

【分布】生于石灰岩上或阴地岩石上。产于广西、湖南等地。

【性能主治】全草味微苦，性凉。具有清肺止咳、利水消肿、解毒止痛的功效。主治肺热咳嗽，肺结核，肾炎水肿，烧烫伤，跌打损伤，疮疖肿毒。

【采收加工】全年均可采收，洗净，鲜用或晒干。

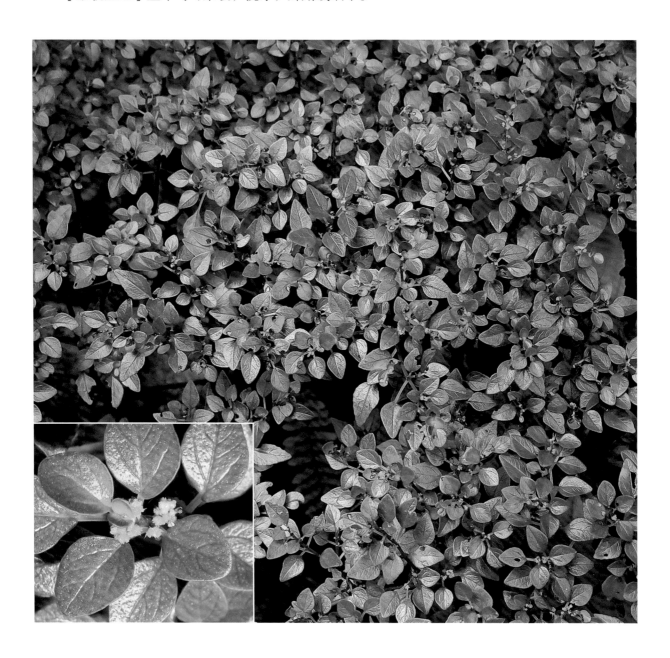

透明草

【基原】为荨麻科小叶冷水花*Pilea microphylla* (L.) Liebm. 的全草。

【别名】玻璃草、小叶冷水麻。

【形态特征】纤细小草本。茎肉质，多分枝，干时常变为蓝绿色，密布条形钟乳体。叶很小，同对的不等大，叶脉羽状。花雌雄同株，有时同序；聚伞花序密集成近头状；雄花具梗，花被片4枚，外面近先端有短角状突起；雌花花被片3枚，稍不等长。瘦果卵形，熟时变褐色，光滑。花期夏、秋季，果期秋季。

【分布】生于路边石缝或墙角阴湿处。原产于南美洲热带，在我国广西、广东、福建、台湾、浙江、江西等地为归化种。

【性能主治】全草味淡、涩，性凉。具有清热解毒的功效。主治痈疮肿痛，丹毒，无名肿毒，烧烫伤，毒蛇咬伤。

【采收加工】夏、秋季采收，洗净，鲜用或晒干。

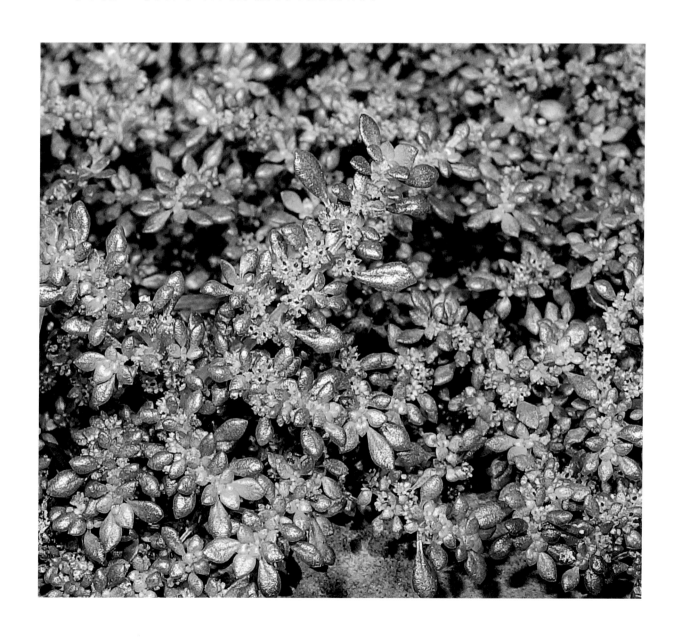

背花疮

【基原】为荨麻科盾叶冷水花*Pilea peltata* Hance 的全草。

【别名】石苋菜、铜钱草。

【形态特征】肉质草本。叶常集生于茎顶端，下部裸露；叶片肉质，同对的稍不等大，常盾状着生，近圆形，边缘有数枚圆齿，基出脉3对，侧出的一对弧曲达中上部，细脉末端常有腺点；托叶三角形，宿存。雌雄同株或异株；团伞花序由数朵花紧缩而成；花淡黄绿色。花期6~8月，果期8~9月。

【分布】生于石灰岩山上石缝或灌木丛中阴处。产于广西、广东、湖南等地。

【性能主治】全草味辛、淡，性凉。具有清热解毒、祛痰化瘀的功效。主治肺热咳喘，肺痨久咳，咯血，疮疡肿毒，跌打损伤，外伤出血，疳积。

【采收加工】夏季采收，鲜用或晒干。

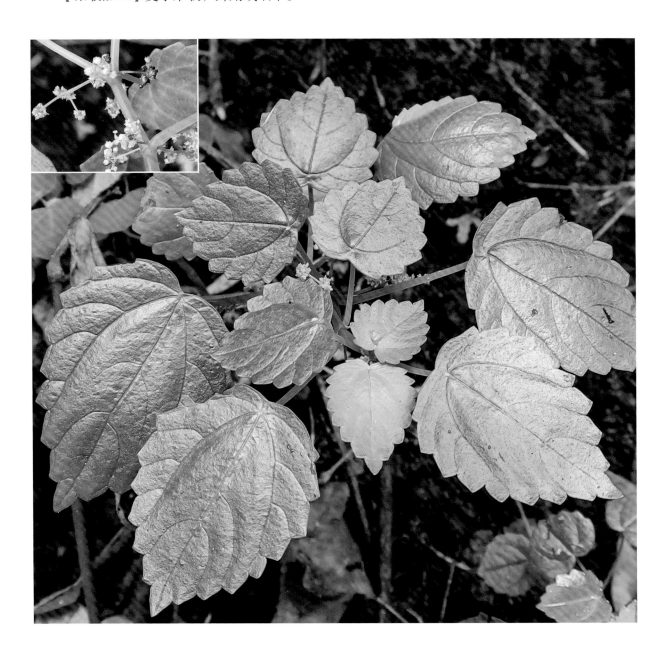

葎草

【基原】为大麻科葎草 *Humulus scandens* (Lour.) Merr. 的全草。

【别名】拉拉秧、拉拉藤、五爪龙。

【形态特征】多年生茎蔓草本植物。茎枝和叶柄具倒钩刺毛，茎喜缠绕其他植物生长。单叶对生；叶片掌状3~7裂，腹面粗糙，背面有柔毛和黄色腺体，边缘具粗齿。雌雄异株；雌花为球状的穗状花序；雄花成圆锥状柔荑花序；花黄绿色，细小。瘦果熟时露出苞片外。花期5~10月。

【分布】生于沟边、荒地、废墟或林缘边。我国各地均有分布。

【性能主治】全草味甘、苦，性寒。具有清热解毒、利尿消肿的功效。主治主肺热咳嗽，虚热烦渴，热淋，水肿，小便不利，热毒疮疡，皮肤瘙痒。

【采收加工】夏秋采收，除杂质，晒干。

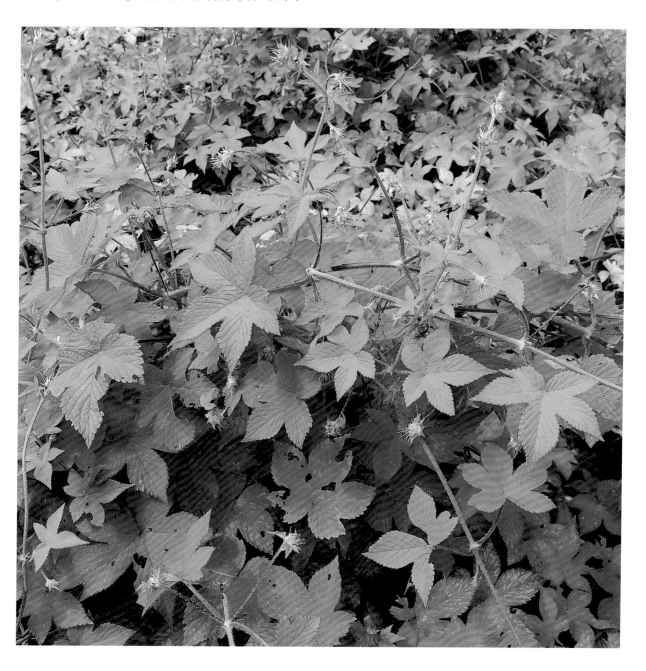

毛冬青

【基原】为冬青科毛冬青*Ilex pubescens* Hook. et Arn. 的根。

【别名】大百解、百解兜。

【形态特征】常绿灌木或小乔木。小枝近四棱形，幼枝、叶片、叶柄和花序密被长硬毛。叶片纸质或膜质，椭圆形或长卵形，边缘具疏而尖的细齿或近全缘。花序簇生于1~2年生枝的叶腋内，花粉红色。果小而簇生，熟后红色，果核6~7粒，分核背部有条纹而无沟槽。花期4~5月，果期8~11月。

【分布】生于山坡林中或林缘、灌木丛中和草丛中。产于广西、广东、贵州、湖南、浙江、安徽、福建、台湾、江西、海南等地。

【性能主治】根味苦、涩，性寒。具有清热解毒、活血通脉、消肿止痛的功效。主治风热感冒，肺热喘咳，咽痛，烧烫伤，扁桃体炎，咽喉炎。

【采收加工】全年均可采收，切片，晒干。

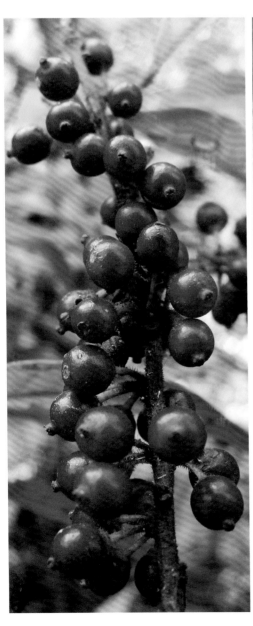
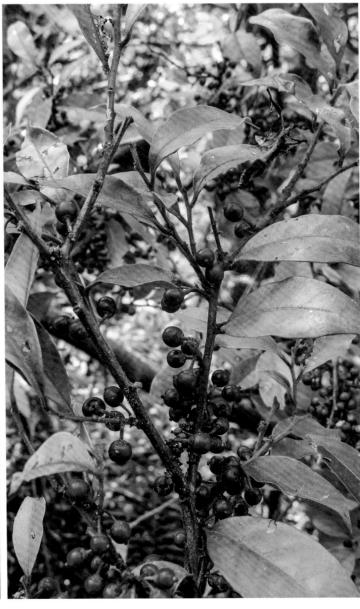

救必应

【基原】为冬青科铁冬青*Ilex rotunda* Thunb. 的树皮。

【别名】过山风、白银木、熊胆木。

【形态特征】常绿灌木或乔木。高5~15 m。树皮淡灰色，嫩枝红褐色，枝叶均无毛。小枝圆柱形，较老枝具纵裂缝；叶痕倒卵形或三角形，稍隆起。单叶互生；叶片薄革质，卵形至椭圆形。聚伞花序单生于当年枝上，花绿白色。核果球形，红色。花期4月，果期8~12月。

【分布】生于山坡林中或林缘、溪边。产于广西、广东、云南、湖南、福建、台湾、安徽、江苏、浙江、江西等地。

【性能主治】干燥树皮味苦，性寒。具有清热解毒、利湿止痛的功效。主治感冒，扁桃体炎，咽喉肿痛，急性胃肠炎，风湿骨痛；外用治痈疖疮疡，跌打损伤。

【采收加工】全年均可采收，刮去外层粗皮，切碎，鲜用或晒干。

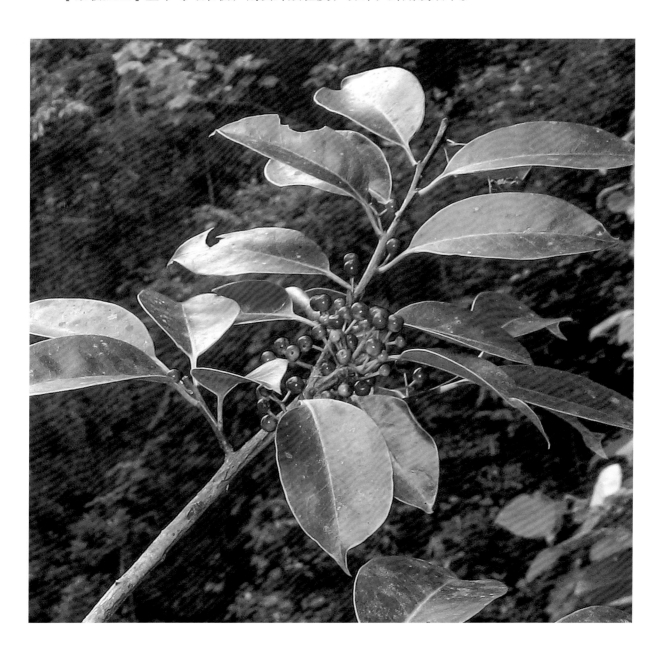

过山枫

【基原】为卫矛科过山枫*Celastrus aculeatus* Merr. 的藤茎。

【形态特征】藤状灌木。小枝具明显的淡色皮孔。单叶互生；叶片长方形或近椭圆形，边缘上部具浅齿。聚伞花序腋生或侧生，常具3朵花，总花序梗仅长2~5 mm；花单性，黄绿色或黄白色。蒴果近球形，宿萼明显增大，直径7~8 mm，室背开裂，假种皮红色。花期3~4月，果期8~9月。

【分布】生于山地灌木丛或路边疏林中。产于广西、广东、云南、江西、浙江、福建等地。

【性能主治】干燥藤茎微苦，性平。具有清热解毒、祛风除湿的功效。主治风湿痹痛。

【采收加工】全年均可采收，除去杂质，晒干。

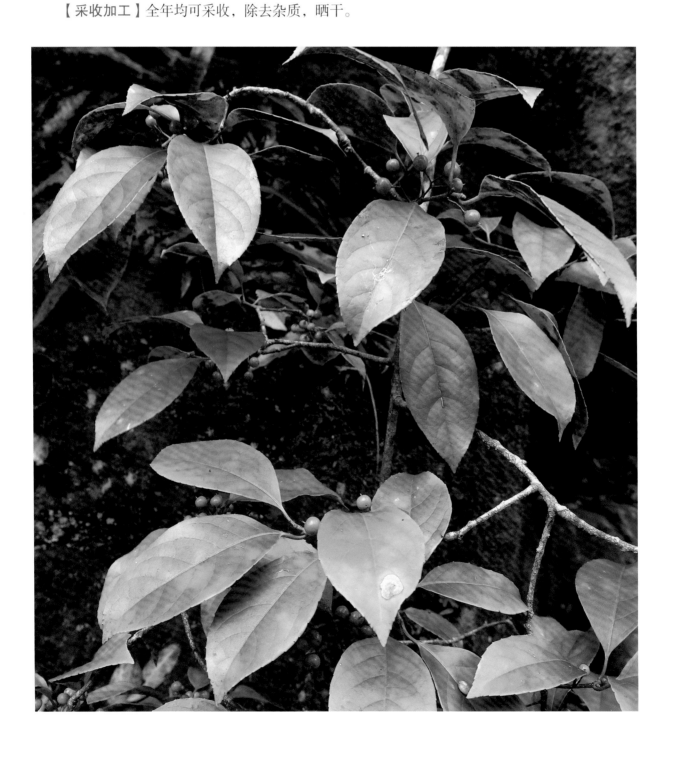

杉寄生

【基原】为桑寄生科鞘花*Macrosolen cochinchinensis* (Lour.) Tiegh. 的茎枝、叶。

【别名】龙眼寄生、樟木寄生。

【形态特征】灌木。高0.5~1.3 m。全株无毛。小枝灰色，具皮孔。叶片革质，阔椭圆形至披针形，顶端急尖或渐尖，羽状叶脉，中脉在背面隆起。总状花序，具花4~8朵；花冠橙色，冠管膨胀，具6棱。果近球形，橙色，果皮平滑。花期2~6月，果期5~8月。

【分布】生于疏林、灌木丛及沟谷中。产于广西、广东、云南、贵州、四川、福建、西藏等地。

【性能主治】茎枝味苦，性平。具有祛风湿、补肝肾、活血止痛、止咳的功效。主治风湿痹痛，腰膝酸痛，头晕目眩，脱发，痔疮肿痛，咳嗽，咳血，跌打损伤。叶具有祛风解表、利水消肿的功效。主治感冒发热，水肿。

【采收加工】全年均可采收，鲜用或晒干。

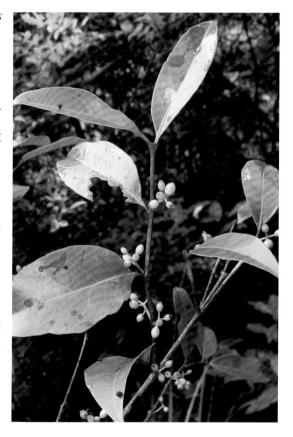

大苞寄生

【基原】为桑寄生科大苞寄生*Tolypanthus maclurei* (Merr.) Danser 的带叶茎枝。

【别名】油茶寄生、榔榆寄生、大萼桑寄生。

【形态特征】灌木。高0.5~1 m。嫩枝被黄褐色星状毛；枝条披散状。叶片长圆形或长卵形互生或近对生，或3~4片簇生于短枝上。密簇聚伞花序腋生，具花3~5朵；苞片大，长卵形，离生，淡红色、花红色或橙色；冠管上半部膨胀，具5纵棱，纵棱之间具横皱纹。果椭圆形。花期4~7月，果期8~10月。

【分布】生于山地林中，寄生于油茶、柿树、紫薇或杜鹃属、杜英属、冬青属等植物上。产于广西、广东、贵州、湖南、江西、福建等地。

【性能主治】带叶茎枝味苦、甘，性微温。具有补肝肾、强筋骨、祛风除湿的功效。主治头晕目眩，腰膝酸痛，风湿麻木。

【采收加工】夏、秋季采收，扎成把，晒干。

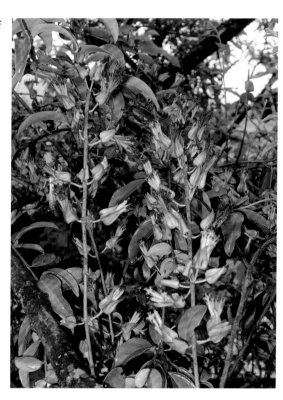

铁篱笆

【基原】为鼠李科马甲子*Paliurus ramosissimus* (Lour.) Poir. 的刺、花及叶。

【别名】铜钱树、仙姑簕。

【形态特征】灌木。叶片卵状椭圆形或近圆形，先端钝或圆形，基部稍偏斜，边缘具齿，基出脉3条；叶柄基部有2枚针刺。腋生聚伞花序，被黄色茸毛；萼片宽卵形；花瓣匙形，短于萼片；雄蕊与花瓣等长或略长于花瓣。核果杯状，被黄褐色或棕褐色茸毛，周围具3浅裂窄翅。花期5~8月，果期9~10月。

【分布】生于山地，野生或栽培。产于广西、广东、云南、福建、江苏、江西、湖南、湖北等地。

【性能主治】刺、花及叶味苦，性平。具有清热解毒的功效。主治疔疮痈肿，无名肿毒，下肢溃疡，眼目赤痛。

【采收加工】全年均可采收，鲜用或晒干。

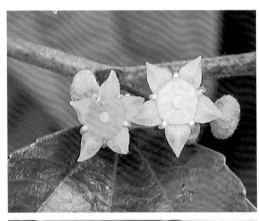

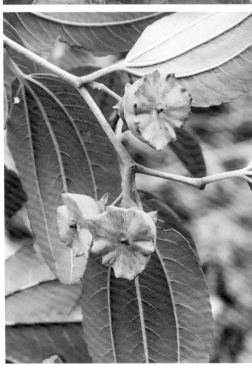

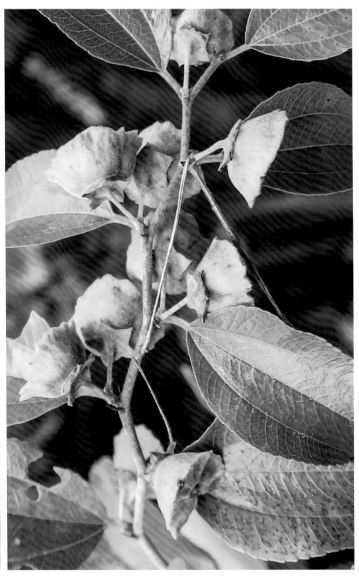

苦李根

【基原】为鼠李科长叶冻绿*Rhamnus crenata* Sieb. et Zucc. 的根或根皮。

【别名】铁包金、一扫光。

【形态特征】落叶灌木或小乔木。幼枝带红色，密被锈色柔毛。叶互生；叶片倒卵形或长圆形，边缘具细齿，背面及沿脉均被柔毛。聚伞花序腋生，被柔毛；花黄绿色，萼片三角形与萼管等长，花瓣近圆形，雄蕊与花瓣等长。核果倒卵球形，熟时紫黑色。花期5~8月，果期7~11月。

【分布】生于山地林下或灌木丛中。产于广西、广东、湖南、云南、贵州、四川、浙江、江西、福建等地。

【性能主治】根或根皮味苦、辛，性平；有毒。具有清热解毒、杀虫利湿的功效。主治疥疮，顽癣，疮疖，湿疹，荨麻疹，跌打损伤。

【采收加工】秋后采收，鲜用或切片，晒干；或剥皮，晒干。

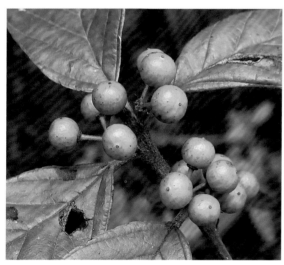

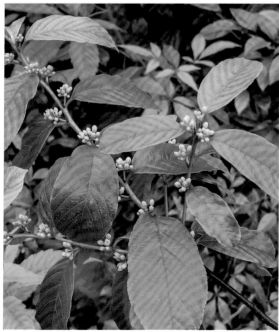

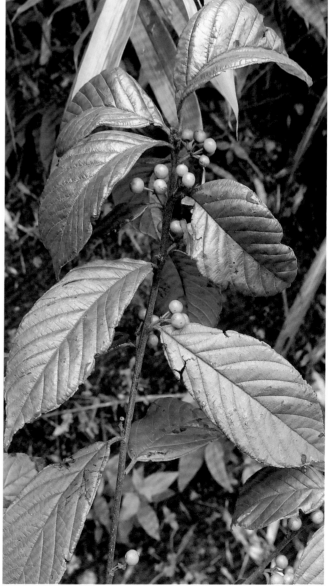

薄叶鼠李

【基原】为鼠李科薄叶鼠李*Rhamnus leptophylla* C. K. Schneid. 的根和果实。

【别名】鹿角刺、乌苕子刺。

【形态特征】灌木。幼枝对生或近对生，平滑无毛，有光泽。叶对生或近对生；叶柄有短柔毛；叶片纸质，倒卵形或倒卵状椭圆形，边缘具钝齿。花单性异株，绿色，成聚伞花序或簇生于短枝端。核果球形，熟时黑色。种子宽倒卵圆形，背面具纵沟。花期3~5月，果期5~10月。

【分布】生于山坡、山谷或路边灌木丛中。产于西南、华东、中南等地区及广西、陕西、甘肃。

【性能主治】根和果实味苦、辛，性平。具有消食顺气、活血祛瘀的功效。主治食积腹胀，食欲不振，胃痛，跌打损伤，痛经。

【采收加工】根秋、冬季采收，洗净，切片，晒干。秋季果实成熟时采摘，晒干。

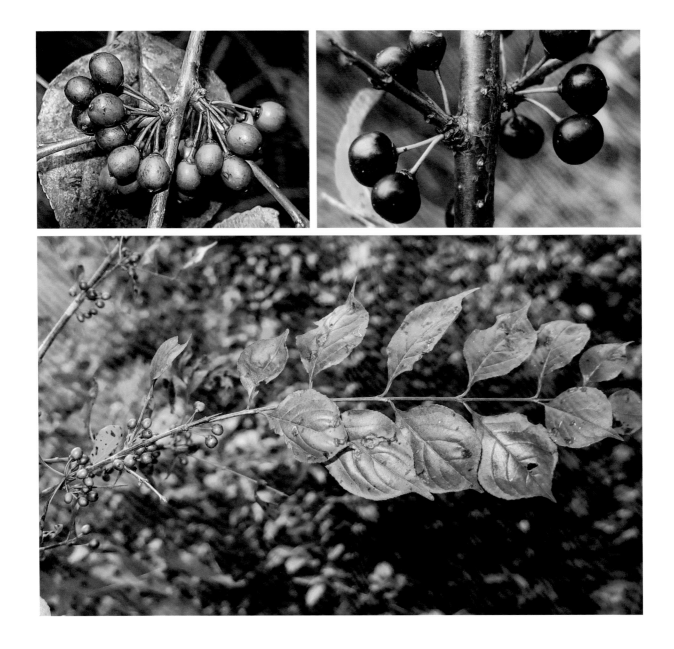

冻绿

【基原】为鼠李科冻绿*Rhamnus utilis* Decne. 的叶、果实。

【别名】老乌眼、黑午茶。

【形态特征】灌木或小乔木，高达4 m。小枝褐色或紫红色，枝端常具针刺。叶片纸质，对生或近对生，或在短枝上簇生，椭圆形、矩圆形或倒卵状椭圆形。花单性，雌雄异株，4基数，具花瓣；雄花数个簇生于叶腋。果圆球形或近球形，熟时黑色。种子背侧基部有短沟。花期4~6月，果期5~8月。

【分布】生于山地、丘陵、山坡草丛、灌木丛中或疏林下。产于广西、广东、贵州、四川、江西、福建、湖南、湖北、安徽、浙江、江苏、山西、河南、河北、陕西、甘肃等地。

【性能主治】叶味苦，性凉。具有止痛、消食的功效。主治跌打内伤，消化不良。果实味苦、甘，性凉；有小毒。具有清热解毒、止咳祛痰的功效。主治疮痈，龋齿，口疮，牙痛，腹胀便秘，咳嗽痰喘，水肿胀满，支气管炎，肺气肿。

【采收加工】夏末采收叶，鲜用或晒干。8~9月采收成熟果实，鲜用或微火烘干。

【附注】《中华本草》记载枫香以叶、果实入药的药材名分别为冻绿叶、臭李子。

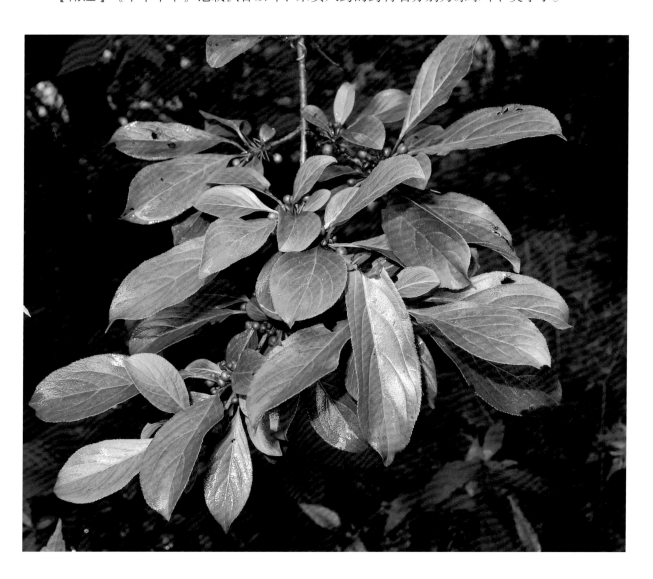

蔓胡颓子

【基原】为胡颓子科蔓胡颓子 *Elaeagnus glabra* Thunb. 的果实。

【别名】抱君子、牛奶子根。

【形态特征】常绿蔓生或攀缘灌木。有时具刺，幼枝密被锈色鳞片。叶片革质或薄革质，卵形、卵状椭圆形或长椭圆形，基部圆形或阔楔形，背面被褐色鳞片。花白色，常下垂，密被银白色和散生少数褐色鳞片。果长圆形，被锈色鳞片，熟时红色。花期9~11月，果期翌年4~5月。

【分布】生于阔叶林中、向阳山坡或路边。产于广西、广东、贵州、湖南、江苏、浙江、福建、台湾、安徽、江西、湖北、四川等地。

【性能主治】果实味酸，性平。具有收敛止泻、健脾消食、止咳平喘、止血的功效。主治肠炎，腹泻，痢疾，食欲不振，消化不良。

【采收加工】4~6月果实成熟时采收，晒干。

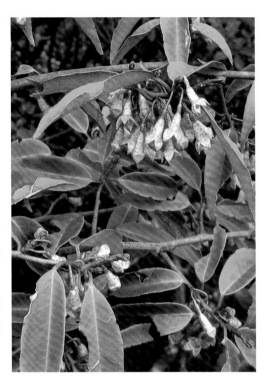

甜茶藤

【基原】为葡萄科显齿蛇葡萄 *Ampelopsis grossedentata* (Hand.–Mazz.) W. T. Wang 的茎叶或根。

【别名】藤茶、端午茶、乌蔹、红五爪金龙。

【形态特征】木质藤本。小枝有显著纵棱纹，小枝、叶、叶柄和花序均无毛。羽状复叶为一回或二回羽状复叶，二回羽状复叶者基部一对为3片小叶；小叶长圆状卵形或披针形，边缘有明显的锯齿或小齿。伞房状多歧聚伞花序与叶对生；花两性。果近球形，直径0.6~1 cm。花期5~8月，果期8~12月。

【分布】生于沟谷林中或山坡灌木丛中。产于广西、广东、云南、贵州、湖南、湖北、江西等地。

【性能主治】茎叶或根味甘、淡，性凉。具有清热解毒、利湿消肿的功效。主治感冒发热，咽喉肿痛，黄疸型肝炎，目赤肿痛，痈肿疮疖。

【采收加工】夏、秋季采收，洗净，鲜用或晒干。

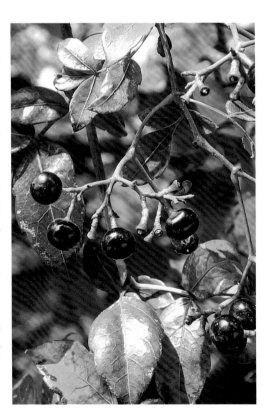

乌蔹莓

【基原】为葡萄科乌蔹莓*Cayratia japonica* (Thunb.) Gagnep. 的全草。

【别名】五爪龙、母猪藤。

【形态特征】草质藤本。小枝圆柱形，有纵棱纹，卷须2~3叉分支，相隔2节间断与叶对生。叶为鸟足状5片小叶；中央小叶长椭圆形或椭圆披针形；侧生小叶椭圆形或长椭圆形。花序腋生，复二歧聚伞花序。果实近球形，直径约1 cm，有种子2~4粒。花期3~8月，果期8~11月。

【分布】生于沟谷林中或山坡灌木丛中。产于广西、广东、云南、贵州、湖南、湖北、福建、江西等地。

【性能主治】全草味苦、酸，性寒。具有解毒消肿、清热利湿的功效。主治热毒痈肿，疔疮，丹毒，咽喉肿痛，蛇虫咬伤，烧烫伤，风湿痹痛，黄疸，泻痢，白浊，尿血。

【采收加工】夏、秋季采收，切段，鲜用或晒干。

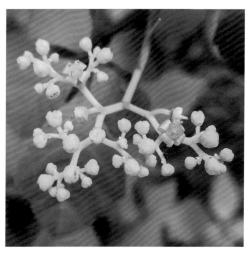

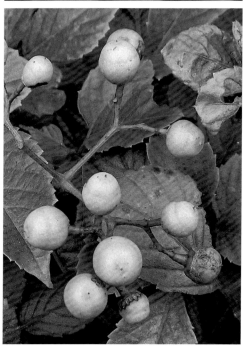

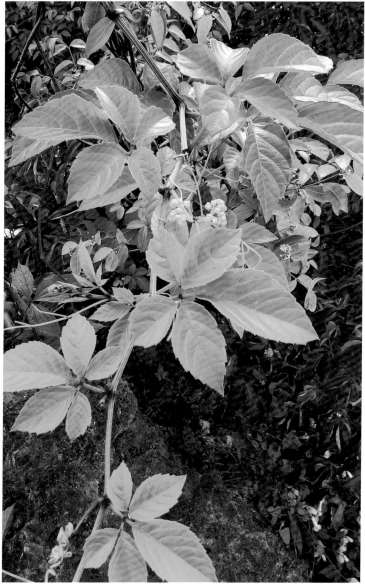

扁担藤

【基原】为葡萄科扁担藤 *Tetrastigma planicaule* (Hook.) Gagnep. 的藤茎、根、叶。

【别名】扁藤、铁带藤、扁骨风。

【形态特征】木质大藤本。全株无毛。茎宽而扁，分支圆柱形，有纵棱纹，卷须粗壮不分支，相隔2节间断与叶对生。掌状复叶互生；小叶5片，具柄，长椭圆形。聚伞花序腋生，比叶柄长1~1.5倍；花瓣4片，绿白色；雄蕊4枚；柱头4裂。浆果近球形，肉质，黄色。花期4~6月，果期8~12月。

【分布】生于中山地区森林中，常攀附于乔木上。产于广西、广东、海南、云南、贵州、福建等地。

【性能主治】藤茎及根味酸、涩，性平。具有祛风化湿、舒筋活络的功效。主治风湿痹痛，腰肌劳损，中风偏瘫，跌打损伤。叶具有生肌敛疮的功效。主治下肢溃疡，外伤。

【采收加工】秋、冬季采挖藤茎及根，洗净，切片，鲜用或晒干。叶夏、秋季采收，多鲜用。

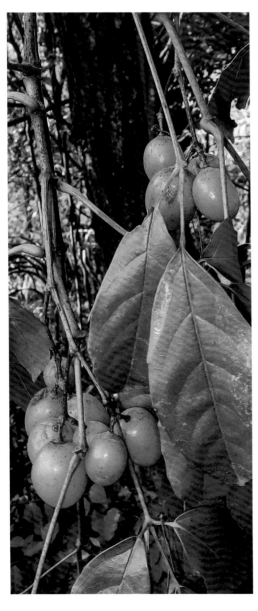
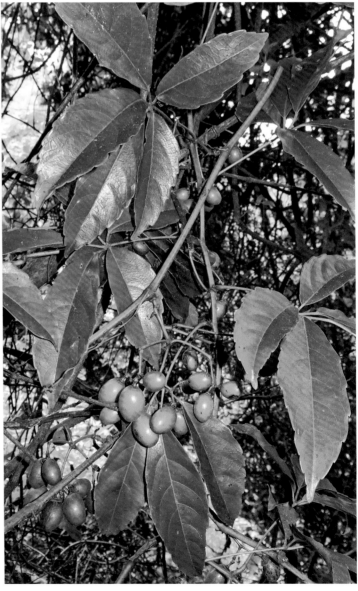

黄皮

【基原】为芸香科黄皮 *Clausena lansium* (Lour.) Skeels 的根、叶、果实、种子。

【别名】黄弹。

【形态特征】小乔木。小枝、叶轴、花序轴密被突起油腺点及短毛。奇数羽状复叶；小叶5~11片，卵形或卵状椭圆形，两侧不对称，边缘波浪状或具浅圆裂齿。圆锥花序顶生；花白色。果实圆形、椭圆形或阔卵形，淡黄色至暗黄色，果肉乳白色，有种子1~4粒。花期4~5月，果期7~8月。

【分布】生于山坡林下，多为栽培。产于广西、广东、贵州、云南、福建、台湾等地。

【性能主治】根辛、微苦，温。具有消肿、止气痛、利小便的功效。主治黄疸，疟疾；预防流感。叶味辛，性凉。具有疏风解表、除痰行气的功效。主治温病身热，咳嗽哮喘，气胀腹痛，黄肿，疟疾，小便不利，热毒疥癫。果实味辛、甘、酸，性温。具有消食、化痰、理气的功效。主治食积不化，胸膈满痛，痰饮咳喘。种子味辛微苦，性温。具有理气、散结、止痛、解毒的功效。主治胃痛，疝气，疮疖。

【采收加工】根全年均可采收，鲜用或晒干。叶全年均可采收。果实7~9月成熟时采摘，鲜用、晒干或用食盐腌后晒干。种子夏、秋季采收，鲜用或晒干。

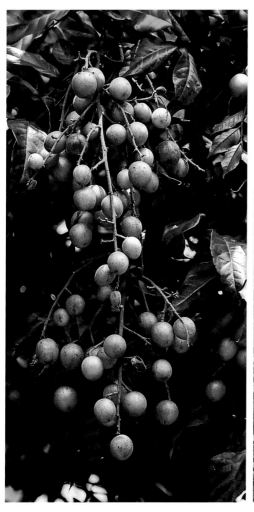
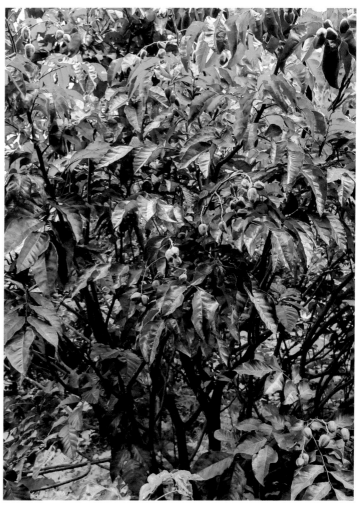

小芸木

【基原】为芸香科小芸木*Micromelum integerrimum* (Buch.–Ham. ex Colebr.) M. Roem. 的根、树皮或叶。

【别名】山黄皮、鸡屎果。

【形态特征】灌木至小乔木，高3~5 m。枝、叶、花瓣外面均密被灰棕色短柔毛。奇数羽状复叶；小叶7~15片，为两侧不对称的卵状椭圆形至披针形，密布透明腺点。花蕾长椭圆形；花淡黄白色，花瓣长5~10 mm。浆果椭圆形，熟时橙黄色转朱红色。花期2~4月，果期7~9月。

【分布】生于山地杂木林下。产于广西、广东、海南、贵州、云南、西藏等地。

【性能主治】根、树皮或叶味苦、辛，性温。具有疏风解表、温中行气、散瘀消肿的功效。主治流感，感冒咳嗽，胃痛，风湿痹痛，跌打肿痛，骨折。

【采收加工】全年均可采收。根，洗净，切片晒干。剥取树皮晒干。叶鲜用或晒干。

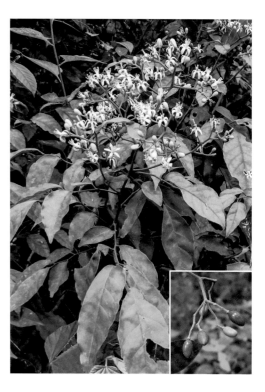

吴茱萸

【基原】为芸香科吴茱萸*Tetradium ruticarpum* (A. Juss.) Hartley 的果实。

【别名】茶辣、吴萸、密果吴萸。

【形态特征】常绿灌木，高2~5 m。嫩枝暗紫红色，与嫩芽同被灰黄色或红锈色茸毛；茎皮、叶、嫩果均有强烈气味，苦而麻辣。奇数羽状复叶；小叶5~11片，椭圆形至阔卵形，具油点。花雌雄异株，圆锥花序顶生。果扁球形，密集成团，熟时暗紫红色，开裂为5个果片。花期4~5月，果期8~11月。

【分布】生于山地疏林下或灌木丛中。产于广西、广东、贵州、四川、湖南、湖北、浙江、台湾、陕西等地。

【性能主治】干燥果实味辛、苦，性热；有小毒。具有散寒止痛、降逆止呕、助阳止泻的功效。主治厥阴头痛，寒湿脚气，经行腹痛，脘腹胀痛，呕吐吞酸；外用治口疮，高血压病。

【采收加工】8~11月果实尚未开裂时，剪下果枝，晒干或低温干燥，除去杂质。

飞龙掌血

【基原】为芸香科飞龙掌血*Toddalia asiatica* (L.) Lam. 的根。

【别名】散血丹、见血飞、小金藤。

【形态特征】木质藤本。茎枝及叶轴有甚多向下弯钩的锐刺，嫩枝被锈色短柔毛。三出复叶互生；小叶无柄，卵形或倒卵形，密布透明油点，有柑橘叶的香气。花淡黄白色；雄花序为伞房状圆锥花序；雌花序呈聚伞圆锥花序。核果熟时橙红色或朱红色，果皮麻辣，果肉味甜。花期春、夏季，果期秋、冬季。

【分布】生于灌木丛中，攀缘于树上，石灰岩山地亦常见。产于广西、广东、湖南、四川、贵州、云南、陕西、甘肃、浙江、江西、福建、台湾、湖北等地。

【性能主治】干燥根味辛、微苦，性温。具有祛风止痛、散瘀止血的功效。主治风湿痹痛，胃痛，跌打损伤，吐血，刀伤出血，痛经，闭经，痢疾，牙痛，疟疾。

【采收加工】全年均可采收，除去杂质，切段，干燥。

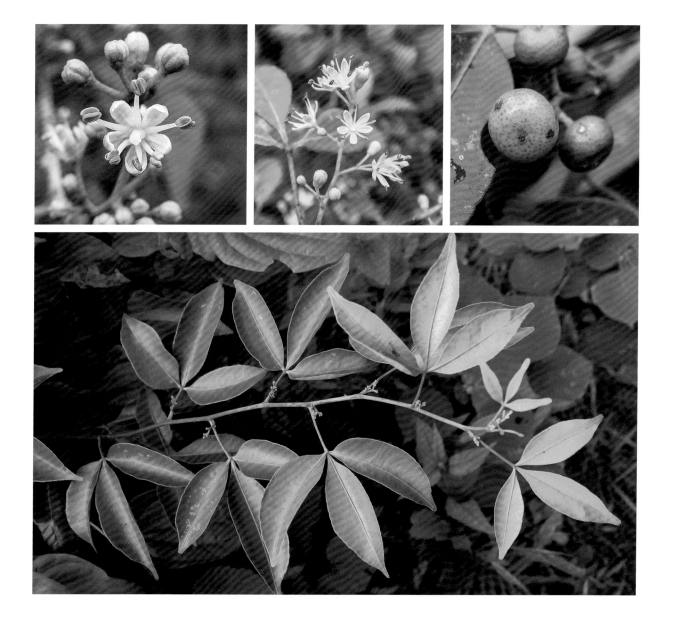

竹叶椒

【基原】为芸香科竹叶花椒*Zanthoxylum armatum* DC. 的根、树皮、叶、果实。

【别名】土花椒、花椒。

【形态特征】落叶灌木，高2~5 m。全株有花椒气味。茎枝多锐刺；刺基部宽而扁，红褐色。奇数羽状复叶互生；小叶3~9片，背面中脉上常有小刺，叶缘常有细齿；叶轴具翅。花序近腋生或同时生于侧枝之顶。蓇葖果鲜红色，有油点。花期4~5月，果期8~10月。

【分布】生于低丘陵林下、石灰岩山地。产于我国东南部和西南各地。

【性能主治】根、树皮、叶、果实味辛、微苦，性温；有小毒。具有温中理气、活血止痛、祛风除湿的功效。根、果实用于感冒头痛，胃腹冷痛，蛔虫病，腹痛，风湿关节痛，毒蛇咬伤。叶外用治跌打肿痛，皮肤瘙痒。

【采收加工】根、树皮全年均可采收，秋季采收果实，夏季采收叶，鲜用或晒干。

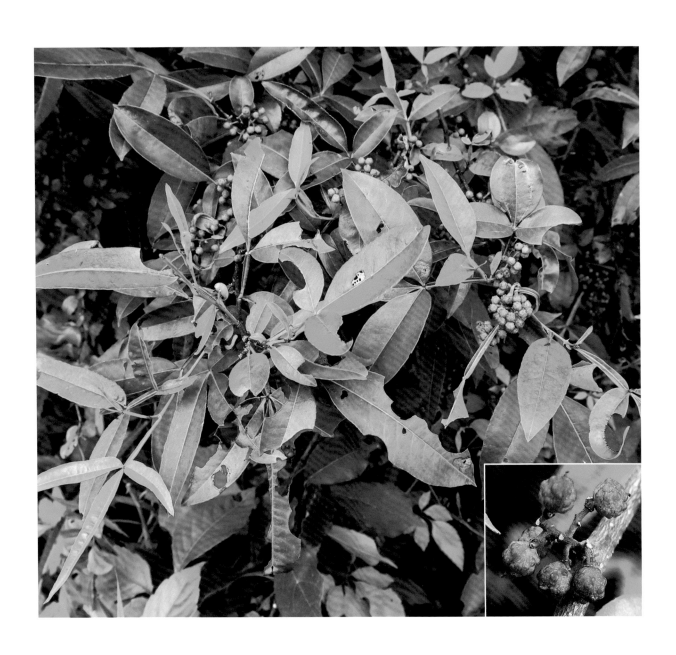

野茶辣

【基原】为楝科灰毛浆果楝*Cipadessa baccifera* (Roth) Miq. 的根、叶。

【别名】假茶辣、软柏木。

【形态特征】灌木或小乔木。小枝红褐色，被茸毛，嫩时有棱。奇数羽状复叶互生；小叶对生，卵形至卵状长圆形，基部偏斜，两面均密被灰黄色柔毛。圆锥花序腋生，有短的分枝；花白色至淡黄色；雄蕊稍短于花瓣。核果深红色至紫黑色，具5棱。花期4~11月，果期4~12月。

【分布】生于山地疏林或灌木林中。产于广西、云南、四川、贵州等地。

【性能主治】根、叶味苦，性温。具有祛风化湿、行气止痛的功效。主治感冒，皮肤瘙痒，疟疾寒热。

【采收加工】根全年均可采挖，鲜用或晒干。叶随时可采，鲜用。

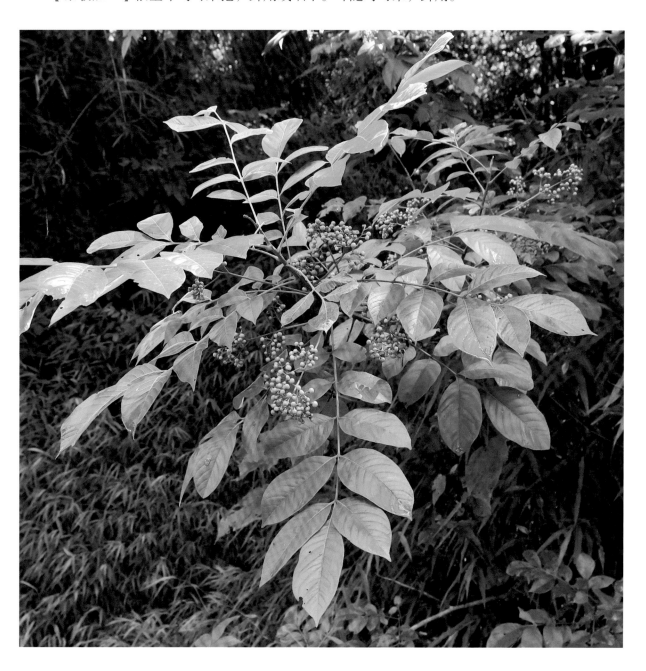

苦楝

【基原】为楝科楝*Melia azedarach* L. 的果实、叶、树皮及根皮。

【形态特征】落叶乔木，高达10 m。树皮灰褐色，纵裂。分枝广展，小枝有叶痕。叶为二回至三回奇数羽状复叶，长20~40 cm；小叶对生，卵形、椭圆形至披针形，顶生一片通常略大。圆锥花序约与叶等长，花淡紫色。核果球形至椭圆形，长1~2 cm，宽8~15 mm。花期4~5月，果期10~12月。

【分布】生于路边、疏林中，栽于村边、屋旁。产于广西、云南、贵州、河南、陕西、山东、甘肃、四川、湖北等地。

【性能主治】果实、叶、树皮及根皮味苦，性寒；果实有小毒，叶、树皮及根皮有毒。果实具有行气止痛、杀虫的功效。主治脘腹胁肋疼痛，虫积腹痛，头癣，冻疮。叶具有清热燥湿、行气止痛、杀虫止痒的功效。主治湿疹瘙痒，疮癣疥癞，蛇虫咬伤，跌打肿痛。树皮及根皮具有驱虫、疗癣的功效。主治蛔虫病、蛲虫病，虫积腹痛；外用治疥癣瘙痒。

【采收加工】秋、冬季果实成熟呈黄色时采收，或收集落下的果实，晒干。叶全年均可采收，鲜用或晒干。树皮及根皮春、秋季剥取，晒干。

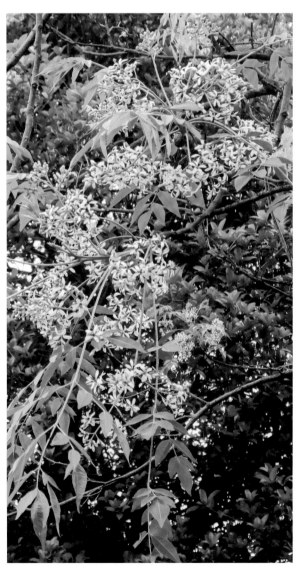
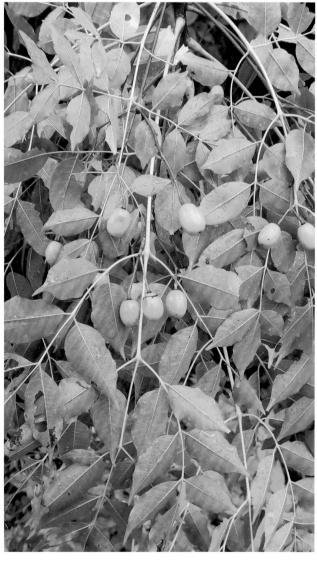

香椿

【基原】为楝科香椿*Toona sinensis* (Juss.) Roem. 的果实、树皮或根皮韧皮部、花、树干流出的汁液。

【别名】椿芽、毛椿。

【形态特征】落叶乔木，高10~15 m。树皮鳞片状脱落。叶有特殊气味。偶数羽状复叶；小叶8~10对，对生或互生，卵状披针形，基部不对称，边缘全缘或有疏离的小齿。圆锥花序与叶等长或更长；花白色。蒴果狭椭圆形，深褐色。种子一端有翅。花期6~8月，果期10~12月。

【分布】生于山地杂木林或疏林中。产于华北、华东、中部、南部和西南部各地。

【性能主治】果实味辛、苦，性温。具有祛风、散寒、止痛的功效。主治外感风寒，风湿痹痛，胃痛，疝气痛，痢疾。树皮或根皮韧皮部味苦、涩，性凉。具有除热、燥湿、涩肠、止血、杀虫的功效。主治久泻久痢，肠风便血，崩漏带下，遗精，白浊，疳积，蛔虫，疮癣。花味苦，性辛、温。具有祛风除湿、行气止痛的功效。主治风湿痹痛，久咳，痔疮。树干流出的汁液味苦，性辛、温。具有润燥解毒、通窍的作用。主治疴病，手足皲裂，疔疮。

【采收加工】果实秋季采收，晒干。树皮或根皮韧皮部全年均可采收。根皮须先将树根挖出，刮去外面黑皮，以木棍轻捶，使皮部与木质部松离，再行剥取，并宜内面朝上晒干。花5~6月采摘，晒干。春、夏季切割树干，收集流出的汁液，晒干。

【附注】《中华本草》记载香椿以果实、树皮或根皮韧皮部、花、树干流出的汁液入药的药材名分别为香椿子、椿白皮、椿树花、椿尖油。

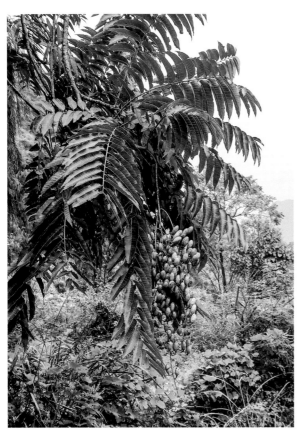
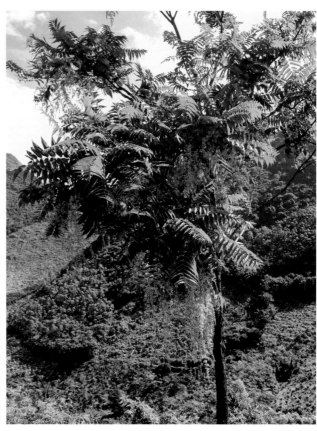

广枣

【基原】为漆树科南酸枣*Choerospondias axillaris* (Roxb.) B. L. Burtt et A. W. Hill 的果实。

【别名】山枣、五眼果、酸枣。

【形态特征】高大落叶乔木。树皮灰褐色，片状剥落。奇数羽状复叶互生；小叶对生，卵形或卵状披针形或卵状长圆形，基部多少偏斜；叶柄纤细，基部略膨大。花单性或杂性异株；雄花和假两性花组成圆锥花序；雌花单生于上部叶腋。核果黄色，椭圆状球形。花期4月，果期8~10月。

【分布】生于山坡、沟谷林中。产于广西、广东、云南、贵州、湖南、湖北、江西、福建等地。

【性能主治】干燥果实味甘、酸，性平。具有行气活血、养心安神的功效。主治气滞血瘀，胸痹作痛，心悸气短，心神不安。

【采收加工】秋季果实成熟时采收，除去杂质，干燥。

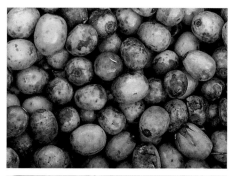
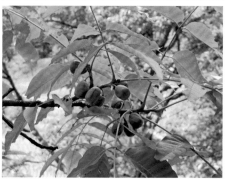

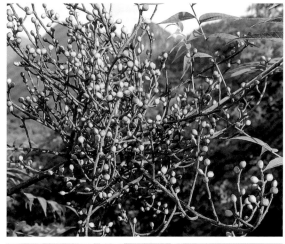
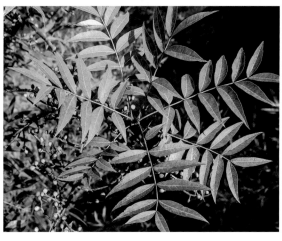

黄楝树

【基原】为漆树科黄连木*Pistacia chinensis* Bunge 的叶芽、叶或根、树皮。

【别名】木黄连、美隆林、倒麟木。

【形态特征】落叶乔木，高达20 m。树干扭曲；树皮暗褐色，呈鳞片状剥落。奇数羽状复叶互生，有小叶5~6对；小叶对生或近对生，披针形或窄披针形。花单性，雌雄异株，先花后叶；圆锥花序腋生，花密集。核果倒卵状球形，略压扁状，成熟时紫红色。花期3~4月，果期9~11月。

【分布】生于石山林中。产于长江以南及华北、西北各地。

【性能主治】叶芽、叶或根、树皮味苦，性寒；有小毒。具有清热解毒、生津的功效。主治暑热口渴，痢疾，疮痒，皮肤瘙痒。

【采收加工】春季采集叶芽，鲜用。夏、秋季采收叶，鲜用或晒干。根及树皮全年均可采收，切片，晒干。

野漆树

【基原】为漆树科野漆*Toxicodendron succedaneum* (L.) Kuntze 的叶。

【别名】漆木、痒漆树。

【形态特征】落叶小乔木。植株无毛。顶芽大，紫褐色。奇数羽状复叶互生，常聚生于小枝顶；小叶4~7对，基部稍偏斜，先端长渐尖，背面常被白粉。圆锥花序腋生，为叶长的一半，多分枝；花小，黄绿色，花瓣开花时外卷。果核坚硬，压扁状。花期5~6月，果期10月。

【分布】生于山地林中。产于华北至长江以南各地。

【性能主治】叶味苦、涩，性平；有毒。具有散瘀止血、解毒的功效。主治咳血，吐血，外伤出血，毒蛇咬伤。

【采收加工】春季采收嫩叶，鲜用或晒干。

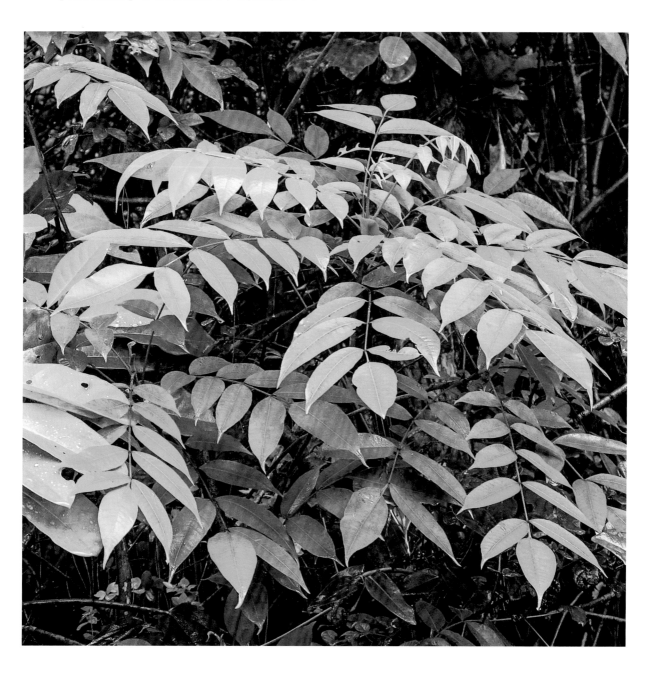

黄杞

【基原】为胡桃科黄杞*Engelhardia roxburghiana* Wallich 的树皮、叶。

【别名】土厚朴、黄古木。

【形态特征】常绿乔木，高10~15 m。全体无毛。偶数羽状复叶；小叶通常3~5对，革质，长椭圆状披针形，基部不对称，歪斜状楔形。花雌雄同株，稀有异株；花序顶生，稀同时侧生。果序长15~25 cm；坚果球形，密生黄褐色腺体，有三裂叶状的膜质果翅。花期4~5月，果期8~9月。

【分布】生于杂木林中。产于广西、广东、云南、湖南、贵州、四川和台湾等地。

【性能主治】树皮味微苦、辛，性平。具有行气、化湿、导滞的功效。主治脘腹胀闷，气腹痛。叶味微苦，性凉。具有清热止痛的功效。主治胸腹胀闷，湿热泄泻，感冒发热。

【采收加工】春季至秋季采收，洗净，鲜用或晒干。

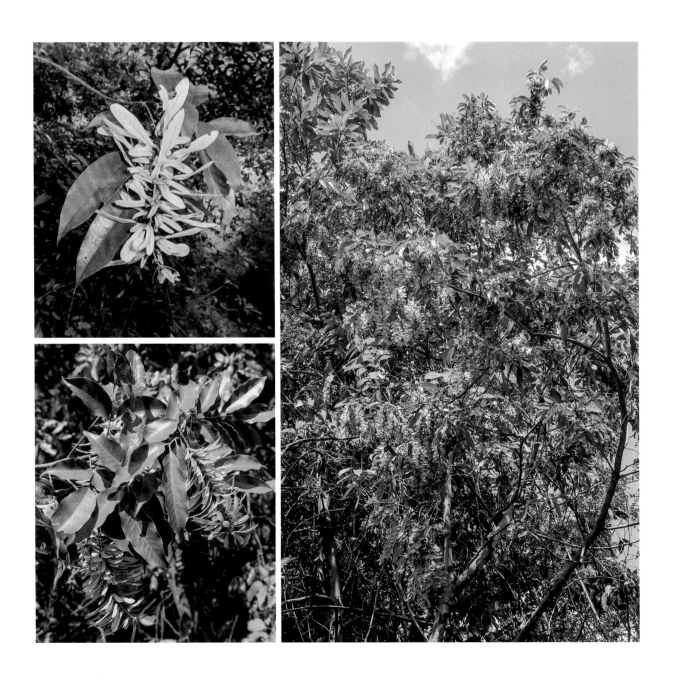

灯台树

【基原】为山茱萸科灯台树*Cornus controversa* Hemsl. 的树皮或根皮、叶。

【别名】六角树、椋木、乌牙树。

【形态特征】落叶乔木。树皮光滑，暗灰色或带黄灰色。叶互生；叶片阔卵形、阔椭圆状卵形或披针状椭圆形，先端突尖，基部圆形或急尖，边缘全缘，背面灰绿色，密被淡白色短柔毛；叶柄紫红绿色。伞房状聚伞花序顶生，花小，白色。核果球形，熟时紫红色至蓝黑色。花期5~6月，果期7~8月。

【分布】生于阔叶林下。产于广西、广东、安徽、河南、山东、辽宁等地。

【性能主治】树皮或根皮、叶味微苦，性凉。具有清热、消肿止痛的功效。主治头痛，眩晕，咽喉肿痛，关节酸痛，跌打肿痛。

【采收加工】5~6月剥取树皮或根皮，晒干。叶全年均可采收，鲜用或晒干。

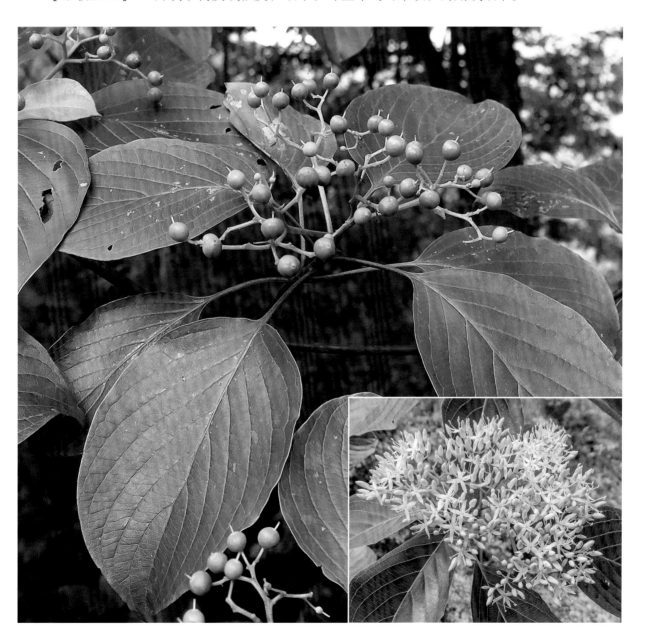

香港四照花

【基原】为山茱萸科香港四照花*Cornus hongkongensis* Hemsl. 的叶、花。

【别名】山荔枝。

【形态特征】常绿乔木或灌木。老枝有多数皮孔。叶片椭圆形至长椭圆形，稀倒卵状椭圆形。头状花序球形，由50~70朵花聚集而成；总苞片4枚，白色；花萼管状，花小，淡黄色，有香味。果序球形，直径2.5 cm，熟时黄色或红色。花期5~6月，果期11~12月。

【分布】生于山谷林下。产于广西、广东、云南、贵州、四川、浙江、江西等地。

【性能主治】叶、花味苦、涩，性凉。具有收敛止血的功效。主治外伤出血。

【采收加工】叶全年均可采收，鲜用或晒干。花夏季采摘，除去枝梗，鲜用或晒干。

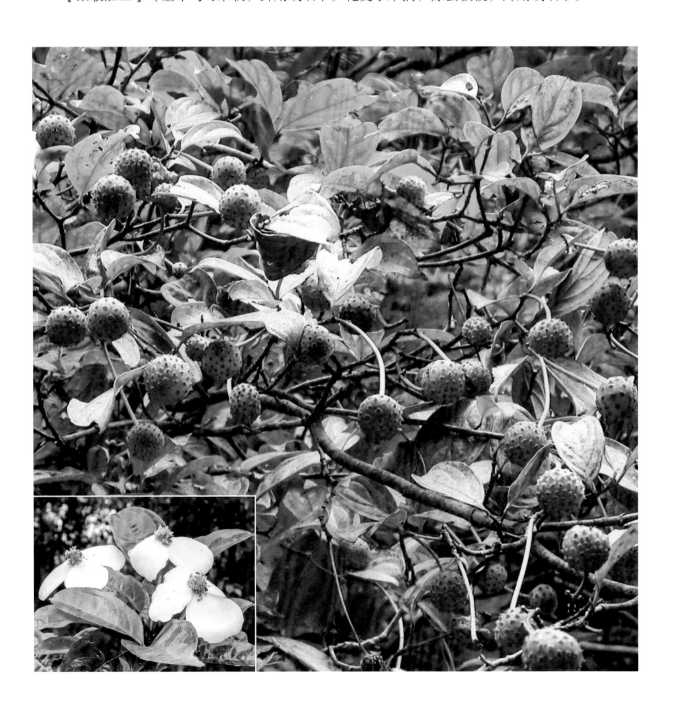

八角枫

【基原】为八角枫科八角枫*Alangium chinense* (Lour.) Harms 的根、叶及花。

【别名】八角王、华瓜木。

【形态特征】落叶小乔木或灌木。小枝呈之字形。单叶互生；叶片卵圆形，边缘全缘或微浅裂，基部两侧常不对称，入秋后叶变为橙黄色。聚伞花序腋生，花初开时白色，后变为黄色，花瓣狭带形，具香气；雄蕊和花瓣同数且近等长；子房2室。核果卵圆形，熟时黑色。花期5~7月和9~10月，果期7~11月。

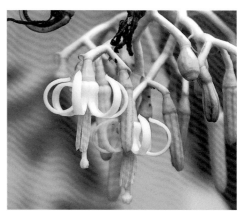

【分布】生于山野路边、灌木丛中或林下。产于广西、广东、云南、四川、江西、福建、湖南、湖北、浙江、江苏、河南等地。

【性能主治】根、叶及花味辛，性微温；有毒。具有祛风除湿、舒筋活络、散瘀止痛的功效。主治风湿关节痛，精神分裂症，跌打损伤。

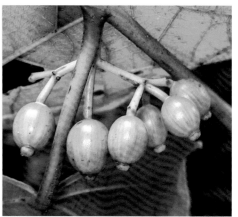

【采收加工】根全年均可采收，除去泥沙，斩取侧根和须状根，晒干。夏、秋季采收叶及花，鲜用或晒干。

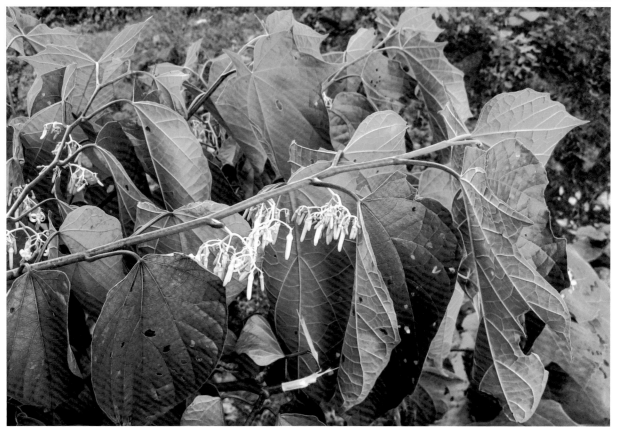

小花八角枫

【基原】为八角枫科小花八角枫*Alangium faberi* Oliv. 的根。

【别名】三角枫、半枫荷。

【形态特征】落叶灌木。叶片薄纸质至膜质，二型，不裂或掌状3裂，不分裂者长圆形或披针形，腹面幼时有稀疏的小硬毛，背面有粗伏毛，老叶几无毛。聚伞花序短而纤细，有淡黄色粗伏毛，有花5~10（20）朵。核果近卵形，熟时淡紫色，顶端有宿存的萼齿。花期6月，果期9月。

【分布】生于山谷疏林下。产于广西、广东、湖南、贵州、湖北等地。

【性能主治】根味辛、微苦，性温。具有理气活血、祛风除湿的功效。主治小儿疳积，风湿骨痛。

【采收加工】全年均可采收，洗净，切片，晒干。

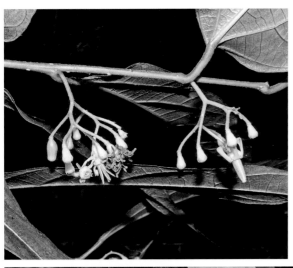 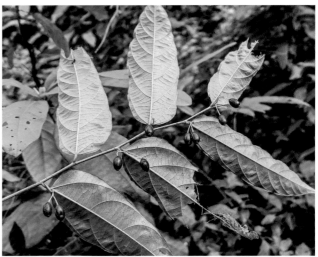

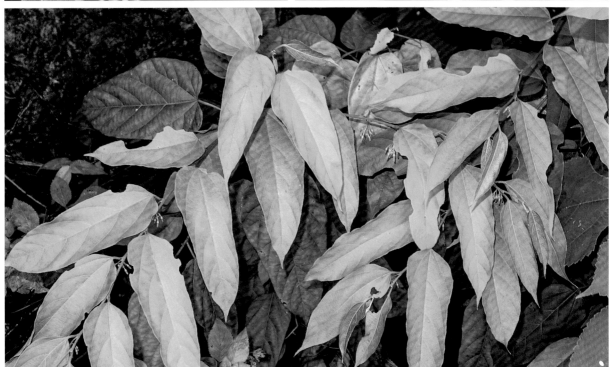

白勒

【基原】为五加科白簕*Eleutherococcus trifoliatus* (L.) S. Y. Hu 的根及茎。

【别名】五加皮、三叶五加。

【形态特征】有刺直立或蔓生灌木。全株具五加皮清香气味。指状复叶，有3片小叶，稀4~5片；小叶边缘常有疏圆钝齿或细齿。伞形花序3枝至多枝组成复伞形花序或圆锥花序，稀单一；花序梗长2~7 cm，花黄绿色。果扁球形，熟时黑色。花期8~11月，果期10~12月。

【分布】生于山坡路边、石山或土山疏林中。产于我国南部和中部地区。

【性能主治】干燥根及茎味微辛、苦，性凉。具有清热解毒、祛风利湿、舒筋活血的功效。主治感冒发热，白带过多，月经不调，百日咳，尿路结石，跌打损伤，疖肿疮疡。

【采收加工】全年均可采收，除去杂质，晒干。

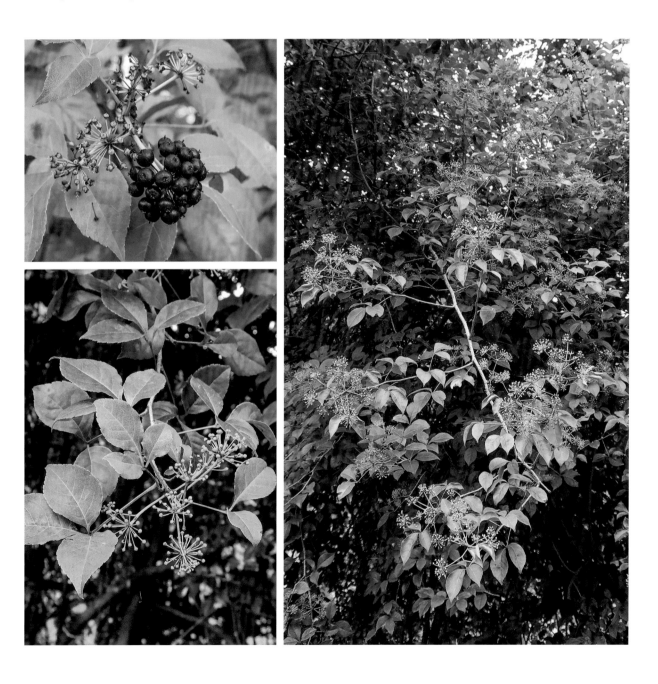

常春藤

【基原】为五加科常春藤*Hedera sinensis* (Tobler) Hand.–Mazz. 的茎叶。

【别名】三角藤、天仲、三角枫。

【形态特征】常绿攀缘木质藤本。有气生根；一年生枝疏生锈色鳞片，幼嫩部分和花序上有锈色鳞片。叶互生；营养枝上的叶三角状卵形，通常3浅裂；花枝上的叶椭圆状卵形，常歪斜，全缘。伞形花序顶生；花小，黄白色或绿白色。果圆球形，成熟时黄色或红色。花期9~11月，果期翌年3~5月。

【分布】攀缘于林缘树木、林下路边、岩石和房屋墙壁上，庭园中也常栽培。产于广西、广东、江西、福建、江苏、浙江、西藏、甘肃、陕西、河南、山东等地。

【性能主治】茎叶味苦、辛，性温。有祛风利湿，活血消肿的功效。用于风湿关节痛，腰痛，跌打损伤，急性结膜炎，肾炎水肿，闭经；外用治痈疖肿毒，荨麻疹，湿疹。

【采收加工】全年可采，切段晒干或鲜用。

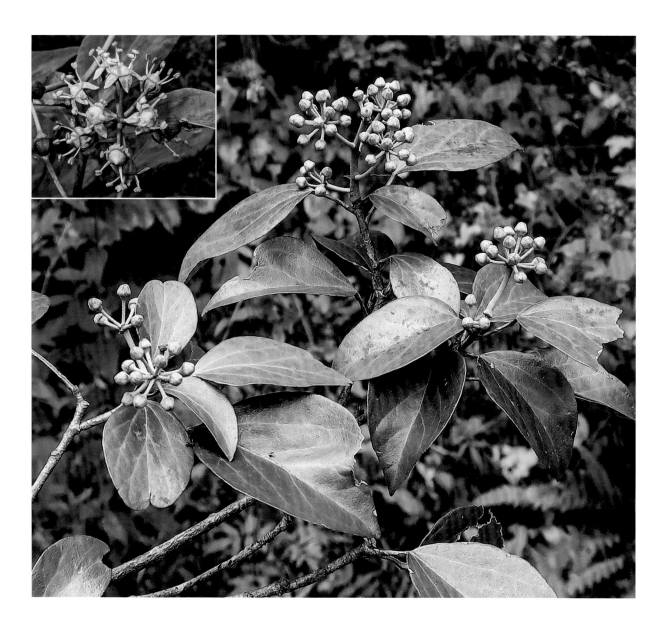

鸭脚木

【基原】为五加科鹅掌柴 *Schefflera heptaphylla* (L.) Frodin 的根皮、根和叶。

【别名】鸭母树、鸭脚板。

【形态特征】常绿小乔木。树冠圆伞形。小枝幼时密生星状短柔毛。叶聚生于枝顶，掌状复叶似鹅掌，亦似鸭脚；小叶6~10片，背面被毛。圆锥花序顶生，主轴和分支幼时密生星状短柔毛，花白色，多而芳香。浆果球形，黑色。花期11~12月，果期翌年1~2月。

【分布】生于常绿阔叶林中。产于广西、广东、台湾、福建、浙江、云南、西藏。

【性能主治】根皮、根和叶味苦，性凉。具有清热解毒、消肿散瘀的功效。主治感冒发热，咽喉肿痛，风湿骨痛，跌打损伤。

【采收加工】全年均可采收，根、根皮洗净，切片，晒干。叶鲜用。

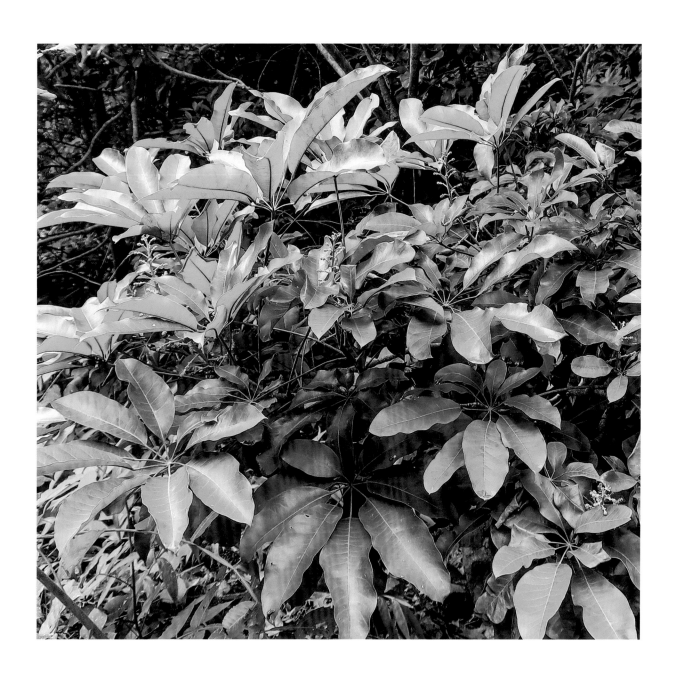

鸭儿芹

【基原】为伞形科鸭儿芹*Cryptotaenia japonica* Hassk. 的茎叶。

【别名】野芹菜、红鸭脚板、水芹菜。

【形态特征】多年生草本，高20~100 cm。茎直立，有分枝。叶柄长5~20 cm；叶鞘边缘膜质；基生叶或较下部的茎生叶具柄，三角形至广卵形，具3片小叶。花序圆锥状；花序梗不等长；花白色。果线状长圆形，合生面稍缢缩。花期4~5月，果期6~10月。

【分布】生于山地、山沟及林下较阴湿处。产于广西、广东、贵州、湖南、云南、四川、河北、江西、浙江等地。

【性能主治】茎叶味辛，性温。具有祛风止咳、活血祛瘀的功效。主治感冒咳嗽，跌打损伤；外用治皮肤瘙痒。

【采收加工】夏、秋季采收，洗净，晒干。

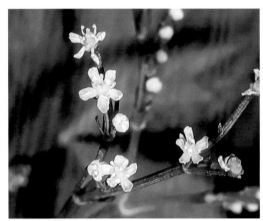

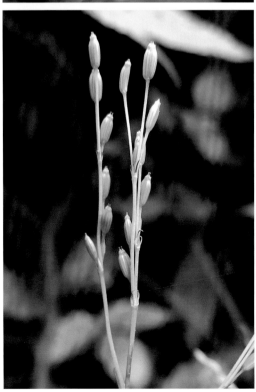

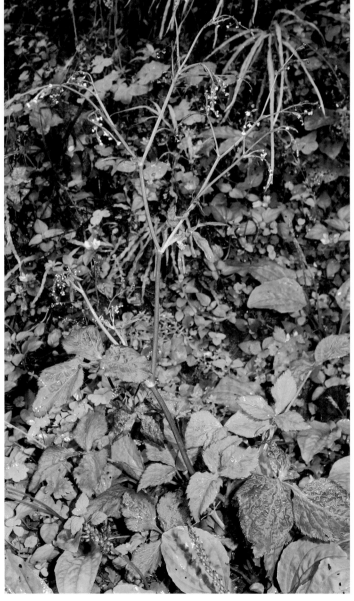

红马蹄草

【基原】为伞形科红马蹄草*Hydrocotyle nepalensis* Hook. 的全草。

【别名】水钱草、大雷公根。

【形态特征】多年生草本。茎匍匐，有斜上分支，节上生根。叶片圆形或肾形，长2~5 cm，宽3.5~9 cm，5~7浅裂。伞形花序数个簇生于茎顶叶腋，有花20~60朵，密集成球形；花白色或乳白色，有时有紫红色斑点。果基部心形，两侧压扁状，熟时褐色或紫黑色。花、果期5~11月。

【分布】生于山野沟边、路边的阴湿地和溪边草丛中。产于广西、广东、云南、贵州、湖南、陕西、安徽、浙江、江西、湖北、四川等地。

【性能主治】全草味辛、微苦，性凉。具有清肺止咳、止血活血的功效。主治感冒，咳嗽，吐血，跌打损伤；外用治痔疮，外伤出血。

【采收加工】全年均可采收，晒干。

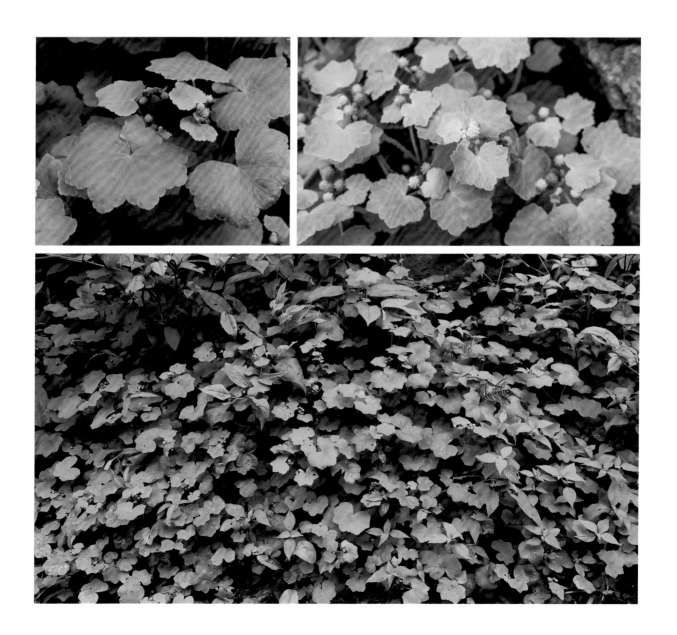

下山虎

【基原】为杜鹃花科滇白珠 *Gaultheria leucocarpa* Blume var. *yunnanensis* (Franch.) T. Z. Hsu et R. C. Fang 的全株。

【别名】白珠树、满山香、鸡骨香。

【形态特征】常绿灌木。全体无毛。小枝常呈之字形弯曲。单叶互生；叶片革质，卵状长圆形或卵形，先端尾状渐尖，基部心形或圆钝，边缘具细齿，网脉在两面均明显；叶揉烂后有浓郁的香气。总状花序生于叶腋和枝顶；花绿白色，钟状。蒴果浆果状，球形。花期5~6月，果期7~11月。

【分布】生于向阳山地或山谷灌木丛中。产于广西、广东、海南、台湾、湖南等地。

【性能主治】全株味辛，性温。具有祛风除湿、舒筋活络、活血止痛的功效。主治风湿关节炎，跌打损伤，胃寒疼痛，风寒感冒。

【采收加工】全年均可采收，洗净，切段，鲜用或晒干。

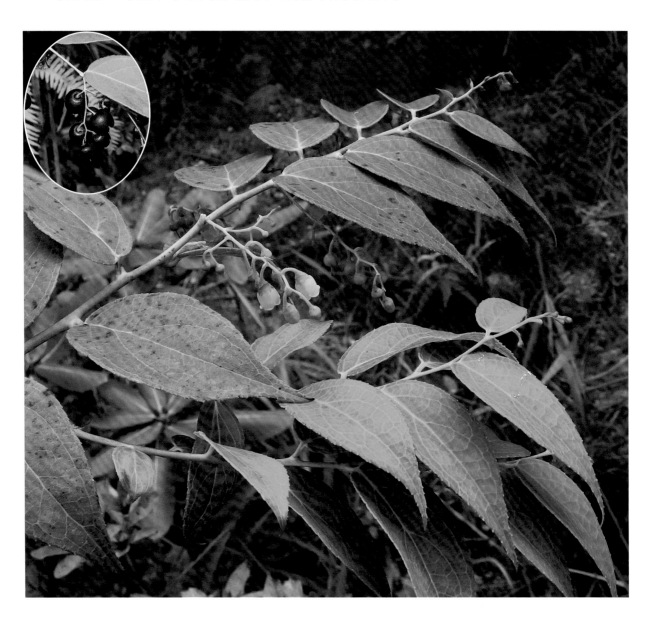

九管血

【基原】为紫金牛科九管血*Ardisia brevicaulis* Diels 的根或全株。

【别名】短茎紫金牛、血党、散血丹。

【形态特征】矮小灌木。具匍匐生根的根茎；直立茎高10~15 cm，除侧生特殊花枝外，无分支。叶片坚纸质，狭卵形至近长圆形，边缘全缘，具不明显的边缘腺点。伞形花序着生于侧生特殊花枝顶端；花粉红色，具腺点。果球形，鲜红色，具腺点。花期6~7月，果期10~12月。

【分布】生于山地林下。产于我国西南地区至台湾，湖北至广东。

【性能主治】根或全株味苦、辛，性平。具有祛风湿、活血调经、消肿止痛的功效。主治风湿痹痛，痛经，闭经，跌打损伤，咽喉肿痛，无名肿痛。

【采收加工】全年均可采收，洗净，鲜用或晒干。

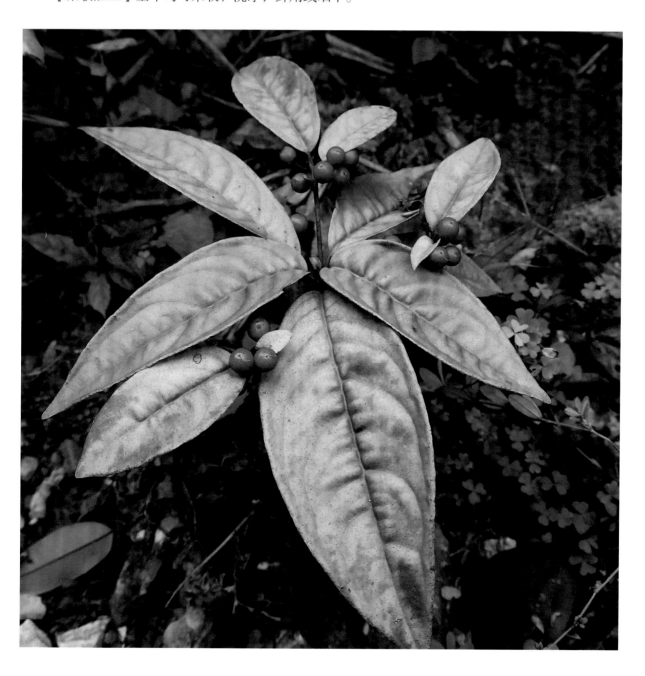

细罗伞

【基原】为紫金牛科细罗伞*Ardisia affinis* Hemsl.的全株。

【别名】矮脚凉伞、小凉伞、小矮地茶。

【形态特征】亚灌木，高达35 cm。有时具匍匐茎；幼嫩部分密被锈色微柔毛。叶片坚纸质或较薄，椭圆状卵形或长圆状倒披针形，边缘具浅波状齿或近圆齿，背面被腺状微柔毛。伞形花序，着生于侧生特殊花枝顶端，近顶端常有2~3片退化叶，被锈色微柔毛；花瓣淡粉红色。果球形，红色，略肉质，无腺点。花期5~7月，果期10~12月或翌年1月。

【分布】生于山林下及溪边、路边的石缝阴湿处。产于江西、湖南、广东、广西等地。

【性能主治】全株味苦、辛，性平。具有理气活血的功效。主治咽喉肿痛，咳嗽，胃脘痛，跌打瘀痛。

【采收加工】夏、秋季采挖，洗净，切碎，晒干。

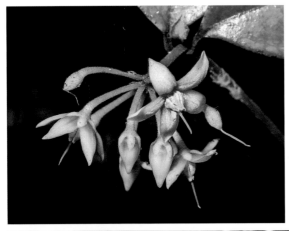 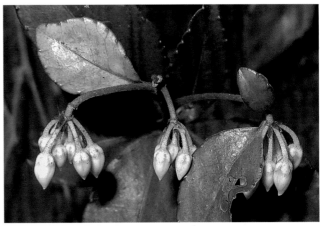

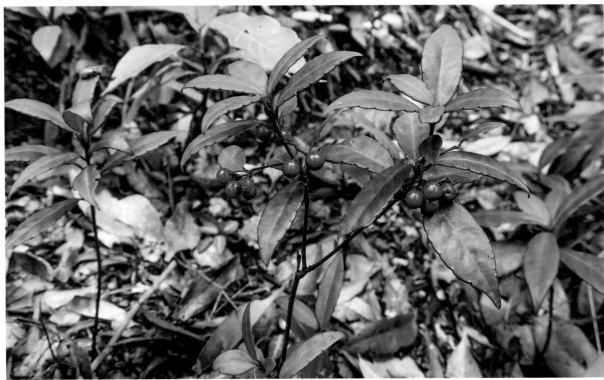

朱砂根

【基原】为紫金牛科朱砂根*Ardisia crenata* Sims 的根。

【别名】大罗伞、郎伞树。

【形态特征】常绿灌木，高1~2 m，除花枝外不分枝。叶片革质，椭圆形至倒披针形，边缘皱波状，具腺点。伞形花序着生于侧生花枝顶端，花枝近顶端常具2~3片叶；花白色，盛开时反卷；雌蕊与花瓣近等长或略长。果球形，鲜红色，具腺点。花期5~6月，果期10~12月。

【分布】生于山地林下或灌木丛中。产于广西、广东、四川、湖南、湖北、福建等地。

【性能主治】干燥根味辛、苦，性平。具有行血祛风、解毒消肿的功效。主治咽喉肿痛，扁桃体炎，跌打损伤，腰腿痛；外用治外伤肿痛，骨折，毒蛇咬伤。

【采收加工】秋季采挖，切碎，晒干。

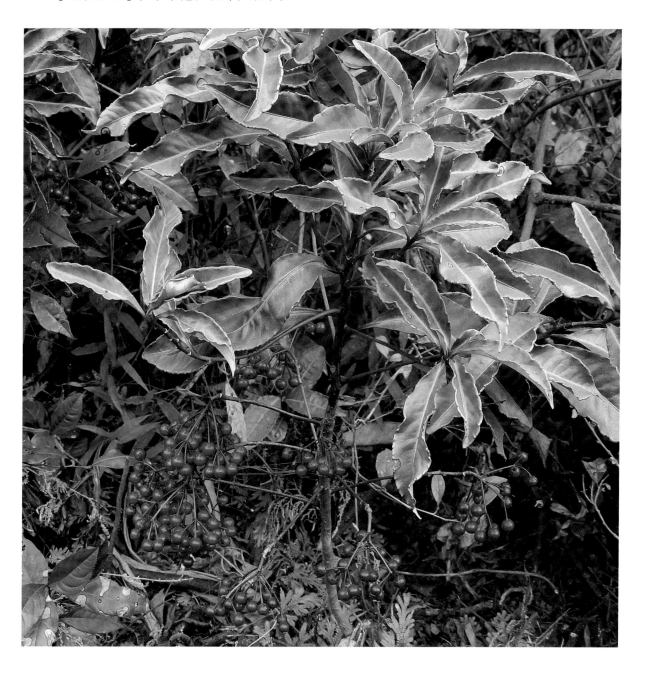

九节龙

【基原】为紫金牛科九节龙*Ardisia pusilla* A. DC. 的全株或叶。

【别名】蛇药、狮子头。

【形态特征】亚灌木状小灌木。蔓生，具匍匐茎；直立茎高不及10 cm，幼时密被长柔毛。叶对生或近轮生；叶片椭圆形或倒卵形，有齿，具疏腺点；叶柄长约5 cm，被毛。伞形花序单一，侧生，被长柔毛、柔毛或长硬毛。果熟时红色，直径约5 cm，具腺点。花期5~7月，果期与花期相近。

【分布】生于山间密林下、路边、溪边阴湿地。产于广西、广东、湖南、四川、贵州、江西、福建、台湾等地。

【性能主治】全株或叶味苦、辛，性平。具有清热利湿、活血消肿的功效。主治风湿痹痛，黄疸，血痢腹痛，痛经，跌打损伤，痈疮肿毒，毒蛇咬伤。

【采收加工】全年均可采收，洗净，晒干。

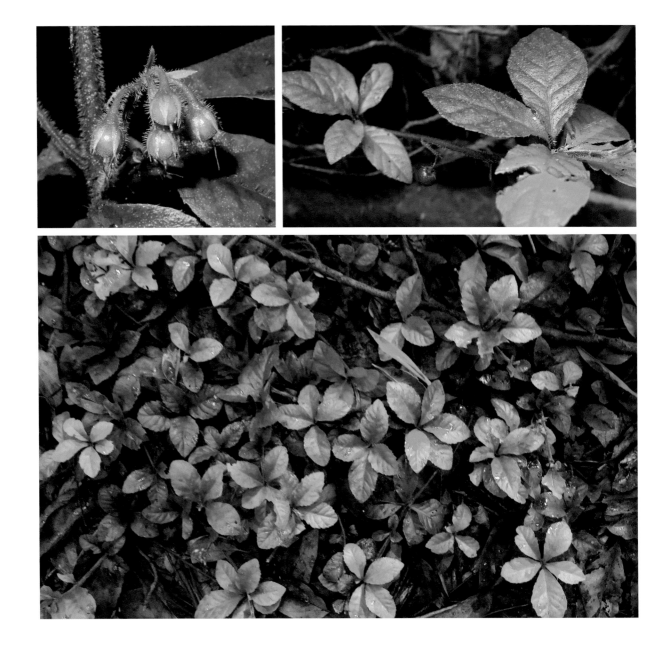

酸藤子

【基原】为紫金牛科酸藤子*Embelia laeta* (L.) Mez 的根。

【别名】鸡母酸、挖不尽、咸酸果。

【形态特征】攀缘灌木或藤本。小枝具皮孔。叶片纸质，倒卵形或长圆状倒卵形，基部楔形，背面常被白粉，压干的叶面常呈暗蓝黑色。总状花序着生于翌年无叶枝上，侧生或腋生；花白色或带黄色。果球形，腺点不明显。花期1~7月，果期5~10月。

【分布】生于山坡林下、林缘、草坡、灌木丛中。产于广西、广东、云南、福建、台湾、江西等地。

【性能主治】根味酸、涩，性凉。具有清热解毒、散瘀止血的功效。主治咽喉红肿，牙龈出血，痢疾，皮肤瘙痒，痔疮肿痛，跌打损伤。

【采收加工】全年均可采挖，洗净，切片，晒干。

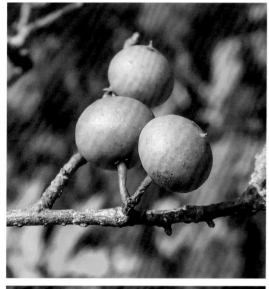
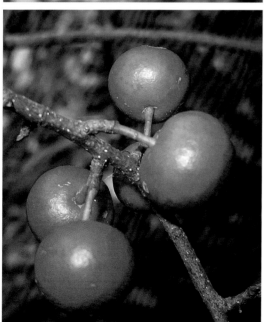
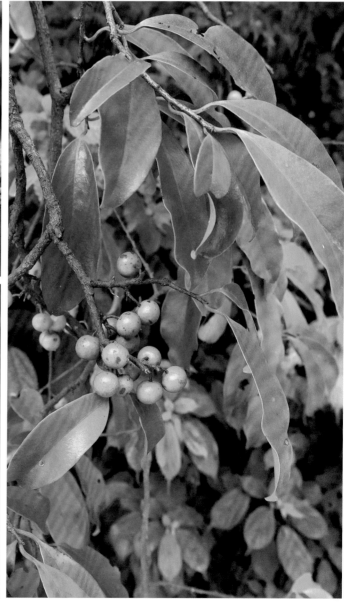

白檀

【基原】为山矾科白檀 *Symplocos paniculata* (Thunb.) Miq. 的根、叶、花或种子。

【别名】砒霜子、蛤蟆涎、牛筋叶。

【形态特征】落叶灌木或小乔木。叶互生；叶片膜质或薄纸质，阔倒卵形、椭圆状倒卵形或卵形。圆锥花序长5~8 cm，通常有柔毛；苞片通常条形，有褐色腺点；花冠白色，长4~5 mm，5深裂几达基部；雄蕊40~60枚；子房2室，花盘具5个突起的腺点。核果熟时蓝色，卵状球形，稍扁斜。

【分布】生于山坡、路边、疏林或密林中。产于广西、台湾及华北、东北、长江以南各地。

【性能主治】根、叶、花或种子味苦，性微寒。具有清热解毒、调气散结、祛风止痒的功效。主治乳腺炎，淋巴腺炎，肠痈，疮疖，疝气，荨麻疹，皮肤瘙痒。

【采收加工】根秋、冬季挖取，叶春、夏季采收，花或种子于5~7月花果期采收，晒干。

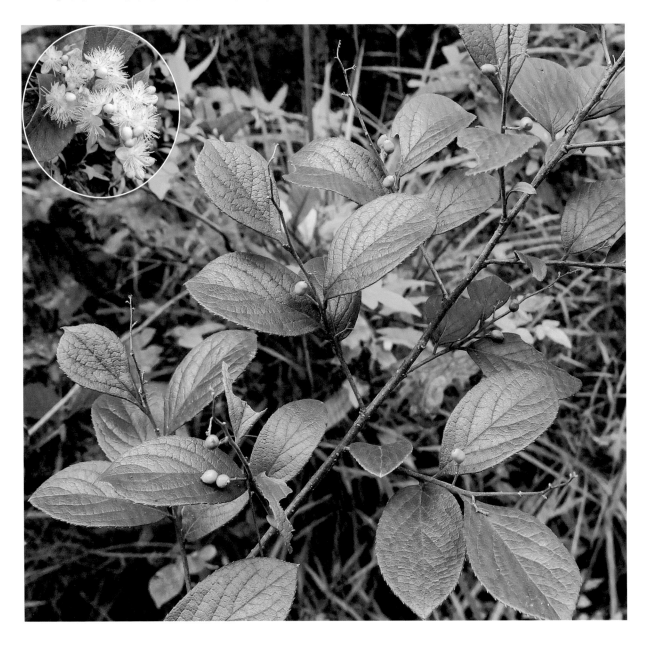

白背枫

【基原】为马钱科白背枫*Buddleja asiatica* Lour. 的全株。

【别名】驳骨丹、白背叶、水黄花。

【形态特征】小乔木或灌木状，高1~8 m。小枝、叶背面、叶柄及花序均密被灰色或淡黄色星状短茸毛。叶片披针形或长披针形，先端渐尖或长渐尖。多个聚伞花序组成总状花序，单生或3个至数个聚生于枝顶及上部叶腋组成圆锥状花序；花白色。蒴果椭圆状，长3~5 mm。花期1~10月，果期3~12月。

【分布】生于山坡灌木丛中或林缘向阳处。产于广西、广东、贵州、云南、湖南、湖北、江西、福建、台湾等地。

【性能主治】全株味辛、苦，性温；有小毒。具有祛风利湿、行气活血的功效。主治胃寒作痛，产后头痛，风湿关节痛，跌打损伤，骨折；外用治皮肤湿痒，无名肿毒。

【采收加工】全年均可采收，鲜用或晒干。

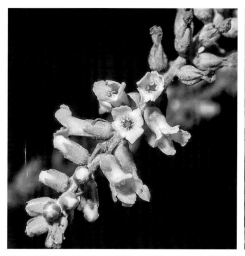
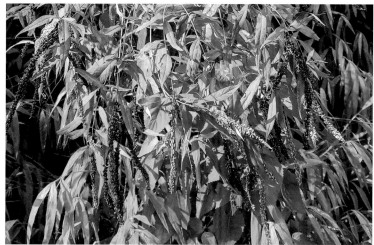
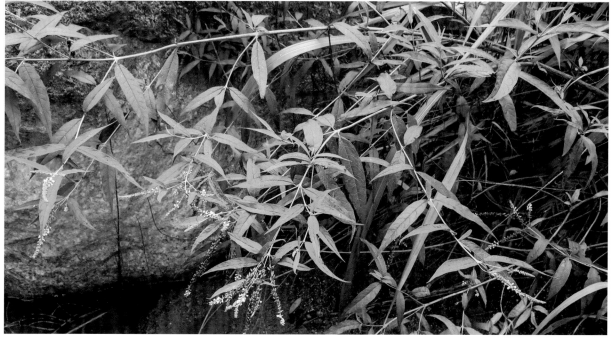

醉鱼草

【基原】为马钱科醉鱼草*Buddleja lindleyana* Fortune 的茎叶。

【别名】防痛树、毒鱼草。

【形态特征】直立灌木，高1~2 m。嫩枝被棕黄色星状毛及鳞片。叶片卵形至椭圆状披针形，顶端渐尖至尾状，全缘，干时腹面暗绿色，无毛，背面密被棕黄色星状毛。总状聚伞花序顶生，疏被星状毛及金黄色腺点；花紫色，花冠筒弯曲。蒴果长圆形，外被鳞片。花期4~10月，果期8月至翌年4月。

【分布】生于山地向阳山坡、林缘灌木丛中。产于广西、广东、湖南、贵州、云南、四川、江西、浙江、江苏等地。

【性能主治】茎叶味辛，性温。具有祛风湿、壮筋骨、活血祛瘀的功效。主治风湿筋骨疼痛，跌打损伤，产后血瘀，痈疽溃疡。

【采收加工】全年均可采收，洗净，晒干。

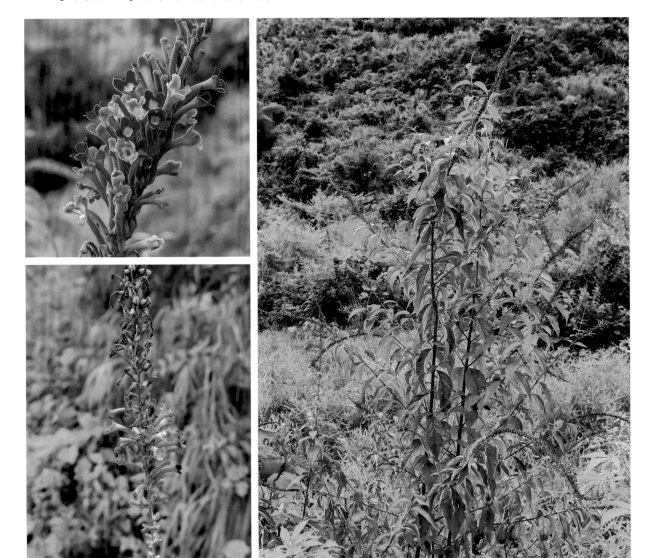

扭肚藤

【基原】为木犀科扭肚藤*Jasminum elongatum* (Bergius) Willd. 的茎叶。

【别名】断骨草、白花茶、白金银花。

【形态特征】攀缘灌木。小枝圆柱形，疏被短柔毛至密被黄褐色茸毛。单叶对生；叶片纸质，卵状披针形至卵形，先端短尖，背面有毛。聚伞花序密集，通常着生于侧枝顶端，多花；花白色，花冠管细长，高脚碟状。果长圆形，熟时黑色。花期6~10月，果期8月至翌年3月。

【分布】生于丘陵或山地林中。产于广西、广东、云南、海南等地。

【性能主治】茎叶味微苦，性凉。具有清热利湿、解毒、消滞的功效。主治急性胃肠炎，消化不良，急性结膜炎，急性扁桃体炎，痢疾。

【采收加工】夏、秋季采收，鲜用或晒干。

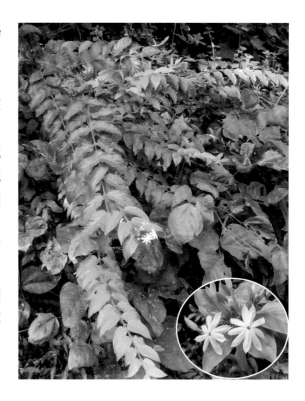

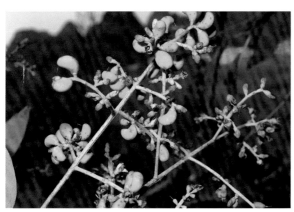

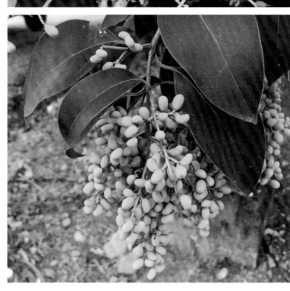

女贞子

【基原】为木犀科女贞*Ligustrum lucidum* W. T. Aiton 的果实。

【别名】白蜡树、冬青子。

【形态特征】常绿大灌木或乔木。小枝灰褐色，无毛，具圆形小皮孔。叶片革质，阔椭圆形，光亮无毛，中脉在腹面凹入，在背面突起。圆锥花序疏散，花序轴果时具棱；花序基部苞片常与叶同型；花冠白色，裂片反折。果肾形，熟时蓝黑色并被白粉。花期5~7月，果期7~12月。

【分布】生于山谷向阳处、路边、村旁或疏林中。产于广西、四川、福建、浙江、江苏等地。

【性能主治】干燥果实味甘、苦，性凉。具有滋补肝肾、明目、乌发的功效。主治眩晕耳鸣，腰膝酸软，须发早白，目暗不明。

【采收加工】冬季果实成熟时采收，除去枝叶，稍蒸或置沸水中略烫后，干燥。

小蜡树

【基原】为木犀科小蜡*Ligustrum sinense* Lour.的树皮及枝叶。

【别名】冬青、鱼腊树。

【形态特征】落叶灌木或小乔木。小枝被淡黄色柔毛，老时近无毛。叶片纸质或薄革质，卵形至披针形，先端渐尖至微凹，基部宽楔形或近圆形。圆锥花序顶生或腋生，塔形，花序轴基部有叶；花白色；花丝与花冠裂片近等长或长于裂片。果近球形。花期5~6月，果期9~12月。

【分布】生于山谷、山坡林中。产于广西、广东、湖南、贵州、四川、江西、湖北等地。

【性能主治】树皮及枝叶味苦，性凉。具有清热利湿、解毒消肿的功效。主治感冒发热，肺热咳嗽，咽喉肿痛，口舌生疮，湿疹，皮炎，跌打损伤，烧烫伤。

【采收加工】夏、秋季采收树皮及枝叶，鲜用或晒干。

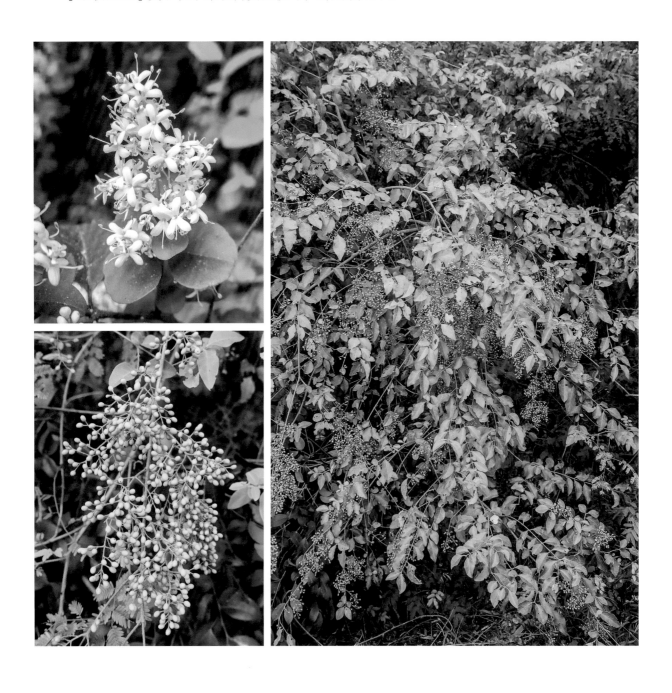

马利筋

【基原】为萝藦科马利筋*Asclepias curassavica* L. 的全草。

【别名】山桃花、野鹤嘴、水羊角。

【形态特征】灌木状草本。全株有白色乳汁。茎淡灰色。叶片膜质，披针形或椭圆状披针形，基部楔形而下延至叶柄。聚伞花序顶生或腋生，着花10~20朵；花冠紫红色，裂片长圆形，向下反折；副花冠黄色。蓇葖果披针形。种子卵形，先端白色种毛长约2.5 cm。花期几乎全年，果期8~12月。

【分布】广西、广东、云南、贵州、四川、湖南、江西、福建、台湾等地均有栽培，也有逸为野生和驯化。

【性能主治】全草味苦，性寒；有毒。具有清热解毒、活血止血、消肿止痛的功效。主治咽喉肿痛，肺热咳嗽，热淋，月经不调，顽癣，崩漏，带下，痈疮肿毒，湿疹，创伤出血。

【采收加工】全年均可采收，鲜用或晒干。

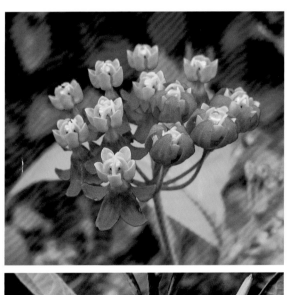

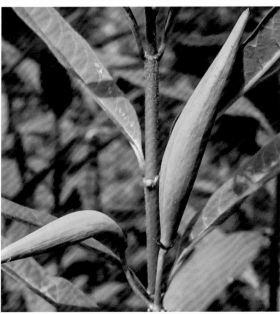

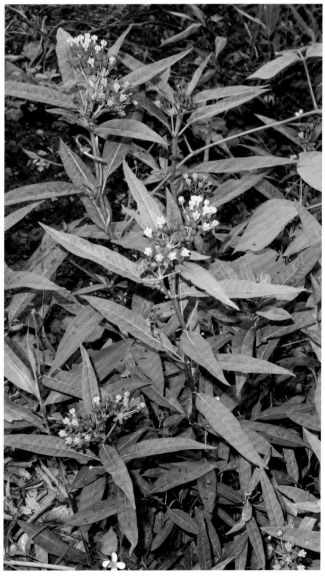

羊角扭

【基原】为夹竹桃科羊角拗 *Strophanthus divaricatus* (Lour.) Hook. et Arn. 的全株。

【别名】牛角橹、断肠草、羊角藤。

【形态特征】灌木或藤本，高达2 m。茎部枝条蔓延，秃净，折断枝有白色乳汁流出；小枝密被灰白色皮孔。叶对生；叶片椭圆形或长圆形。聚伞花序顶生；花大形，黄白色；花冠漏斗形，先端5裂；裂片线形长尾状，长达10 cm。蓇葖果木质，双出扩展，长披针形。花期3~7月，果期6月至翌年2月。

【分布】生于山坡或丛林中。产于贵州、云南、广西、广东和福建等地。

【性能主治】干燥全株味苦，性寒；有大毒。具有祛风湿、通经络、杀虫的功效。主治风湿痹痛，小儿麻痹后遗症，跌打损伤，疥癣。

【采收加工】全年均可采收，洗净，切片，晒干。

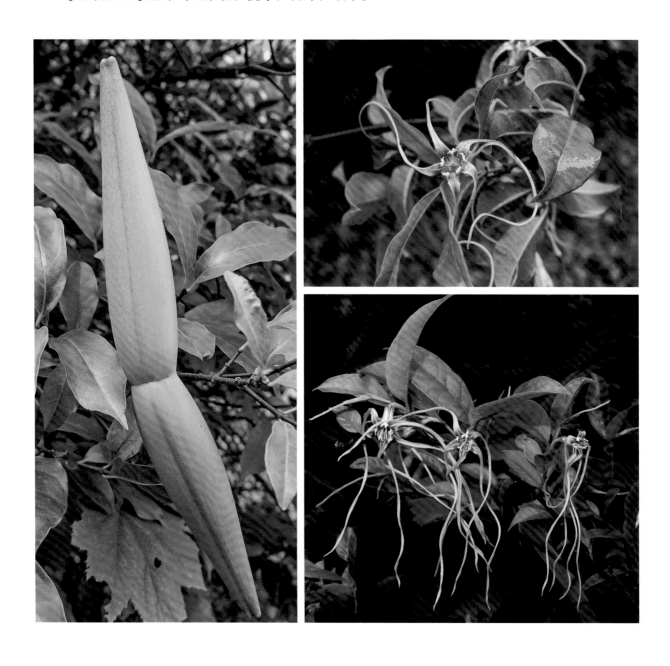

络石藤

【基原】为夹竹桃科络石*Trachelospermum jasminoides* (Lindl.) Lem. 的带叶藤茎。

【别名】软筋藤、羊角藤。

【形态特征】常绿木质藤本。具乳汁。叶片革质，椭圆形至卵状椭圆形。聚伞花序，花白色，繁密，芳香，花蕾顶端钝；花萼裂片向外反折；花冠筒圆筒形，中部膨大；雄蕊着生于花冠筒中部，隐藏在花喉内。菁葵双生，叉开。种子顶端具白色绢质种毛。花期3~7月，果期7~12月。

【分布】生于林缘或山坡灌木丛中，常攀缘附生于树上、墙上或石上，亦有栽于庭院观赏。产于广西、广东、江苏、安徽、湖北、山东、四川、浙江等地。

【性能主治】干燥带叶藤茎味苦，性微寒。具有凉血消肿、祛风通络的功效。主治风湿热痹，筋脉拘挛，腰膝酸痛，痈肿，跌打损伤。

【采收加工】冬季至翌春采割，晒干。

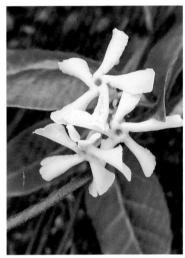
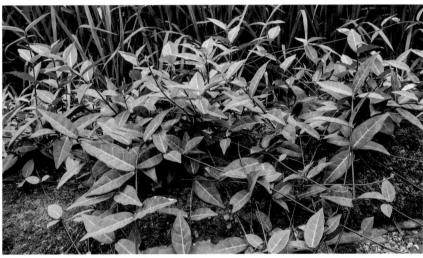
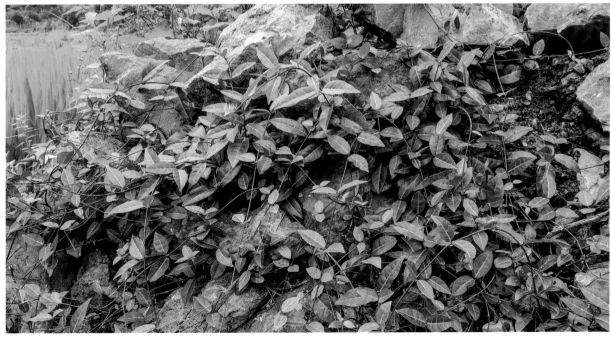

杜仲藤

【基原】为夹竹桃科毛杜仲藤Urceola huaitingii (Chun et Tsiang) D. J. Middleton 的老茎及根。

【别名】藤杜仲、红杜仲、土杜仲。

【形态特征】粗壮木质攀缘藤本。枝有不明显的皮孔，具乳汁；全株密被锈色柔毛或茸毛。腋间及腋内多腺体。叶生于枝的顶端，对生；叶片椭圆形或卵状椭圆形，背面叶脉被毛。聚伞花序总状，近顶生；花小，密集，黄色。蓇葖果双生或1个不发育，卵状披针形，基部膨大，向上细尖。花期3~6月，果期7~12月。

【分布】生于山地林中或灌木丛中。产于广西、广东、湖南和贵州等地。

【性能主治】老茎及根味苦、涩、微辛，性平。具有祛风活络、壮腰膝、强筋骨、消肿的功效。主治风湿痹痛，腰膝酸软，跌打损伤。

【采收加工】全年均可采收，鲜用或晒干。

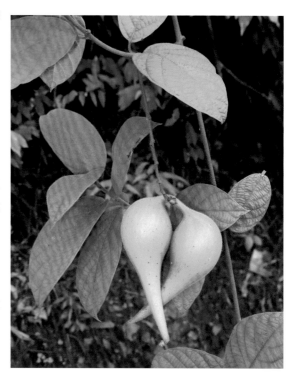

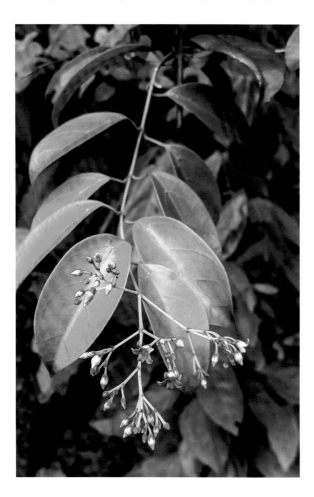

红背酸藤

【基原】为夹竹桃科酸叶胶藤Urceola rosea (Hook. et Arn.) D. J. Middleton 的根、叶。

【别名】伞风藤、黑风藤。

【形态特征】木质大藤本。植株含胶液，叶食之有酸味。单叶对生；叶片纸质，宽椭圆形，背面被白粉。聚伞花序圆锥状，宽松展开，多歧，顶生；花小，花冠近坛状，粉红色。果双生，叉开成直线，有明显的斑点。花期4~12月，果期7月至翌年1月。

【分布】生于山地杂木林、水沟边较湿润的地方。分布于长江以南各地。

【性能主治】根、叶味酸，性平。具有清热解毒、利尿消肿的功效。主治咽喉肿痛，慢性肾炎，肠炎，风湿骨痛，跌打瘀肿。

【采收加工】夏、秋季采收，晒干。

蓝叶藤

【基原】为萝藦科蓝叶藤*Marsdenia tinctoria* R. Br. 的果实。

【别名】牛耳藤、羊角豆、染色牛奶菜。

【形态特征】攀缘灌木，长达5 m。叶片长圆形或卵状长圆形，先端渐尖，基部近心形，鲜时蓝色，干后亦呈蓝色。聚伞圆锥花序近腋生，长3~7 cm；花黄白色，干时呈蓝黑色；花冠圆筒状钟形，喉部内面有刷毛；副花冠裂片长圆形。蓇葖果具茸毛，圆筒状披针形。花期3~5月，果期8~12月。

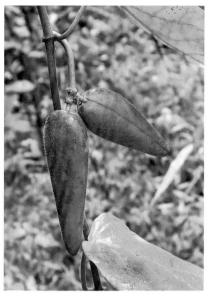

【分布】生于潮湿杂木林中。产于广西、广东、湖南、云南、四川、台湾、西藏等地。

【性能主治】果实味辛、苦，性温。具有祛风除湿、化瘀散结的功效。主治风湿骨痛，肝肿大。

【采收加工】8~12月采收果实，晒干。

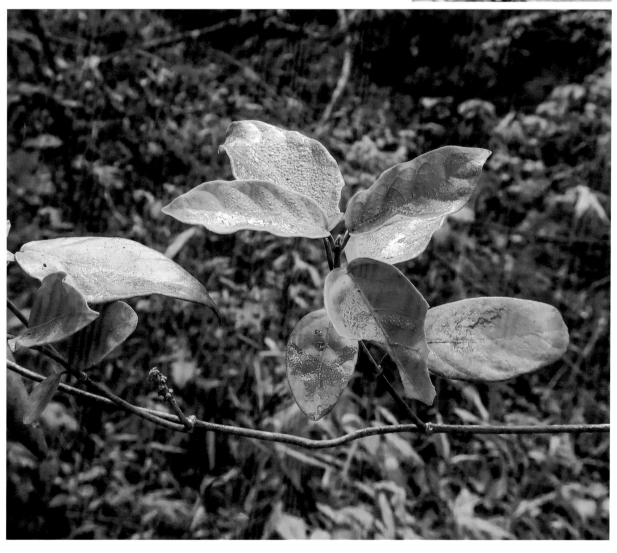

鲫鱼藤

【基原】为萝藦科鲫鱼藤*Secamone elliptica* R. Br. 的根。

【别名】黄花藤、吊山桃、小羊角扭。

【形态特征】藤状灌木，高约2 m。具乳汁。叶片纸质，有透明腺点，椭圆形，顶端尾状渐尖，基部楔形，侧脉不明显。聚伞花序腋生，着花多朵；花萼裂片卵圆形，外面被柔毛；花萼内面基部具有腺体；花冠黄色，花冠筒短，裂片长圆形。蓇葖广歧，披针形，基部膨大。花期7~8月，果期10月至翌年1月。

【分布】生于山谷疏林中，攀缘于树上。产于广西、广东、云南等地。

【性能主治】主治风湿痹痛，跌打损伤，疮疡肿毒。

【采收加工】全年均可采收，洗净，鲜用或晒干。

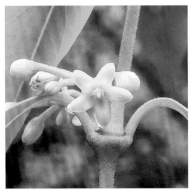
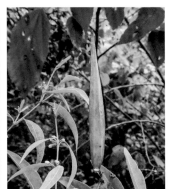
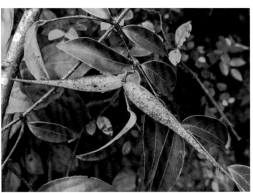
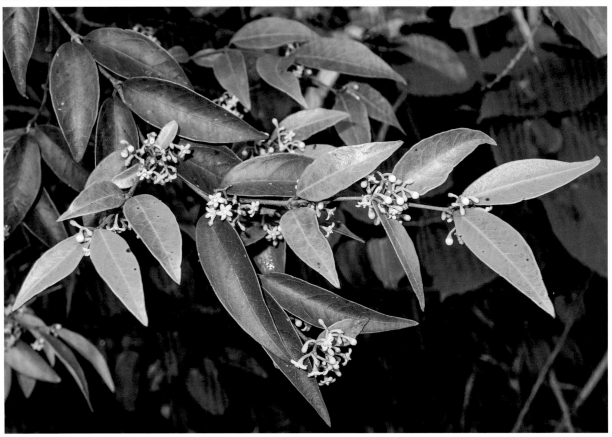

多花娃儿藤

【基原】为萝摩科多花娃儿藤*Tylophora floribunda* Miq. 的根。

【别名】老虎须、七层楼、蝴蝶草。

【形态特征】多年生缠绕藤本，具乳汁。根须状，黄白色，全株无毛。茎纤细，分枝多。叶片卵状披针形，先端渐尖或急尖，基部心形，侧脉在叶背面明显隆起。聚伞花序多歧，腋生或腋外生，比叶片长，密集多花；花淡紫红色，直径约2 cm。蓇葖双生，线状披针形。花期5~9月，果期8~12月。

【分布】生于阳光充足的灌木丛中或疏林中。产于广西、广东、湖南、贵州、江苏、浙江、福建、江西等地。

【性能主治】根味辛，性温；有小毒。具有祛风化痰、通经散瘀的功效。主治小儿惊风，白喉，支气管炎，月经不调，毒蛇咬伤，跌打损伤。

【采收加工】秋、冬季采挖，洗净，晒干。

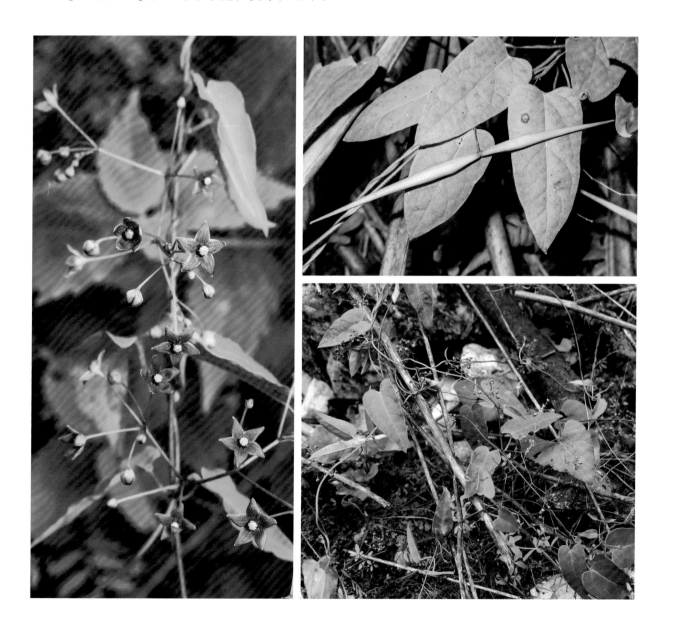

流苏子根

【基原】为茜草科流苏子Coptosapelta diffusa (Champ. ex Benth.) Steenis 的根。

【别名】癞蛤藤、小青藤、包色龙。

【形态特征】藤本或攀缘灌木，长达5 m。叶片卵形、卵状长圆形至披针形，干后黄绿色。花单生于叶腋，常对生，白色或黄色。蒴果稍扁球形，中间有1条浅沟，直径5~8 mm，淡黄色，萼裂片宿存。种子多数，近圆形，直径1.5~2 mm，边缘流苏状。花期5~7月，果期5~12月。

【分布】生于山坡疏林中或灌木丛中。产于广西、广东、湖南、湖北、贵州、四川、浙江、江西、福建、台湾等地。

【性能主治】根味辛、苦，性凉。具有祛风除湿、止痒的功效。主治皮炎，荨麻疹，湿疹，疮疥，风湿痹痛。

【采收加工】秋季采挖，除去杂质，洗净，晒干。

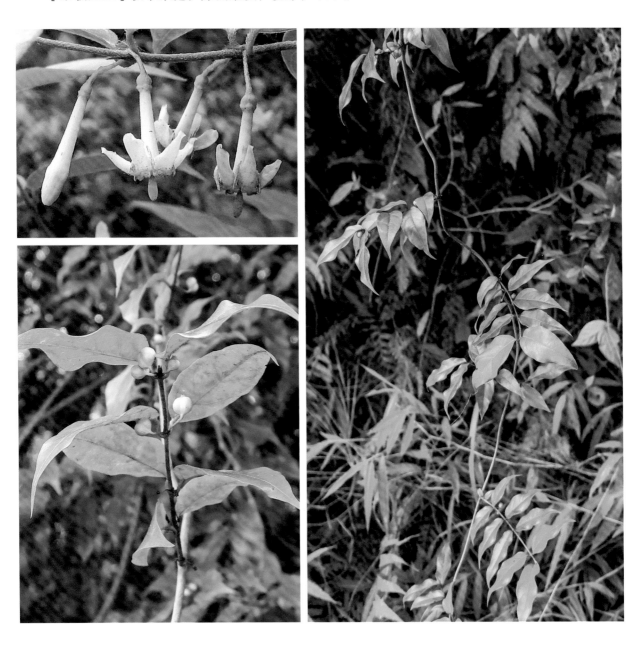

栀子

【基原】为茜草科栀子*Gardenia jasminoides* J. Ellis 的成熟果实。

【别名】黄栀子、山栀子、水横枝。

【形态特征】常绿灌木。高0.3~3 m。嫩枝常被短毛，枝圆柱形。叶对生，叶形多样，常无毛。花芳香，常单朵生于枝顶，白色或乳黄色，高脚碟状。果卵形、近球形、椭圆形或长圆形，黄色或橙红色，有翅状纵棱5~9条，顶部具宿存萼片。花期3~7月，果期5月至翌年2月。

【分布】生于旷野、山谷、山坡的灌木丛或疏林中。产于广西、广东、云南、贵州、湖南、江西、福建等地。

【性能主治】成熟果实味苦，性寒。具有泻火除烦、清热利湿、凉血解毒、消肿止痛的功效。主治热病心烦，湿热黄疸，淋证涩痛，血热吐血，目赤肿痛，火毒疮疡；外用治扭挫伤痛。

【采收加工】9~11月果实成熟时采收，除去果梗及杂质，蒸至上汽或置沸水中略烫后取出，干燥。

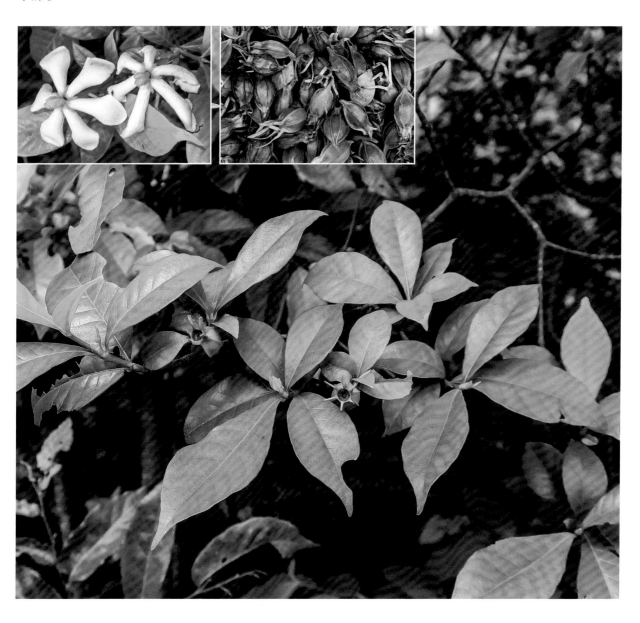

剑叶耳草

【基原】为茜草科剑叶耳草*Hedyotis caudatifolia* Merr. et F. P. Metcalf 的全草。

【别名】少年红、观音茶、千年茶。

【形态特征】直立灌木。高30~90 cm。全株无毛，基部木质。老枝干后灰色或灰白色，圆柱形，嫩枝绿色，具浅纵纹。叶对生；叶片革质，披针形，腹面绿色，背面灰白色。圆锥聚伞花序；花冠白色或粉红色，管形，喉部略扩大。蒴果椭圆形，连宿存萼檐裂片长约4 mm。花期5~6月。

【分布】常见于丛林下比较干旱的沙质土壤或见于悬崖石壁上。产于广西、广东、湖南、福建、江西、浙江等地。

【性能主治】全草味甘，性平。具有润肺止咳、消积、止血的功效。主治支气管炎，咳血，小儿疳积，跌打肿痛，外伤出血。

【采收加工】夏、秋季采收，洗净，鲜用或晒干。

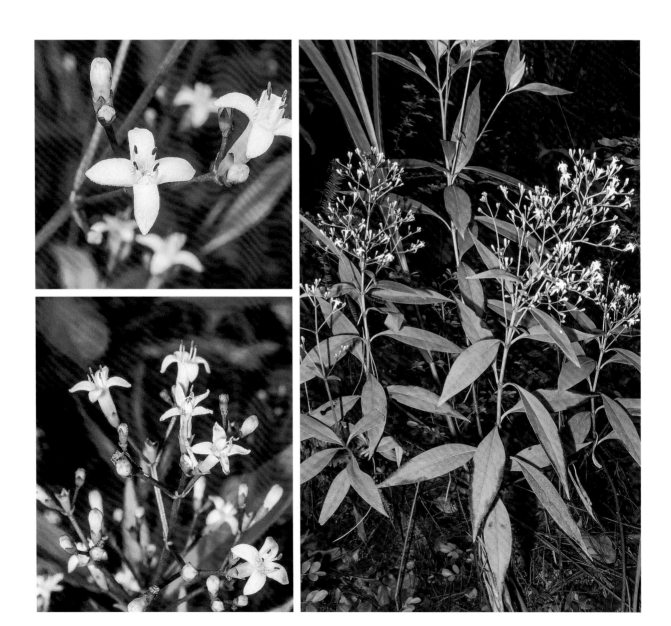

牛白藤

【基原】为茜草科牛白藤*Hedyotis hedyotidea* (DC.) Merr. 的根、藤及叶。

【别名】糯饭藤、藤耳草、白藤草。

【形态特征】藤状灌木，触之有粗糙感。嫩枝方柱形，被粉末状柔毛，老时圆柱形。叶对生；叶片膜质，长卵形或卵形，腹面粗糙，背面被柔毛，托叶长4~6 mm，具4~6条刺状毛。花序腋生或顶生，由10~20朵花集聚而成伞形花序；花冠白色，管形，先端4浅裂，裂片披针形。蒴果近球形，直径2~3 mm。花期4~7月。

【分布】生于山谷灌丛或丘陵坡地。产于广西、广东、云南、贵州、福建等地。

【性能主治】根、藤味甘、淡，性凉。具有消肿止血、祛风活络的功效。主治风湿关节痛，痔疮出血，跌打损伤。叶味甘、淡，性凉。具有清热祛风的功效。主治肺热咳嗽，感冒，肠炎；外用治湿疹、皮肤瘙痒，带状疱疹。

【采收加工】全年均可采收，洗净，切片，鲜用或晒干。

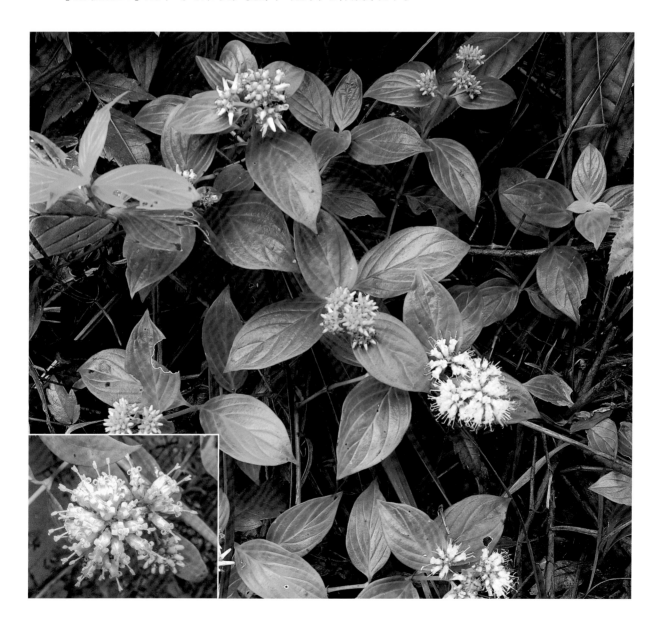

白花龙船花

【基原】为茜草科白花龙船花*Ixora henryi* Lévl. 的全株。

【别名】小龙船花、小仙丹花、白骨木。

【形态特征】灌木。叶对生；叶片长圆形或披针形，顶端长渐尖或渐尖，基部楔形至阔楔形。花序顶生，多花，排成三歧伞房式的聚伞花序，有线形或线状披针形苞片；花冠白色，干后变为暗红色，盛开时花冠管长2.5~3 cm。果球形，直径0.8~1 cm，顶端有残留、细小的萼檐裂片。花期8~12月。

【分布】生于山坡、山谷疏林或密林下，或潮湿的溪边。产于广西、广东、海南、贵州、云南等地。

【性能主治】全株具有清热消肿、止痛、接骨的功效。主治痈疮肿毒，骨折。

【采收加工】全年均可采收，鲜用或晒干。

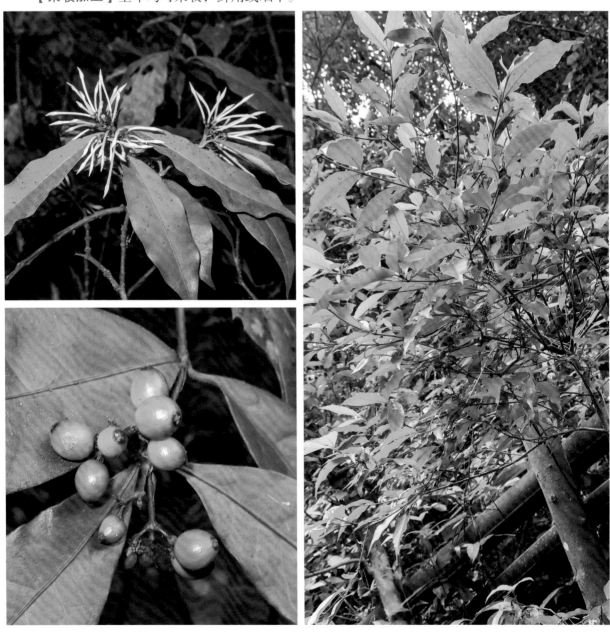

羊角藤

【基原】为茜草科羊角藤*Morinda umbellata* L. subsp. *obovata* Y. Z. Ruan 的根及全株。

【别名】龙骨风、马骨风、乌藤。

【形态特征】攀缘或缠绕藤本，有时呈披散灌木状。老枝具细棱，蓝黑色，多少木质化。叶片倒卵形、倒卵状披针形或倒卵状长圆形。花序3~11伞状排列于枝顶；头状花序具花6~12朵；花白色。聚花核果由3~7朵花发育而成，成熟时红色，近球形或扁球形；核果具分核2~4粒。花期6~7月，果熟期10~11月。

【分布】攀缘于林下、溪边或路边的灌木上。产于广西、广东、海南、湖南、浙江、江西、福建、台湾等地。

【性能主治】根及全株味甘，性凉。具有止痛止血、祛风除湿的功效。主治胃痛，风湿关节痛；叶外用治创伤出血。

【采收加工】全年均可采收，鲜用或晒干。

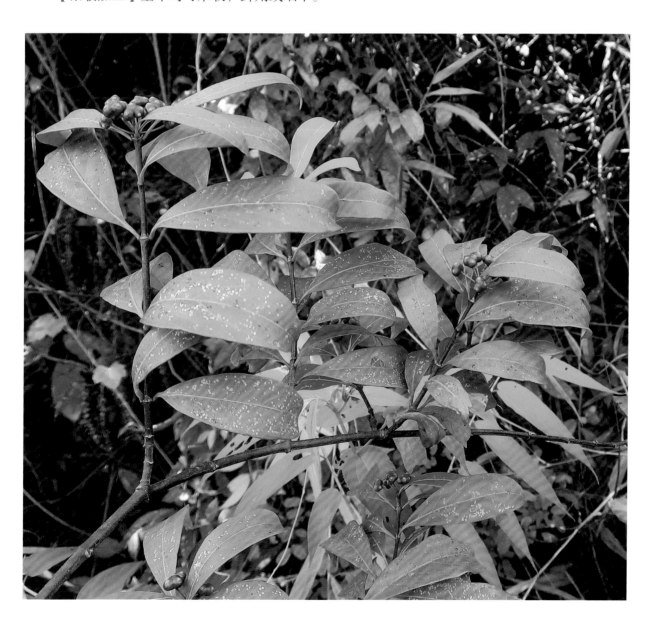

玉叶金花

【基原】为茜草科玉叶金花*Mussaenda pubescens* W. T. Aiton 的藤、根。

【别名】白纸、白叶子、凉口茶。

【形态特征】攀缘灌木。嫩枝被贴伏短柔毛。叶对生或轮生；叶片薄纸质，卵状长圆形或卵状披针形，腹面近无毛或疏被毛，背面密被短柔毛。聚伞花序顶生，密花；萼裂片5片，其中1片极发达呈白色花瓣状；花冠黄色，管状。浆果近球形，顶部有环状疤痕，干时黑色。花期6~7月。

【分布】生于灌木丛中、溪谷、山坡或村旁。产于广西、广东、海南、湖南、福建、浙江、台湾等地。

【性能主治】藤、根味甘、淡，性凉。具有清热解毒、凉血解暑的功效。主治中毒，感冒，扁桃体炎，支气管炎，咽喉炎，肾炎水肿，肠炎，子宫出血，毒蛇咬伤。

【采收加工】全年均可采收，鲜用或晒干。

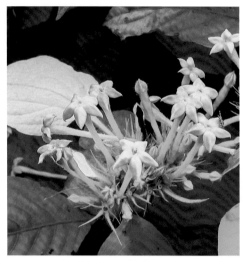

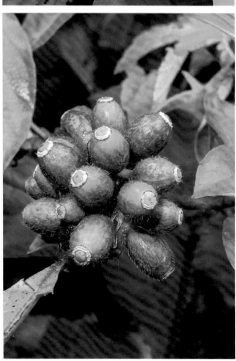

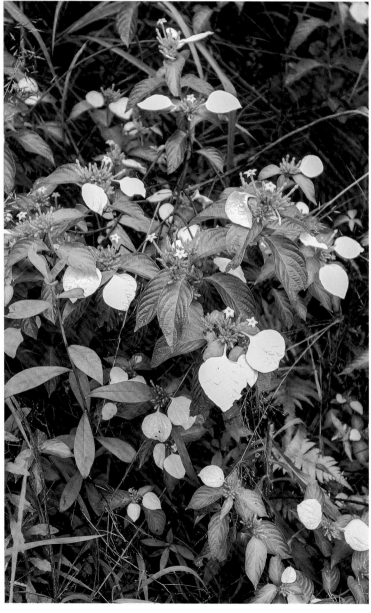

鸡矢藤

【基原】为茜草科鸡矢藤*Paederia scandens* (Lour.) Merr. 的根或全草。

【别名】雀儿藤、狗屁藤、臭屁藤。

【形态特征】多年生缠绕藤本。枝叶揉碎有强烈的鸡屎臭味。叶对生；叶片纸质，卵形至披针形。圆锥花序式的聚伞花序腋生或顶生，扩展；花冠筒钟状，外面白色，内面紫红色，有茸毛。果球形，熟时近黄色，有光泽，藤枯后仍不落。花期6~10月，果期11~12月。

【分布】生于山坡、林缘灌木丛中或缠绕于树上。产于广西、广东、云南、贵州、湖南、湖北、福建、江西、四川、安徽等地。

【性能主治】根或全草味甘、微苦，性平。具有祛风利湿、消食化积、止咳、止痛的功效。主治风湿筋骨痛，黄疸型肝炎，肠炎，消化不良，肺结核咯血，支气管炎，外伤性疼痛，跌打损伤；外用治皮炎，湿疹，疮疡肿毒。

【采收加工】夏季采收全草，秋、冬季采挖根，洗净，晒干。

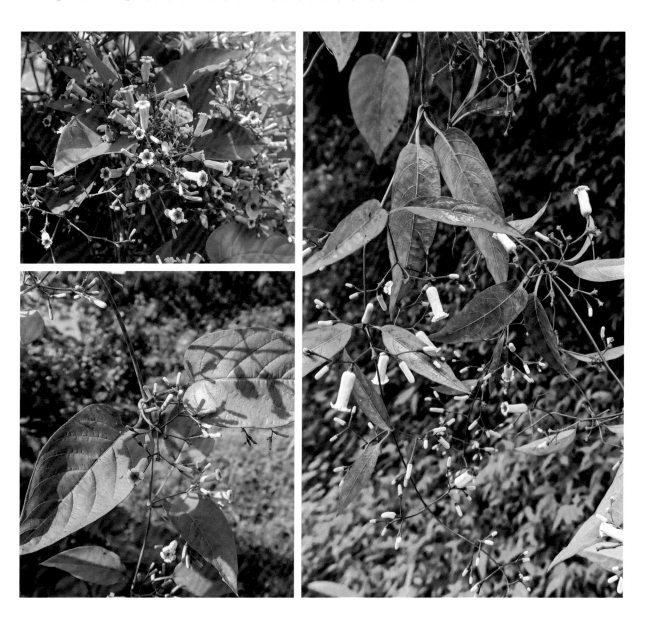

驳骨九节

【基原】为茜草科驳骨九节*Psychotria prainii* Lévl. 的全株。

【别名】驳骨草、小功劳、百样花。

【形态特征】直立灌木，高0.5~2 m。嫩枝、叶背面、叶柄、托叶外面和花序均被暗红色的皱曲柔毛。叶对生，常较密聚生于枝顶；叶片椭圆形、长圆形至卵形。聚伞花序顶生，密集成头状；花冠白色。核果椭圆形或倒卵形，红色，具纵棱，顶冠以宿萼，密集成头状。花期5~8月，果期7~11月。

【分布】生于山坡、山谷、溪边林中或灌木丛中。产于广西、广东、云南、贵州等地。

【性能主治】全株味苦，性凉。具有清热解毒、祛风止痛、散瘀止血的功效。主治感冒，咳嗽，肠炎，痢疾，风湿骨痛，跌打损伤，骨折。

【采收加工】全年均可采收，洗净，切段，晒干。

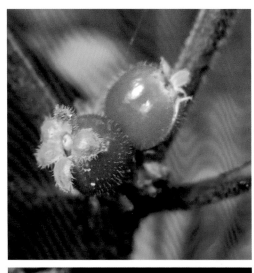

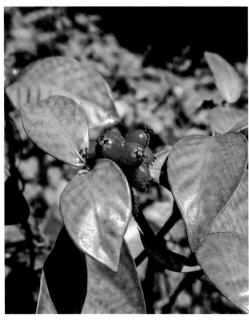

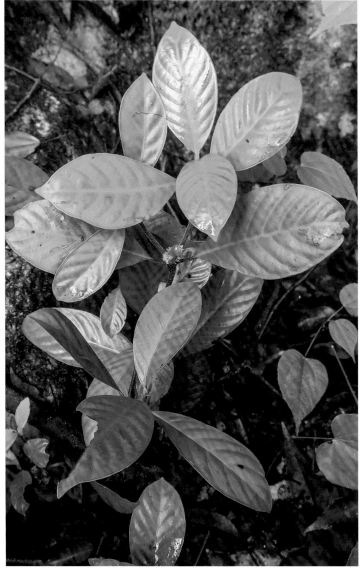

山银花

【基原】为忍冬科菰腺忍冬*Lonicera hypoglauca* Miq. 的花蕾或初开的花。

【别名】大银花。

【形态特征】缠绕藤本。小枝、叶柄、叶及总花梗均密被淡黄褐色短柔毛。叶片卵形至卵状长圆形，背面具橘红色蘑菇状腺体。双花单生至多朵集生于侧生短枝上，或于小枝顶集合成总状；苞片线状披针形；花白色，后变为黄色。果近球形，黑色，具白粉。花期4~5月，果期10~11月。

【分布】生于灌木丛或疏林中。产于广西、广东、四川、贵州、云南、安徽、江西、福建等地。

【性能主治】花蕾或初开的花味甘，性寒。具有清热解毒、疏散风热的功效。主治风热感冒，温病发热，喉痹，丹毒，热毒血痢，痈肿疔疮。

【采收加工】初夏花开放前采收，干燥。

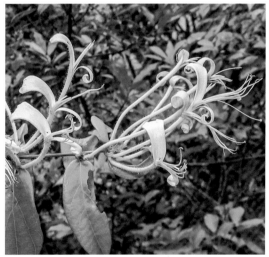

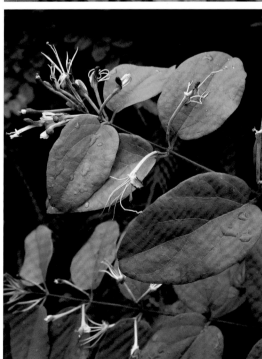

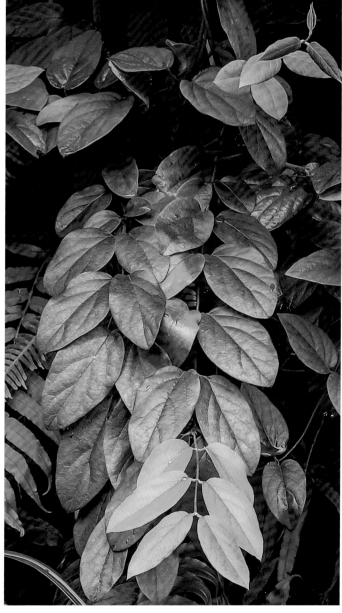

接骨草

【基原】为忍冬科接骨草*Sambucus chinensis* Lindl. 的茎叶。

【别名】走马风。

【形态特征】高大草本或半灌木。枝具条棱，髓部白色。奇数羽状复叶对生；小叶2~3对，狭卵形。聚伞花序复伞状，顶生，大而疏散；花序梗基部托以叶状总苞片，分枝3~5出，纤细；花小，白色，杂有黄色杯状的不孕花。果实近圆形，熟时红色。花期4~7月，果期9~11月。

【分布】生于山坡、林下、沟边和草丛中。产于广西、广东、贵州、云南、四川、湖南、湖北、陕西、江苏、安徽、浙江、江西、河南等地。

【性能主治】茎叶味甘、微苦，性平。具有祛风利湿、舒筋活血的功效。主治风湿痹痛，腰腿痛，水肿，黄疸，风疹瘙痒，丹毒，疮肿，跌打损伤。

【采收加工】夏、秋季采收，切段，鲜用或晒干。

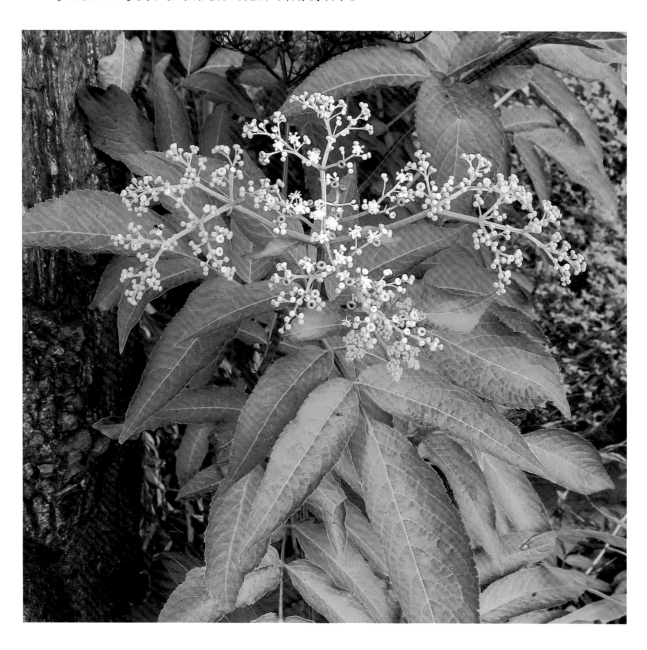

南方荚蒾

【基原】为忍冬科南方荚蒾*Viburnum fordiae* Hance 的根、茎及叶。

【别名】火柴树、心伴木、满山红。

【形态特征】灌木或小乔木，高达5 m。植株几乎均被暗黄色或黄褐色茸毛。叶片厚纸质，宽卵形或菱状卵形，边缘常有小尖齿，叶脉在腹面略凹陷，在背面突起。复伞式聚伞花序，花冠白色，辐状，裂片卵形。果红色，卵圆形。花期4~5月，果熟期10~11月。

【分布】生于山谷旁疏林、山坡灌木丛中。产于广西、广东、云南、湖南、安徽、福建等地。

【性能主治】根、茎及叶味苦，性凉。具有祛风清热、散瘀活血的功效。主治感冒，发热，月经不调，肥大性脊椎炎，风湿痹痛，跌打骨折，湿疹。

【采收加工】根全年均可采收，洗净，切段，晒干。茎及叶夏、秋季采收，鲜用或切段晒干。

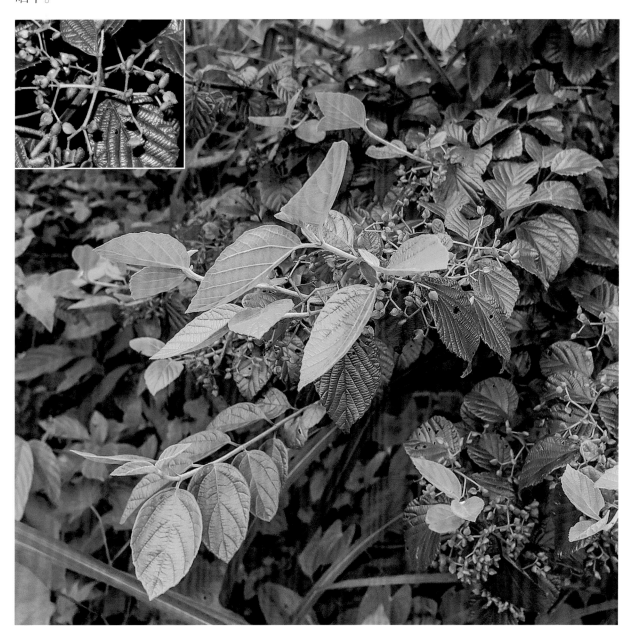

胜红蓟

【基原】为菊科藿香蓟 *Ageratum conyzoides* L. 的全草。

【别名】臭草、白花草、毛射香。

【形态特征】一年生草本。茎枝被柔毛，淡红色或上部绿色。叶对生，有时上部互生，常有腋生的不育叶芽；叶片卵形至长圆形，基出三脉或不明显五出脉，两面均被稀疏的白色短柔毛。头状花序4~18个在茎顶排成紧密的伞房状花序；花淡紫色。瘦果黑褐色。花、果期全年。

【分布】生于山坡林下、草地、田边或荒地上。产于广西、广东、云南、贵州、四川、江西、福建等地。

【性能主治】全草味辛、微苦，性凉。具有祛风清热、止痛止血的功效。主治上呼吸道感染，扁桃体炎，咽喉炎，急性胃肠炎，腹痛，胃痛，崩漏；外用治湿疹，痈疮肿毒，下肢溃疡，中耳炎，外伤出血。

【采收加工】夏、秋季采收，洗净，鲜用或晒干。

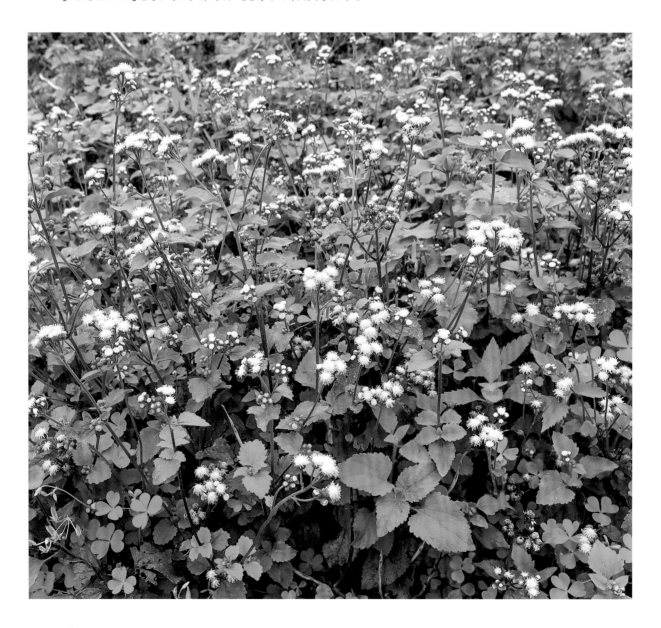

鸭脚艾

【基原】为菊科白苞蒿*Artemisia lactiflora* Wall ex DC. 的全草。

【别名】刘奇奴、鸭脚菜、甜菜子。

【形态特征】多年生草本。茎常单生，直立，高50~150 cm，上部多分枝。叶片纸质，阔卵形，羽状分裂；裂片3~5片，卵状椭圆形或长椭圆状披针形。头状花序长圆形，无柄，排成密穗状花序，在分枝上排成复穗状花序，而在茎上端组成开展或略开展的圆锥花序。花、果期8~11月。

【分布】生于林下、林缘、路边及灌木丛中湿润处。产于西南、西部、中南、华东地区。

【性能主治】全草味甘、微苦，性平。具有活血理气、解毒利湿、消肿、调经的功效。主治月经不调，闭经，白带异常，慢性肝炎，肝硬化，肾炎水肿，荨麻疹，腹胀，疝气；外用治跌打损伤，外伤出血，烧烫伤，疮疡，湿疹。

【采收加工】夏、秋季采收，鲜用或晒干。

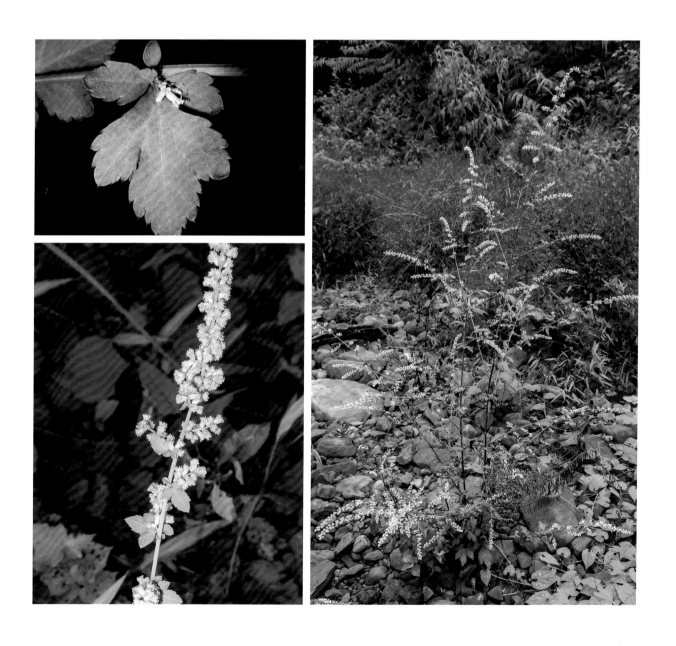

东风草

【基原】为菊科东风草*Blumea megacephala* (Randeria) C. C. Chang et Y. Q. Tseng 的全草。

【别名】黄花地胆草、九里明。

【形态特征】攀缘状草质藤本或基部木质。茎圆柱形，多分枝，有明显的沟纹。叶片卵形、卵状长圆形或长椭圆形。头状花序通常1~7个在腋生枝顶排成总状或近伞房状，再组成具叶圆锥花序；花黄色，雌花多数，细管状。瘦果圆柱形，有10条棱，冠毛白色。花期8~12月。

【分布】生于林缘、灌木丛中、山坡阳处。产于广西、广东、云南、贵州、四川、湖南、江西、福建、台湾等地。

【性能主治】全草味微辛、苦，性凉。具有清热明目、祛风止痒、解毒消肿的功效。主治目赤肿痛，翳膜遮睛，风疹，疥疮，皮肤瘙痒，痈肿疮疖，跌打红肿。

【采收加工】夏、秋季采收，鲜用或晒干。

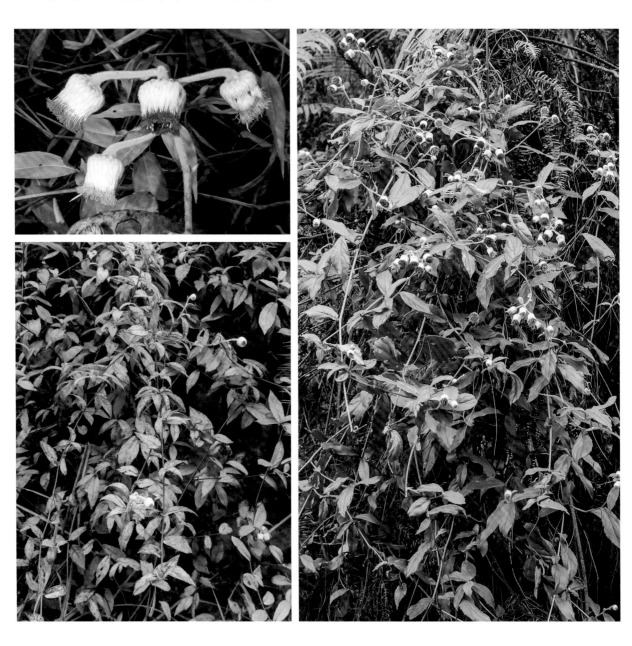

野菊

【基原】为菊科野菊*Chrysanthemum indicum* L. 的头状花序。

【别名】野黄菊、苦薏。

【形态特征】多年生草本。有地下长或短的匍匐茎。茎直立或铺散，分枝或仅在茎顶有伞房状花序分枝。基生叶和下部叶花期脱落；中部茎叶卵形、长卵形或椭圆状卵形。头状花序常在枝顶排成伞房状圆锥花序；全部苞片边缘白色或褐色宽膜质；舌状花黄色。瘦果。花期6~11月。

【分布】生于田边、路边、灌木丛中及山坡草地。产于华北、华中、华南、东北、西南地区。

【性能主治】头状花序味辛、苦，性微寒。具有清热解毒、泻火平肝的功效。主治目赤肿痛，头痛眩晕，疔疮痈肿。

【采收加工】秋、冬季花初开放时采摘，晒干或蒸后晒干。

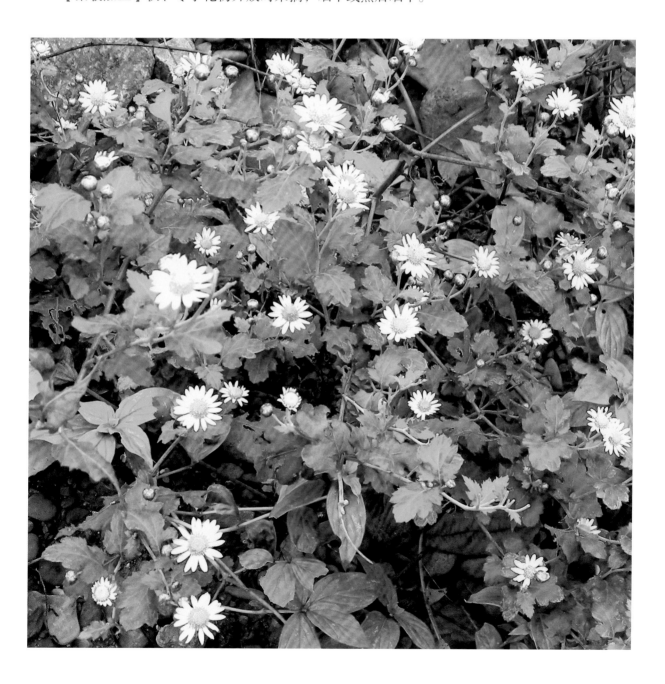

大蓟

【基原】为菊科大蓟*Cirsium japonicum* (Thunb.) Fisch. ex DC. 的地上部分或根。

【别名】山萝卜、刺蓟。

【形态特征】多年生草本。块根纺锤状或萝卜状。全部茎枝有条棱，被稠密或稀疏的多细胞长节毛。叶互生；根生叶羽状深裂，边缘齿端具针刺；茎生叶向上渐变小。头状花序单生；全部苞片外面有微糙毛并沿中肋有黏腺；小花红色或紫色。瘦果长椭圆形，冠毛暗灰色。花、果期4~11月。

【分布】生于山坡林中、林缘、灌木丛中、草地、荒地、田间、路边或溪边。产于广西、广东、云南、贵州、四川、江西、福建、台湾、湖南等地。

【性能主治】地上部分或根味甘、微苦，性凉。具有凉血止血、祛瘀消肿的功效。主治吐血，尿血，便血，崩漏下血，外伤出血。

【采收加工】夏、秋季花开时采割地上部分，秋末挖取根，除去杂质，晒干。

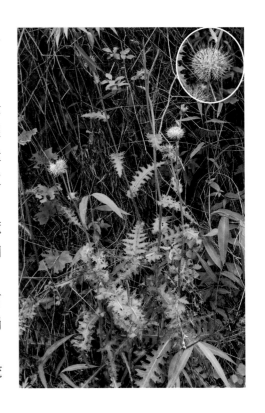

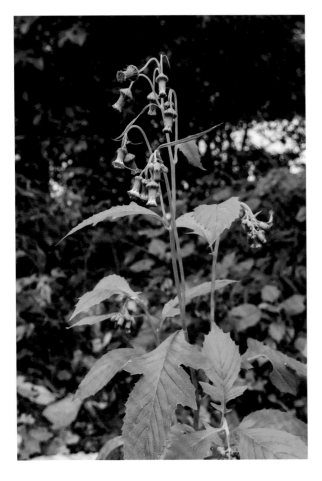

野茼蒿

【基原】为菊科野茼蒿*Crassocephalum crepidioides* (Benth.) S. Moore 的全草。

【别名】满天飞、安南草、革命菜。

【形态特征】直立草本。茎有纵条棱。叶片椭圆形或长圆状椭圆形，边缘有不规则齿或重齿，或有时基部羽状裂。头状花序数个在茎端排成伞房状；总苞钟状，有数枚不等长的线形小苞片；小花管状，花冠红褐色或橙红色。瘦果狭圆柱形，赤红色；冠毛白色，易脱落。花期7~12月。

【分布】生于山坡、路边杂草丛中、灌木丛中。产于广西、广东、贵州、云南、湖南、四川、西藏、湖北、江西等地。

【性能主治】全草味辛、微苦，性平。具有清热解毒、调和脾胃的功效。主治感冒，口腔炎，消化不良，肠炎，痢疾，乳腺炎。

【采收加工】夏季采收，鲜用或晒干。

蚯疽草

【基原】为菊科鱼眼草*Dichrocephala auriculata* (Thunb.) Druce 的全草。

【别名】夜明草、白头菜。

【形态特征】一年生草本。茎通常粗壮，不分枝或分枝自基部而铺散，茎枝被白色长或短茸毛。叶片卵形、椭圆形或披针形。头状花序小，球形，多数头状花序在枝端或茎顶排列成伞房状花序或伞房状圆锥花序；外围雌花多层，紫色；中央两性花黄绿色。瘦果压扁状。花、果期全年。

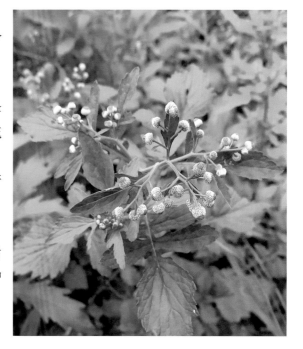

【分布】生于山坡、山谷、荒地或水沟边。产于广西、广东、贵州、湖南、云南、四川、湖北、浙江等地。

【性能主治】全草味辛、苦，性平。具有活血调经、消肿解毒的功效。主治月经不调，扭伤肿痛，毒蛇咬伤。

【采收加工】夏、秋季采收，鲜用或晒干。

墨旱莲

【基原】为菊科鳢肠*Eclipta prostrata* (L.) L. 的地上部分。

【别名】墨菜、水旱莲。

【形态特征】一年生草本。茎直立，斜升或平卧，通常自基部分支，被贴生糙毛。叶片长圆状披针形或披针形，无柄或有极短的柄。头状花序具细长梗；花白色，中央为管状花，外层2列为舌状花，花序形如莲蓬。瘦果暗褐色，雌花的瘦果三棱形，两性花的瘦果扁四棱形。花期6~9月。

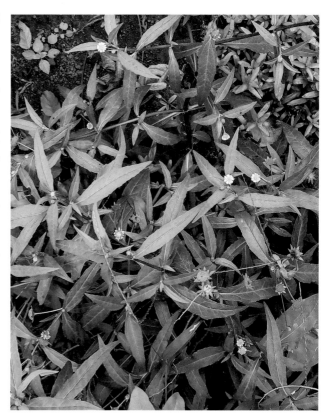

【分布】生于河边、田边及路边。产于全国各地。

【性能主治】地上部分味甘、酸，性寒。具有滋补肝肾、凉血止血的功效。主治眩晕耳鸣，腰膝酸软，阴虚血热，崩漏下血，外伤出血。

【采收加工】6~9月花开时采割，晒干。

华泽兰

【基原】为菊科多须公*Eupatorium chinense* L. 的全草。

【别名】六月雪、广东土牛膝、大泽兰。

【形态特征】多年生草本或小亚灌木。茎枝被污白色柔毛，茎枝下部花期脱毛或疏毛。中部茎生叶卵形或宽卵形，稀卵状披针形、长卵形或披针状卵形，羽状脉3~7对。头状花序在茎顶及枝端排成复伞房花序；花白色、粉色或红色。瘦果淡黑褐色，椭圆状，散布黄色腺点。花、果期6~11月。

【分布】生于山谷、林下或山坡草地上。产于广西、湖南、广东、浙江、湖北、云南等地。

【性能主治】全草味苦、辛，性平；有毒。具有清热解毒、疏肝活血的功效。主治风热感冒，胸胁痛，脘痛腹胀，跌打损伤，痈肿疮毒，毒蛇咬伤。

【采收加工】夏、秋季采收，洗净，鲜用或晒干。

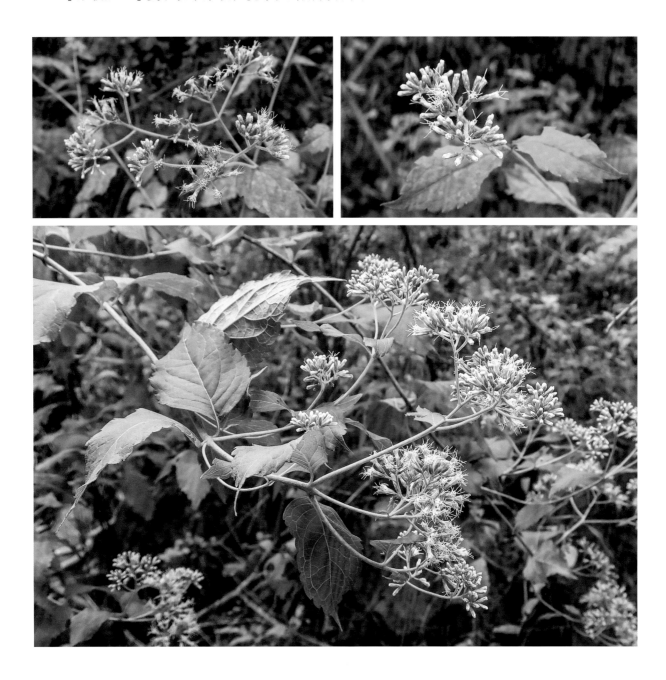

佩兰

【基原】为菊科佩兰*Eupatorium fortunei* Turcz. 的地上部分。

【别名】兰草、泽兰、省头草。

【形态特征】多年生草本。根茎横走，淡红褐色。中部茎叶较大，3全裂或3深裂；全部茎叶两面均光滑，无毛无腺点，边缘有粗齿或不规则的细齿；中部以下茎叶渐小，基部叶花期枯萎。头状花序排成聚伞花序状；花白色或带微红色。瘦果黑褐色，冠毛白色。花、果期7~11月。

【分布】生于溪边、路边、灌木丛中，常见栽培。产于广西、广东、湖南、云南、贵州、四川、江苏、浙江、江西、湖北等地。

【性能主治】地上部分味辛，性平。具有芳香化湿、醒脾开胃、发表解暑的功效。主治湿浊中阻，脘痞呕恶，口中甜腻，多涎，暑湿表证，湿温初起，发热倦怠，胸闷不舒。

【采收加工】夏、秋季分两次采割，除去杂质，晒干。

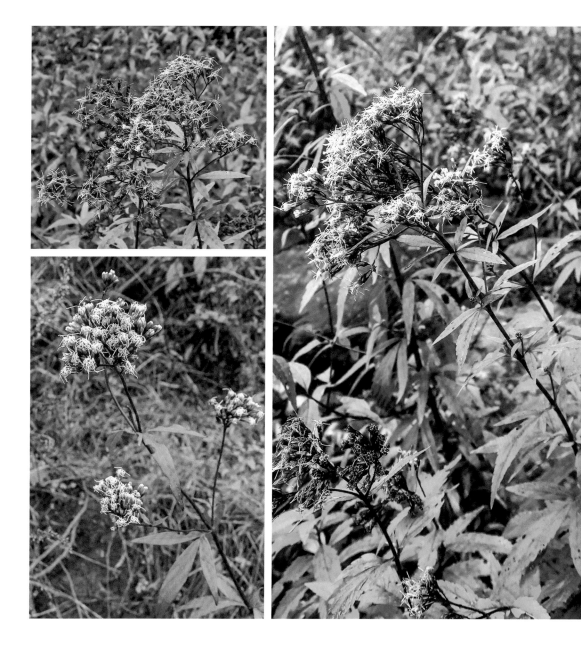

鼠麴草

【基原】为菊科鼠麴草*Gnaphalium affine* D. Don 的全草。

【别名】鼠耳、无心草、佛耳草。

【形态特征】一年生草本。茎直立或基部发出的枝下部斜升，上部不分枝，有沟纹，被白色厚绵毛。叶无柄，匙状倒披针形或倒卵状匙形。头状花序在枝顶密集成伞房花序；花黄色至淡黄色。瘦果倒卵形或倒卵状圆柱形，有乳头状突起，冠毛粗糙，污白色，易脱落。花期1~4月，果期8~11月。

【分布】生于稻田、湿润草地上。产于华中、华东、华南、华北、西北及西南地区。

【性能主治】全草味甘、微酸，性平。具有化痰止咳、祛风除湿、解毒的功效。主治咳喘痰多，风湿痹痛，泄泻，水肿，蚕豆病，赤白带下，痈肿疔疮，阴囊湿痒，荨麻疹，高血压病。

【采收加工】春季花开时采收，除去杂质，晒干。鲜品随采随用。

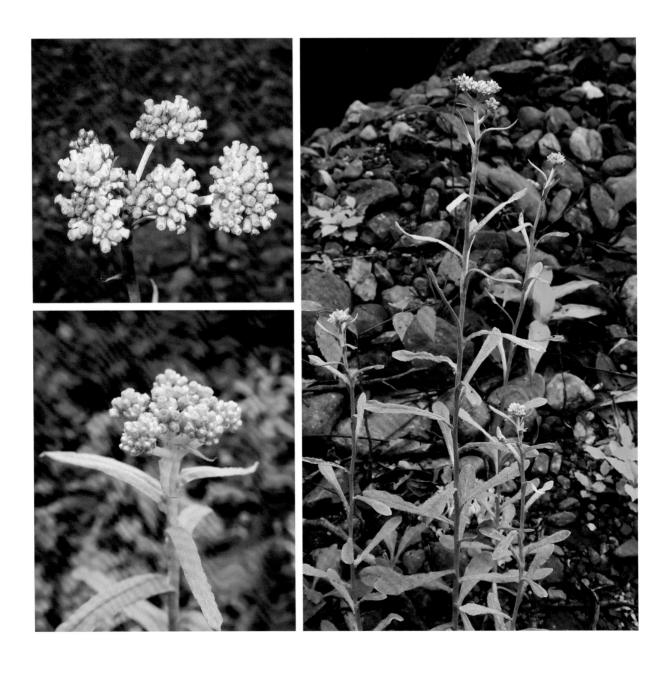

路边草

【基原】为菊科马兰*Kalimeris indica* (L.) Sch. Bip. 的全草。

【别名】星星蒿、花叶鱼鳅串、鸡儿肠。

【形态特征】多年生直立草本。根状茎有匍匐枝，有时具直根。基部叶在花期枯萎；茎部叶倒披针形或倒卵状矩圆形。头状花序单生于枝端并排成疏伞房状；总苞半球形；舌状花1层，15~20朵，舌片浅紫色，被短密毛。瘦果倒卵状矩圆形，极扁。花期5~9月，果期8~10月。

【分布】生于草丛、溪岸、路边林缘处。产于我国南部各省区。

【性能主治】全草味苦、微辛，性平。具有健脾利湿、解毒止血的功效。主治小儿疳积，腹泻，痢疾，毒蛇咬伤，外伤出血。

【采收加工】夏、秋季采收，鲜用或阴干。

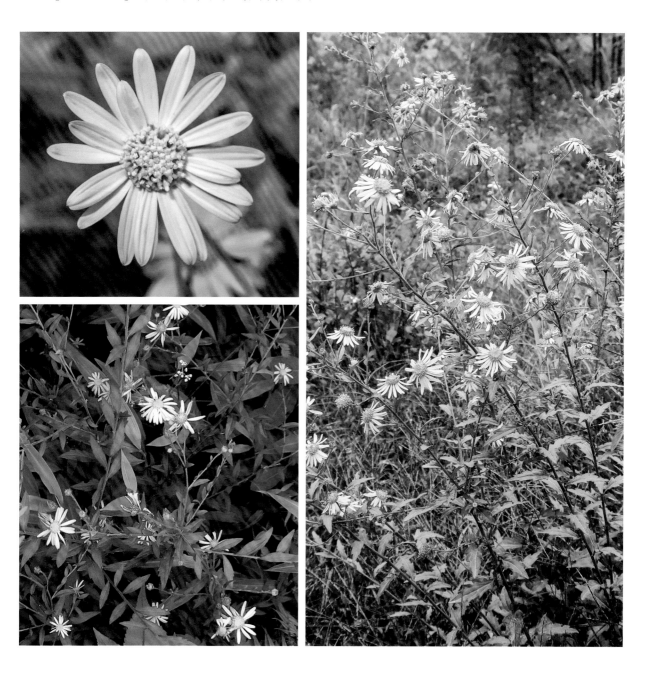

广西斑鸠菊

【基原】为菊科广西斑鸠菊 *Vernonia chingiana* Hand.-Mazz. 的根、叶。

【别名】棠菊。

【形态特征】攀缘灌木。叶片革质，倒卵状长圆形或长椭圆状长圆形。头状花序3~6个；总苞片背面无毛，仅边缘有软缘毛；花多数，花冠管状，白色，有芳香。瘦果圆柱形，无毛或上部被疏微毛；冠毛黄色或淡黄褐色，2层，外层短，易脱落，内层糙毛状。花、果期5~9月。

【分布】生于石山疏林中、岩石上或山坡灌木丛中。产于广西。

【性能主治】根、叶味苦，性凉。具有清热解毒、止痉的功效。主治小儿惊风，烂疮，目赤肿痛。

【采收加工】全年均可采收，鲜用或晒干。

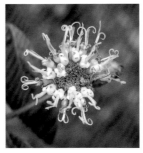
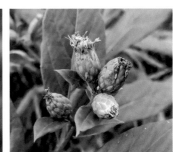
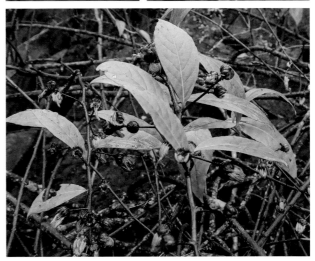

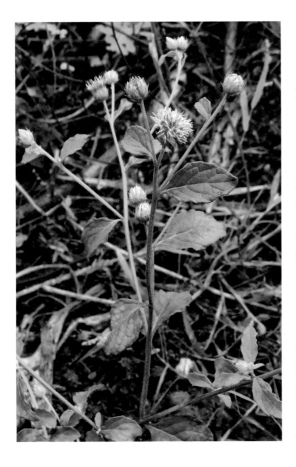

狗仔花

【基原】为菊科咸虾花 *Vernonia patula* (Dryand.) Merr. 的全草。

【别名】狗仔菜、鲫鱼草。

【形态特征】一年生粗壮草本。茎直立，具明显的条纹，被灰色短柔毛，具腺体。基部和下部叶在花期常凋落；中部叶具柄，卵形或卵状椭圆形，背面被灰色绢状柔毛，具腺点。头状花序通常2~3个生于枝顶端，或排成分枝宽圆锥状或伞房状；花淡红紫色。花期7月至翌年5月。

【分布】生于荒地、旷野、田边、路边。产于广西、广东、海南、云南、贵州、福建、台湾等地。

【性能主治】全草味苦、辛，性平。具有发表散寒、凉血解毒、清热止泻的功效。主治感冒发热，疟疾，热泻，痧气，湿疹，荨麻疹，久热不退，高血压病，乳腺炎。

【采收加工】夏、秋季采收，除去杂质，切段，晒干。

北美苍耳

【**基原**】为菊科北美苍耳*Xanthium chinense* Mill. 的成熟带总苞的果实。

【**别名**】苍子、毛苍子。

【**形态特征**】一年生草本。叶片三角状卵形或心形，边缘近全缘或有3~5不明显浅裂，顶端尖或钝，基部稍心形或截形，与叶柄连接处成相等的楔形，边缘有不规则的粗齿，有3条基出脉，腹面绿色，背面苍白色，被糙伏毛。雄头状花序球形，花冠钟形；雌头状花序椭圆形。成熟瘦果的总苞变坚硬，刺果长12–20 mm，苞刺长约2 mm，苞刺略密，顶端两喙近相等。花期7~9月，果期8~11月。

【**分布**】生于丘陵及山地草丛中。广泛分布于西南、华南、华东、华北、西北、东北地区。

【**性能主治**】果实味辛、苦，性温；有毒。具有散风寒、通鼻窍、祛风湿的功效。主治风寒头痛，鼻塞流涕，鼻衄，鼻渊，风疹瘙痒，湿痹拘挛。

【**采收加工**】秋季果实成熟时采收，干燥，除去梗、叶等杂质。

【**备注**】北美苍耳原产于墨西哥，现广泛分布于各地，药用功效与苍耳*X. sibiricum* 相似。

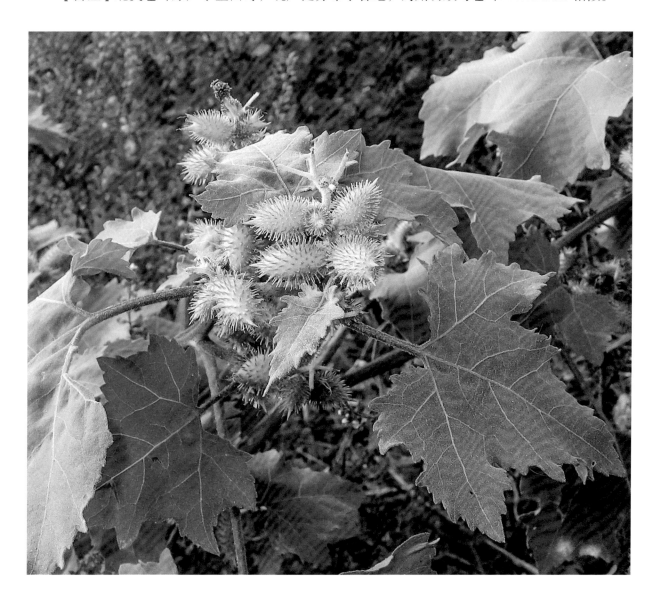

穿心草

【基原】为龙胆科穿心草*Canscora lucidissima* (H. Lévl. et Vaniot) Hand.-Mazz. 的全草。

【别名】顶心风、穿钱草、狮子钱。

【形态特征】一年生草本。全株光滑无毛。基生叶对生，具短柄，卵形；茎生叶呈圆形的贯穿叶，背面灰绿色，具突起的清晰网脉。复聚伞花序呈假二叉状分枝，具多花，有叶状苞片；花冠白色或淡黄白色，钟状。蒴果内藏，无柄，宽矩圆形。种子多数，扁平，黄褐色。花、果期8月。

【分布】生于石灰岩山坡较阴湿的岩壁下或石缝中。产于广西、贵州。

【性能主治】全草味微甘、微苦，性凉。具有清热解毒、理气活血的功效。主治肺热咳嗽、肝炎、胸痛、胃痛、跌打损伤、毒蛇咬伤。

【采收加工】秋、冬季采收，洗净，鲜用或扎把晒干。

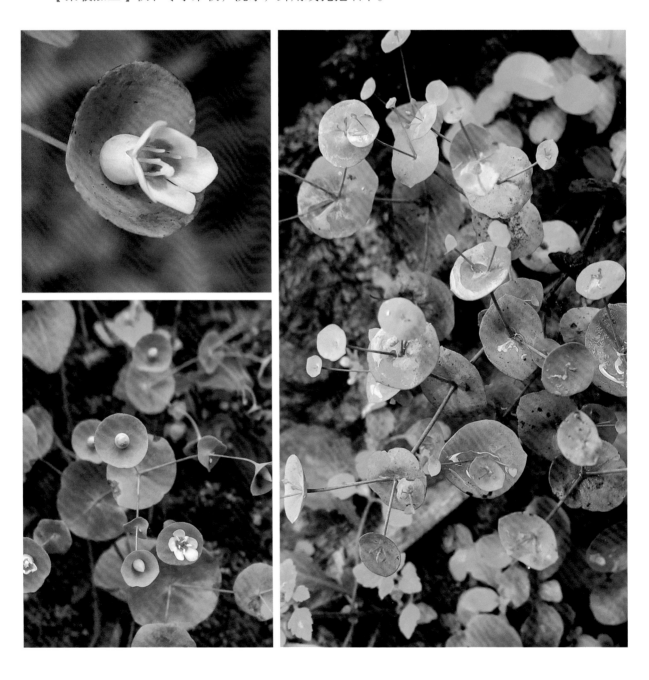

香排草

【基原】为报春花科石山细梗香草*Lysimachia capillipes* Hemsl. var. *cavaleriei* (H. Lévl.) Hand.–Mazz. 的全草。

【别名】排香、排香草、香草。

【形态特征】草本，植株干后有浓郁香气。茎坚硬，木质化，具棱，棱边不成翅状，上部叶腋常发出多数长仅2~3 mm的短枝和少数较长枝条。叶片披针形至卵状披针形；茎下部叶有时呈卵圆形，质地较厚。花萼长约4 mm，裂片披针形，先端渐尖成钻形。蒴果直径约3 mm。花期6~7月，果期10月。

【分布】生于石灰岩石山地区。产于广西、广东、贵州、云南等地。

【性能主治】全草味甘，性平。具有祛风除湿、行气止痛、调经、解毒的功效。主治感冒咳嗽，风湿痹痛，脘腹胀痛，月经不调，疔疮，毒蛇咬伤。

【采收加工】夏季花开时采收，鲜用或晒干。

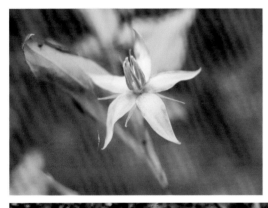
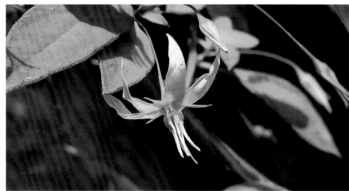
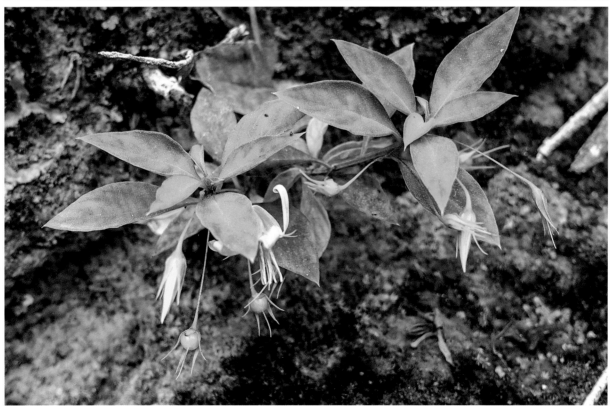

临时救

【基原】为报春花科临时救*Lysimachia congestiflora* Hemsl. 的全草。

【别名】过路黄、小过路黄。

【形态特征】草本。茎下部匍匐，节上生根，上部及分支上升，密被多细胞卷曲柔毛。叶对生；叶片有时沿中肋和侧脉染紫红色，边缘具褐色或紫红色腺点。花2~4朵集生于茎端和枝端成近头状的总状花序，在花序下方的1对叶腋有时具单生花；花冠黄色，内面基部紫红色。花期5~6月，果期7~10月。

【分布】生于水沟边、田埂上和山坡林缘、草地等湿润处。产于长江以南各地及陕西、甘肃南部和台湾。

【性能主治】全草味辛、微苦，性微温。具有祛风散寒、止咳化痰、消积解毒的功效。主治风寒头痛，咳嗽痰多，咽喉肿痛，黄疸，胆道结石，尿路结石，小儿疳积，痈疽疔疮，毒蛇咬伤。

【采收加工】在栽种当年10~11月，可采收1次，以后第二、第三年的5~6月和10~11月可采收2次，齐地面割下，择净杂草，晒干或烘干。

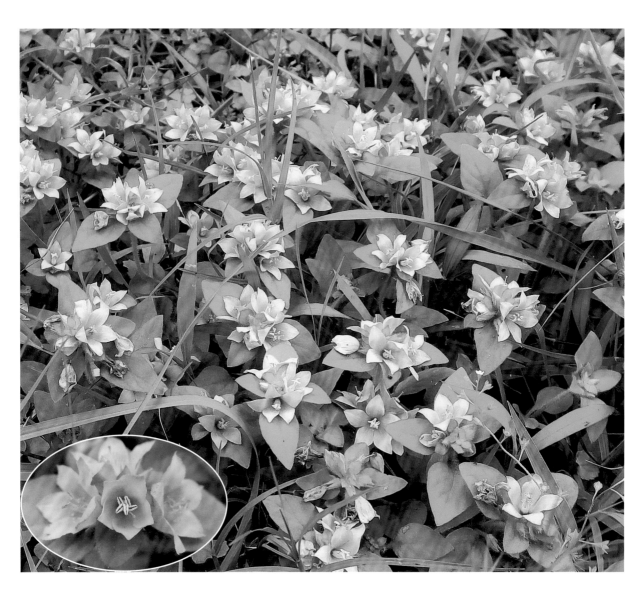

疬子草

【基原】为报春花科延叶珍珠菜*Lysimachia decurrens* Forst. f. 的全草。

【别名】黑疗草、狮子草、白当归。

【形态特征】多年生草本。茎有棱角，上部分枝。叶互生，有时近对生；叶片披针形或椭圆状披针形，基部楔形，下延至叶柄成狭翅，两面均有不规则的黑色腺点；叶柄基部沿茎下延。总状花序顶生；花冠白色或带淡紫色。蒴果球形或略扁。花期4~5月，果期6~7月。

【分布】生于村旁荒地、路边、山谷溪边疏林下或草丛中。产于广西、广东、台湾、福建、湖南、贵州、云南等地。

【性能主治】全草味苦、辛，性平。具有清热解毒、活血散结的功效。主治喉痹，疗疮肿毒，月经不调，跌打损伤。

【采收加工】春、夏季采收，鲜用或晒干。

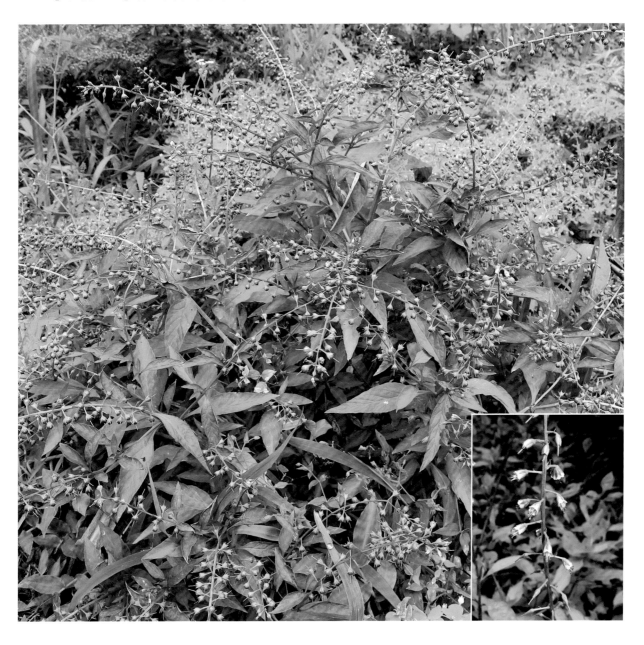

追风伞

【基原】为报春花科狭叶落地梅*Lysimachia paridiformis* Franch. var. *stenophylla* Franch. 的全草或根。

【别名】破凉伞、惊风伞、一把伞。

【形态特征】草本。根茎粗短或成块状。根簇生，密被黄褐色茸毛。茎通常2条至数条簇生，直立。叶6~18片轮生于茎端；叶片披针形至线状披针形，无柄，两面均散生黑色腺体。花集生于茎端成伞形花序，有时亦有少数花生于近茎端的1对鳞片状叶腋；花冠黄色。蒴果近球形。花期5~6月，果期7~9月。

【分布】生于林下和阴湿沟边。产于广西、四川、贵州、湖北、湖南等地。

【性能主治】全草味辛，性温。具有祛风通络、活血止痛的功效。主治风湿痹痛，小儿惊风，半身不遂，跌打损伤，骨折。

【采收加工】全年均可采收，洗净，鲜用或晒干。

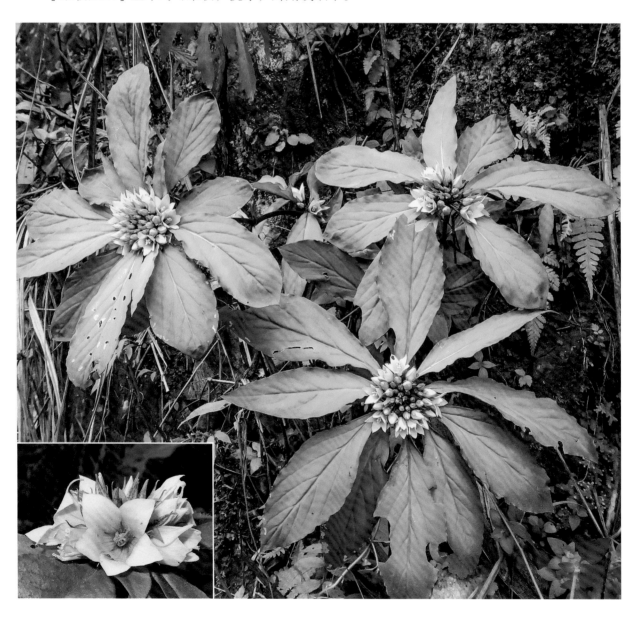

铜锤玉带草

【基原】为半边莲科铜锤玉带草*Lobelia angulata* Forst. 的全草、果实。

【别名】小铜锤、扣子草、铜锤草。

【形态特征】多年生匍匐草本，有乳汁。茎平卧，被开展的柔毛，节上生根。叶互生；叶片卵形或心形，边缘具细齿，叶脉掌状至掌状羽脉。花单生于叶腋；花冠紫红色、淡紫色、绿色或黄白色。浆果熟时紫红色，椭圆状球形。种子多数，近圆球形，稍压扁状，表面有小疣突。花、果期全年。

【分布】生于田边、路边或疏林中潮湿处。产于广西、广东、湖南、湖北、四川等地。

【性能主治】全草味辛、苦，性平。具有祛风除湿、活血、解毒的功效。主治风湿疼痛，跌打损伤，月经不调，目赤肿痛，乳痈，无名肿毒。果实味苦、辛，性平。具有祛风利湿、理气散瘀的功效。主治风湿痹痛，疝气，跌打损伤，遗精，白带异常。

【采收加工】全草全年均可采收，洗净，鲜用或晒干。8~9月采收果实，鲜用或晒干。

【附注】《中华本草》记载铜锤玉带草以全草、果实入药的药材名分别为铜锤玉带草、地茄子。

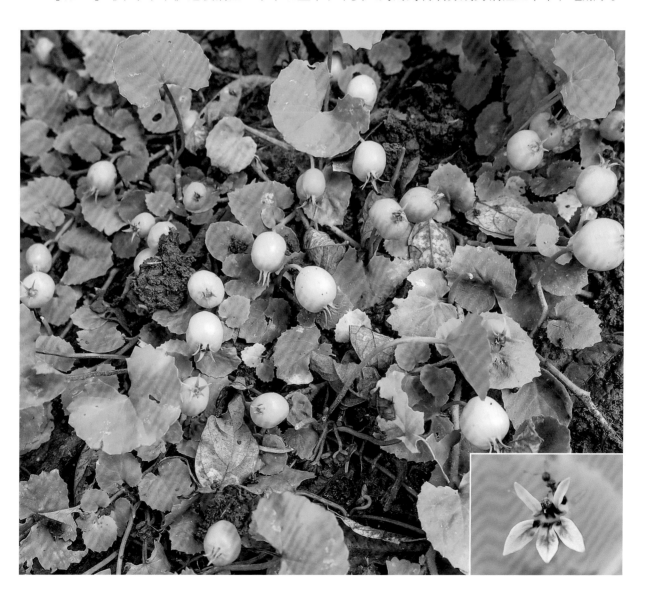

半边莲

【基原】为半边莲科半边莲*Lobelia chinensis* Lour. 的全草。

【别名】急救索、蛇利草。

【形态特征】多年生草本。茎细弱，匍匐，节上生根。叶互生；叶片线形至披针形，全缘或顶部有明显的锯齿，无毛。花单生于分支的上部叶腋；花冠粉红色或白色，喉部以下有白色柔毛，裂片全部平展于下方，呈一个平面。蒴果倒锥形。种子椭圆形，稍扁压状，近肉色。花、果期5~10月。

【分布】生于水田边、沟边及草地上。产于长江中下游及以南各地。

【性能主治】全草味辛，性平。具有利尿消肿、清热解毒的功效。主治痈肿疔疮，蛇虫咬伤，臌胀水肿，湿热黄疸，湿疹湿疮。

【采收加工】夏季采收，除去杂质，洗净，晒干。

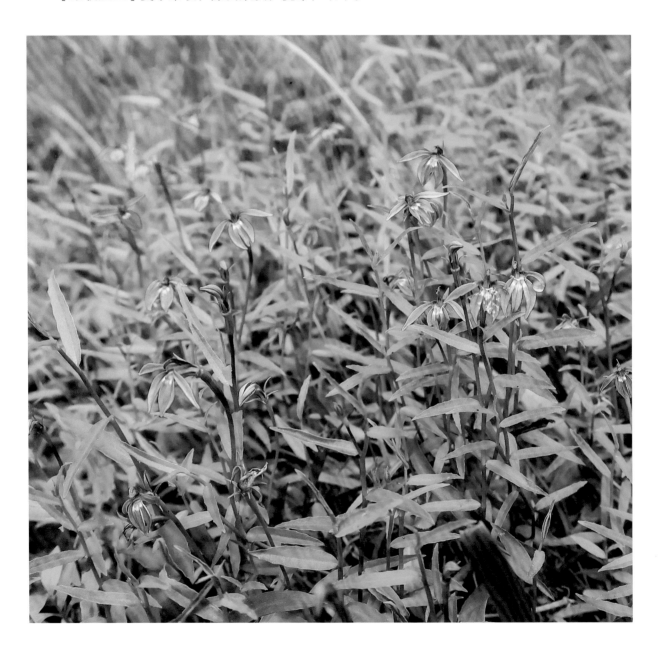

红丝线

【基原】为茄科红丝线*Lycianthes biflora* (Lour.) Bitter 的全株。

【别名】十萼茄、双花红丝线、红珠草。

【形态特征】亚灌木。小枝、叶背面、叶柄、花梗及萼的外面均密被淡黄色毛。叶常假双生，大小不相等；大叶片椭圆状卵形；小叶片宽卵形。花2~5朵生于叶腋；花冠淡紫色或白色，星形；萼齿10枚，钻状线形。浆果球形，熟时绯红色。种子淡黄色，水平压扁状。花期5~8月，果期7~11月。

【分布】生于山谷林下、路边、水边。产于广西、广东、云南、四川、江西等地。

【性能主治】全株味苦，性凉。具有清热解毒、祛痰止咳的功效。主治热淋，狂犬咬伤，咳嗽，哮喘，外伤出血。

【采收加工】夏季采收，通常鲜用。

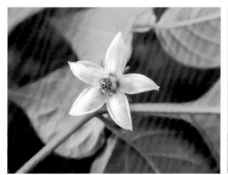
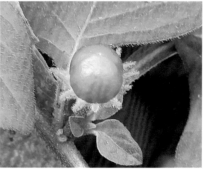
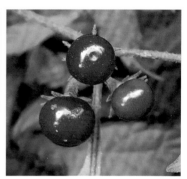

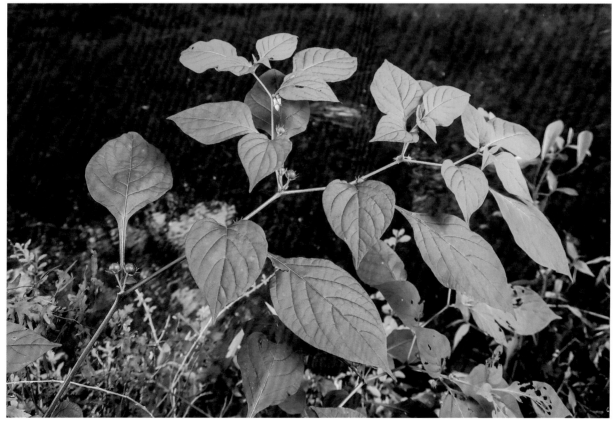

地骨皮

【基原】为茄科枸杞*Lycium chinense* Mill. 的根皮。

【别名】杞根、地骨。

【形态特征】多分枝灌木。枝条细弱，弓状弯曲或俯垂，淡灰色，有纵条纹，小枝顶端锐尖成棘刺状，顶端急尖，基部楔形。花在长枝上单生或双生于叶腋，在短枝上则同叶簇生；花冠漏斗状，淡紫色。浆果红色，卵状，果皮肉质。种子扁肾脏形，花期5~10月，果期6~11月。

【分布】生于山坡、路边或村边屋旁。产于我国大部分地区。

【性能主治】根皮味甘，性寒。具有凉血除蒸、清肺降火的功效。主治阴虚潮热，骨热盗汗，肺热咳嗽，咯血，鼻出血，内热消渴。

【采收加工】初春或秋后采挖根部，洗净，剥取根皮，晒干。

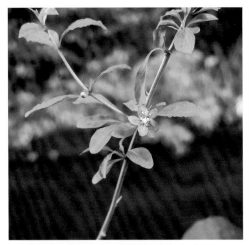 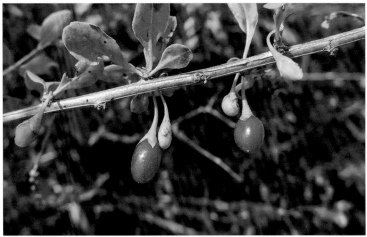

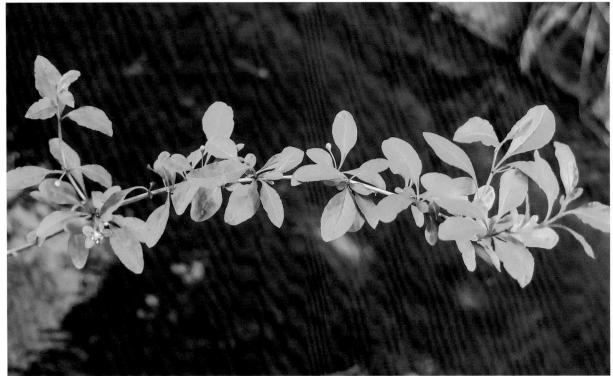

苦蘵

【基原】为茄科苦蘵*Physalis angulata* L. 的全草。

【别名】蘵草、小苦耽、灯笼草。

【形态特征】一年生草本。被疏短柔毛或近无毛。茎多分支，分支纤细。叶片卵形至卵状椭圆形，顶端渐尖或急尖，基部阔楔形或楔形，边缘全缘或有不等大的齿，两面均近无毛。花单生于叶腋；花萼钟状；花淡黄色，喉部常有紫斑。果萼卵球状，薄纸质，浆果。种子圆盘状。花、果期5~12月。

【分布】生于林下、路边。产于华东、华中、华南及西南地区。

【性能主治】全草味苦、酸，性寒。具有清热利尿、解毒消肿的功效。主治感冒，肺热咳嗽，咽喉肿痛，牙龈肿痛，湿热黄疸，痢疾，水肿，疔疮。

【采收加工】夏、秋季采收，鲜用或晒干。

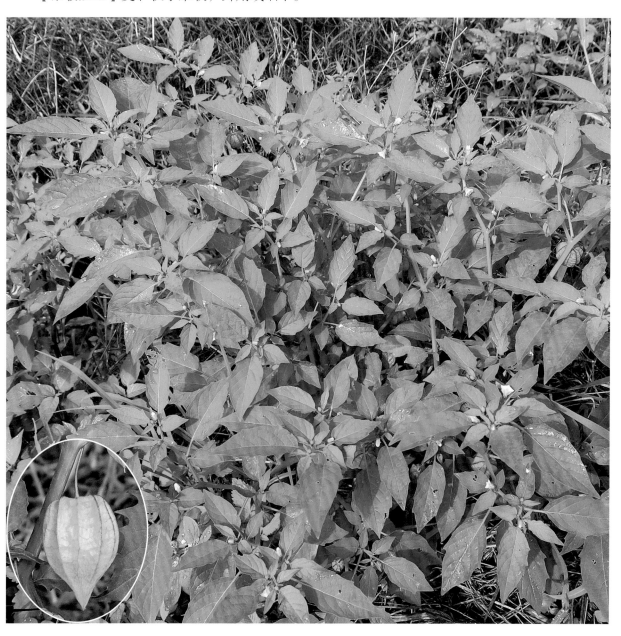

野颠茄

【基原】为茄科喀西茄*Solanum aculeatissimum* Jacquem. 的全株。

【别名】颠茄、山马铃、小颠茄。

【形态特征】直立草本至亚灌木。茎、枝、叶及花柄多混生黄白色毛及淡黄色基部宽扁的直刺。叶片阔卵形，5~7深裂，裂片边缘具齿裂及浅裂。花序腋外生，短而少花，单生或2~4朵；花淡黄色；萼钟状。浆果球状，初时绿白色，具绿色花纹，熟时淡黄色。花期春、夏季，果熟期冬季。

【分布】生于路边灌木丛中、荒地，草坡或疏林中。产于广西、广东、湖南、江西、四川等地。

【性能主治】全株味苦、辛，性微寒；有毒。具有镇咳平喘、散瘀止痛的功效。主治慢性支气管炎，哮喘，胃痛，风湿性腰腿痛，痈肿疮毒，跌打损伤。

【采收加工】全年均可采收，鲜用或晒干。

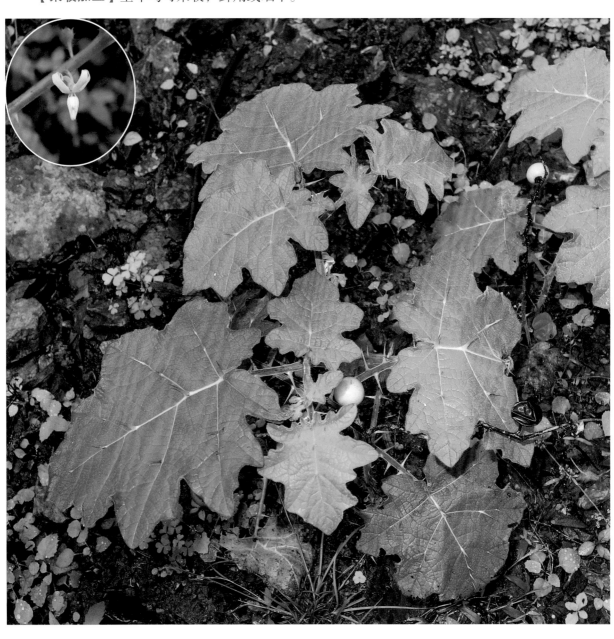

野烟叶

【基原】为茄科假烟叶树*Solanum erianthum* D. Don 的全株或叶。

【别名】大黄叶、土烟叶、假烟叶。

【形态特征】灌木或小乔木。小枝密被白色具柄头状簇茸毛。叶片卵状长圆形，两面均被簇茸毛。聚伞花序形成顶生圆锥状；萼钟状；花冠筒隐于萼内，冠檐5深裂，裂片长圆形，端尖。浆果球形，具宿存萼，熟时黄褐色，初时具星状簇茸毛，后渐脱落。种子扁平。花、果期几乎全年。

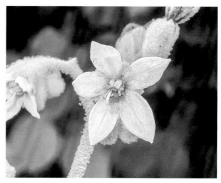

【分布】生于旷野灌木丛中。产于广西、广东、云南、四川、贵州、福建、台湾等地。

【性能主治】全株或叶味辛、苦，性微湿；有毒。具有行气血、消肿毒、止痛的功效。主治胃痛，腹痛，痛风，骨折，跌打损伤，痈疖肿毒，皮肤溃疡，外伤出血。

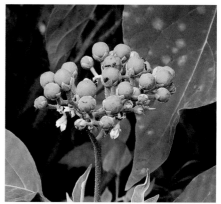

【采收加工】叶于开花前采收，全株全年均可采收，洗净，切段，鲜用或晒干。

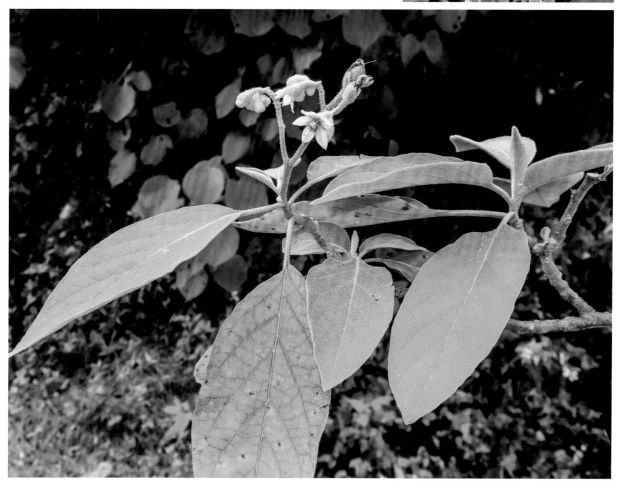

白英

【基原】为茄科白英*Solanum lyratum* Thunb. 的全草。

【别名】千年不烂心、鬼目草、白草。

【形态特征】多年生草质藤本。茎、枝密被具节长柔毛。叶互生；叶片多数为琴形，基部常3~5深裂，裂片全缘，两面均被白色发亮的长柔毛。聚伞花序顶生或腋外生；花冠蓝色或白色，花冠筒隐于萼内。浆果球形，熟时红黑色。种子近盘状，扁平。花期夏、秋季，果熟期秋末。

【分布】生于路边、田边或山谷草地。产于广西、广东、湖南、湖北、云南、四川、福建、江西、甘肃、陕西等地。

【性能主治】全草味甘、苦，性寒；有小毒。具有清热利湿、解毒消肿的功效。主治湿热黄疸，胆囊炎，胆石症，肾炎水肿，风湿关节痛，湿热带下，小儿高热惊搐，湿疹瘙痒，带状疱疹。

【采收加工】夏、秋季采收，鲜用或晒干。

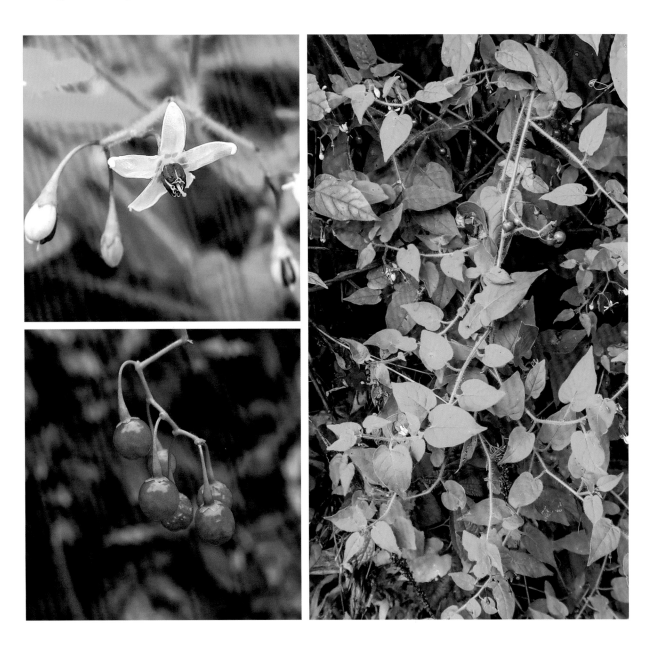

菟丝子

【基原】为旋花科南方菟丝子*Cuscuta australis* R. Br. 的种子。

【别名】豆寄生、无根草、黄丝。

【形态特征】一年生寄生缠绕草本。茎缠绕，金黄色，直径1 mm左右。无叶。花序侧生，少花或多花簇生成小伞形或小团伞花序，总花序梗近无；花萼杯状，基部连合；花冠杯形，白色或淡黄色。蒴果扁球形，直径约3 mm。种子通常4粒，淡褐色，卵形，表面粗糙。花、果期9~12月。

【分布】寄生于田边、路边的豆科、菊科蒿属、马鞭草科牡荆属等草本或小灌木上。产于广西、广东、福建、浙江、安徽、湖南、湖北、贵州、云南、四川、陕西、甘肃、宁夏、新疆等地。

【性能主治】种子味辛、甘，性平。具有补益肝肾、固精缩尿、安胎、明目、止泻的功效；外用消风祛斑。主治肝肾不足，腰膝酸软，阳痿遗精，遗尿尿频，肾虚胎漏，胎动不安，目昏耳鸣，脾肾虚泻；外用治白癜风。

【采收加工】秋季果实成熟时采收植株，晒干，打下种子，除去杂质。

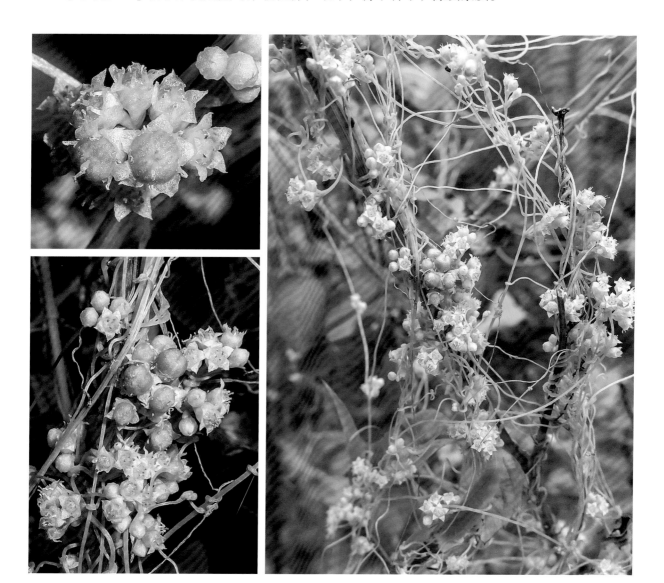

金灯藤

【基原】为旋花科金灯藤*Cuscuta japonica* Choisy 的全草。

【别名】雾水藤、红无根藤、金丝草。

【形态特征】一年生寄生缠绕草本。茎较粗壮，肉质，黄色，常带紫黑色瘤状斑点。无叶。穗状花序，基部常多分支；苞片及小苞片鳞片状，卵圆形；花冠钟形，淡红色或绿白色，顶端5浅裂，裂片卵状三角形。蒴果卵圆形，近基部周裂。种子光滑，褐色。花期8月，果期9月。

【分布】寄生于草本植物或灌木上。分布于我国南北各地。

【性能主治】全草味甘、苦，性平。具有清热解毒、凉血止血、健脾利湿的功效。主治吐血，鼻出血，便血，血崩，淋浊，带下，痢疾，黄疸，便溏，目赤肿痛，咽喉肿痛，痈疽肿毒，痱子。

【采收加工】秋季采收全草，鲜用或晒干。

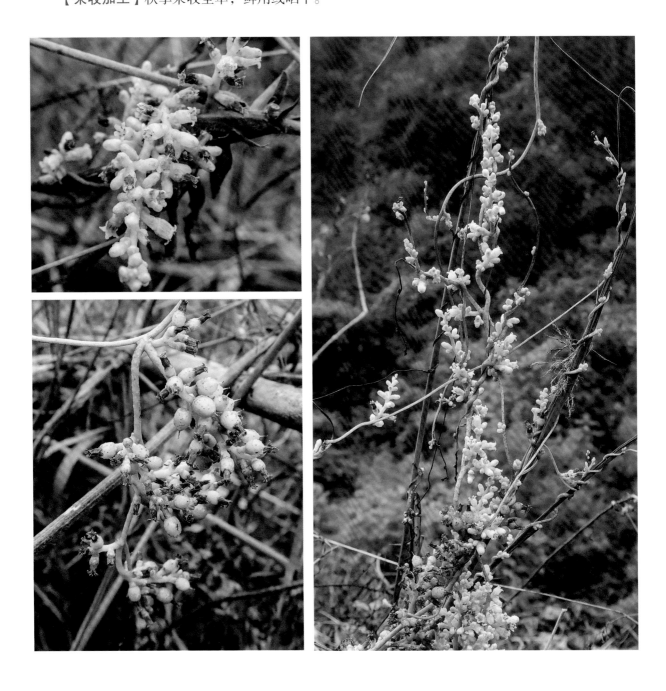

旱田草

【基原】为玄参科旱田草*Lindernia ruellioides* (Colsm.) Pennell 的全草。

【别名】锯齿草、白花仔、双头镇。

【形态特征】一年生草本。常分支而长蔓，节上生根，近于无毛。叶片矩圆形至圆形，边缘除基部外密生整齐而急尖的细齿，但无芒刺，两面均有粗涩的短毛或近无毛。总状花序顶生，有花2~10朵，花冠紫红色。蒴果圆柱形。种子椭圆形，褐色。花期6~9月，果期7~11月。

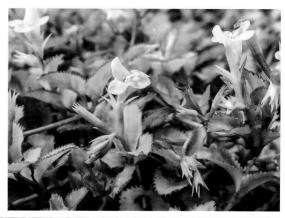

【分布】生于草地、平原、山谷及林下。产于广西、广东、云南、湖南、贵州、江西、福建、台湾、湖北、四川、西藏等地。

【性能主治】全草味甘、淡，性平。具有理气活血、消肿止痛的功效。主治月经不调，痛经，闭经，胃痛，乳痈，瘰疬，跌打损伤，蛇犬咬伤。

【采收加工】夏、秋季采收，鲜用或晒干。

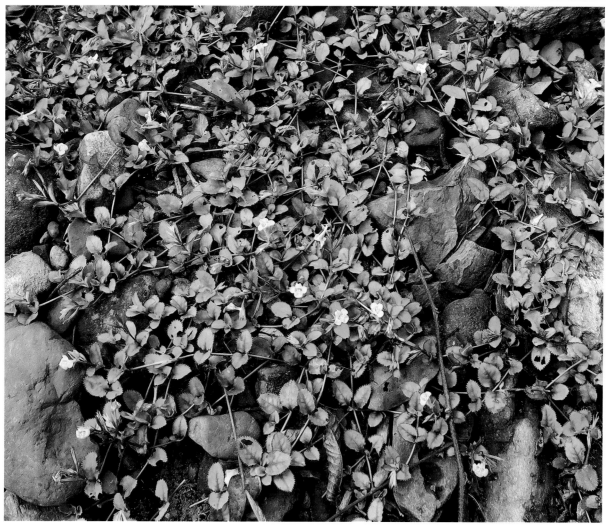

野菰

【基原】为列当科野菰*Aeginetia indica* L. 的全草。

【别名】马口含珠、鸭趾板、烟斗花。

【形态特征】一年生寄生草本。茎黄褐色或紫红色。叶片肉红色，无毛。花常单生于茎端，稍俯垂；花梗粗壮，常直立，具紫红色的条纹；花冠带黏液，凋谢后变为绿黑色，不明显的二唇形，上唇裂片和下唇的侧裂片较短，下唇中间裂片稍大。蒴果圆锥状或长卵球形。花期4~8月，果期8~10月。

【分布】喜生于土层深厚、湿润及枯叶多的地方，常寄生于芒属*Miscanthus* Anderss.和蔗属*Saccharum* L.等禾草类植物根上。产于广西、广东、湖南、贵州、云南、四川、江西、浙江、江苏。

【性能主治】全草味苦，性凉；有小毒。具有清热解毒的功效。主治咽喉肿痛，咳嗽，小儿高热，尿路感染，骨髓炎，毒蛇咬伤，疔疮。

【采收加工】春、夏季采收，鲜用或晒干。

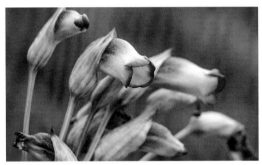

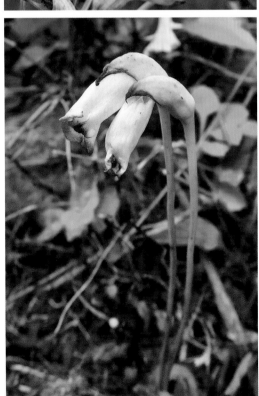

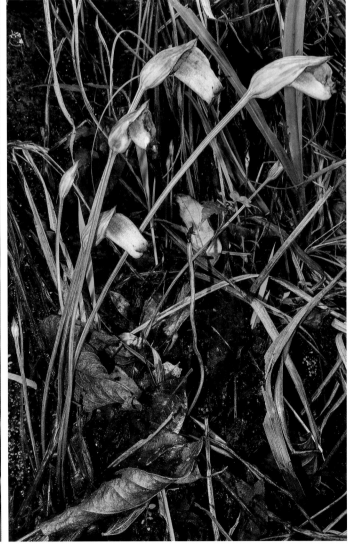

石吊兰

【基原】为苦苣苔科吊石苣苔*Lysionotus pauciflorus* Maxim. 的全草。

【别名】黑乌骨、石豇豆、石泽兰。

【形态特征】小灌木。茎分枝或不分枝,无毛或上部疏被短毛。叶3片轮生,有时对生或斗枚轮生;叶片革质,形状变化大,线形、线状倒披针形、狭长圆形或倒卵状长圆形。花序有1~2朵花,花冠筒漏斗状,白色带紫色。蒴果线形,无毛。种子纺锤形。花期7~10月,果期9~11月。

【分布】生于丘陵、山地林中阴处石崖上或树上。产于广西、广东、云南、贵州、四川、江西、福建、台湾、湖南、湖北、安徽、浙江、江苏、陕西等地。

【性能主治】全草味苦,性凉。具有祛风除湿、化痰止咳、祛瘀通经的功效。主治风湿痹痛,咳喘痰多,月经不调,痛经,跌打损伤。

【采收加工】8~9月采收,鲜用或晒干。

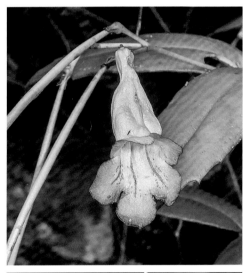

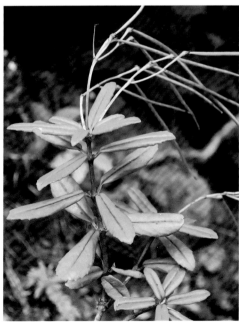

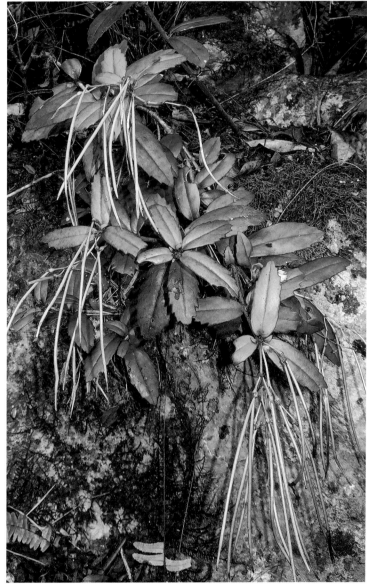

菜豆树

【基原】为紫葳科菜豆树 *Radermachera sinica* (Hance) Hemsl. 的根、叶或果实。

【别名】牛尾豆、蛇仔豆、鸡豆木。

【形态特征】小乔木。叶柄、叶轴、花序均无毛。二回羽状复叶，稀为三回羽状复叶；小叶卵形至卵状披针形，两面均无毛，侧生小叶片在近基部的一侧疏生少数盘菌状腺体。顶生圆锥花序；花冠钟状漏斗形，白色或淡黄色。蒴果细长，多沟纹，果皮薄革质。花期5~9月，果期10~12月。

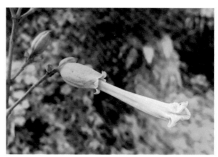
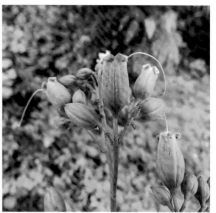

【分布】生于山谷或平地疏林中。产于广西、广东、台湾、贵州、云南等地。

【性能主治】根、叶或果实味苦，性寒。具有清暑解毒、散瘀消肿的功效。主治伤暑发热，痈肿，跌打骨折，毒蛇咬伤。

【采收加工】根全年均可采收，洗净切片，晒干。夏、秋季采收叶，秋季采收果实，鲜用或晒干。

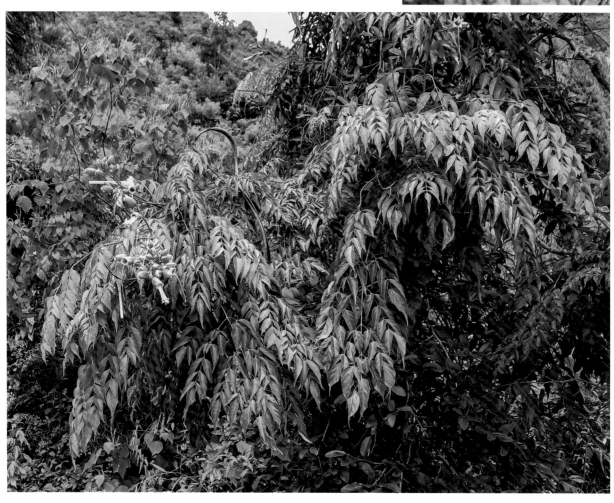

芝麻

【基原】为胡麻科芝麻*Sesamum indicum* L. 的种子。

【别名】胡麻、巨胜、狗虱。

【形态特征】一年生直立草本。枝中空或具有白色髓部，微被毛。叶片矩圆形或卵形，中部叶有齿缺，上部叶近全缘。花单生或2~3朵同生于叶腋；花萼裂片披针形，被柔毛；花冠筒状，白色而常有紫红色或黄色的彩晕。蒴果矩圆形，被毛，分裂至中部或至基部。种子有黑白之分。花期夏末秋初。

【分布】种植于疏松土壤或沙土中。除西藏外，全国各地均有栽培。

【性能主治】种子味甘，性平。具有补益肝肾、养血益精、润肠通便的功效。主治肝肾不足所致的头晕耳鸣、腰脚痿软、须发早白、肌肤干燥，肠燥便秘，乳少，痈疮湿疹，风癫疬疡，小儿瘰疬，烧烫伤，痔疮。

【采收加工】8~9月果实呈黄黑色时割取全株，晒干，打下种子，除去杂质后再晒。

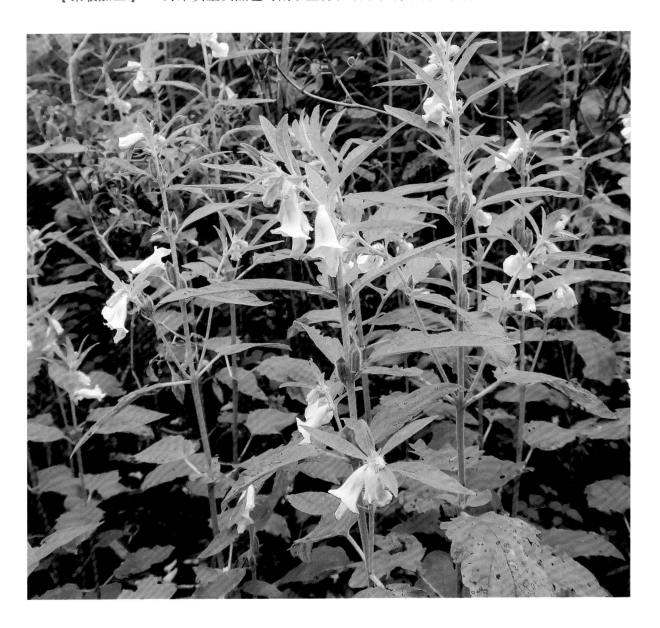

白接骨

【基原】为爵床科白接骨Asystasiella neesiana (Wall.) Lindau 的全草。

【别名】玉龙盘、玉接骨、蛙木虫。

【形态特征】草本。叶片顶端尖至渐尖，边缘微波状至具浅齿，基部下延成柄，纸质，两面突起，疏被微毛。总状花序或基部有分枝，顶生；花单生或对生；花冠淡紫红色，漏斗状，外疏生腺毛，花冠筒细长。蒴果长18~22 mm，上部具4粒种子，下部实心细长似柄。花期7~8月，果期10~11月。

【分布】生于林下或溪边。产于广西、广东、云南、贵州、四川、重庆、湖南、湖北、江西、福建、台湾、安徽、浙江、江苏等地。

【性能主治】全草味苦、淡，性凉。具有化瘀止血、续筋接骨、利尿消肿、清热解毒的功效。主治吐血，便血，外伤出血，跌打瘀肿，扭伤骨折，风湿肢肿，腹水，疮疡溃烂，咽喉肿痛。

【采收加工】夏、秋季采收，鲜用或晒干。

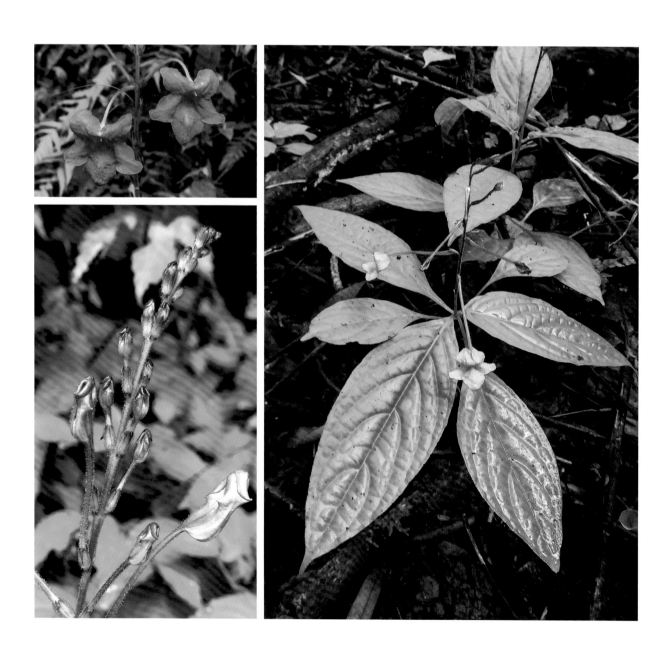

老鸦嘴

【基原】为爵床科山牵牛 *Thunbergia grandiflora* Roxb. 的全株。

【别名】土玄参、土牛七、强过头。

【形态特征】攀缘灌木。叶对生；叶片卵形至心形；两面干时均棕褐色，背面颜色较浅，腹面被柔毛，毛基部常膨大而使叶面呈粗糙状，背面密被柔毛。花在叶腋单生或聚成顶生总状花序，苞片小，卵形，被短柔毛；自花冠管以上膨大；冠檐蓝紫色，裂片圆形或宽卵形。蒴果被短柔毛。花期5~11月。

【分布】生于山地灌木丛中。产于广西、广东、海南、福建等地。

【性能主治】全株味甘、微辛，性平。具有舒筋活络、散瘀消肿的功效。主治跌打损伤，风湿，腰肌劳损，痛经，疮疡肿毒。

【采收加工】全年均可采收，根切片，茎、叶切段，晒干。

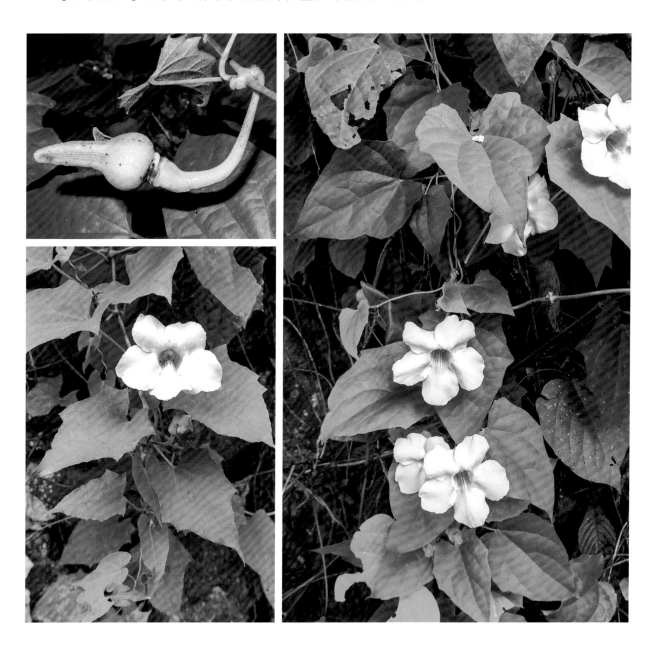

红紫珠

【基原】为马鞭草科红紫珠*Callicarpa rubella* Lindl. 的叶及嫩枝。

【别名】山霸王、野蓝靛、空壳树。

【形态特征】灌木。高约2 m。小枝被黄褐色星状毛并杂有多细胞的腺毛。叶片倒卵形或倒卵状椭圆形，顶端尾尖或渐尖，基部心形，有时偏斜。聚伞花序宽2~4 cm；花紫红色、黄绿色或白色；花萼被星状毛或腺毛，具黄色腺点；花冠紫红色、黄绿色或白色。果实紫红色。花期5~7月，果期7~11月。

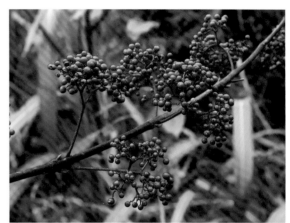

【分布】生于山坡、溪边林中或灌木丛中。产于广西、广东、湖南、云南、贵州、四川、浙江、江西等地。

【性能主治】叶及嫩枝味微苦，性平。具有解毒消肿、凉血止血的功效。主治吐血，咯血，痔疮，痈肿疮毒，跌打损伤，外伤出血。

【采收加工】夏、秋季采收，鲜用或晒干。

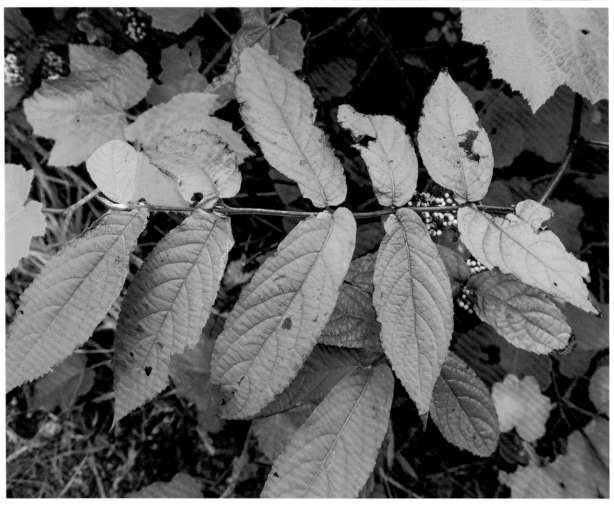

大青

【基原】为马鞭草科大青*Clerodendrum cyrtophyllum* Turcz. 的茎、叶。

【别名】路边青、猪屎青、鬼点灯。

【形态特征】灌木或小乔木。叶片椭圆形至长圆状披针形，全缘，两面均无毛或沿脉疏生短柔毛，背面常有腺点，侧脉6~10对。伞房状聚伞花序，花小，白色，有橘香味；萼杯状且果后增大，雄蕊与花柱同伸出花冠外。果实近球形，熟时蓝紫色，为红色的宿萼所托。花、果期6月至翌年2月。

【分布】生于丘陵、山地林下或溪谷旁。产于我国西南、中南、华东地区。

【性能主治】茎、叶味苦，性寒。具有清热解毒、凉血止血的功效。主治外感热病，热盛烦渴，咽喉肿痛，黄疸，热毒痢，急性肠炎，痈疽肿毒，外伤出血。

【采收加工】夏、秋季采收，洗净，切段，鲜用或晒干。

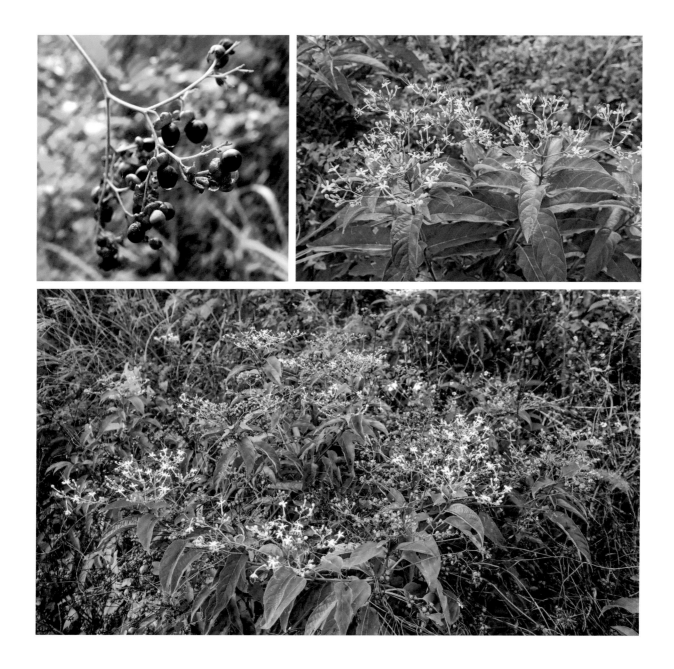

赪桐

【基原】为马鞭草科赪桐*Clerodendrum japonicum* (Thunb.) Sweet 的花、叶。

【别名】状元红、红龙船花、贞桐花。

【形态特征】灌木。小枝四棱形，有茸毛。叶对生；叶片卵形或椭圆形，边缘有疏短尖齿，表面疏生伏毛，脉基具较密的锈褐色短柔毛，背面密具锈黄色盾形腺体。聚伞花序组成大型的顶生圆锥花序；花萼大，红色，5深裂；花冠鲜红色，筒部细长，顶端5裂并开展。果实近球形，蓝黑色。花、果期5~11月。

【分布】生于丘陵及山地灌木丛中或林中。产于广西、广东、台湾、福建、江苏、浙江、湖南、江西、贵州、四川、云南等地。

【性能主治】花味甘，性平。具有安神、止血的功效。主治心悸失眠，痔疮出血。叶味辛、甘，性平。具有祛风、散瘀、解毒消肿的功效。主治偏头痛，跌打瘀肿，痈肿疮毒。

【采收加工】花6~7月采收，晒干。叶全年均可采收，鲜用或晒干，研末。

【附注】《中华本草》记载赪桐以花、叶入药的药材名分别为荷苞花、赪桐叶。

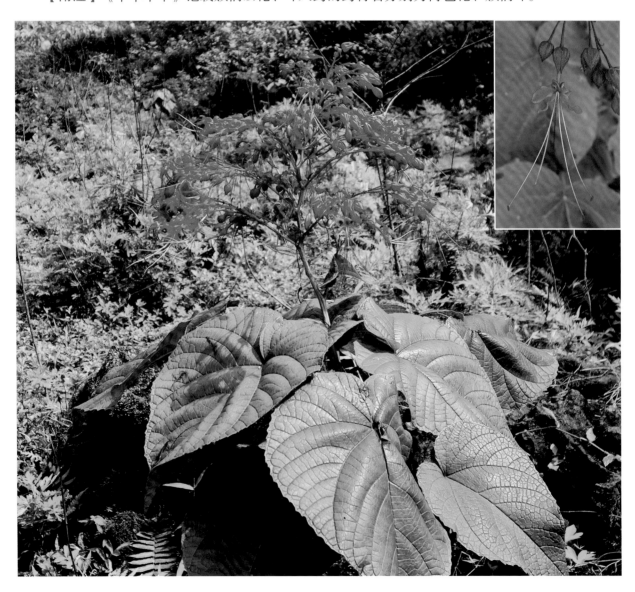

五色梅

【基原】为马鞭草科马缨丹*Lantana camara* L. 的根、花及叶。

【别名】臭冷风、五色花、土红花。

【形态特征】直立或蔓性灌木，高1~2 m；有时藤状，长达4 m。单叶对生；叶片揉烂后有强烈气味，叶片卵形至卵状长圆形，长3~8.5 cm，宽1.5~5 cm，腹面有粗糙的皱纹和短柔毛，背面有小刚毛。花序梗粗壮，长于叶柄；花冠黄色或橙黄色，开花后不久转为深红色。果圆球形，成熟时紫黑色。全年开花。

【分布】生于山坡路边、村旁、空旷地带或灌木丛中。原产于美洲热带地区，我国广西、广东、福建和台湾有逸生。

【性能主治】根味苦，性寒。具有清热泻火、解毒散结的功效。主治感冒发热，伤暑头痛，胃火牙痛，咽喉炎，痄腮，风湿痹痛，瘰疬痰核。花味甘淡，性凉。具有清凉解毒、活血止血、润肺止咳、解暑热的功效。主治肺痨吐血，伤暑头痛，腹痛吐泻，阴痒，湿疹，跌打损伤。叶味辛、苦，性凉。具有清热解毒、祛风止痒的功效。主治痈肿毒疮，湿疹，疥癣，皮炎，跌打损伤。

【采收加工】根、花全年均可采收，鲜用或晒干。叶春、夏季采收，鲜用或晒干。

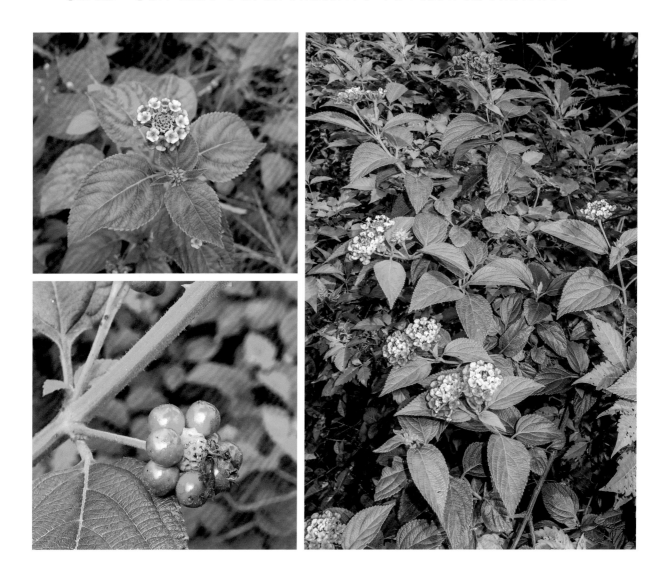

马鞭草

【基原】为马鞭草科马鞭草 *Verbena officinalis* L. 的地上部分。

【别名】鹤膝风、顺刺草、小麻。

【形态特征】多年生草本。茎四棱柱形，节和棱上有硬毛。叶片卵圆形至长圆状披针形，基生叶边缘常有粗齿和缺刻，茎生叶多数3深裂，裂片边缘有不整齐的齿，两面均有硬毛。穗状花序顶生和腋生；花淡紫色至蓝色。果长圆形，长约2 mm，成熟时4片裂。花期6~8月，果期7~10月。

【分布】生于路边、山坡、溪边或林缘。产于广西、广东、贵州、云南、湖南、山西、陕西、甘肃、江苏、安徽、浙江、福建、江西、湖北等地。

【性能主治】地上部分味苦，性凉。具有活血散瘀、解毒、利水、退黄、截疟的功效。主治症瘕积聚，痛经，闭经，喉痹，痈肿，水肿，黄疸，疟疾。

【采收加工】6~8月花开时采割，除去杂质，晒干。

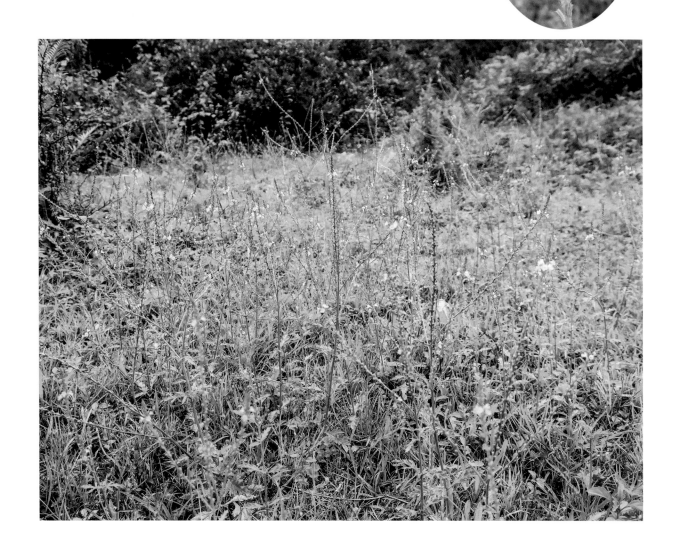

黄荆

【基原】为马鞭草科黄荆*Vitex negundo* L. 的根、枝条、叶及果实。

【别名】五指风、黄荆条、山荆。

【形态特征】灌木或小乔木。枝四棱柱形，小枝、叶背面、花序梗密被灰白色茸毛。掌状复叶，小叶5片，偶有3片，长圆状披针形，全缘或每边有少数粗齿。聚伞花序排成圆锥状，顶生，长10~27 cm，花序梗密生灰白色茸毛；花冠淡紫色，二唇形。核果近球形，宿萼长度接近果实。花期4~6月，果期7~10月。

【分布】生于向阳处的山坡、路边及山地灌木丛中。产于长江以南各地。

【性能主治】根味辛、微苦，性温。具有解表、止咳、祛风除湿、理气止痛的功效。主治感冒，慢性支气管炎，风湿痹痛，胃痛，疝气，腹痛。枝条味辛、微苦，性平。具有祛风解表、消肿止痛的功效。主治感冒发热，咳嗽，喉痹肿痛，风湿骨痛，牙痛，烫伤。叶味辛、苦，性凉。具有解表散热、化湿和中、杀虫止痒的功效。主治感冒发热，伤暑吐泻，疝气腹痛，肠炎，痢疾，疟疾，湿疹，癣，疥，蛇虫咬伤。果实味辛、苦，性温。具有祛风解表、止咳平喘、理气消食、止痛的功效。主治伤风感冒，咳嗽，哮喘，胃痛吞酸，消化不良，食积泻痢，胆囊炎，胆结石，疝气。

【采收加工】根2月或8月采收，洗净，鲜用，或切片晒干。枝条春、夏、秋季均可采收，切段晒干。叶夏末开花时采收，鲜用或堆叠踏实，使其发汗，倒出晒至半干，再堆叠踏实，等绿色变黑润，再晒至足干。果实8~9月采摘，晒干。

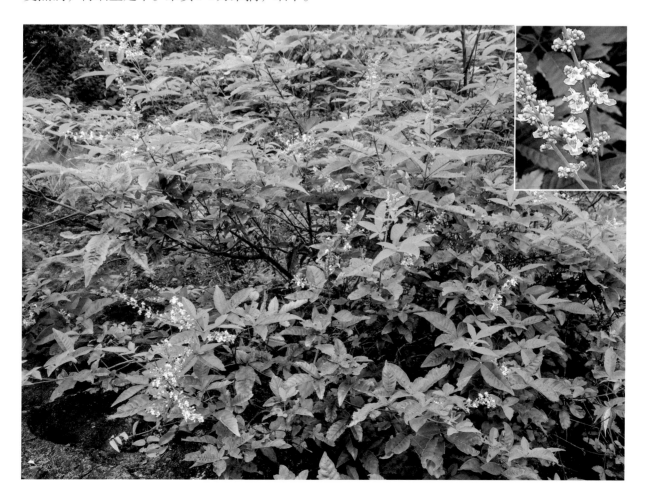

金疮小草

【基原】为唇形科金疮小草*Ajuga decumbens* Thunb. 的全草。

【别名】青鱼胆、苦地胆、散血草。

【形态特征】一年生或二年生匍匐草本。茎被白色长柔毛。基生叶较多，较茎生叶长而大；叶片匙形或倒卵状披针形，边缘具波状圆齿或近全缘，叶脉在腹面微隆起。轮伞花序多花，排列成间断长7~12 cm的穗状花序，位于下部的轮伞花序疏离，上部者密集；花冠淡蓝色或淡红紫色。花期3~7月，果期5~11月。

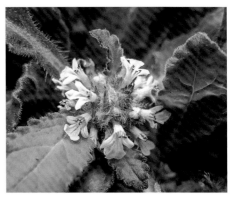

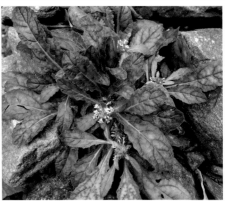

【分布】生于溪边、路边及湿润的草坡上。产于广西、广东、江西、湖南、湖北、福建等地。

【性能主治】全草味苦、甘，性寒。具有清热解毒、化痰止咳、凉血散血的功效。主治咽喉肿痛，肺热咳嗽，肺痈，目赤肿痛，痢疾，痈肿疔疮，毒蛇咬伤，跌打损伤。

【采收加工】春季至秋季均可采收，鲜用或晒干。

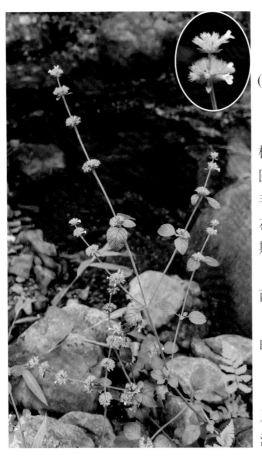

断血流

【基原】为唇形科风轮菜*Clinopodium chinense* (Benth.) Kuntze 的全草。

【别名】野凉粉藤、苦刀草、九层塔。

【形态特征】多年生草本。茎基部匍匐生根，多分枝，四棱形，具细条纹，密被短柔毛。叶片卵形，基部圆形或宽楔形，边缘具圆齿状锯齿，腹面密被平伏短硬毛，背面灰白色，被疏柔毛，侧脉5~7对。轮伞花序具多花，半球形，花紫红色。小坚果倒卵球形，黄褐色。花期5~8月，果期8~10月。

【分布】生于山坡、路边、灌木丛中或林下。产于广西、广东、云南、湖南、湖北等地。

【性能主治】全草味微苦、涩，性凉。具有收敛止血的功效。主治崩漏，尿血，鼻出血，牙龈出血，创伤出血。

【采收加工】夏季花开前采收，除去泥沙，晒干。

【附注】据《中国药典》（2020年版）记载，本种及灯笼草*Clinopodium polycephalum*均可作中药材"断血流"用。

夏枯草

【基原】为唇形科夏枯草*Prunella vulgaris* L. 的果穗。

【别名】铁色草、紫花草、毛虫药。

【形态特征】草本。具匍匐根茎，多为紫红色，茎被糙毛。茎生叶长圆形，大小不相等，基部下延至叶柄成狭翅。轮伞花序密集组成顶生长2~4 cm的穗状花序，每轮伞花序下承托有浅紫红色、宽心形的叶状苞片；花冠紫色、蓝紫色或红紫色，外面无毛。小坚果黄褐色，长圆状卵珠形。花期4~6月，果期7~10月。

【分布】生于草地、沟边及路边等湿润处。产于广西、广东、贵州、湖南、湖北、福建、台湾、浙江、江西、河南、甘肃、新疆等地。

【性能主治】果穗味辛、苦，性寒。具有清肝泻火、明目、散结消肿的功效。主治目赤肿痛，目珠夜痛，头痛眩晕，瘰疬，瘿瘤，乳痈，乳癖，乳房胀痛。

【采收加工】夏季果穗呈棕红色时采收，除去杂质，晒干。

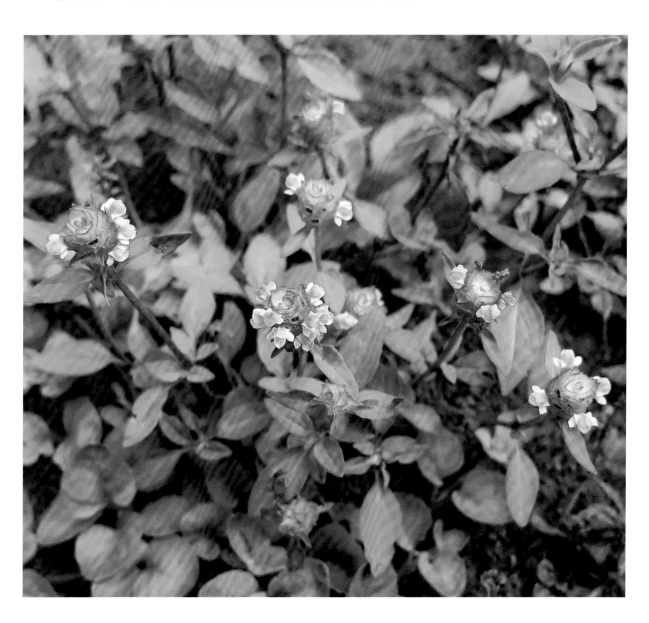

益母草

【基原】为唇形科益母草*Leonurus japonicus* Houtt. 的地上部分。

【别名】益母艾、红花艾、燕艾。

【形态特征】一年生或二年生草本。茎四棱形，有倒向糙伏毛。叶对生；茎下部叶片掌状3裂，小裂片再不规则分裂；茎上部叶片亦为3裂，小裂片呈条形。轮伞花序腋生，花冠粉红色至淡紫红色。小坚果长圆状三棱形，长约2.5 mm，顶端截平而略宽大，基部楔形，光滑。花期6~9月，果期9~10月。

【分布】生于荒地、草地、路边或村边。产于全国大部分地区。

【性能主治】地上部分味辛、苦，性微寒。具有活血调经、利尿消肿、清热解毒的功效。主治月经不调，痛经，闭经，恶露不尽，水肿尿少，疮疡肿毒。

【采收加工】春季幼苗期至初夏花前期采割鲜品。干品夏季茎叶茂盛、花未开或初开时采割，晒干或切段晒干。

【附注】本种为《中国药典》（2020年版）收录，其干燥成熟果实称为"茺蔚子"，具有活血调经、清肝明目的功效。

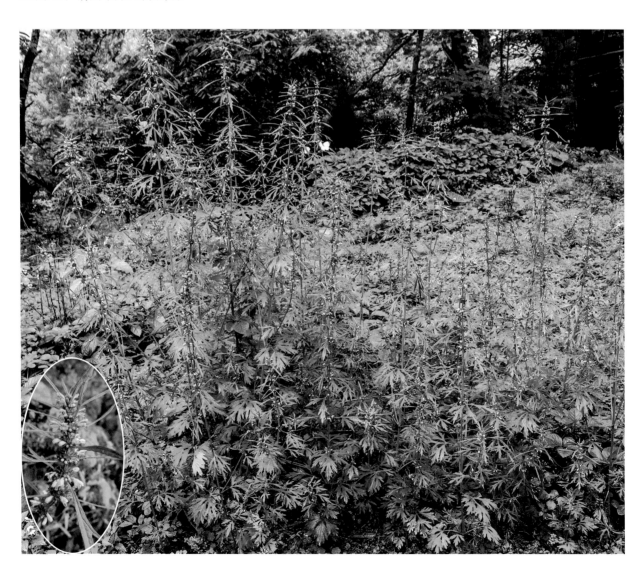

紫苏

【基原】为唇形科紫苏*Perilla frutescens* (L.) Britton 的成熟果实、叶及茎。

【别名】假紫苏、红（紫）苏、臭苏。

【形态特征】一年生直立草本。茎钝四棱形，具4槽，密被长柔毛。叶片阔卵形或圆形，长7~13 cm，宽4.5~10 cm。轮伞花序有2朵花，组成长1.5~15 cm、偏向一侧的顶生及腋生总状花序；花白色至紫红色，冠檐近二唇形，上唇微缺，下唇3裂。小坚果近球形，灰褐色，直径约1.5 mm。花期8~11月，果期8~12月。

【分布】生于山地、路边、村边。栽培于全国各地。

【性能主治】果实、叶及茎味辛，性温。果实具有降气化痰、止咳平喘、润肠通便的功效。主治痰壅气逆，咳嗽气喘，肠燥便秘。叶具有解表散寒、行气和胃的功效。主治风寒感冒，咳嗽呕恶，妊娠呕吐，鱼蟹中毒。茎具有理气宽中、止痛、安胎的功效。主治胸膈痞闷，胃脘疼痛，嗳气呕吐，胎动不安。

【采收加工】果实秋季成熟后采收，除去杂质，晒干。叶夏季枝叶茂盛时采收，除去杂质，晒干。茎秋季果实成熟后采收，除去杂质，晒干，或趁鲜切片，晒干。

【附注】本品为《中国药典》（2020年版）收录，其干燥成熟果实称为"紫苏子"，干燥叶（或带嫩枝）称为"紫苏叶"，干燥茎称为"紫苏梗"。

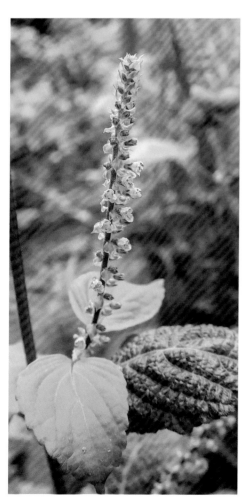
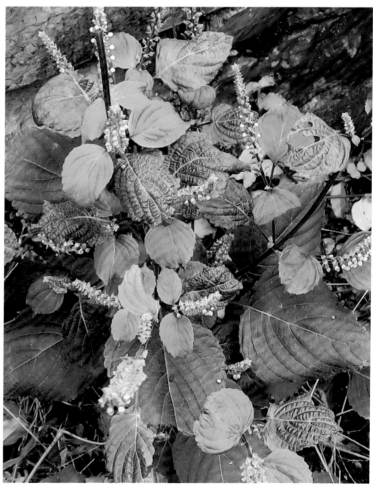

荔枝草

【基原】为唇形科荔枝草*Salvia plebeia* R. Br. 的全草。

【别名】野芥菜、癞子草、大塔花。

【形态特征】一年生或二年生草本。茎多分枝，被向下的疏柔毛。叶片椭圆状卵圆形或椭圆状披针形，边缘具齿，腹面被稀疏的微硬毛，背面被短疏柔毛。轮伞花序有6朵花，在茎、枝顶端密集成总状或总状圆锥花序；花冠淡红色、淡紫色、紫色、蓝紫色至蓝色，稀白色。小坚果倒卵圆形。花期4~5月，果期6~7月。

【分布】生于山坡、沟边、田野潮湿处。产于除新疆、甘肃、青海、西藏外全国大部分地区。

【性能主治】全草味苦、辛，性凉。具有清热解毒、利水消肿的功效。主治感冒发热，肺热咳嗽，咳血，肾炎水肿，白浊，痢疾，痈肿疮毒，湿疹瘙痒。

【采收加工】6~7月采收，除去杂质，扎成小把，鲜用或晒干。

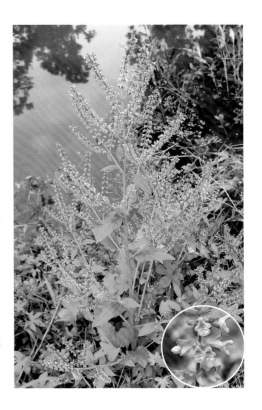

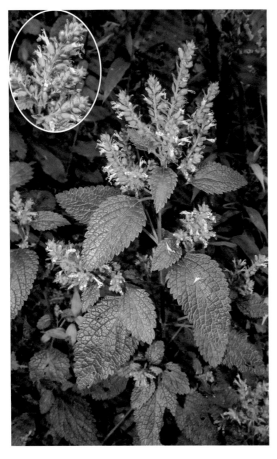

山藿香

【基原】为唇形科血见愁*Teucrium viscidum* Bl. 的全草。

【别名】消炎草、四方草、假紫苏。

【形态特征】多年生草本。具匍匐茎。茎直立，高30~70 cm。叶片卵圆形至卵圆状长圆形，叶柄长1~3 cm。假穗状花序生于茎及短枝上部；苞片披针形，全缘，较开放的花稍短或等长；花冠白色、淡红色或淡紫色，长6.5~7.5 mm，唇片与冠筒成大角度的钝角。小坚果扁球形，黄棕色。花期6~11月。

【分布】生于山地林下湿润处。产于广西、广东、湖南、云南、浙江、江西、福建、江苏等地。

【性能主治】全草味辛，性凉。具有消肿解毒、凉血止血的功效。主治咳血，吐血，鼻出血，肺痈，跌打损伤，痈疽肿毒，痔疮肿痛，漆疮，脚癣，狂犬及毒蛇咬伤。

【采收加工】7~8月采收，洗净，鲜用或晒干。

大苞鸭跖草

【基原】为鸭跖草科大苞鸭跖草 *Commelina paludosa* Bl. 的全草。

【别名】七节风、竹叶菜。

【形态特征】多年生粗壮大草本。茎常直立，有时基部节上生根，无毛或疏生短毛。叶无柄；叶片披针形至卵状披针形。顶端渐尖，两面均无毛，或有时腹面生粒状毛，背面密被细长硬毛。蝎尾状聚伞花序有花数朵，几不伸出。蒴果卵球状三棱形，3室，3片裂。花期8~10月，果期10月至翌年4月。

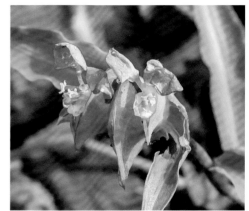

【分布】生于林下及山谷溪边。产于广西、广东、台湾、江西、福建、湖南、云南、贵州、四川、西藏等地。

【性能主治】全草味甘，性寒。具有利水消肿、清热解毒、凉血止血的功效。主治水肿，脚气，小便不利，热淋尿血，鼻出血，血崩，痢疾，咽喉肿痛，丹毒，痈肿疮毒，蛇虫咬伤。

【采收加工】夏、秋季采收，洗净，鲜用或晒干。

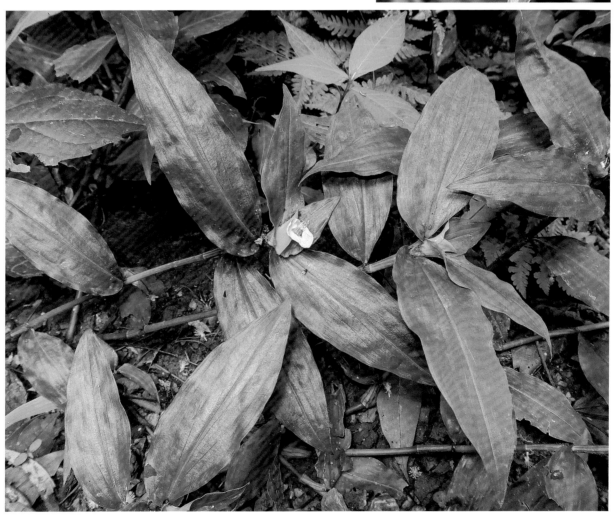

聚花草

【基原】为鸭跖草科聚花草*Floscopa scandens* Loureiro 的全草。

【别名】塘壳菜、过江竹。

【形态特征】多年生草本。根状茎节上密生须根。茎高20~70 cm，不分枝。叶片椭圆形至披针形，腹面有鳞片状突起，无柄或有带翅短柄。圆锥花序多个，顶生并兼有腋生，组成长达8 cm、宽达4 cm的扫帚状复圆锥花序；花蓝色或紫色，稀白色。蒴果卵圆状，长、宽各约2 mm，侧扁。花、果期7~11月。

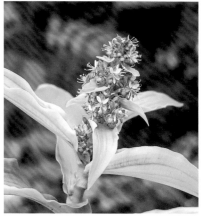

【分布】生于水边、沟边草地及林中。产于广西、广东、海南、浙江、台湾、湖南等地。

【性能主治】全草味苦，性凉。具有清热解毒、利水的功效。主治肺热咳嗽，目赤肿痛，疮疖肿毒，水肿，淋证。

【采收加工】夏、秋季采收，洗净，鲜用或晒干。

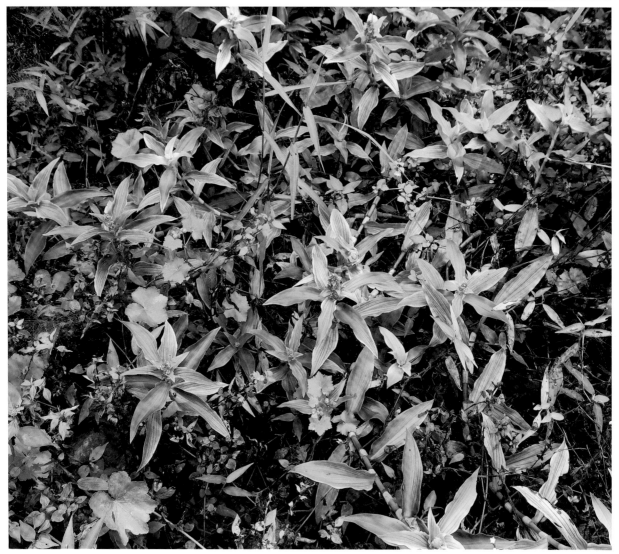

竹叶莲

【基原】为鸭跖草科杜若*Pollia japonica* Thunb. 的全草。

【别名】水芭蕉、竹叶菜、山竹壳菜、包谷七。

【形态特征】多年生草本。茎不分支，高30~80 cm，被短柔毛。叶鞘无毛；叶片长椭圆形，近无毛。蝎尾状聚伞花序长2~4 cm，常多个成轮排列，也有不成轮的，集成圆锥花序，花序总梗长15~30 cm，花序远远地伸出叶子，各级花序梗和花梗均密被钩状毛；花瓣白色。果球状。花期7~9月；果期9~10月。

【分布】生于山谷疏林、密林下或林缘。产于广西、广东、台湾、福建、浙江、安徽、江西、贵州、四川等地。

【性能主治】全草味微苦，性凉。具有清热利尿、解毒消肿的功效。主治小便黄赤，热淋，疔痈疖肿，蛇虫咬伤。

【采收加工】夏、秋季采收，洗净，鲜用或晒干。

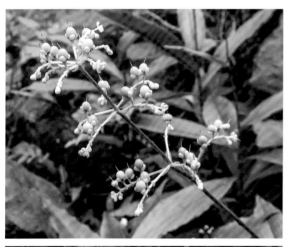
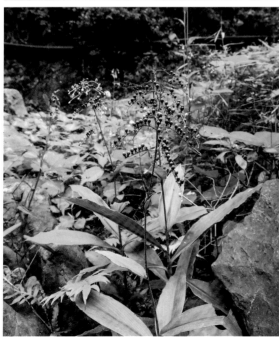
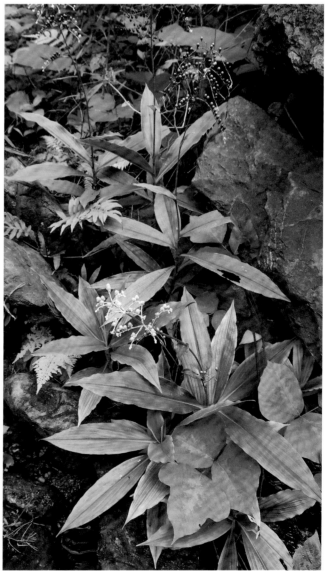

箭秆风

【基原】为姜科箭秆风*Alpinia sichuanensis* Z. Y. Zhu 的根状茎。

【别名】土砂仁、山姜、假砂仁。

【形态特征】草本。植株高1~1.5 m。叶片披针形或线状披针形，长20~30 cm，宽2~6 cm，顶端具细尾尖，两面均无毛。穗状花序长7~20 cm；小花常每3朵一簇生于花序轴上，花序轴被茸毛；花冠白色或淡黄色。果实球形，直径7~10 mm，红色，被短柔毛，顶冠以宿存的萼管。花期4~6月，果期6~11月。

【分布】生于林下阴湿处。产于广西、广东、云南、湖南、贵州、江西、四川等地。

【性能主治】根状茎味辛、微苦，性温。具有除湿消肿、行气止痛的功效。主治风湿痹痛，胃痛，跌打损伤。

【采收加工】全年均可采收，除去叶，洗净，鲜用或切片晒干。

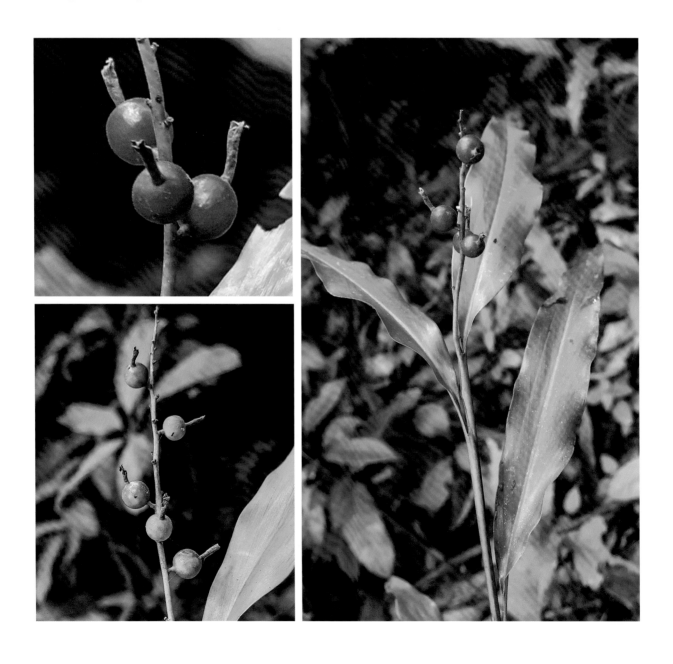

郁金

【基原】为姜科郁金*Curcuma aromatica* Salisb. 的块根。

【别名】马莲、五帝足、黄郁。

【形态特征】草本。根茎肉质，椭圆形或长椭圆形，黄色。叶基生；叶片长圆形，顶端具细尾尖，腹面无毛，背面被短柔毛；叶柄约与叶片等长。花葶单独由根茎抽出，穗状花序圆柱形，长约15 cm，有花的苞片淡绿色；花冠管漏斗形，喉部被毛，裂片白色而带粉红色；唇瓣黄色，倒卵形。花期4~6月。

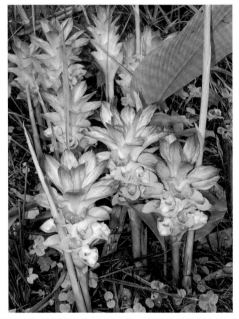

【分布】生于疏林下，通常为人工栽培。产于我国西南、东南部各地。

【性能主治】块根味辛、苦，性寒。具有行气化瘀、清心解郁、利胆退黄的功效。主治胸腹胁肋诸痛，失心癫狂，热病神昏，吐血，鼻出血，尿血，血淋，黄疸。

【采收加工】冬、春季采挖，摘取块根，除去须根，洗净泥土，入沸水中煮或蒸至透心，取出，晒干。

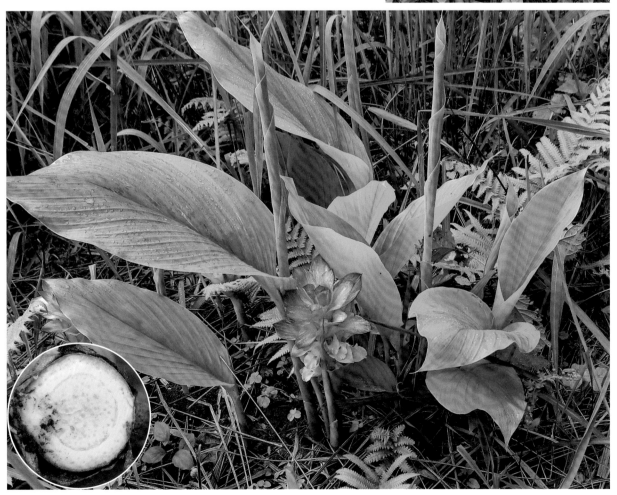

天冬

【基原】为百合科天门冬*Asparagus cochinchinensis* (Lour.) Merr. 的块根。

【别名】三百棒、天冬草、丝冬。

【形态特征】多年生攀缘状草本。块根肉质，簇生，长椭圆形或纺锤形，长4~10 cm，灰黄色。叶状枝2~3条簇生，线形扁平或由于中脉龙骨状而略呈锐三棱形。叶退化为鳞片，主茎上的鳞状叶常变为下弯的短刺。花1~3朵簇生于叶状枝腋，黄白色或白色。浆果球形，熟时红色。花期5~6月，果期8~10月。

【分布】生于山野、疏林或灌木丛中，亦有栽培。产于我国中部、西北、长江流域及南方各地。

【性能主治】块根味甘、苦，性寒。具有清肺生津、养阴润燥的功效。主治肺燥干咳，顿咳痰黏，腰膝酸痛，骨蒸潮热，内热消渴，热病津伤，咽干口渴，肠燥便秘。

【采收加工】秋、冬季采挖，洗净，除去茎基和须根，置沸水中煮或蒸至透心，趁热除去外皮，洗净，干燥。

【附注】本品为《中国药典》（2020年版）收录，呈长纺锤形，略弯曲，表面黄白色至淡黄棕色，半透明，质硬或柔韧，有黏性，断面角质样，中柱黄白色。

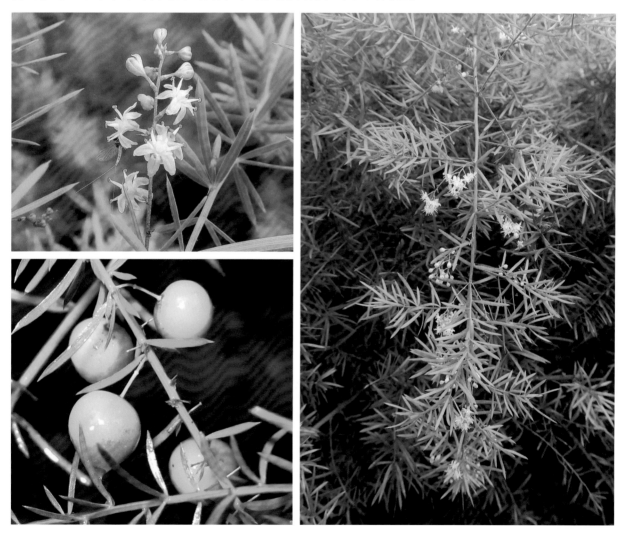

万寿竹

【基原】为百合科万寿竹*Disporum cantoniense* (Lour.) Merr. 的根状茎。

【别名】竹叶七、竹节参、竹根七。

【形态特征】多年生草本。茎高0.5~1.5 m，上部有较多的叉状分支。根状茎横出，质地硬，呈结节状。叶片纸质，披针形至狭椭圆状披针形，有明显的3~7条脉，背面脉上和边缘均有乳头状突起。伞形花序有花3~10朵，着生在与上部叶对生的短枝顶端，花紫色。浆果直径约1 cm。花期5~7月，果期8~10月。

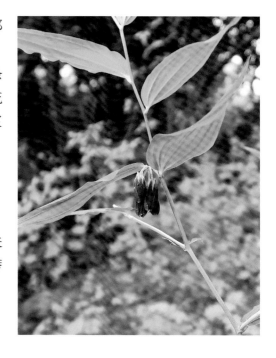

【分布】生于灌木丛中或林下。产于广西、广东、贵州、台湾、福建、湖南、湖北、安徽等地。

【性能主治】根茎味苦、辛，性凉。具有祛风湿、舒筋活血、清热、祛痰止咳的功效。主治风湿痹症，关节腰腿疼痛，跌打损伤，骨折，虚劳，骨蒸潮热，肺痨咯血，肺热咳嗽，烧烫伤。

【采收加工】夏、秋季采挖，洗净，鲜用或晒干。

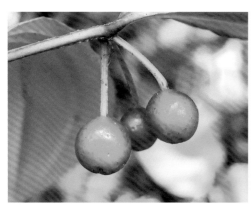

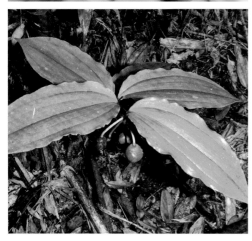

宝铎草

【基原】为百合科宝铎草*Disporum sessile* D. Don 的根及根茎。

【别名】遍地姜、石竹根、竹叶三七。

【形态特征】多年生草本。茎高30~80 cm，上部具叉状分枝。根状茎肉质，横出。叶片矩圆形、卵形至披针形，具横脉，有短柄或近无柄。花1~5朵，着生于分支顶端，花梗长1~2 cm，花黄色、绿黄色或白色，花被片倒卵状披针形。浆果椭圆形或球形，直径约1 cm。花期3~6月，果期6~11月。

【分布】生于林下或灌木丛中。产于广西、广东、云南、贵州、四川、湖南、江西、江苏、浙江、山东、陕西等地。

【性能主治】根及根茎味甘、淡，性平。具有清热解毒、润肺止咳、健脾消食、舒筋活络的功效。主治肺热咳嗽，肺痨咯血，食积胀满，腰腿痛，风湿痹痛，骨折，烧烫伤。

【采收加工】夏、秋季采挖，洗净，鲜用或晒干。

萱草根

【基原】为百合科萱草*Hemerocallis fulva* (L.) L. 的根。

【别名】忘萱草、黄花菜根、地人参。

【形态特征】多年生宿根草本。根近肉质，中下部有纺锤形膨大。叶基生；叶片一般较宽，条形，长40~80 cm，宽1.5~3.5 cm，背面呈龙骨状突起。蝎尾状聚伞花序复组成圆锥状，顶生，着花6~10朵，每花仅开1天，花橘红色至橘黄色，无香味，具短花梗。蒴果长圆形。花、果期5~7月。

【分布】生于草丛、荒坡或灌木丛中。产于秦岭以南各地。全国各地常见栽培。

【性能主治】根味甘，性凉。具有清热利尿、凉血止血的功效。主治黄疸，水肿，淋浊，带下，鼻出血，便血，崩漏，乳痈，乳汁不通。

【采收加工】夏、秋季采挖，除去残茎、须根，洗净泥土，晒干。

【附注】萱草在我国有悠久的栽培历史，早在2000多年前的《诗经·魏风》中就有记载。不同土质上栽培的萱草，花的质地、色泽深浅和花期长短有差异。

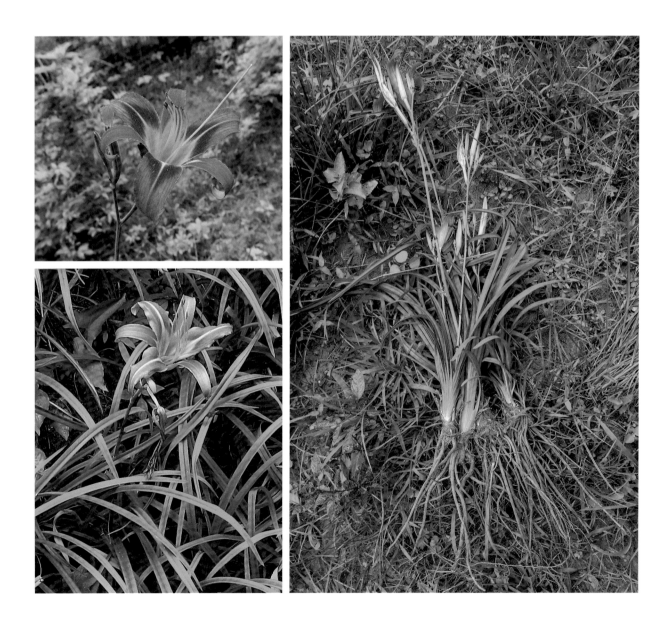

黄精

【基原】为百合科多花黄精*Polygonatum cyrtonema* Hua 的根状茎。

【别名】野仙姜、鸡头参、玉竹黄精。

【形态特征】多年生草本。根状茎连珠状或块状，每个节上茎痕明显，圆盘状。茎高50~100 cm，通常具10~15片叶。叶互生；叶片卵状披针形或长圆状披针形，长10~18 cm，宽2~7 cm。伞形花序常有花3~14朵；总花梗长1~4 cm；花被筒状，黄绿色。浆果紫黑色，直径约1 cm。花期5~6月，果期7~9月。

【分布】生于林下、沟谷或山坡阴处。产于广西、广东、湖南、贵州、湖北、江西、安徽、江苏等地。

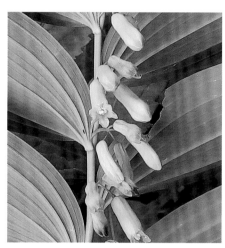

【性能主治】根状茎味甘，性平。具有补气养阴、健脾润肺、益肾的功效。主治口干食少，肺虚燥咳，脾胃虚弱，体倦乏力，精血不足，须发早白，内热消渴。

【采收加工】春、秋季采挖，除去须根，洗净，置沸水中略烫或蒸至透心，干燥。

【附注】本品为《中国药典》（2020年版）收录，泡制成饮片，呈不规则的厚片，质较柔软。味甜，微有酒香气。

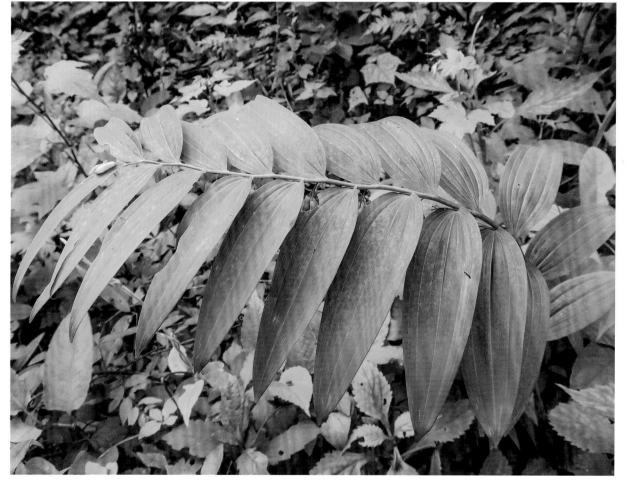

土茯苓

【基原】为菝葜科土茯苓*Smilax glabra* Roxb. 的根状茎。

【别名】光叶菝葜、地胡苓、久老薯。

【形态特征】攀缘灌木。根状茎粗厚,块状,常由匍匐茎相连接,直径2~5 cm。茎光滑,无刺。叶片狭椭圆状披针形至狭卵状披针形,背面通常绿色,有时带苍白色;叶柄有卷须。伞形花序通常具10多朵花;花绿白色,六棱状球形。浆果熟时紫黑色,具粉霜。花期7~11月,果期11月至翌年4月。

【分布】生于丘陵及山地灌木丛下、疏林或山谷中。产于广西、广东、湖南、湖北、浙江、四川、安徽、甘肃等地。

【性能主治】根状茎味甘、淡,性平。具有除湿、解毒、通利关节的功效。主治梅毒及汞中毒所致的肢体拘挛,筋骨疼痛,湿热淋浊,带下,痈肿,瘰疬,疥癣。

【采收加工】夏、秋季采挖,除去须根,洗净,干燥;或趁鲜切成薄片,干燥。

【附注】本品为《中国药典》(2020年版)收录,泡制成饮片,呈长圆形或不规则的薄片,边缘不整齐,切面黄白色或红棕色,粉性,可见点状维管束及多数小亮点;以水湿润后有黏滑感。

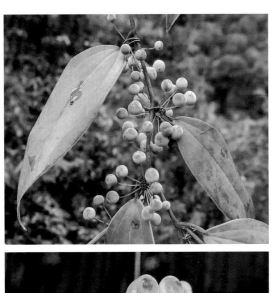

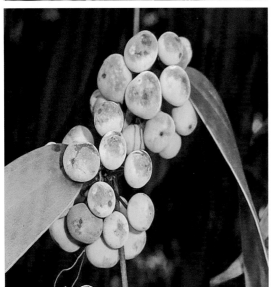

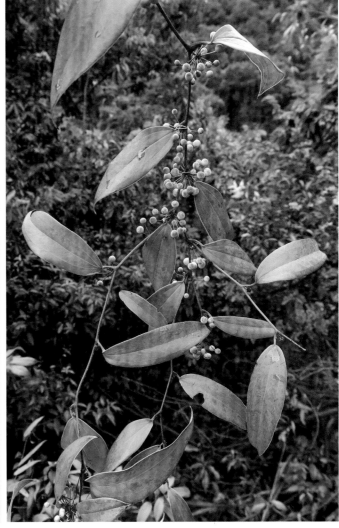

抱茎菝葜

【基原】为菝葜科抱茎菝葜*Smilax ocreata* A. DC. 的根状茎。

【别名】大金刚、土萆薢、九牛力。

【形态特征】攀缘灌木。茎常疏生刺。叶片革质，卵形或椭圆形，基部宽楔形至浅心形；叶柄长2~3.5 cm，基部两侧具耳状鞘，有卷须，鞘穿茎状抱茎。圆锥花序具2~7个伞形花序；伞形花序单个着生，具10~30朵花，花黄绿色，稍带淡红色。浆果熟时暗红色，具粉霜。花期3~6月，果期7~10月。

【分布】生于林中、坡地、山谷阴湿处。产于广西、广东、四川、贵州、云南等地。

【性能主治】根状茎味甘、淡，性平。具有健脾胃、强筋骨的功效。主治脾虚少食，耳鸣，乏力，腰膝酸软。

【采收加工】秋、冬季采挖，洗净，切片，晒干。

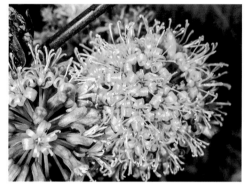 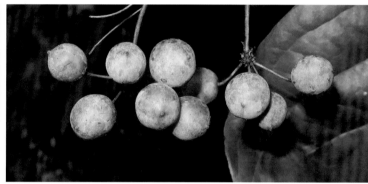

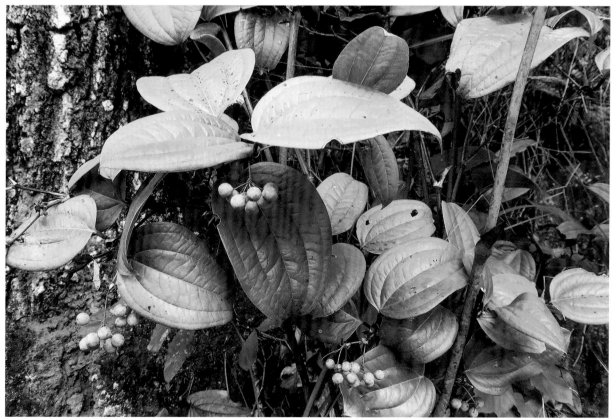

牛尾菜

【基原】为菝葜科牛尾菜*Smilax riparia* A. DC. 的根及根状茎。

【别名】白须公、软叶菝葜、牛尾草。

【形态特征】多年生草质藤本。具密节状根状茎；根细长弯曲，密生于节上，长15~40 cm，质坚韧不易折断。叶片长圆状卵形或披针形，长7~15 cm，宽2.5~11 cm，无毛，主脉5条；叶柄具卷须。伞形花序有花多朵，花序梗纤细。浆果直径7~9 mm，熟时黑色。花期6~7月，果期8~10月。

【分布】生于山坡林下、灌木丛中或草丛中。产于广西、广东、贵州、陕西、浙江、江苏、江西等地。

【性能主治】根及根状茎味甘、苦，性平。具有祛痰止咳、祛风活络的功效。主治支气管炎，肺结核咳嗽咯血，风湿性关节炎，筋骨疼痛，腰肌劳损，跌打损伤。

【采收加工】夏、秋季采挖，洗净，晾干。

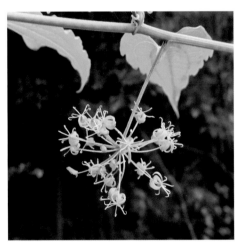

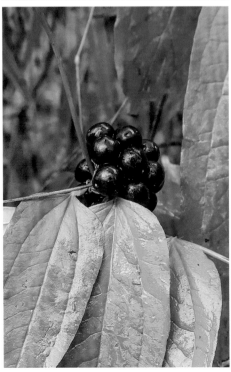

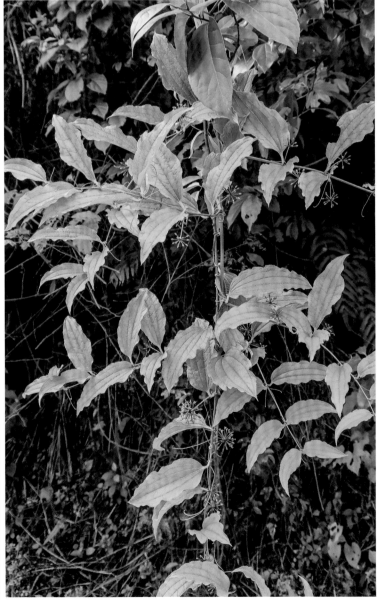

海芋

【基原】为天南星科海芋*Alocasia odora* (Roxb.) K. Koch 的根状茎或茎。

【别名】野芋、朴薯头、大虫芋。

【形态特征】直立草本。根茎粗，圆柱形，有节。叶柄粗大；叶片革质，极宽，箭状卵形，侧脉每边9~12条。花序柄2~3条丛生；佛焰苞管部席卷成长圆状卵形，檐部舟状，长圆形；肉穗花序芳香；雌花序白色，能育雄花序淡黄色，附属器淡绿色至乳黄色，圆锥状。浆果红色。花、果期4~8月。

【分布】生于山谷林缘或沟谷中。产于广西、广东、台湾、福建、江西、湖南、贵州、云南、四川等地。

【性能主治】根状茎或茎味辛，性寒；有毒。具有清热解毒、行气止痛、散结消肿的功效。主治流感、感冒、腹痛、肺结核、风湿骨痛、疔疮、痈疽肿毒、瘰疬、附骨疽、斑秃、疥癣、蛇虫咬伤。

【采收加工】全年均可采收，削去外皮，切片，用清水浸漂5~7天，并多次换水，取出鲜用或晒干。加工时以布或纸垫手，以免中毒。

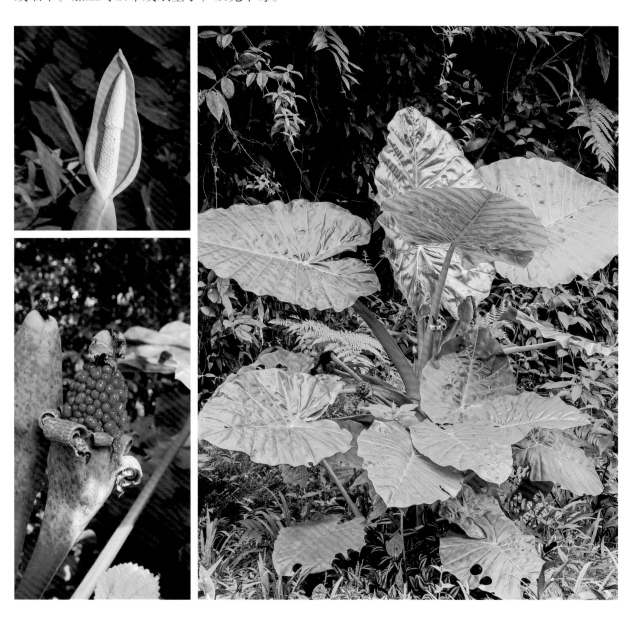

天南星

【基原】为天南星科天南星*Arisaema heterophyllum* Blume 的块茎。

【别名】蛇芋、蛇木芋、斑杖、野芋头。

【形态特征】块茎扁球形，直径2~4 cm。叶常单生；叶片鸟足状分裂，裂片13~19片，全缘，中裂片无柄或具长约15 mm的短柄，侧裂片向外渐小，排列成蝎尾状。花序柄长30~55 cm，从叶柄鞘筒内抽出；佛焰苞管部圆柱形，粉绿色，内面绿白色；肉穗花序两性，雄花序单性。花期4~5月，果期7~9月。

【分布】生于林下、灌木丛中。产于广西、贵州、四川、云南、湖北、陕西、山西等地。

【性能主治】块茎味辛、苦，性温；有毒。具有散结消肿、燥湿化痰、祛风止痉的功效。主治口眼歪斜，半身不遂，癫痫，惊风，顽痰咳嗽，风痰眩晕，破伤风；生用外治痈肿，蛇虫咬伤。

【采收加工】秋、冬季茎叶枯萎时采挖，除去须根及外皮，干燥。

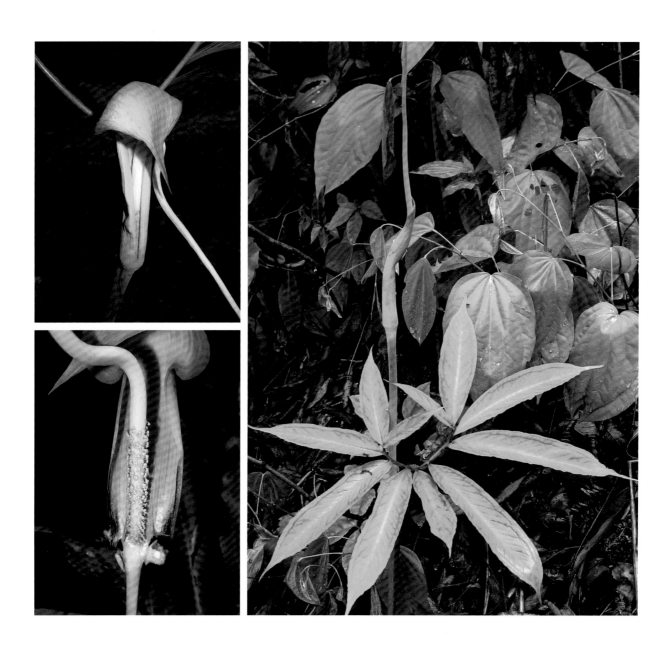

石蒜

【基原】为石蒜科石蒜*Lycoris radiata* (L' Hér.) Herb. 的鳞茎。

【别名】老鸦蒜、乌蒜、银锁匙。

【形态特征】多年生草本。鳞茎近球形，直径1~3 cm，外皮紫褐色。秋季出叶，叶狭带状，长约15 cm，宽1 cm以下，顶端钝，深绿色。花葶先叶抽出，花茎高约30 cm；伞形花序具花4~7朵，花瓣广展而强烈反卷，鲜红色；花被裂片狭倒披针形；雄蕊显著伸出于花被外，比花被长1倍左右。花期8~9月，果期10月。

【分布】生于山地阴湿处、路边或石灰岩缝隙中。产于广西、广东、湖南、四川、贵州、云南、山东、江苏、浙江、湖北等地。

【性能主治】鳞茎味辛、甘，性温；有毒。具有祛痰催吐、解毒散结的功效。主治咽喉肿痛，痰涎壅塞，食物中毒，胸腹积水，恶疮肿毒，跌打损伤，风湿关节痛，烧烫伤，毒蛇咬伤。

【采收加工】秋季挖出鳞茎，洗净，晒干。野生品全年均可采挖，鲜用或晒干。

【附注】野生资源少见，常有栽培于庭园或药圃。

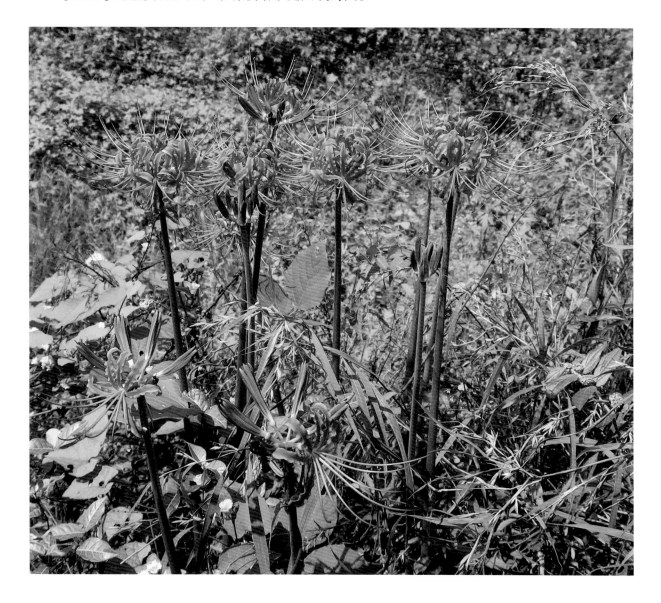

百部

【基原】为百部科大百部*Stemona tuberosa* Lour. 的块根。

【别名】对叶百部、山百根、野天门冬。

【形态特征】多年生缠绕草本。块根肉质，纺锤形，数个簇生成束。叶通常对生或轮生；叶片卵状披针形、卵形或宽卵形，基部心形，边缘稍波状，纸质或薄革质；叶柄长3~10 cm。花单生或2~3朵排成总状花序，腋生；花被片4片，披针形，黄绿色，具紫色脉纹。蒴果倒卵形而扁。花期4~7月，果期7~8月。

【分布】生于山坡疏林下或旷野。产于长江流域以南各地。

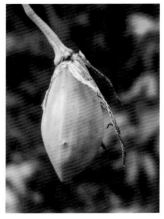

【性能主治】块根味甘、苦，性微温。具有润肺下气止咳、杀虫灭虱的功效。主治新久咳嗽，肺痨咳嗽，顿咳；外用治头虱，体虱，蛲虫病，阴痒。

【采收加工】春、秋季采挖，除去须根，洗净，置沸水中略烫或蒸至无白心后取出，晒干。

【附注】本种为《中国药典》（2020年版）收录，饮片呈不规则的厚片或不规则的条形斜片，切面灰白色、淡黄棕色或黄白色。

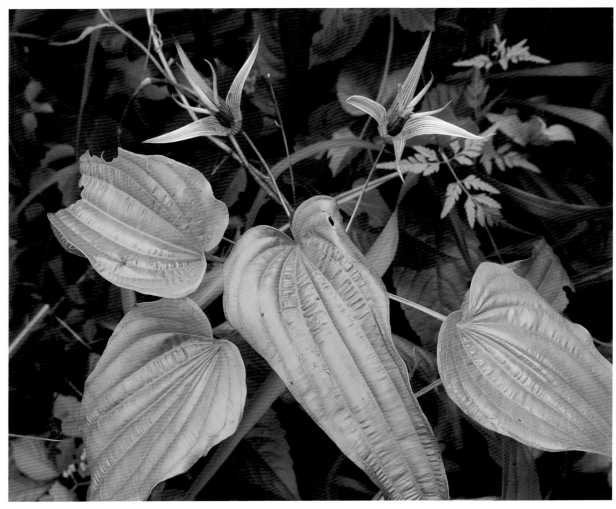

大叶仙茅

【基原】为仙茅科大叶仙茅*Curculigo capitulata* (Lour.) O. Ktze. 的根状茎。

【别名】野棕、竹灵芝、岩棕。

【形态特征】多年生草本。高达1 m。根状茎粗短，具走茎。叶基生，通常4~7片；叶片椭圆状披针形，长40~90 cm，宽5~14 cm，全缘，具折扇状平行脉。花葶长10~34 cm，通常短于叶，被褐色长柔毛；总状花序强烈缩短成头状，球形或近卵形；花黄色。浆果球形，白色，无喙。花期5~6月，果期8~9月。

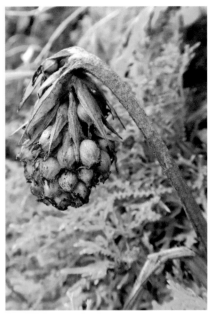

【分布】生于林下或阴湿处。产于广西、广东、台湾、福建、四川、贵州、云南、西藏等地。

【性能主治】根状茎味辛、微苦，性平。具有补肾壮阳、祛风除湿、活血调经的功效。主治肾虚咳喘，阳痿遗精，白浊带下，腰膝酸软，风湿痹痛，宫冷不孕，月经不调，崩漏，子宫脱垂，跌打损伤。

【采收加工】夏、秋季采挖，除去叶，洗净，切片，晒干。

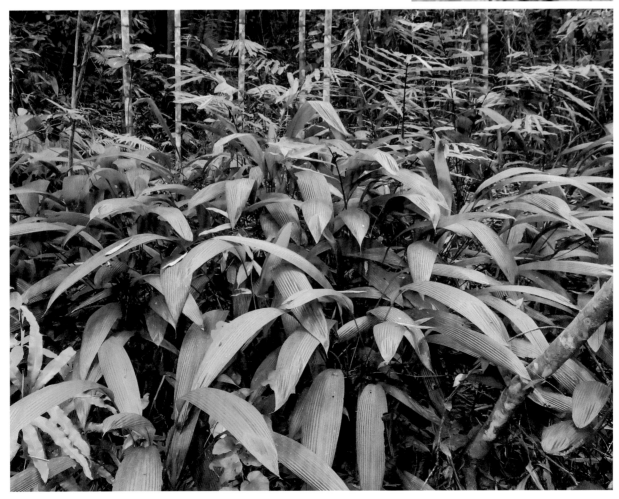

水田七

【基原】为蒟蒻薯科裂果薯*Schizocapsa plantaginea* Hance 的块根。

【别名】水鸡仔、屈头鸡、长须果。

【形态特征】多年生草本。块根状粗短，常弯曲。叶基生；叶片狭椭圆形，长10~25 cm，宽4~8 cm，基部下延，沿叶柄两侧有狭翅。花葶长6~13 cm；总苞片4片，卵形或三角状卵形；伞形花序有花10多朵；花被裂片6片，2轮，外面淡绿色，内面淡紫色。蒴果近倒卵形，3爿开裂。花、果期4~11月。

【分布】生于海拔200~600 m的沟边、山谷、林下、路边潮湿处。产于广西、广东、湖南、江西、贵州、云南等地。

【性能主治】块根味甘、苦，性凉；有小毒。具有清热解毒、止咳祛痰、理气止痛、散瘀止血的功效。主治感冒发热，痰热咳嗽，百日咳，脘腹胀痛，泻痢腹痛，消化不良，小儿疳积，肝炎，咽喉肿痛，牙痛，疟腮，瘰疬，疮肿，烧烫伤，带状疱疹，跌打损伤，外伤出血。

【采收加工】春、夏季采挖，洗净，鲜用或切片晒干。

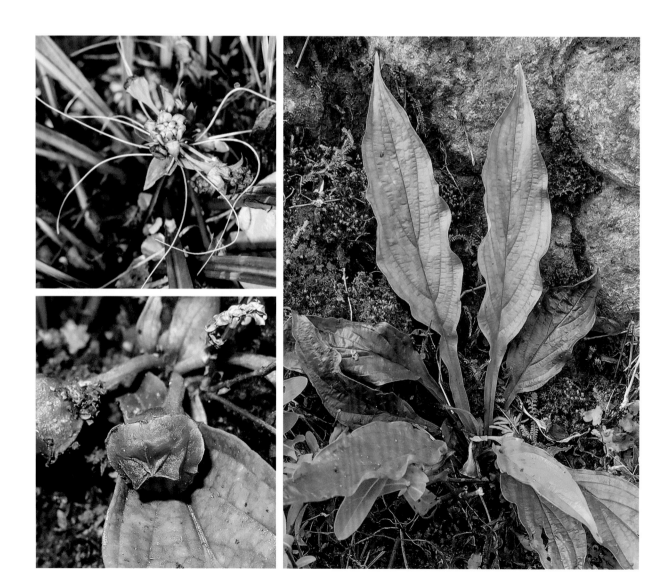

金线兰

【基原】为兰科花叶开唇兰*Anoectochilus roxburghii* (Wall.) Lindl. 的全草。

【别名】补血七、金丝线、金线莲。

【形态特征】地生兰。茎直立，具2~4片叶。叶片卵状椭圆形，长1.3~3.5 cm，宽0.8~3 cm；叶暗绿色并有金黄色脉网，背面淡紫红色。总状花序顶生，长3~5 cm，疏生2~6朵花；花序轴淡红色，和花序梗均被柔毛；花瓣白色带淡紫色晕，唇瓣白色，前端扩大成"Y"形，中部两侧裂成流苏状。花期9~11月。

【分布】生于林下阴湿处。产于广西、广东、云南、四川、浙江、江西、西藏（墨脱）等地。

【性能主治】全草味甘，性平。具有清热解毒、凉血除湿的功效。主治肺结核咯血，重症肌无力，风湿性及类风湿性关节炎，糖尿病，肾炎，膀胱炎，毒蛇咬伤。

【采收加工】秋季采收，洗净，鲜用或晒干。

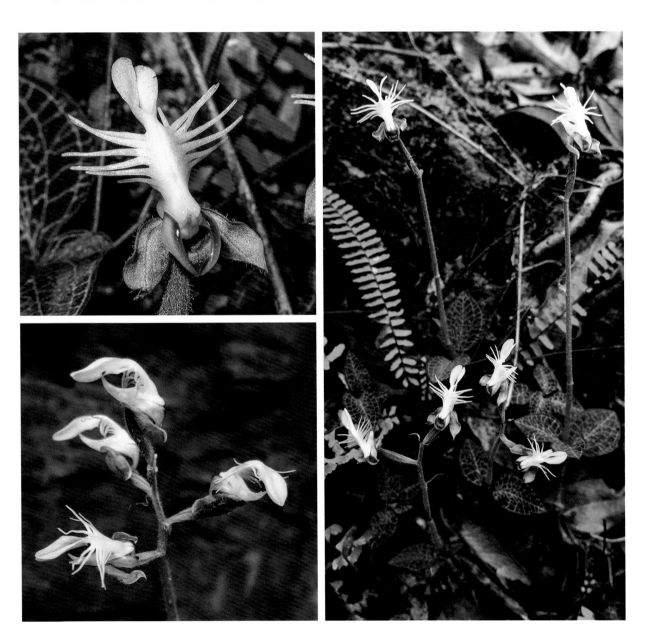

一匹草

【基原】为兰科梳帽卷瓣兰*Bulbophyllum andersonii* (Hook. f.) J. J. Smith 的全草。

【别名】一匹叶。

【形态特征】附生兰。假鳞茎在根状茎上彼此相距3~11 cm，卵状圆锥形或狭卵形，长2~5 cm，顶生1片叶。叶片革质，长圆形，先端钝且稍凹入，基部具短柄。花葶从假鳞茎基部抽出，通常长约17 cm；伞形花序具数朵花；花浅白色，密布紫红色斑点；中萼片近先端处具齿，先端具1条芒，药帽黄色，先端边缘篦齿状。花期2~10月。

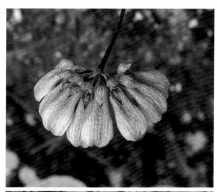
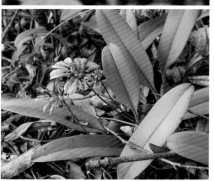

【分布】生于山地林中树干上或林下岩石上。产于广西、四川、贵州、云南等地。

【性能主治】全草味甘，性平。具有润肺止咳、益肾补虚、消食、祛风活血的功效。主治风热咳嗽，肺燥咳嗽，肺痨咳嗽，百日咳，肾亏体虚，小儿食积，风湿痹痛，跌打损伤。

【采收加工】全年均可采收，洗净，晒干。

橙黄玉凤花

【基原】为兰科橙黄玉凤花*Habenaria rhodocheila* Hance 的块茎。

【别名】龙虎草、飞花羊、鸡母虫草。

【形态特征】地生兰。具肉质的块茎，植株高8~35 cm。茎直立粗壮，下部具4~6片叶。叶片线状披针形至近长圆形，长10~15 cm，宽1.5~2 cm，基部抱茎。总状花序具2~10朵花；花橙黄色，唇瓣4裂，形似飞机而易于识别。蒴果纺锤形，长约1.5 cm，先端具喙。花期7~8月，果期10~11月。

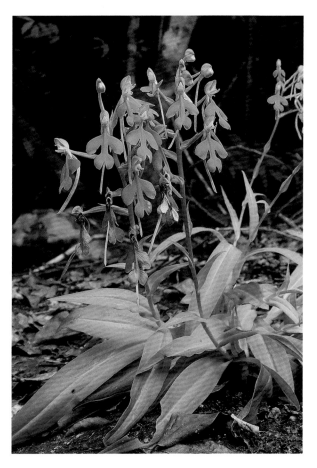

【分布】生于山坡或沟谷林下阴处，或岩石上覆土中。产于广西、广东、香港、海南、江西、福建、湖南、贵州等地。

【性能主治】块茎味甘，性平。具有清热解毒、活血止痛的功效。主治肺热咳嗽，疮疡肿毒，跌打损伤。

【采收加工】全年均可采收，洗净，鲜用或晒干。

白茅根

【基原】为禾亚科大白茅*Imperata cylindrica* (L.) Raeuschel var. *major* (Nees) C. E. Hubb. 的根茎。

【别名】茅针、黄茅、茅根。

【形态特征】多年生草本。具横走多节被鳞片的长根状茎。秆高25~90 cm，节具长白柔毛。叶片线形或线状披针形，长15~60 cm。圆锥花序长5~20 cm；小穗圆柱状，基部生长约1.5 cm的白色丝状毛，成对着生；颖长圆状披针形，第一颖有脉3~4条，第二颖有脉4~6条；雄蕊2枚，柱头紫黑色。花、果期5~8月。

【分布】生于低山带平原河岸草地、山坡、疏林下。产于广西、海南、安徽、浙江、四川、西藏、河北、河南等地。

【性能主治】根茎味甘，性寒。具有凉血止血、清热利尿的功效。主治血热吐血，鼻出血，尿血，热病烦渴，湿热黄疸，水肿尿少，热淋涩痛。

【采收加工】春、秋季采挖，洗净，晒干，除去须根和膜质叶鞘，捆成小把。

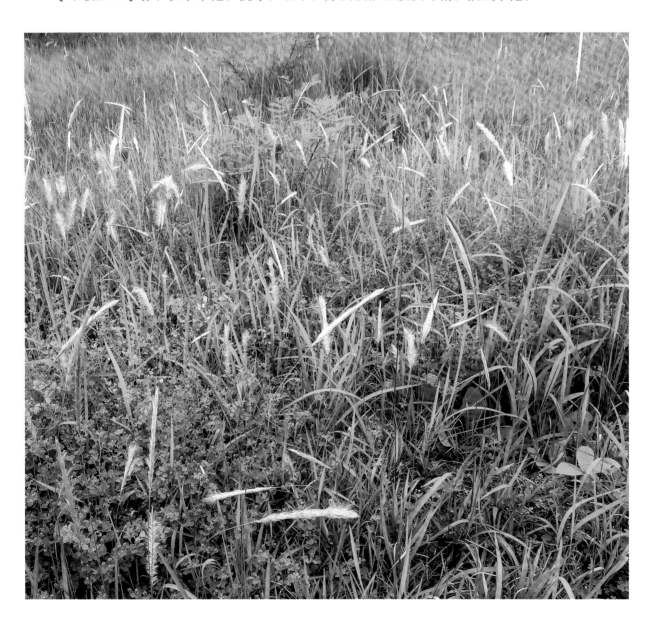

总名录

阳朔县药用植物名录

真菌门 Eumycota
霜霉科 Peronosporaceae
禾生指梗霉

Sclerospora graminicola (Sacc.) Schroet.

功效来源:《广西中药资源名录》

肉座菌科 Hypocreaceae
藤仓赤霉

Gibberella fujikuroi (Saw.) Wollenw.

功效来源:《广西中药资源名录》

黑粉菌科 Ustilaginaceae
玉米黑粉菌

Ustilago maydis (DC.) Corda

功效来源:《广西中药资源名录》

裸黑粉菌

Ustilago nuda (Jens.) Rostr.

功效来源:《广西中药资源名录》

木耳科 Auriculariaceae
毛木耳

Auricularia polytricha (Mont.) Sacc.

功效来源:《广西中药资源名录》

裂褶菌科 Schizophyllaceae
裂褶菌

Schizophyllum commune Fr.

功效来源:《广西中药资源名录》

多孔菌科 Polyporaceae
云芝

Polystictus versicolor (L.) Fr.

功效来源:《广西中药资源名录》

血朱栓菌

Trametes cinnabarina (Jacq.) Fr. var. *sanguinea* (L. ex Fr.) Pilat

功效来源:《广西中药资源名录》

口蘑科 Tricholomataceae
密环菌

Armillaria mellea (Vahl) P. Kumm.

功效来源:《广西中药资源名录》

地衣门 Lichenes
肺衣科 Lobariaceae
柄扇牛皮叶衣

Sticta gracilis (Mull. Arg.) A. Zahlbr.

功效来源:《广西中药资源名录》

苔藓植物门 Bryophyta
葫芦藓科 Funariaceae
葫芦藓

Funaria hygrometrica Hedw.

功效来源:《广西中药资源名录》

真藓科 Bryaceae
真藓

Bryum argenteum Hedw.

功效来源:《广西中药资源名录》

提灯藓科 Mniaceae
尖叶提灯藓

Mnium cuspidatum Hedw.

功效来源:《广西中药资源名录》

灰藓科 Hypnaceae
大灰藓

Hypnum plumaeforme Wils.

功效来源:《广西中药资源名录》

金发藓科 Polytrichaceae
东亚小金发藓

Pogonatum inflexum (Lindb.) Lec.

功效来源:《广西中药资源名录》

蛇苔科 Conocephalaceae
蛇苔

Conocephalum conicum (L.) Dum.

功效来源:《广西中药资源名录》

地钱科 Marchantiaceae
地钱

Marchantia polymorpha L.

功效来源:《广西中药资源名录》

蕨类植物门 Pteridophyta
F.02. 石杉科 Huperziaceae
石杉属 *Huperzia* Bernh.

蛇足石杉 千层塔

Huperzia serrata (Thunb. ex Murray) Trevis.

功效：全草，清热解毒、燥湿敛疮、止血定痛、散瘀消肿。

功效来源：《中华本草》

注：县域内普遍分布。

F.03. 石松科 Lycopodiaceae

石松属 *Lycopodium* L.

石松 伸筋草

Lycopodium japonicum Thunb. ex Murray

功效：全草，祛风除湿、舒筋活络。

功效来源：《中国药典》（2020年版）

注：《广西植物名录》有记载。

垂穗石松属 *Palhinhaea* Franco et Vasc. ex Vasc. et Franco

垂穗石松 伸筋草

Palhinhaea cernua (L.) Franco et Vasc.

凭证标本：阳朔县普查队 450321181111010LY (IBK)

功效：全草，祛风散寒、除湿消肿、舒筋活血、止咳、解毒。

功效来源：《中华本草》

F.04. 卷柏科 Selaginellaceae

卷柏属 *Selaginella* P. Beauv.

薄叶卷柏

Selaginella delicatula (Desv.) Alston

凭证标本：阳朔县普查队 450321170809079LY (IBK)

功效：全草，活血调血、清热解毒。

功效来源：《全国中草药汇编》

深绿卷柏 石上柏

Selaginella doederleinii Hieron.

凭证标本：陈照宙 53089 (IBK)

功效：全草，清热解毒、抗癌、止血。

功效来源：《全国中草药汇编》

疏松卷柏

Selaginella effusa Alston

凭证标本：阳朔县普查队 450321170711020LY (IBK)

功效：全草，清热利湿、解蟹毒。

功效来源：《中华本草》

异穗卷柏

Selaginella heterostachys Baker

凭证标本：阳朔县普查队 450321181108030LY (IBK)

功效：全草，清热解毒、凉血止血。

功效来源：《中华本草》

江南卷柏

Selaginella moellendorffii Hieron.

凭证标本：阳朔县普查队 450321170808052LY (IBK)

功效：全草，清热利尿、活血消肿。

功效来源：《中药大辞典》

伏地卷柏 小地柏

Selaginella nipponica Franch.

凭证标本：阳朔县普查队 450321170705066LY (IBK)

功效：全草，清热润肺。

功效来源：《全国中草药汇编》

垫状卷柏

Selaginella pulvinata (Hook. et Grev.) Maxim.

功效：全草，生用破血，炒用止血。

功效来源：《药用植物辞典》

注：《广西植物名录》有记载。

卷柏

Selaginella tamariscina (P. Beauv.) Spring

凭证标本：黄增任等 4228 (IBK)

功效：全草，活血通经。

功效来源：《中国药典》（2020年版）

翠云草

Selaginella uncinata (Desv.) Spring

凭证标本：阳朔县普查队 450321180502033LY (IBK)

功效：全草，清热利湿、解毒、止血。

功效来源：《中华本草》

F.06. 木贼科 Equisetaceae

木贼属 *Equisetum* L.

节节草 笔筒草

Equisetum ramosissimum Desf.

功效：全草，清热、利尿、明目退翳、祛痰止咳。

功效来源：《全国中草药汇编》

注：《广西植物名录》有记载。

笔管草 笔筒草

Equisetum ramosissimum subsp. *debile* (Roxb. ex Vauch.) Hauke

凭证标本：阳朔县普查队 450321180503029LY (IBK)

功效：全草，清肝明目、止血、利尿通淋。

功效来源：《中华本草》

F.11. 观音座莲科 Angiopteridaceae

观音座莲属 *Angiopteris* Hoffm.

福建观音座莲 马蹄蕨

Angiopteris fokiensis Hieron.

凭证标本：阳朔县普查队 450321170809055LY (IBK)

功效：根状茎，清热凉血、祛瘀止血、镇痛安神。

功效来源：《中华本草》

F.13. 紫萁科 Osmundaceae
紫萁属 *Osmunda* L.

紫萁 紫萁贯众
Osmunda japonica Thunb.
功效：根状茎和叶柄残基，清热解毒、止血、杀虫。
功效来源：《中国药典》（2020年版）
注：《广西植物名录》有记载。

华南紫萁
Osmunda vachellii Hook.
凭证标本：阳朔县普查队 450321181109001LY (IBK)
功效：根状茎及叶柄的髓部，祛湿舒筋、清热解毒、驱虫。
功效来源：《中华本草》

F.15. 里白科 Gleicheniaceae
芒萁属 *Dicranopteris* Bernh.

芒萁
Dicranopteris pedata (Houtt.) Nakaike
功效：叶柄、根状茎，化瘀止血、清热利尿、解毒消肿。
功效来源：《中华本草》
注：《广西植物名录》有记载。

里白属 *Diplopterygium* (Diels) Nakai

里白
Diplopterygium glaucum (Thunb. ex Houtt.) Nakai
凭证标本：万煜 45958 (GXMI)
功效：根状茎，行气止血、化瘀、接骨。
功效来源：《中华本草》

F.17. 海金沙科 Lygodiaceae
海金沙属 *Lygodium* Sw.

海金沙
Lygodium japonicum (Thunb.) Sw.
凭证标本：钟树权 60814 (IBK)
功效：成熟孢子、地上部分，清热利湿、通淋、止痛。
功效来源：《中国药典》（2020年版）

小叶海金沙 金沙藤
Lygodium microphyllum (Cav.) R. Br.
凭证标本：阳朔县普查队 450321180503040LY (IBK)
功效：地上部分，清热解毒、利水通淋。
功效来源：《广西壮族自治区瑶药材质量标准 第一卷》（2014年版）

F.18. 膜蕨科 Hymenophyllaceae
瓶蕨属 *Vandenboschia* Copel.

瓶蕨
Vandenboschia auriculata (Blume) Copel.
凭证标本：阳朔县普查队 450321170711010LY (IBK)
功效：全草，止血生肌。
功效来源：《中华本草》

F.19. 蚌壳蕨科 Dicksoniaceae
金毛狗属 *Cibotium* Kaulf.

金毛狗脊 狗脊
Cibotium barometz (L.) J. Sm.
凭证标本：阳朔县普查队 450321170809053LY (IBK)
功效：根状茎，祛风湿、补肝肾、强腰膝。
功效来源：《中国药典》（2020年版）

F.21. 稀子蕨科 Monachosoraceae
稀子蕨属 *Monachosorum* Kunze

稀子蕨
Monachosorum henryi Christ
功效：全草，用于风湿骨痛。
功效来源：《药用植物辞典》
注：《广西植物名录》有记载。

大叶稀子蕨
Monachosorum subdigitatum (Blume) Kuhn
凭证标本：龙胜县普查队 450328140826058LY (IBK)
功效：全草，用于风湿骨痛。
功效来源：《药用植物辞典》

F.22. 碗蕨科 Dennstaedtiaceae
鳞盖蕨属 *Microlepia* Presl

华南鳞盖蕨 边缘鳞盖蕨
Microlepia hancei Prantl
凭证标本：万煜 45928 (GXMI)
功效：嫩叶，清热解毒、祛风活络。
功效来源：《中华本草》

边缘鳞盖蕨
Microlepia marginata (Panz.) C. Chr.
凭证标本：阳朔县普查队 450321181111016LY (IBK)
功效：全草，清热解毒、祛风除湿。嫩枝，解毒、消肿。
功效来源：《药用植物辞典》

F.23. 鳞始蕨科 Lindsaeaceae
鳞始蕨属 *Lindsaea* Dry.

团叶鳞始蕨
Lindsaea orbiculata (Lam.) Mett.
凭证标本：陈照宙 53085 (IBK)
功效：全草，清热解毒、止血。
功效来源：《中华本草》

乌蕨属 *Sphenomeris* Maxon
乌蕨
Sphenomeris chinensis J. Sm
凭证标本：万煜 45903 (GXMI)
功效：全草或根状茎，清热解毒、利湿、止血、退热。叶，清热解毒。
功效来源：《药用植物辞典》

F.26. 蕨科 Pteridiaceae

蕨属 *Pteridium* Scopoli
蕨
Pteridium aquilinum (L.) Kuhn var. *latiusculum* (Desv.) Underw. ex A. Heller
功效：根状茎或全草，清热利湿、消肿、安神。
功效来源：《全国中草药汇编》
注：《广西植物名录》有记载。

F.27. 凤尾蕨科 Pteridaceae

凤尾蕨属 *Pteris* L.
刺齿半边旗 刺齿凤尾蕨
Pteris dispar Kunze
凭证标本：陈照宙 53140 (IBK)
功效：全草，清热解毒、祛瘀凉血。
功效来源：《中华本草》

剑叶凤尾蕨 井边茜
Pteris ensiformis Burm. f.
凭证标本：陈照宙 53358 (IBK)
功效：全草，清热解毒、利尿。
功效来源：《全国中草药汇编》

傅氏凤尾蕨
Pteris fauriei Hieron.
凭证标本：陈照宙 53395 (IBK)
功效：全草、叶，收敛、止血。
功效来源：《药用植物辞典》

全缘凤尾蕨
Pteris insignis Mett. ex Kuhn
凭证标本：阳朔县普查队 450321170809056LY (IBK)
功效：全草，清热利湿、活血消肿。
功效来源：《中华本草》

井栏凤尾蕨 凤尾草
Pteris multifida Poir.
凭证标本：阳朔县普查队 450321180502043LY (IBK)
功效：全草，清热利湿、凉血止血、解毒止痢。
功效来源：《全国中草药汇编》

栗柄凤尾蕨 五齿剑
Pteris plumbea Christ

凭证标本：陈照宙 53194 (IBK)
功效：全草，清热利湿、活血止血。
功效来源：《中华本草》

半边旗
Pteris semipinnata L.
凭证标本：陈照宙 53396 (IBK)
功效：全草，清热解毒、消肿止痛。
功效来源：《全国中草药汇编》

蜈蚣草
Pteris vittata L.
凭证标本：阳朔县普查队 450321180504057LY (IBK)
功效：全草、根状茎，祛风活血、解毒杀虫。
功效来源：《全国中草药汇编》

F.30. 中国蕨科 Sinopteridaceae

粉背蕨属 *Aleuritopteris* Fée
粉背蕨
Aleuritopteris anceps (Blanford) Panigrahi
凭证标本：陈照宙 53239 (IBK)
功效：全草，止咳化痰、健脾补虚、舒筋活络、活血祛瘀、利湿止痛。
功效来源：《药用植物辞典》

银粉背蕨 通经草
Aleuritopteris argentea (Gmel.) Fée
凭证标本：万煜 45922 (GXMI)
功效：全草，解毒消肿、活血通经、利湿、祛痰止咳。
功效来源：《中华本草》

碎米蕨属 *Cheilosoria* Trev.
毛轴碎米蕨 川层草
Cheilosoria chusana (Hook.) Ching et K. H. Shing
凭证标本：阳朔县普查队 450321180416036LY (IBK)
功效：全草，清热利湿、解毒。
功效来源：《中华本草》

隐囊蕨属 *Notholaena* R. Br.
中华隐囊蕨
Notholaena chinensis Bak.
凭证标本：阳朔县普查队 450321181112008LY (IBK)
功效：全草，用于痢疾。
功效来源：《广西中药资源名录》

金粉蕨属 *Onychium* Kaulf.
野雉尾金粉蕨 小野鸡尾
Onychium japonicum (Thunb.) Kunze
凭证标本：阳朔县普查队 450321170705047LY (IBK)
功效：全草，清热解毒、利湿、止血。

功效来源：《中华本草》

F.31. 铁线蕨科 Adiantaceae
铁线蕨属 *Adiantum* L.
鞭叶铁线蕨
Adiantum caudatum L.
功效：全草，清热解毒、利水消肿。
功效来源：《中华本草》
注：《广西植物名录》有记载。

扇叶铁线蕨 乌脚枪
Adiantum flabellulatum L.
凭证标本：万煜 45981 (GXMI)
功效：全草，清热利湿、解毒、祛瘀消肿。
功效来源：《全国中草药汇编》

白垩铁线蕨
Adiantum gravesii Hance
凭证标本：阳朔县普查队 450321180923046LY (IBK)
功效：全草，利水通淋、清热解毒。
功效来源：《中华本草》

假鞭叶铁线蕨 岩风子
Adiantum malesianum Ghatak
凭证标本：阳朔县普查队 450321170706040LY (IBK)
功效：全草，利水通淋、清热解毒。
功效来源：《中华本草》

F.32. 水蕨科 Parkeriaceae
水蕨属 *Ceratopteris* Brongn.
水蕨
Ceratopteris thalictroides (L.) Brongn.
功效：全草，散瘀拔毒、镇咳、化痰、止痢、止血。
功效来源：《全国中草药汇编》
注：《广西植物名录》有记载。

F.33. 裸子蕨科 Hemionitidaceae
凤丫蕨属 *Coniogramme* Fée
凤丫蕨 凤丫草
Coniogramme japonica (Thunb.) Diels
凭证标本：万煜 45932 (GXMI)
功效：根状茎、全草，祛风除湿、活血止痛、清热解毒。
功效来源：《全国中草药汇编》

F.35. 书带蕨科 Vittariaceae
书带蕨属 *Haplopteris* Presl
书带蕨
Haplopteris flexuosa (Fée) E. H. Crane.
凭证标本：阳朔县普查队 450321181110009LY (IBK)

功效：全草，疏风清热、舒筋止痛、健脾消疳、止血。
功效来源：《中华本草》

F.36. 蹄盖蕨科 Athyriaceae
假蹄盖蕨属 *Athyriopsis* Ching
假蹄盖蕨 小叶凤凰尾巴草
Athyriopsis japonica (Thunb.) Ching
凭证标本：陈照宙 53362 (IBK)
功效：根状茎、全草，清热解毒。
功效来源：《中药大辞典》

双盖蕨属 *Diplazium* Sw.
单叶双盖蕨
Diplazium subsinuatum (Wall. ex Hook. et Grev.) Tagawa
凭证标本：万煜 45942 (GXMI)
功效：全草，清热、利水。
功效来源：《广西药用植物名录》

F.37. 肿足蕨科 Hypodematiaceae
肿足蕨属 *Hypodematium* Kunze
肿足蕨
Hypodematium crenatum (Forsk.) Kuhn
凭证标本：陈照宙 53860 (IBK)
功效：全草，祛风利湿、止血、解毒。
功效来源：《全国中草药汇编》

F.38. 金星蕨科 Thelypteridaceae
毛蕨属 *Cyclosorus* Link
华南毛蕨
Cyclosorus parasiticus (L.) Farwell
凭证标本：阳朔县普查队 450321170808037LY (IBK)
功效：全草，祛风、除湿。
功效来源：《中华本草》

金星蕨属 *Parathelypteris* (H. Ito) Ching
金星蕨
Parathelypteris glanduligera (Kunze) Ching
凭证标本：陈照宙 53387 (IBK)
功效：全草，清热解毒、利尿、止血。
功效来源：《中华本草》

卵果蕨属 *Phegopteris* Fée
延羽卵果蕨
Phegopteris decursive-pinnata (van Halle) Fee
功效：根状茎，清热解毒、利湿消肿、收敛、疗疮生肌。
功效来源：《药用植物辞典》
注：《广西植物名录》有记载。

新月蕨属 *Pronephrium* Presl
红色新月蕨
Pronephrium lakhimpurense (Rosenst.) Holttum
凭证标本：陈照宙 53186 (IBK)
功效：根状茎，清热解毒、祛瘀止血。
功效来源：《中华本草》

假毛蕨属 *Pseudocyclosorus* Ching
普通假毛蕨
Pseudocyclosorus subochthodes (Ching) Ching
凭证标本：万煜 45965 (GXMI)
功效：全株，清热解毒。
功效来源：《药用植物辞典》

F.39. 铁角蕨科 Aspleniaceae
铁角蕨属 *Asplenium* L.
线裂铁角蕨
Asplenium coenobiale Hance
凭证标本：阳朔县普查队 450321180414044LY (IBK)
功效：全草，用于风湿痹痛、小儿麻痹、月经不调。
功效来源：《广西中药资源名录》

毛轴铁角蕨
Asplenium crinicaule Hance
凭证标本：阳朔县普查队 450321170711013LY (IBK)
功效：全草，清热解毒、透疹。
功效来源：《中华本草》

倒挂铁角蕨 倒挂草
Asplenium normale D. Don
凭证标本：覃灏富 63 (IBK)
功效：全草，清热解毒、止血。
功效来源：《中华本草》

北京铁角蕨 铁杆地柏枝
Asplenium pekinense Hance
凭证标本：万煜 45971 (GXMI)
功效：全草，化痰止咳、清热解毒、止血。
功效来源：《中华本草》

长叶铁角蕨 倒生根
Asplenium prolongatum Hook.
凭证标本：万煜 45947 (GXMI)
功效：全草，活血化瘀、祛风湿、通关节。
功效来源：《广西壮族自治区瑶药材质量标准 第一卷》（2014年版）

岭南铁角蕨
Asplenium sampsonii Hance
凭证标本：万煜 45946 (GXMI)
功效：全草，清热化痰、止咳止血。

功效来源：《药用植物辞典》

石生铁角蕨 石上铁角蕨
Asplenium saxicola Rosenst.
功效：全草，清热润肺、解毒消肿。
功效来源：《中华本草》
注：《广西植物名录》有记载。

铁角蕨
Asplenium trichomanes L.
凭证标本：万煜 45943 (GXMI)
功效：全草，清热解毒、收敛止血、补肾调经、散瘀利湿。
功效来源：《药用植物辞典》

狭翅铁角蕨
Asplenium wrightii A. A. Eaton ex Hook.
凭证标本：阳朔县普查队 450321170809074LY (IBK)
功效：根状茎，外治伤口不收。
功效来源：《广西中药资源名录》

巢蕨属 *Neottopteris* J. Sm.
狭翅巢蕨 斩妖剑
Neottopteris antrophyoides (Christ) Ching
凭证标本：陈照宙 53421 (IBK)
功效：全草，利尿通淋、解毒消肿。
功效来源：《中华本草》

F.42. 乌毛蕨科 Blechnaceae
乌毛蕨属 *Blechnum* L.
乌毛蕨 东方乌毛蕨叶
Blechnum orientale L.
凭证标本：陈照宙 53174 (IBK)
功效：嫩叶，清热解毒。
功效来源：《中药大辞典》

狗脊蕨属 *Woodwardia* Smith
狗脊
Woodwardia japonica (L. f.) Sm.
凭证标本：万煜 45935 (GXMI)
功效：根状茎，用于虫积腹痛、流行性感冒、风湿痹痛、毒蛇咬伤。
功效来源：《广西中药资源名录》

F.45. 鳞毛蕨科 Dryopteridaceae
复叶耳蕨属 *Arachniodes* Blume
中华复叶耳蕨
Arachniodes chinensis (Rosenst.) Ching
凭证标本：覃浩富等 67 (NAS)
功效：根状茎、全草，清热解毒、消肿散瘀、止血。
功效来源：《药用植物辞典》

刺头复叶耳蕨 复叶耳蕨
Arachniodes exilis (Hance) Ching
凭证标本：陈照宙 53462 (IBK)
功效：根状茎，清热解毒、敛疮。
功效来源：《中华本草》

异羽复叶耳蕨
Arachniodes simplicior (Makino) Ohwi
凭证标本：陈照宙 53413 (IBK)
功效：根状茎，清热解毒。
功效来源：《药用植物辞典》

贯众属 *Cyrtomium* Presl
镰羽贯众
Cyrtomium balansae (Christ) C. Chr.
凭证标本：万煜 45937 (GXMI)
功效：根状茎，清热解毒、驱虫。
功效来源：《中华本草》

披针贯众
Cyrtomium devexiscapulae (Koidz.) Ching
凭证标本：阳朔县普查队 450321170705016LY (IBK)
功效：根状茎，清热解毒、活血散瘀、利水通淋。
功效来源：《药用植物辞典》

贯众 小贯众
Cyrtomium fortunei J. Sm.
凭证标本：阳朔县普查队 450321180502027LY (IBK)
功效：根状茎、叶柄残基，清热平肝、解毒杀虫、止血。
功效来源：《全国中草药汇编》

鳞毛蕨属 *Dryopteris* Adans.
阔鳞鳞毛蕨 润鳞鳞毛蕨
Dryopteris championii (Benth.) C. Chr.
凭证标本：陈照宙 53423 (IBK)
功效：根状茎，敛疮、解毒。
功效来源：《全国中草药汇编》

无盖鳞毛蕨
Dryopteris scottii (Bedd.) Ching ex C. Chr.
凭证标本：陈照宙 55342 (IBK)
功效：根状茎，消炎。
功效来源：《药用植物辞典》

奇羽鳞毛蕨
Dryopteris sieboldii (van Houtte ex Mett.) Kuntze
凭证标本：陈照宙 53274 (IBK)
功效：根状茎，驱虫。
功效来源：《药用植物辞典》

稀羽鳞毛蕨
Dryopteris sparsa (Buch.-Ham. ex D. Don) Kuntze
凭证标本：陈照宙 53299 (IBK)
功效：根状茎，驱虫、解毒。
功效来源：《药用植物辞典》

变异鳞毛蕨
Dryopteris varia (L.) Kuntze
凭证标本：陈照宙 53286 (IBK)
功效：根状茎，清热、止痛。
功效来源：《中华本草》

F.46. 叉蕨科 Tectariaceae
轴脉蕨属 *Ctenitopsis* Ching ex Tard.-Blot et C. Chr.
毛叶轴脉蕨
Ctenitopsis devexa (Kunze ex Mett.) Ching et Chu H. Wang
凭证标本：陈照宙 53466 (IBK)
功效：全草，清热解毒。
功效来源：《药用植物辞典》

F.47. 实蕨科 Bolbitidaceae
实蕨属 *Bolbitis* Schott
华南实蕨
Bolbitis subcordata (Copel.) Ching
凭证标本：陈照宙 53173 (IBK)
功效：全草，清热解毒、凉血止血。
功效来源：《中华本草》

F.50. 肾蕨科 Nephrolepidaceae
肾蕨属 *Nephrolepis* Schott
肾蕨
Nephrolepis cordifolia (L.) C. Presl
凭证标本：阳朔县普查队 450321181108033LY (IBK)
功效：根状茎、叶、全草，清热利湿、通淋止咳、消肿解毒。
功效来源：《中华本草》

F.52. 骨碎补科 Davalliaceae
阴石蕨属 *Humata* Cav.
圆盖阴石蕨
Humata tyermannii T. Moore
凭证标本：陈照宙 53373 (IBK)
功效：根状茎，清热解毒、祛风除湿。
功效来源：《药用植物辞典》

F.56. 水龙骨科 Polypodiaceae
线蕨属 *Colysis* C. Presl
线蕨 羊七莲

Colysis elliptica (Thunb.) Ching
凭证标本：陈照宙 53110 (IBK)
功效：全草，活血散瘀、清热利尿。
功效来源：《中华本草》

断线蕨
Colysis hemionitidea (C. Presl) C. Presl
凭证标本：阳朔县普查队 450321181109006LY (IBK)
功效：叶，解毒、清热利尿。
功效来源：《中华本草》

绿叶线蕨 狭绿叶线蕨
Colysis leveillei (Christ) Ching
凭证标本：陈照宙 53374 (IBK)
功效：全草，活血通络、清热利湿。
功效来源：《中华本草》

伏石蕨属 *Lemmaphyllum* C. Presl
倒卵叶伏石蕨 上石田螺
Lemmaphyllum microphyllum C. Presl var. *obovatum*
(Harr.) C. Chr.
凭证标本：万煜 45967 (GXMI)
功效：全草，清肺止咳、凉血止血、通络止痛、清热
解毒。
功效来源：《中华本草》

骨牌蕨属 *Lepidogrammitis* Ching
抱石莲 鱼鳖金星
Lepidogrammitis drymoglossoides (Baker) Ching
功效：全草，清热解毒、祛风化痰、凉血祛瘀。
功效来源：《全国中草药汇编》
注：《广西植物名录》有记载。

瓦韦属 *Lepisorus* (J. Sm.) Ching
瓦韦
Lepisorus thunbergianus (Kaulf.) Ching
凭证标本：万煜 45940 (GXMI)
功效：全草，清热解毒、利尿消肿、止血、止咳。
功效来源：《全国中草药汇编》

星蕨属 *Microsorum* Link
江南星蕨 大叶骨牌草
Microsorum fortunei (T. Moore) Ching
凭证标本：阳朔县普查队 450321170710049LY (IBK)
功效：全草，清热利湿、凉血解毒。
功效来源：《中华本草》

盾蕨属 *Neolepisorus* Ching
盾蕨 大金刀
Neolepisorus ovatus (Bedd.) Ching
凭证标本：万煜 45953 (GXMI)

功效：全草、叶，清热利湿、凉血止血。
功效来源：《全国中草药汇编》

水龙骨属 *Polypodiodes* Ching
友水龙骨
Polypodiodes amoena (Wall. ex Mett.) Ching
凭证标本：阳朔县普查队 450321180926005LY (IBK)
功效：根状茎，清热解毒、祛风除湿。
功效来源：《全国中草药汇编》

石韦属 *Pyrrosia* Mirbel
石蕨
Pyrrosia angustissima (Gies. ex Diels) Tagawa et K.
Iwats.
凭证标本：阳朔县普查队 450321170808019LY (IBK)
功效：全草，清热利湿、凉血止血。
功效来源：《全国中草药汇编》

相近石韦 相似石韦
Pyrrosia assimilis (Baker) Ching
凭证标本：陈照宙 53219 (IBK)
功效：全草，镇静、镇痛、利尿、止血、止咳、调
经。
功效来源：《药用植物辞典》

光石韦
Pyrrosia calvata (Baker) Ching
凭证标本：陈照宙 53883 (IBK)
功效：全草，清热、利尿、止咳、止血。
功效来源：《中华本草》

西南石韦
Pyrrosia gralla (Giesenh.) Ching
凭证标本：万煜 45951 (GXMI)
功效：全草，利尿通淋、清热止血。
功效来源：《药用植物辞典》

石韦
Pyrrosia lingua (Thunb.) Farwell
凭证标本：陈照宙 53279 (IBK)
功效：叶，利尿通淋、清肺止咳、凉血止血。
功效来源：《中国药典》（2020年版）

庐山石韦 石韦
Pyrrosia sheareri (Baker) Ching
凭证标本：陈照宙 53898 (IBK)
功效：叶，利尿通淋、清肺止咳、凉血止血。
功效来源：《中国药典》（2020年版）

F.57. 槲蕨科 Drynariaceae
槲蕨属 *Drynaria* (Bory) J. Sm.

槲蕨 骨碎补
Drynaria roosii Nakaike
凭证标本：阳朔县普查队 450321180505019LY (IBK)
功效：根状茎，疗伤止痛、补肾强骨、消风祛斑。
功效来源：《中国药典》（2020年版）

F.60. 剑蕨科 Loxogrammaceae
剑蕨属 *Loxogramme* (Blume) C. Presl
中华剑蕨
Loxogramme chinensis Ching
凭证标本：万煜 45938 (GXMI)
功效：根状茎、全草，清热解毒、利尿。
功效来源：《中华本草》

柳叶剑蕨
Loxogramme salicifolium (Makino) Makino
凭证标本：阳朔县普查队 450321180925031LY (IBK)
功效：全草，清热解毒、利尿。
功效来源：《中华本草》

F.61. 蘋科 Marsileaceae
蘋属 *Marsilea* L.
蘋
Marsilea quadrifolia L.
功效：全草，清热解毒、消肿利湿、止血、安神。
功效来源：《新华本草纲要》
注：《广西植物名录》有记载。

F.62. 槐叶蘋科 Salviniaceae
槐叶蘋属 *Salvinia* Adans.
槐叶蘋
Salvinia natans (L.) All.
功效：全草，用于虚劳发热，外治湿疹、丹毒、疗疮。
功效来源：《广西中药资源名录》
注：《广西植物名录》有记载。

F.63. 满江红科 Azollaceae
满江红属 *Azolla* Lam.
满江红 满江红根
Azolla pinnata R. Brown subsp. *asiatica* R. M. K. Saunders et K. Fowler
功效：根，润肺止咳。
功效来源：《中华本草》
注：《广西植物名录》有记载。

种子植物门 Spermatophyta
G.01. 苏铁科 Cycadaceae
苏铁属 *Cycas* L.

苏铁
Cycas revoluta Thunb.
功效：叶、根、大孢子叶、种子，收敛止血、解毒止痛。
功效来源：《全国中草药汇编》
注：《广西植物名录》有记载。

G.02. 银杏科 Ginkgoaceae
银杏属 *Ginkgo* L.
银杏
Ginkgo biloba L.
凭证标本：阳朔县普查队 450321180502002LY (IBK)
功效：叶、成熟种子，活血化瘀、通络止痛、敛肺平喘、化浊降脂。
功效来源：《中国药典》（2020年版）

G.04. 松科 Pinaceae
松属 *Pinus* L.
马尾松 油松节
Pinus massoniana Lamb.
功效：分支节、瘤状节，祛风除湿、通络止痛。花粉，收敛止血、燥湿敛疮。
功效来源：《中国药典》（2020年版）
注：《广西植物名录》有记载。

G.05. 杉科 Taxodiaceae
柳杉属 *Cryptomeria* DC.
日本柳杉 柳杉
Cryptomeria japonica (Thunb. ex L. f.) D. Don
功效：根皮、树皮，解毒杀虫、止痒。叶，清热解毒。
功效来源：《中华本草》
注：《广西植物名录》有记载。

杉木属 *Cunninghamia* R. Br.
杉木
Cunninghamia lanceolata (Lamb.) Hook.
功效：根、树皮、球果、木材、叶、杉节，祛风止痛、散瘀止血。
功效来源：《全国中草药汇编》
注：《广西植物名录》有记载。

水杉属 *Metasequoia* Hu et W. C. Cheng
水杉
Metasequoia glyptostroboides Hu et W. C. Cheng
功效：叶、果实，清热解毒、消炎止痛。
功效来源：《药用植物辞典》
注：《广西植物名录》有记载。

G.06. 柏科 Cupressaceae
柏木属 *Cupressus* L.
柏木 柏树
Cupressus funebris Endl.
功效：种子，祛风清热、安神、止血。叶，止血生肌。树脂，解发热、燥湿、镇痛。
功效来源：《全国中草药汇编》
注：《广西植物名录》有记载。

刺柏属 *Juniperus* L.
圆柏
Juniperus chinensis L.
功效：枝、叶、树皮，祛风散寒、活血消肿、解毒利尿。
功效来源：《全国中草药汇编》
注：《广西植物名录》有记载。

侧柏属 *Platycladus* Spach
侧柏
Platycladus orientalis (L.) Franco f. *orientalis*
功效：枝梢、叶、成熟种仁，凉血止血、化痰止咳、生发乌发。
功效来源：《中国药典》（2020年版）
注：《广西植物名录》有记载。

垂枝侧柏 柏子仁
Platycladus orientalis (L.) Franco f. *pendula* Q. Q. Liu et H. Y. Ye
凭证标本：阳朔县普查队 450321180923011LY (IBK)
功效：种仁，养心安神、敛汗、润肠通便。叶，凉血止血、止咳祛痰、祛风湿、散肿毒。树脂，除温清热、解毒杀虫。枝条，驱风除温、解毒疗疮。
功效来源：《中华本草》

G.07. 罗汉松科 Podocarpaceae
竹柏属 *Nageia* Gaertn.
竹柏
Nageia nagi (Thunb.) Kuntze
功效：叶，止血、接骨、消肿。树皮、根，祛风除湿。
功效来源：《药用植物辞典》
注：民间常见栽培物种。

G.08. 三尖杉科 Cephalotaxaceae
三尖杉属 *Cephalotaxus* Sieb. et Zucc.
三尖杉
Cephalotaxus fortunei Hook. f.
凭证标本：阳朔县普查队 450321181110037LY (IBK)
功效：种子、枝、叶，驱虫、消积。
功效来源：《全国中草药汇编》

G.09. 红豆杉科 Taxaceae
穗花杉属 *Amentotaxus* Pilg.
穗花杉
Amentotaxus argotaenia (Hance) Pilg.
凭证标本：陈照宙 88813 (IBK)
功效：根、树皮，止痛、生肌。
功效来源：《药用植物辞典》

G.10. 买麻藤科 Gnetaceae
买麻藤属 *Gnetum* L.
小叶买麻藤
Gnetum parvifolium (Warb.) Chun
凭证标本：阳朔县普查队 450321180921017LY (IBK)
功效：藤茎，祛风活血、消肿止痛、化痰止咳。
功效来源：《广西壮族自治区瑶药材质量标准 第一卷》（2014年版）

被子植物亚门 Angiospermae
1. 木兰科 Magnoliaceae
厚朴属 *Houpoea* N. H. Xia et C. Y. Wu
厚朴
Houpoea officinalis (Rehder et E. H. Wilson) N. H. Xia et C. Y. Wu
功效：干皮、根皮、枝皮、花蕾，燥湿消痰、下气除满。
功效来源：《中国药典》（2020年版）
注：民间常见栽培物种。

木莲属 *Manglietia* Blume
桂南木莲
Manglietia conifera Dandy
功效：树皮，消积、下气。
功效来源：《药用植物辞典》
注：县域内零星分布。

含笑属 Michelia L.
白兰 白兰花
Michelia alba DC.
凭证标本：阳朔县普查队 450321170711073LY (IBK)
功效：根、叶、花，芳香化湿、利尿、止咳化痰。
功效来源：《全国中草药汇编》

含笑花
Michelia figo (Lour.) Spreng.
功效：花，用于月经不调。叶，用于跌打损伤。
功效来源：《药用植物辞典》
注：民间常见栽培物种。

金叶含笑
Michelia foveolata Merr. ex Dandy

凭证标本：阳朔县普查队 450321170711037LY (IBK)

功效：树皮、解毒、散热。

功效来源：《药用植物辞典》

深山含笑

Michelia maudiae Dunn

凭证标本：Z.C.Chen (IBK)

功效：花，散风寒、通鼻窍、行气止痛。根、花，清热解毒、行气化浊、止咳、凉血、消炎。

功效来源：《药用植物辞典》

观光木

Michelia odora (Chun) Noot. et B. L. Chen

凭证标本：秦俊用 100489 (IBSC)

功效：树皮、根皮，我国南方民间用于癌症，有一定疗效。其乙醇提取物及从中分得的木香烯内酯、小白菊内酯、鹅掌楸碱等化合物体外对不同癌细胞株有较好的细胞毒活性。

功效来源：《药用植物辞典》

2a. 八角科 Illiciaceae

八角属 *Illicium* L.

假地枫皮

Illicium jiadifengpi B. N. Chang

功效：树皮，祛风除湿、行气止痛。

功效来源：《中华本草》

注：《广西植物名录》有记载。

大八角

Illicium majus Hook. f. et Thomson

凭证标本：覃灏富等 38 (IBSC)

功效：根、树皮，消肿止痛。

功效来源：《药用植物辞典》

八角 八角茴香

Illicium verum Hook. f.

功效：果实，温阳散寒、理气止痛。

功效来源：《中国药典》（2020年版）

注：民间常见栽培物种。

3. 五味子科 Schisandraceae

南五味子属 *Kadsura* Juss.

黑老虎

Kadsura coccinea (Lem.) A. C. Sm.

功效：根，行气活血、祛风止痛。

功效来源：《广西壮族自治区瑶药材质量标准　第一卷》（2014年版）

注：《广西植物名录》有记载。

异形南五味子 广西海风藤

Kadsura heteroclita (Roxb.) Craib

功效：藤茎，祛风散寒、行气止痛、舒筋活络。

功效来源：《广西壮族自治区瑶药材质量标准　第一卷》（2014年版）

注：《广西植物名录》有记载。

日本南五味子

Kadsura japonica (L.) Dunal

凭证标本：万煜 45804 (GXMI)

功效：果实，行气止痛、活血化瘀、祛风通络。

功效来源：《药用植物辞典》

南五味子

Kadsura longipedunculata Finet et Gagnep.

凭证标本：陈照宙 53254 (IBK)

功效：根、根皮、茎，活血理气、祛风活络、消肿止痛。

功效来源：《全国中草药汇编》

冷饭藤 水灯盏

Kadsura oblongifolia Merr.

凭证标本：阳朔县普查队 450321180921008LY (IBK)

功效：根、茎，祛风除湿、壮骨强筋、补肾健脾、散寒、行气止痛。

功效来源：《广西壮族自治区瑶药材质量标准　第一卷》（2014年版）

8. 番荔枝科 Annonaceae

鹰爪花属 *Artabotrys* R. Br.

香港鹰爪花

Artabotrys hongkongensis Hance

凭证标本：阳朔县普查队 450321170705015LY (IBK)

功效：全株，用于风湿骨痛。总花梗，用于狂犬咬伤。

功效来源：《药用植物辞典》

瓜馥木属 *Fissistigma* Griff.

瓜馥木 钻山风

Fissistigma oldhamii (Hemsl.) Merr.

凭证标本：阳朔县普查队 450321180921024LY (IBK)

功效：根、藤茎，祛风镇痛、活血化瘀。

功效来源：《广西壮族自治区瑶药材质量标准　第一卷》（2014年版）

香港瓜馥木

Fissistigma uonicum (Dunn) Merr.

凭证标本：秦俊用 8143 (IBK)

功效：茎，祛风活络、消肿止痛。

功效来源：《药用植物辞典》

野独活属 *Miliusa* Lesch. ex A. DC.

野独活

Miliusa chunii W. T. Wang

凭证标本：阳朔县普查队 450321180414026LY (IBK)

功效：根、茎，用于心胃气痛、疝痛、肾虚腰痛、风湿痹痛、痛经。

功效来源：《广西中药资源名录》

11. 樟科 Lauraceae

樟属 *Cinnamomum* Schaeff.

毛桂 山桂皮

Cinnamomum appelianum Schewe

凭证标本：阳朔县普查队 450321181110036LY (IBK)

功效：树皮，温中理气、发汗解肌。

功效来源：《中华本草》

阴香 阴香皮

Cinnamomum burmannii (Nees et T. Nees) Blume

凭证标本：阳朔县普查队 450321180503045LY (IBK)

功效：树皮，温中止痛、祛风散寒、解毒消肿、止血。

功效来源：《中华本草》

樟

Cinnamomum camphora (L.) Presl

凭证标本：阳朔县普查队 450321170707052LY (IBK)

功效：根、果实，温中止痛、祛风除湿。

功效来源：《中华本草》

肉桂

Cinnamomum cassia (L.) D. Don

凭证标本：钟树权 A60805 (KUN)

功效：树皮、嫩枝，补火助阳、引火归元、散寒止痛、温通经脉。

功效来源：《中国药典》（2020年版）

黄樟

Cinnamomum parthenoxylon (Jack) Meissn.

凭证标本：覃灏富 700150 (IBK)

功效：根、叶，祛风利湿、行气止痛。

功效来源：《全国中草药汇编》

山胡椒属 *Lindera* Thunb.

香叶树

Lindera communis Hemsl.

凭证标本：阳朔县普查队 450321180926014LY (IBK)

功效：枝叶、茎皮，解毒消肿、散瘀止痛。

功效来源：《中华本草》

山胡椒

Lindera glauca (Sieb. et Zucc.) Blume

凭证标本：覃浩富 700151 (NAS)

功效：果实、根，温中散寒、行气止痛、平喘。

功效来源：《中华本草》

黑壳楠

Lindera megaphylla Hemsl.

凭证标本：阳朔县普查队 450321180915001LY (IBK)

功效：根、枝、树皮，祛风除湿、消肿止痛。

功效来源：《全国中草药汇编》

木姜子属 *Litsea* Lam.

毛豹皮樟

Litsea coreana Levl. var. *lanuginosa* (migo) Yang et P. H. Huang

功效：叶，用于泄泻、痢疾。根、树皮，用于水肿、胃脘胀痛。

功效来源：《药用植物辞典》

注：《广西植物名录》有记载。

山鸡椒 荜澄茄

Litsea cubeba (Lour.) Per.

凭证标本：阳朔县普查队 450321181109004LY (IBK)

功效：果实，温中散寒、行气止痛。

功效来源：《中国药典》（2020年版）

黄丹木姜子

Litsea elongata (Wall. ex Ness) Hook. f.

凭证标本：陈照宙 T1-3 (IBK)

功效：根，祛风除湿。

功效来源：《药用植物辞典》

润楠属 *Machilus* Nees

建润楠

Machilus oreophila Hance

凭证标本：阳朔县普查队 450321180503037LY (IBK)

功效：树皮，有的地区混作厚朴药用。

功效来源：《药用植物辞典》

绒毛润楠

Machilus velutina Champ. ex Benth.

凭证标本：阳朔县普查队 450321181108004LY (IBK)

功效：根、叶，化痰止咳、消肿止痛、收敛止血。

功效来源：《药用植物辞典》

新木姜子属 *Neolitsea* (Benth.) Merr.

锈叶新木姜子 大叶樟

Neolitsea cambodiana Lecomte

凭证标本：陈照宙 53099 (KUN)

功效：叶，清热解毒、祛湿止痒。

功效来源：《中华本草》

鸭公树 鸭公树子

Neolitsea chui Merr.

凭证标本：阳朔县普查队 450321181109007LY (IBK)

功效：种子，行气止痛、利水消肿。

功效来源：《中华本草》

大叶新木姜子 土玉桂

Neolitsea levinei Merr.

凭证标本：黄增任 45762 (GXMI)

功效：树皮，祛风除湿。

功效来源：《中华本草》

鳄梨属 *Persea* Mill.

鳄梨 樟梨

Persea americana Mill.

功效：果实，生津止渴。

功效来源：《中华本草》

注：《广西植物名录》有记载。

楠属 *Phoebe* Nees

石山楠

Phoebe calcarea S. Lee et F. N. Wei

凭证标本：阳朔县普查队 450321170710047LY (IBK)

功效：枝叶，用于风湿痹痛。

功效来源：《广西中药资源名录》

紫楠 紫楠叶

Phoebe sheareri (Hemsl.) Gamble

凭证标本：陈照宙 53275 (IBK)

功效：叶，顺气、暖胃、祛湿、散瘀。

功效来源：《中华本草》

檫木属 *Sassafras* J. Presl

檫木 檫树

Sassafras tzumu (Hemsl.) Hemsl.

凭证标本：覃浩富 700145 (NAS)

功效：根、树皮、叶，祛风逐湿、活血散瘀。

功效来源：《全国中草药汇编》

13a. 青藤科 Illigeraceae

青藤属 *Illigera* Blume

红花青藤

Illigera rhodantha Hance

凭证标本：陈照宙 53868 (KUN)

功效：根、茎藤，祛风止痛、散瘀消肿。

功效来源：《中华本草》

15. 毛茛科 Ranunculaceae

银莲花属 *Anemone* L.

打破碗花花

Anemone hupehensis Lem.

功效：根、全草，清热利湿、解毒杀虫、消肿散瘀。

功效来源：《中华本草》

注：县域内普遍分布。

铁线莲属 *Clematis* L.

女萎 棉花藤

Clematis apiifolia DC.

凭证标本：阳朔县普查队 450321170706013LY (IBK)

功效：藤茎，消食止痢、利尿消肿、通经下乳。

功效来源：《中华本草》

小木通 川木通

Clematis armandii Franch.

凭证标本：Shan 728 (NAS)

功效：藤茎，利尿通淋、清心除烦、通经下乳。

功效来源：《中国药典》（2020年版）

毛木通

Clematis buchananiana DC.

凭证标本：陈照宙 53889 (KUN)

功效：全草，消炎、利尿、止痛。

功效来源：《全国中草药汇编》

威灵仙

Clematis chinensis Osbeck

凭证标本：阳朔县普查队 450321180914003LY (IBK)

功效：根、根状茎，祛风除湿、通经络。

功效来源：《中国药典》（2020年版）

小蓑衣藤

Clematis gouriana Roxb. ex DC.

凭证标本：阳朔县普查队 450321181031002LY (IBK)

功效：藤茎、根，行气活血、利水通淋、祛风除湿、通经止痛。

功效来源：《药用植物辞典》

锈毛铁线莲

Clematis leschenaultiana DC.

凭证标本：覃浩富等 33 (NAS)

功效：全株，用于风湿痹痛、骨鲠痛，外治骨折、蛇咬伤、疮疖。

功效来源：《广西中药资源名录》

毛柱铁线莲 威灵仙

Clematis meyeniana Walp.

凭证标本：阳朔县普查队 450321180416024LY (IBK)

功效：根、根状茎，祛风湿、通经络。

功效来源：《中国药典》（2020年版）

沙叶铁线莲 软骨过山龙

Clematis meyeniana Walp. var. *granulata* Finet et Gagnep.

凭证标本：梁乃宽等 45820 (GXMI)

功效：全株，清热利尿、通经活络。

功效来源：《全国中草药汇编》

裂叶铁线莲

Clematis parviloba Gardner et champ.

凭证标本：植被队区采组 45857 (GXMI)

功效：藤、根，利尿消肿、通经下乳。茎、叶，行气活血。

功效来源：《药用植物辞典》

扬子铁线莲

Clematis puberula Hook. f. et Thomson var. *ganpiniana* (H. Lév. et Vaniot) W. T. Wang

凭证标本：陈照宙 53190 (IBK)

功效：藤茎，清热利尿、舒筋活络、止痛。

功效来源：《药用植物辞典》

莓叶铁线莲 细木通

Clematis rubifolia C. H. Wright

凭证标本：陈照宙 53889 (IBK)

功效：根、全草，除湿利尿、清热解毒、活血通乳。

功效来源：《药用植物辞典》

柱果铁线莲

Clematis uncinata Champ. ex Benth.

凭证标本：阳朔县普查队 450321170710015LY (IBK)

功效：根、叶，祛风除湿、舒筋活络、镇痛。

功效来源：《全国中草药汇编》

毛茛属 *Ranunculus* L.

禹毛茛 自扣草

Ranunculus cantoniensis DC.

凭证标本：阳朔县普查队 450321181109011LY (IBK)

功效：全草，清肝明目、除湿解毒、截疟。

功效来源：《中华本草》

毛茛

Ranunculus japonicus Thunb.

凭证标本：阳朔县普查队 450321180502034LY (IBK)

功效：全草，利湿、消肿、止痛、退翳、截疟、杀虫。

功效来源：《全国中草药汇编》

石龙芮

Ranunculus sceleratus L.

凭证标本：阳朔县普查队 450321180414006LY (IBK)

功效：全草、果实，清热解毒、消肿散结、止痛、截疟。

功效来源：《中华本草》

扬子毛茛 鸭脚板草

Ranunculus sieboldii Miq.

凭证标本：阳朔县普查队 450321180502029LY (IBK)

功效：全草，除痰截疟、解毒消肿。

功效来源：《中华本草》

猫爪草

Ranunculus ternatus Thunb.

功效：块根，化痰散结、解毒消肿。

功效来源：《中国药典》（2020年版）

注：《广西植物名录》有记载。

天葵属 *Semiaquilegia* Makino

天葵 天葵子

Semiaquilegia adoxoides (DC.) Makino

凭证标本：阳朔县普查队 450321180502025LY (IBK)

功效：块根，清热解毒、消肿散结。

功效来源：《中国药典》（2020年版）

18. 睡莲科 Nymphaeaceae

莲属 *Nelumbo* Adans.

莲 藕节

Nelumbo nucifera Gaertn.

功效：根状茎，收敛止血、化瘀。

功效来源：《中国药典》（2020年版）

注：民间常见栽培物种。

萍蓬草属 *Nuphar* Smith.

萍蓬草

Nuphar pumila (Timm) DC.

凭证标本：阳朔县普查队 450321180919014LY (IBK)

功效：种子、根状茎，健脾胃、活血调经。

功效来源：《中华本草》

睡莲属 *Nymphaea* L.

睡莲

Nymphaea tetragona Georgi

功效：花，消暑、解酒、定惊。

功效来源：《中华本草》

注：《广西植物名录》有记载。

19. 小檗科 Berberidaceae

十大功劳属 *Mahonia* Nutt.

阔叶十大功劳 十大功劳

Mahonia bealei (Fortune) Carrière

凭证标本：钟树权 A60803 (KUN)

功效：根、茎、叶，清热解毒。

功效来源：《全国中草药汇编》

小果十大功劳

Mahonia bodinieri Gagnep.

凭证标本：阳朔县普查队 450321181106018LY (IBK)

功效：根，清热解毒、活血消肿。

功效来源：《药用植物辞典》

沈氏十大功劳 木黄连
Mahonia shenii Chun
凭证标本：覃灏富 47 (IBK)
功效：根、茎，清热、燥湿、解毒。
功效来源：《中华本草》

21. 木通科 Lardizabalaceae
木通属 *Akebia* Decne.
三叶木通 八月炸
Akebia trifoliata (Thunb.) Koidz.
凭证标本：阳朔县普查队 450321180913008LY (IBK)
功效：果实、根，疏肝、补肾、止痛。
功效来源：《全国中草药汇编》

野木瓜属 *Stauntonia* DC.
西南野木瓜 六月瓜
Stauntonia cavalerieana Gagnep.
凭证标本：阳朔县普查队 450321181110042LY (IBK)
功效：根、藤、果实，调气补虚、止痛、止痢。
功效来源：《全国中草药汇编》

22. 大血藤科 Sargentodoxaceae
大血藤属 *Sargentodoxa* Rehd. et Wils.
大血藤
Sargentodoxa cuneata (Oliv.) Rehder et E. H. Wilson
功效：藤茎，清热解毒、活血、祛风止痛。
功效来源：《中国药典》（2020年版）
注：《广西植物名录》有记载。

23. 防己科 Menispermaceae
木防己属 *Cocculus* DC.
樟叶木防己 衡州乌药
Cocculus laurifolius DC.
凭证标本：阳朔县普查队 450321180502080LY (IBK)
功效：根，顺气宽胸、祛风止痛。
功效来源：《中华本草》

木防己 小青藤
Cocculus orbiculatus (L.) DC.
凭证标本：阳朔县普查队 450321170711026LY (IBK)
功效：茎，祛风除湿、调气止痛、利水消肿。
功效来源：《中华本草》

轮环藤属 *Cyclea* Arn. ex Wight
粉叶轮环藤 百解藤
Cyclea hypoglauca (Schauer) Diels
凭证标本：阳朔县普查队 450321170710001LY (IBK)
功效：根、藤茎，清热解毒、祛风止痛、利水通淋。
功效来源：《中华本草》

粉绿藤属 *Pachygone* Miers
粉绿藤
Pachygone sinica Diels
凭证标本：阳朔县普查队 450321180503069LY (IBK)
功效：根、茎，祛风除湿、止痛。
功效来源：《中华本草》

细圆藤属 *Pericampylus* Miers
细圆藤 黑风散
Pericampylus glaucus (Lam..) Merr.
凭证标本：阳朔县普查队 450321180503039LY (IBK)
功效：藤茎、叶，清热解毒、息风解痉、祛除风湿。
功效来源：《中华本草》

千金藤属 *Stephania* Lour.
金线吊乌龟 白药子
Stephania cephalantha Hayata
凭证标本：阳朔县普查队 450321170711001LY (IBK)
功效：块根，清热解毒、祛风止痛、凉血止血。
功效来源：《中华本草》

江南地不容
Stephania excentrica H. S. Lo
凭证标本：阳朔县普查队 450321180925012LY (IBK)
功效：块根，理气止痛。
功效来源：《中华本草》

粪箕笃
Stephania longa Lour.
功效：茎、叶，清热解毒、利湿消肿、祛风活络。
功效来源：《广西壮族自治区壮药质量标准 第二卷》（2011年版）
注：《广西植物名录》有记载。

青牛胆属 *Tinospora* Miers
青牛胆 金果榄
Tinospora sagittata (Oliv.) Gagnep.
凭证标本：梁乃宽等 45806 (GXMI)
功效：块根，清热解毒、利咽、止痛。
功效来源：《中国药典》（2020年版）

中华青牛胆 宽筋藤
Tinospora sinensis (Lour.) Merr.
凭证标本：阳朔县普查队 450321170808055LY (IBK)
功效：藤茎，祛风止痛、舒筋活络。
功效来源：《中华本草》

24. 马兜铃科 Aristolochiaceae
细辛属 *Asarum* L.
尾花细辛
Asarum caudigerum Hance

功效：全草，温经散寒、消肿止痛、化痰止咳。

功效来源：《中华本草》

注：《广西植物名录》有记载。

地花细辛 大块瓦

Asarum geophilum Hemsl.

功效：根、根状茎、全草，疏风散寒、宣肺止咳、消肿止痛。

功效来源：《中华本草》

注：《广西植物名录》有记载。

祁阳细辛 大细辛

Asarum magnificum Tsiang ex C. Y. Cheng et C. S. Yang

凭证标本：胡友露等 45900 (GXMI)

功效：全草，祛风散寒、止咳祛痰、活血解毒、止痛。

功效来源：《中华本草》

28. 胡椒科 Piperaceae

草胡椒属 *Peperomia* Ruiz et Pavón

草胡椒

Peperomia pellucida (L.) Kunth

功效：全草，散瘀止痛、清热解毒。

功效来源：《中华本草》

注：《广西植物名录》有记载。

胡椒属 *Piper* L.

蒌叶

Piper betle L.

功效：全株、茎、叶，祛风散寒、行气化痰、消肿止痒。

功效来源：《中华本草》

注：《广西植物名录》有记载。

复毛胡椒

Piper bonii C. DC.

凭证标本：阳朔县普查队 450321170809066LY (IBK)

功效：全草，活血通经、祛风消肿、温中散寒。

功效来源：《药用植物辞典》

山蒟

Piper hancei Maxim.

凭证标本：阳朔县普查队 450321181111009LY (IBK)

功效：茎、叶、根，祛风除湿、活血消肿、行气止痛、化痰止咳。

功效来源：《中华本草》

风藤 海风藤

Piper kadsura (Choisy) Ohwi

凭证标本：阳朔县普查队 450321180915003LY (IBK)

功效：全株，祛风湿、通经络、止痹痛。

功效来源：《中国药典》（2020年版）

荜茇 荜茇

Piper longum L.

功效：近成熟或成熟果穗，温中散寒、下气止痛。

功效来源：《中国药典》（2020年版）

注：《广西植物名录》有记载。

假蒟

Piper sarmentosum Roxb.

功效：茎、叶、全草，祛风散寒、行气止痛、活络消肿。

功效来源：《中华本草》

注：《广西植物名录》有记载。

小叶爬崖香

Piper sintenense Hatus.

功效：全株，祛风除湿、散寒止痛、活血舒筋。

功效来源：《中华本草》

注：《广西植物名录》有记载。

石南藤 南藤

Piper wallichii (Miq.) Hand.-Mazz.

凭证标本：阳朔县普查队 450321180922047LY (IBK)

功效：茎、叶、全株，祛风湿、强腰膝、补肾壮阳、止咳平喘、活血止痛。

功效来源：《中华本草》

29. 三白草科 Saururaceae

蕺菜属 *Houttuynia* Thunb.

蕺菜 鱼腥草

Houttuynia cordata Thunb.

功效：新鲜全草、地上部分，清热解毒、消痈排脓、利尿通淋。

功效来源：《中国药典》（2020年版）

注：《广西植物名录》有记载。

三白草属 *Saururus* L.

三白草

Saururus chinensis (Lour.) Baill.

凭证标本：阳朔县普查队 450321180414021LY (IBK)

功效：地上部分，利尿消肿、清热解毒。

功效来源：《中国药典》（2020年版）

30. 金粟兰科 Chloranthaceae

金粟兰属 *Chloranthus* Sw.

丝穗金粟兰 剪草

Chloranthus fortunei (A. Gray) Solms-Laub.

凭证标本：阳朔县普查队 450321180505023LY (IBK)

功效：全草，祛风活血、解毒消肿。

功效来源：《中华本草》

草珊瑚属 *Sarcandra* Gardn.

草珊瑚 肿节风

Sarcandra glabra (Thunb.) Nakai

凭证标本：阳朔县普查队 450321180926037LY (IBK)

功效：全株，清热凉血、活血消斑、祛风通络。

功效来源：《中国药典》（2020年版）

32. 罂粟科 Papaveraceae

博落回属 *Macleaya* R. Br.

博落回

Macleaya cordata (Willd.) R. Br.

凭证标本：阳朔县普查队 450321170706060LY (IBK)

功效：根、全草，散瘀、祛风、解毒、止痛、杀虫。

功效来源：《中华本草》

33. 紫堇科 Fumariaceae

紫堇属 *Corydalis* DC.

北越紫堇

Corydalis balansae Prain

凭证标本：阳朔县普查队 450321180502018LY (IBK)

功效：全草，清热解毒、消肿拔毒。

功效来源：《药用植物辞典》

岩黄连

Corydalis saxicola Bunting

凭证标本：阳朔县普查队 450321170711058LY (IBK)

功效：全草，清热解毒、利湿、止痛止血。

功效来源：《中华本草》

护心胆

Corydalis sheareri Hand.-Mazz.

凭证标本：阳朔县普查队 450321180502048LY (IBK)

功效：全草、块茎，活血止痛、清热解毒。

功效来源：《中华本草》

36. 白花菜科 Capparidaceae

黄花草属 *Arivela* Raf.

黄花草 百脉根

Arivela viscosa (L.) Raf.

凭证标本：阳朔县普查队 450321180923030LY (IBK)

功效：全草，散瘀消肿、去腐生肌。

功效来源：《药用植物辞典》

山柑属 *Capparis* L.

广州山柑

Capparis cantoniensis Lour.

凭证标本：阳朔县普查队 450321181107029LY (IBK)

功效：根、种子、茎叶，清热解毒、止咳、止痛。

功效来源：《中华本草》

小绿刺 尾叶山柑

Capparis urophylla F. Chun

凭证标本：阳朔县普查队 450321180503035LY (IBK)

功效：叶，解毒消肿。

功效来源：《中华本草》

鱼木属 *Crateva* L.

台湾鱼木

Crateva formosensis (M. Jacobs) B. S. Sun

凭证标本：阳朔县普查队 450321181108037LY (IBK)

功效：叶，用于肠炎、痢疾、感冒。根、茎，用于痢疾、胃病、风湿、月内风。

功效来源：《药用植物辞典》

39. 十字花科 Brassicaceae

芸薹属 *Brassica* L.

擘蓝

Brassica oleracea L. var. *gongylodes* L.

功效：球茎，蜜渍嚼服治胃及十二指肠溃疡、消化不良、食欲不振。

功效来源：《广西中药资源名录》

注：《广西植物名录》有记载。

白菜

Brassica rapa L. var. *glabra* Regel

功效：叶，消食下气、利肠胃、利尿。

功效来源：《药用植物辞典》

注：《广西植物名录》有记载。

芸薹

Brassica rapa L. var. *oleifera* DC.

功效：种子，行血散瘀、消肿散结。茎、叶，散血消肿。

功效来源：《药用植物辞典》

注：《广西植物名录》有记载。

荠属 *Capsella* Medik.

荠

Capsella bursapastoris (L.) Medik.

凭证标本：阳朔县普查队 450321180414048LY (IBK)

功效：全草、花序、种子，凉肝止血、平肝明目、清热利湿。

功效来源：《中华本草》

碎米荠属 *Cardamine* L.

弯曲碎米荠 碎米荠

Cardamine flexuosa With.

凭证标本：阳朔县普查队 450321181107009LY (IBK)

功效：全草，清热利湿。

功效来源：《全国中草药汇编》

碎米荠 白带草

Cardamine hirsuta L.

凭证标本：阳朔县普查队 450321180502058LY (IBK)

功效：全草，清热利湿、安神、止血。

功效来源：《中华本草》

弹裂碎米荠

Cardamine impatiens L.

凭证标本：阳朔县普查队 450321180414020LY (IBK)

功效：全草，活血调经、清热解毒、利尿通淋。

功效来源：《中华本草》

独行菜属 *Lepidium* L.

北美独行菜 葶苈子

Lepidium virginicum L.

凭证标本：阳朔县普查队 450321170706032LY (IBK)

功效：种子，泻肺降气、祛痰平喘、利水消肿、泄逐邪。全草，清热解毒、利尿通淋。

功效来源：《中华本草》

萝卜属 *Raphanus* L.

萝卜 莱菔子

Raphanus sativus L.

功效：种子，消食除胀、降气化痰。全草，消食止渴、祛热解毒。

功效来源：《中国药典》（2020年版）

注：《广西植物名录》有记载。

蔊菜属 *Rorippa* Scop.

无瓣蔊菜 蔊菜

Rorippa dubia (Pers.) H. Hara

凭证标本：阳朔县普查队 450321170707009LY (IBK)

功效：全草，祛痰止咳、解表散寒、活血解毒、利湿退黄。

功效来源：《中华本草》

蔊菜

Rorippa indica (L.) Hiern

凭证标本：阳朔县普查队 450321180414015LY (IBK)

功效：全草，祛痰止咳、解表散寒、活血解毒、利湿退黄。

功效来源：《中华本草》

40. 堇菜科 Violaceae

堇菜属 *Viola* L.

戟叶堇菜

Viola betonicifolia Sm.

凭证标本：阳朔县普查队 450321181112018LY (IBK)

功效：全草，清热解毒、祛瘀止痛、利湿。

功效来源：《药用植物辞典》

七星莲 地白草

Viola diffusa Ging.

凭证标本：阳朔县普查队 450321181110010LY (IBK)

功效：全草，清热解毒、散瘀消肿。

功效来源：《中华本草》

柔毛堇菜

Viola fargesii H. Boissieu

凭证标本：阳朔县普查队 450321180921043LY (IBK)

功效：全草，清热解毒、散结、祛瘀生新。

功效来源：《药用植物辞典》

长萼堇菜 犁头草

Viola inconspicua Blume

凭证标本：阳朔县普查队 450321180502084LY (IBK)

功效：全草，清热解毒、散瘀消肿。

功效来源：《药用植物辞典》

三角叶堇菜 三色叶堇菜

Viola triangulifolia W. Becker

凭证标本：阳朔县普查队 450321180503049LY (IBK)

功效：全草，清热解毒、利湿。

功效来源：《药用植物辞典》

42. 远志科 Polygalaceae

远志属 *Polygala* L.

华南远志

Polygala chinensis L.

凭证标本：阳朔县普查队 450321181111012LY (IBK)

功效：全草，清热解毒、消积、祛痰止咳、活血散瘀。

功效来源：《药用植物辞典》

黄花倒水莲

Polygala fallax Hemsl.

凭证标本：阳朔县普查队 450321180921007LY (IBK)

功效：根，补益、强壮、祛湿、散瘀。

功效来源：《广西壮族自治区瑶药材质量标准 第一卷》（2014年版）

瓜子金

Polygala japonica Houtt.

凭证标本：阳朔县普查队 450321180910003LY (IBK)

功效：全草，镇咳、化痰、活血、止血、安神、解毒。

功效来源：《广西壮族自治区瑶药材质量标准 第一卷》（2014年版）

小花远志

Polygala polifolia Presl.

凭证标本：莫炳军 6–6553 (GXMI)

功效：全草，散瘀止血、化痰止咳、解毒消肿、破血。

功效来源：《药用植物辞典》

长毛籽远志 木本远志
Polygala wattersii Hance
凭证标本：覃灏富等 41 (IBSC)
功效：根、叶，解毒、散瘀。
功效来源：《中华本草》

齿果草属 *Salomonia* Lour.
齿果草 吹云草
Salomonia cantoniensis Lour.
功效：全草，解毒消肿、散瘀止痛。
功效来源：《中华本草》
注：县域内普遍分布。

45. 景天科 Crassulaceae
落地生根属 *Bryophyllum* Salisb.
落地生根
Bryophyllum pinnatum (L. f.) Oken
功效：根、全草，解毒消肿、活血止痛、拔毒。
功效来源：《中华本草》
注：《广西植物名录》有记载。

八宝属 *Hylotelephium* H. Ohba
紫花八宝
Hylotelephium mingjinianum (S.H. Fu) H. Ohba
功效：全草，活血生肌、止血、解毒。
功效来源：《药用植物辞典》
注：《广西植物名录》有记载。

伽蓝菜属 *Kalanchoe* Adans.
伽蓝菜
Kalanchoe ceratophylla Haw.
功效：全草，清热解毒消肿、散瘀止痛。
功效来源：《药用植物辞典》
注：《广西植物名录》有记载。

景天属 *Sedum* L.
珠芽景天 珠芽半枝
Sedum bulbiferum Makino
凭证标本：阳朔县普查队 450321180502023LY (IBK)
功效：全草，散寒、理气、止痛、截疟。
功效来源：《全国中草药汇编》

大叶火焰草 龙鳞草
Sedum drymarioides Hance
凭证标本：阳朔县普查队 450321180502054LY (IBK)
功效：全草，清热解毒、消肿止痛。
功效来源：《全国中草药汇编》

凹叶景天 马牙半支
Sedum emarginatum Migo
功效：全草，清热解毒、凉血止血、利湿。
功效来源：《中华本草》
注：县域内普遍分布。

佛甲草
Sedum lineare Thunb.
凭证标本：阳朔县普查队 450321180502031LY (IBK)
功效：茎、叶，清热解毒、利湿、止血。
功效来源：《中华本草》

47. 虎耳草科 Saxifragaceae
虎耳草属 *Saxifraga* L.
虎耳草
Saxifraga stolonifera Curtis
凭证标本：阳朔县普查队 450321180925006LY (IBK)
功效：全草，疏风、清热、凉血解毒。
功效来源：《中华本草》

53. 石竹科 Caryophyllaceae
无心菜属 *Arenaria* L.
无心菜 铃铃草
Arenaria serpyllifolia L.
凭证标本：阳朔县普查队 450321180502007LY (IBK)
功效：全草，止咳、清热明目。
功效来源：《全国中草药汇编》

卷耳属 *Cerastium* L.
球序卷耳 婆婆指甲菜
Cerastium glomeratum Thuill.
凭证标本：阳朔县普查队 450321180414018LY (IBK)
功效：全草，清热、利湿、凉血解毒。
功效来源：《中华本草》

荷莲豆草属 *Drymaria* Willd. ex Schult.
荷莲豆草 荷莲豆菜
Drymaria cordata (L.) Willd. ex Schult.
凭证标本：阳朔县普查队 450321170711043LY (IBK)
功效：全草，清热利湿、解毒活血。
功效来源：《中华本草》

鹅肠菜属 *Myosoton* Moench
鹅肠菜 鹅肠草
Myosoton aquaticum (L.) Moench
凭证标本：阳朔县普查队 450321181106011LY (IBK)
功效：全草，清热解毒、散瘀消肿。
功效来源：《中华本草》

漆姑草属 *Sagina* L.
漆姑草

Sagina japonica (Sw.) Ohwi
凭证标本：阳朔县普查队 450321180416008LY (IBK)
功效：全草，凉血解毒、杀虫止痒。
功效来源：《中华本草》

繁缕属 *Stellaria* L.
繁缕
Stellaria media (L.) Vill.
凭证标本：阳朔县普查队 450321181109012LY (IBK)
功效：全草，清热解毒、化瘀止痛、催乳。
功效来源：《全国中草药汇编》

54. 粟米草科 Molluginaceae
粟米草属 *Mollugo* L.
粟米草
Mollugo stricta L.
凭证标本：阳朔县普查队 450321170808056LY (IBK)
功效：全草，清热化湿、解毒消肿。
功效来源：《中华本草》

56. 马齿苋科 Portulacaceae
马齿苋属 *Portulaca* L.
马齿苋
Portulaca oleracea L.
凭证标本：阳朔县普查队 450321180503013LY (IBK)
功效：全草，清热解毒、凉血止痢、除湿通淋。
功效来源：《中华本草》

土人参属 *Talinum* Adans.
土人参
Talinum paniculatum (Jacq.) Gaertn.
凭证标本：阳朔县普查队 450321180504056LY (IBK)
功效：根，补气润肺、止咳、调经。
功效来源：《中华本草》

57. 蓼科 Polygonaceae
金线草属 *Antenoron* Raf.
金线草
Antenoron filiforme (Thunb.) Roberty et Vautier
凭证标本：阳朔县普查队 450321180921038LY (IBK)
功效：全草，凉血止血、清热利湿、散瘀止痛。
功效来源：《中华本草》

荞麦属 *Fagopyrum* Mill.
荞麦
Fagopyrum esculentum Moench
凭证标本：阳朔县普查队 450321181107031LY (IBK)
功效：茎、叶，降压、止血。种子，健胃、收敛。
功效来源：《全国中草药汇编》

何首乌属 *Fallopia* Adans.
何首乌
Fallopia multiflora (Thunb.) Haraldson
凭证标本：阳朔县普查队 450321180921032LY (IBK)
功效：块根，解毒、消痈、截疟、润肠通便。
功效来源：《中国药典》（2020年版）

蓼属 *Polygonum* L.
褐鞘蓼 扁蓄
Polygonum aviculare L.
凭证标本：陈照宙 53228 (KUN)
功效：地上部分，利尿通淋、杀虫止痒。
功效来源：《中国药典》（2020年版）

头花蓼 石莽草
Polygonum capitatum Buch.-Ham. ex D. Don
凭证标本：阳朔县普查队 450321180921026LY (IBK)
功效：全草，清热利湿、活血止痛。
功效来源：《中华本草》

火炭母
Polygonum chinense L.
凭证标本：阳朔县普查队 450321180920045LY (IBK)
功效：全草，清热解毒、利湿止痒、明目退翳。
功效来源：《广西壮族自治区瑶药材质量标准 第一卷》（2014年版）

蓼子草
Polygonum criopolitanum Hance
凭证标本：阳朔县普查队 450321181112025LY (IBK)
功效：全草，祛风解表、清热解毒。
功效来源：《中华本草》

大箭叶蓼
Polygonum darrisii H. Lév.
凭证标本：阳朔县普查队 450321180502086LY (IBK)
功效：全草，清热解毒、祛风除湿。
功效来源：《药用植物辞典》

长箭叶蓼 披针叶蓼
Polygonum hastatosagittatum Makino
凭证标本：阳朔县普查队 450321180504055LY (IBK)
功效：全草，清热解毒、祛风除湿、活血止痛。
功效来源：《药用植物辞典》

水蓼
Polygonum hydropiper L.
凭证标本：阳朔县普查队 450321180923027LY (IBK)
功效：根、果实，活血调经、健脾利湿、解毒消肿。
功效来源：《中华本草》

愉悦蓼

Polygonum jucundum Meissn.

凭证标本：阳朔县普查队 450321180919002LY (IBK)

功效：全草，外治风湿肿痛、跌打扭挫伤肿痛。

功效来源：《广西中药资源名录》

酸模叶蓼 大马蓼

Polygonum lapathifolium L.

凭证标本：阳朔县普查队 450321180923015LY (IBK)

功效：全草，清热解毒、利湿止痒。

功效来源：《全国中草药汇编》

长鬃蓼 白辣蓼

Polygonum longisetum Bruijn

凭证标本：阳朔县普查队 450321180502073LY (IBK)

功效：全草，解毒、除湿。

功效来源：《中华本草》

小蓼花

Polygonum muricatum Meissn.

凭证标本：阳朔县普查队 450321180921039LY (IBK)

功效：全草，清热解毒、祛风除湿、活血止痛。

功效来源：《药用植物辞典》

尼泊尔蓼 猫儿眼睛

Polygonum nepalense Meissn.

凭证标本：陈照宙 53146 (IBK)

功效：全草，收敛固肠。

功效来源：《全国中草药汇编》

红蓼 水红花子

Polygonum orientale L.

凭证标本：梁乃宽等 45789 (GXMI)

功效：果实，散血消症、消积止痛、利水消肿。

功效来源：《中国药典》（2020年版）

杠板归 扛板归

Polygonum perfoliatum L.

凭证标本：阳朔县普查队 450321170706003LY (IBK)

功效：全草，清热解毒、利湿消肿、散瘀止血。

功效来源：《中华本草》

春蓼

Polygonum persicaria L.

凭证标本：陈照宙 53227 (KUN)

功效：全草，发汗除湿、消食止泻、疗伤。

功效来源：《药用植物辞典》

习见蓼 小萹蓄

Polygonum plebeium R. Br.

凭证标本：陈照宙 53228 (IBK)

功效：全草，清热解毒、通淋利尿、化湿杀虫。

功效来源：《中华本草》

丛枝蓼

Polygonum posumbu Buch.-Ham. ex D. Don

凭证标本：阳朔县普查队 450321180921025LY (IBK)

功效：全草，清热解毒、凉血止血、散瘀止痛、祛风利湿、杀虫止痒。

功效来源：《药用植物辞典》

伏毛蓼

Polygonum pubescens Blume

功效：全草，清热解毒、祛风利湿。

功效来源：《药用植物辞典》

注：县域内零星分布。

戟叶扛板归 大箭叶蓼

Polygonum sagittifolium Lév. et Vant.

凭证标本：阳朔县普查队 450321180922049LY (IBK)

功效：全草，外治毒蛇咬伤、血管瘤。

功效来源：《广西中药资源名录》

蓼蓝

Polygonum tinctorium Aiton

凭证标本：陈照宙 53232 (KUN)

功效：果实，清热解毒。叶、枝叶，清热解毒、活血止血。

功效来源：《药用植物辞典》

虎杖属 *Reynoutria* Houtt.

虎杖

Reynoutria japonica Houtt.

凭证标本：阳朔县普查队 450321180925017LY (IBK)

功效：根状茎、根，消痰、软坚散结、利水消肿。

功效来源：《中国药典》（2020年版）

酸模属 *Rumex* L.

羊蹄

Rumex japonicus Houtt.

凭证标本：阳朔县普查队 450321180502083LY (IBK)

功效：根、全草，清热解毒、止血、通便、杀虫。果实，凉血止血、通便。叶，凉血止血、通便、解毒消肿、杀虫止痒。

功效来源：《全国中草药汇编》

长刺酸模

Rumex trisetifer Stokes

凭证标本：阳朔县普查队 450321180414047LY (IBK)

功效：全草，外治皮癣。

功效来源：《广西中药资源名录》

59. 商陆科 Phytolaccaceae
商陆属 *Phytolacca* L.
商陆
Phytolacca acinosa Roxb.
凭证标本：阳朔县普查队 450321180502088LY (IBK)
功效：根，逐水消肿、通利二便。
功效来源：《中国药典》（2020年版）

垂序商陆 商陆
Phytolacca americana L.
凭证标本：阳朔县普查队 450321170711023LY (IBK)
功效：根，逐水消肿、通利二便。
功效来源：《中国药典》（2020年版）

日本商陆
Phytolacca japonica Makino
凭证标本：阳朔县普查队 450321170705035LY (IBK)
功效：根，用作利尿剂，治疗一般水肿，亦用作堕胎药。外治痈肿疮毒。
功效来源：《药用植物辞典》

61. 藜科 Chenopodiaceae
藜属 *Chenopodium* L.
藜 藜实
Chenopodium album L.
功效：全草，清热祛湿、解毒消肿、杀虫止痒。果实、种子，清热祛湿、杀虫止痒。
功效来源：《中华本草》
注：《广西植物名录》有记载。

小藜
Chenopodium ficifolium Sm.
凭证标本：阳朔县普查队 450321180414004LY (IBK)
功效：全草，清热解毒、祛湿、透疹、杀虫止痒。
功效来源：《药用植物辞典》

刺藜属 *Dysphania* Pax
土荆芥
Dysphania ambrosioides (L.) Mosyakin et Clemants
凭证标本：阳朔县普查队 450321180504061LY (IBK)
功效：带果穗全草，祛风除湿、杀虫止痒、活血消肿。
功效来源：《中华本草》

菠菜属 *Spinacia* L.
菠菜
Spinacia oleracea L.
功效：全草，滋阴平肝、止咳润肠。
功效来源：《全国中草药汇编》
注：民间常见栽培物种。

63. 苋科 Amaranthaceae
牛膝属 *Achyranthes* L.
土牛膝 倒扣草
Achyranthes aspera L.
凭证标本：阳朔县普查队 450321180919028LY (IBK)
功效：全草，解表清热、利湿。
功效来源：《广西壮族自治区瑶药材质量标准 第一卷》（2014年版）

牛膝
Achyranthes bidentata Blume
凭证标本：阳朔县普查队 450321170705051LY (IBK)
功效：根，逐瘀通经、补肝肾、强筋骨、利尿通淋、引血下行。
功效来源：《中国药典》（2020年版）

白花苋属 *Aerva* Forssk.
白花苋
Aerva sanguinolenta (L.) Blume
凭证标本：阳朔县普查队 450321171025006LY (IBK)
功效：根、花，活血散瘀、清热除湿。
功效来源：《中华本草》

莲子草属 *Alternanthera* Forssk.
喜旱莲子草 空心莲子草
Alternanthera philoxeroides (Mart.) Griseb.
凭证标本：阳朔县普查队 450321180503010LY (IBK)
功效：全草，清热利尿、凉血解毒。
功效来源：《全国中草药汇编》

莲子草 节节花
Alternanthera sessilis (L.) R. Br. ex DC.
功效：全草，凉血散瘀、清热解毒、除湿通淋。
功效来源：《中华本草》
注：《广西植物名录》有记载。

苋属 *Amaranthus* L.
凹头苋
Amaranthus blitum L.
凭证标本：阳朔县普查队 450321180503022LY (IBK)
功效：全草、种子，清热解毒，用于痢疾、目赤、乳痈、痔疮。
功效来源：《药用植物辞典》

刺苋
Amaranthus spinosus L.
功效：全草，清热利湿、解毒消肿、凉血止血。
功效来源：《广西壮族自治区壮药质量标准 第三卷》（2018年版）
注：《广西植物名录》有记载。

苋 苋实

Amaranthus tricolor L.

功效：种子，清肝明目、通利二便。茎、叶，清热解毒。

功效来源：《中华本草》

注：《广西植物名录》有记载。

皱果苋 野苋菜

Amaranthus viridis L.

凭证标本：阳朔县普查队 450321180503014LY (IBK)

功效：全草，清热利湿。根，清热、利湿、解毒。

功效来源：《全国中草药汇编》

青葙属 *Celosia* L.

青葙 青箱子

Celosia argentea L.

凭证标本：阳朔县普查队 450321170707070LY (IBK)

功效：成熟种子，清虚热、除骨蒸、解暑热、截疟、退黄。

功效来源：《中国药典》（2020年版）

鸡冠花

Celosia cristata L.

功效：花序，收敛止血、止带、止痢。

功效来源：《中国药典》（2020年版）

注：《广西植物名录》有记载。

千日红属 *Gomphrena* L.

千日红

Gomphrena globosa L.

功效：花序，止咳平喘、平肝明目。

功效来源：《全国中草药汇编》

注：《广西植物名录》有记载。

64. 落葵科 Basellaceae

落葵薯属 *Anredera* Juss.

落葵薯 藤三七

Anredera cordifolia (Ten.) Steenis

功效：珠芽，补肾强腰、散瘀消肿。

功效来源：《中华本草》

注：《广西植物名录》有记载。

65. 亚麻科 Linaceae

亚麻属 *Linum* L.

亚麻 亚麻子

Linum usitatissimum L.

功效：种子，润肠通便、养血祛风。

功效来源：《全国中草药汇编》

注：《广西植物名录》有记载。

青篱柴属 *Tirpitzia* Hallier f.

青篱柴

Tirpitzia sinensis (Hemsl.) H. Hallier

凭证标本：阳朔县普查队 450321170710027LY (IBK)

功效：根，用于风湿骨痛、跌打扭伤。叶，用于白带异常；外治骨折、跌打肿痛。

功效来源：《广西中药资源名录》

67. 牻牛儿苗科 Geraniaceae

老鹳草属 *Geranium* L.

野老鹳草 老鹳草

Geranium carolinianum L.

功效：地上部分，祛风湿、通经络、止泻痢。

功效来源：《中国药典》（2020年版）

注：县域内普遍分布。

鼠掌老鹳草 老鹳草

Geranium sibiricum L

凭证标本：阳朔县普查队 450321180416011LY (IBK)

功效：全草，祛风通络、活血、清热利湿。

功效来源：《中华本草》

天竺葵属 *Pelargonium* L' Her.

天竺葵 石蜡红

Pelargonium hortorum L. H. Bailey

功效：花，清热消炎。

功效来源：《全国中草药汇编》

注：《广西植物名录》有记载。

69. 酢浆草科 Oxalidaceae

酢浆草属 *Oxalis* L.

酢浆草

Oxalis corniculata L.

功效：全草，清热利湿、消肿解毒。

功效来源：《全国中草药汇编》

注：《广西植物名录》有记载。

红花酢浆草 铜锤草

Oxalis corymbosa DC.

功效：全草，散瘀消肿、清热利湿、解毒。

功效来源：《中华本草》

注：《广西植物名录》有记载。

70. 旱金莲科 Tropaeolaceae

旱金莲属 *Tropaeolum* L.

旱金莲 旱莲花

Tropaeolum majus L.

功效：全草，清热解毒、凉血止血。

功效来源：《中华本草》

注：《广西植物名录》有记载。

71. 凤仙花科 Balsaminaceae
凤仙花属 *Impatiens* L.
凤仙花

Impatiens balsamina L.

凭证标本：阳朔县普查队 450321170706073LY (IBK)

功效：花，祛风除湿、活血止痛、解毒杀虫。

功效来源：《中华本草》

黄金凤

Impatiens siculifer Hook. f.

凭证标本：阳朔县普查队 450321181110041LY (IBK)

功效：根、全草、种子，祛瘀消肿、清热解毒、祛风、活血止痛。

功效来源：《药用植物辞典》

72. 千屈菜科 Lythraceae
水苋菜属 *Ammannia* L.
水苋菜

Ammannia baccifera L.

凭证标本：阳朔县普查队 450321170707034LY (IBK)

功效：全草，散瘀止血、除湿解毒。

功效来源：《中华本草》

紫薇属 *Lagerstroemia* L.
紫薇 紫薇根

Lagerstroemia indica L.

凭证标本：黄炳军 6–6581 (GXMI)

功效：茎皮、根皮，清热解毒、利湿祛风、散瘀止血。花，清热解毒、凉血止血。

功效来源：《中华本草》

千屈菜属 *Lythrum* L.
千屈菜 千屈草

Lythrum salicaria L.

凭证标本：陈照宙 53470 (IBK)

功效：全草，清热解毒、凉血止血。

功效来源：《全国中草药汇编》

节节菜属 *Rotala* L.
节节菜 水马齿苋

Rotala indica (Willd.) Koehne

功效：全草，清热解毒、止泻。

功效来源：《中华本草》

注：《广西植物名录》有记载。

圆叶节节菜 水苋菜

Rotala rotundifolia (Buch.-Ham. ex Roxb.) Koehne

功效：全草，清热利湿、消肿解毒。

功效来源：《中华本草》

注：《广西植物名录》有记载。

75. 石榴科 Punicaceae
石榴属 *Punica* L.
石榴 石榴皮

Punica granatum L.

功效：果皮，涩肠止泻、止血、驱虫。

功效来源：《中国药典》（2020年版）

注：《广西植物名录》有记载。

77. 柳叶菜科 Onagraceae
露珠草属 *Circaea* L.
露珠草 牛泷草

Circaea cordata Royle

凭证标本：阳朔县普查队 450321170809044LY (IBK)

功效：全草，清热解毒、生肌。

功效来源：《全国中草药汇编》

丁香蓼属 *Ludwigia* L.
水龙 过塘蛇

Ludwigia adscendens (L.) Hara

功效：全草，清热解毒、利尿消肿。

功效来源：《广西中药材标准 第一册》（1990年版）

注：《广西植物名录》有记载。

毛草龙

Ludwigia octovalvis (Jacq.) P. H. Raven

凭证标本：阳朔县普查队 450321180922025LY (IBK)

功效：全草，清热利湿、解毒消肿。

功效来源：《中华本草》

丁香蓼

Ludwigia prostrata Roxb.

凭证标本：陈照宙 53231 (IBK)

功效：全草，清热解毒、利湿消肿。

功效来源：《全国中草药汇编》

78. 小二仙草科 Haloragidaceae
狐尾藻属 *Myriophyllum* L.
穗状狐尾藻

Myriophyllum spicatum L.

功效：全草，用于痢疾；外用治烧烫伤。

功效来源：《广西中药资源名录》

注：《广西植物名录》有记载。

81. 瑞香科 Thymelaeaceae
瑞香属 *Daphne* L.
毛瑞香

Daphne kiusiana Miq. var. *atrocaulis* (Rehder) F. Maek.

功效：茎皮、根皮、花，祛风除湿、消肿止痛、通经活血、利咽。

功效来源：《药用植物辞典》

注：《广西植物名录》有记载。

瑞香
Daphne odora Thunb.
凭证标本：陈照宙 53397 (KUN)
功效：根、茎、花、叶，祛风除湿、活血止血、清利头目、止痛。
功效来源：《药用植物辞典》

白瑞香 软皮树
Daphne papyracea Wall. ex Steud.
凭证标本：陈照宙 53876 (KUN)
功效：根皮、茎皮、全株，祛风止痛、活血调经。
功效来源：《中华本草》

荛花属 *Wikstroemia* Endl.
了哥王
Wikstroemia indica (L.) C. A. Mey.
凭证标本：阳朔县普查队 450321180922014LY (IBK)
功效：茎、叶，消热解毒、化痰散结、消肿止痛。
功效来源：《中华本草》

细轴荛花
Wikstroemia nutans Champ. ex Benth.
凭证标本：阳朔县普查队 450321180416019LY (IBK)
功效：花、根、茎皮，消坚破瘀、止血、镇痛。
功效来源：《全国中草药汇编》

83. 紫茉莉科 Nyctaginaceae
叶子花属 *Bougainvillea* Comm. ex Juss.
光叶子花 紫三角
Bougainvillea glabra Choisy
功效：花，调和气血。
功效来源：《全国中草药汇编》
注：《广西植物名录》有记载。

紫茉莉属 *Mirabilis* L.
紫茉莉
Mirabilis jalapa L.
凭证标本：阳朔县普查队 450321170706071LY (IBK)
功效：叶、果实，清热解毒、祛风渗湿、活血。
功效来源：《中华本草》

84. 山龙眼科 Proteaceae
山龙眼属 *Helicia* Lour.
小果山龙眼 红叶树
Helicia cochinchinensis Lour.
凭证标本：阳朔县普查队 450321180920002LY (IBK)
功效：根、叶，行气活血、祛瘀止痛。
功效来源：《药用植物辞典》

网脉山龙眼
Helicia reticulata W. T. Wang
凭证标本：阳朔县普查队 450321180925019LY (IBK)
功效：枝、叶，止血。
功效来源：《中华本草》

87. 马桑科 Coriariaceae
马桑属 *Coriaria* L.
马桑
Coriaria nepalensis Wall.
凭证标本：阳朔县普查队 450321180502020LY (IBK)
功效：根、叶，祛风除湿、消热解毒。
功效来源：《中华本草》

88. 海桐花科 Pittosporaceae
海桐花属 *Pittosporum* Banks ex Sol.
短萼海桐
Pittosporum brevicalyx (Oliv.) Gagnep.
凭证标本：阳朔县普查队 450321170706004LY (IBK)
功效：全株、茎皮、叶、果实，祛风、消肿解毒、镇咳祛痰、平喘、消炎止痛。根皮，活血调经、化瘀生新。
功效来源：《药用植物辞典》

海金子 海桐树
Pittosporum illicioides Makino
凭证标本：秦俊用 8146 (IBK)
功效：根、种子，祛风活络、散瘀止痛。
功效来源：《全国中草药汇编》

卵果海桐
Pittosporum lenticellatum Chun ex H. Peng et Y. F. Deng
凭证标本：阳朔县普查队 450321170808018LY (IBK)
功效：叶，止血。
功效来源：《药用植物辞典》

少花海桐 海金子
Pittosporum pauciflorum Hook. et Arn.
凭证标本：阳朔县普查队 450321180503059LY (IBK)
功效：茎、枝，祛风活络、散寒止痛、镇静。
功效来源：《广西壮族自治区瑶药材质量标准 第一卷》（2014年版）

海桐 海桐花
Pittosporum tobira (Thunb.) W. T. Aiton
功效：枝、叶，杀虫；外用煎水洗疥疮。
功效来源：《全国中草药汇编》
注：《广西植物名录》有记载。

93. 大风子科 Flacourtiaceae
山桂花属 *Bennettiodendron* Merr.

山桂花
Bennettiodendron leprosipes (Clos) Merr.
凭证标本：阳朔县普查队 450321181108045LY (IBK)
功效：树皮、叶，清热解毒、消炎、止血生肌。
功效来源：《药用植物辞典》

栀子皮属 *Itoa* Hemsl.
栀子皮 大黄树
Itoa orientalis Hemsl.
凭证标本：覃灏富等 34 (IBSC)
功效：根、树皮，祛风除湿、活血通络。
功效来源：《中华本草》

柞木属 *Xylosma* G. Forst.
柞木
Xylosma congestum (Lour.) Merr.
凭证标本：陈照宙 53441 (IBK)
功效：根、根皮、茎皮、叶，清热利湿、散瘀消肿、
止血止痛。
功效来源：《药用植物辞典》

南岭柞木
Xylosma controversum Clos
凭证标本：阳朔县普查队 450321170710003LY (IBK)
功效：根、叶，清热、凉血、散瘀消肿、止痛、止
血、接骨、催生、利窍。
功效来源：《药用植物辞典》

94. 天料木科 Samydaceae
天料木属 *Homalium* Jacq.
天料木
Homalium cochinchinense (Lour.) Druce
功效：根，收敛。
功效来源：《药用植物辞典》
注：《广西植物名录》有记载。

101. 西番莲科 Passifloraceae
西番莲属 *Passiflora* L.
西番莲 转心莲
Passiflora caerulea L.
凭证标本：阳朔县普查队 450321180522005LY (IBK)
功效：根、藤、果实，祛风除湿、活血止痛。
功效来源：《全国中草药汇编》

蝴蝶藤
Passiflora papilio H. L. Li
功效：全草，活血止血、祛湿止痛、清热解毒。
功效来源：《中华本草》
注：《广西植物名录》有记载。

103. 葫芦科 Cucurbitaceae
盒子草属 *Actinostemma* Griff.
盒子草
Actinostemma tenerum Griff.
功效：全草、种子，利水消肿、清热解毒。
功效来源：《中华本草》
注：《广西植物名录》有记载。

冬瓜属 *Benincasa* Savi
冬瓜 冬瓜皮
Benincasa hispida (Thunb.) Cogn.
功效：果皮，利尿消肿。
功效来源：《中国药典》（2020年版）
注：《广西植物名录》有记载。

西瓜属 *Citrullus* Schrad.
西瓜 西瓜霜
Citrullus lanatus (Thunb.) Matsum. et Nakai
功效：果实、皮硝，清热泻火、消肿止痛。
功效来源：《中国药典》（2020年版）
注：《广西植物名录》有记载。

黄瓜属 *Cucumis* L.
菜瓜
Cucumis melo L. var. *conomon* (Thunb.) Makino
功效：果实，除烦热、生津液、利小便。果实腌制
品，健胃和中、生津止渴。
功效来源：《中华本草》
注：《广西植物名录》有记载。

甜瓜 甜瓜子
Cucumis melo L. var. *melo*
功效：种子，清肺、润肠、化瘀、排脓、疗伤止痛。
功效来源：《中国药典》（2020年版）
注：《广西植物名录》有记载。

黄瓜
Cucumis sativus L.
功效：果实，清热利尿。藤，消炎、祛痰、镇痉。
功效来源：《全国中草药汇编》
注：《广西植物名录》有记载。

南瓜属 *Cucurbita* L.
南瓜 南瓜干
Cucurbita moschata (Duch. ex Lam.) Duch. ex Poir.
功效：成熟果实，补中益气、消炎止痛、解毒杀虫。
功效来源：《广西中药材标准 第一册》（1990年版）
注：《广西植物名录》有记载。

西葫芦 桃南瓜

Cucurbita pepo L.

功效：果实，平喘、宁嗽。

功效来源：《全国中草药汇编》

注：《广西植物名录》有记载。

绞股蓝属 *Gynostemma* Blume

光叶绞股蓝

Gynostemma laxum (Wall.) Cogn.

凭证标本：阳朔县普查队 450321170707022LY (IBK)

功效：根状茎、全草，清热解毒、消炎、止咳祛痰。

功效来源：《药用植物辞典》

绞股蓝

Gynostemma pentaphyllum (Thunb.) Makino

凭证标本：阳朔县普查队 450321170705044LY (IBK)

功效：全草，清热解毒、止咳祛痰、益气养阴、延缓衰老。

功效来源：《广西壮族自治区瑶药材质量标准 第一卷》（2014年版）

葫芦属 *Lagenaria* Ser.

瓠瓜 瓢瓜

Lagenaria siceraria (Molina) standl. var. *depressa* (Ser.) Hara

功效：果皮，利湿消肿。

功效来源：《全国中草药汇编》

注：民间常见栽培物种。

丝瓜属 *Luffa* Mill.

丝瓜 丝瓜络

Luffa cylindrica Roem.

功效：果实的维管束，祛风、通络、活血、下乳。

功效来源：《中国药典》（2020年版）

注：《广西植物名录》有记载。

苦瓜属 *Momordica* L.

苦瓜 苦瓜干

Momordica charantia L.

功效：果实，清暑涤热、明目、解毒。

功效来源：《广西壮族自治区壮药质量标准 第二卷》（2011年版）

注：《广西植物名录》有记载。

凹萼木鳖

Momordica subangulata Blume

凭证标本：阳朔县普查队 450321170705019LY (IBK)

功效：根，用于结膜炎、腮腺炎、喉咙肿痛、瘰疬、疮疡肿毒。

功效来源：《广西中药资源名录》

佛手瓜属 *Sechium* P. Browne

佛手瓜

Sechium edule (Jacq.) Sw.

功效：叶，清热消肿。

功效来源：《药用植物辞典》

注：《广西植物名录》有记载。

罗汉果属 *Siraitia* Merr.

罗汉果

Siraitia grosvenorii (Swingle) C. Jeffrey ex A. M. Lu et Z. Y. Zhang

功效：果实，清热润肺、利咽开音、滑肠通便。

功效来源：《中国药典》（2020年版）

注：民间常见栽培物种。

茅瓜属 *Solena* Lour.

茅瓜

Solena amplexicaulis (Lam.) Gandhi

凭证标本：阳朔县普查队 450321180502026LY (IBK)

功效：块根、叶，清热解毒、化瘀散结、化痰利湿。

功效来源：《中华本草》

赤瓟儿属 *Thladiantha* Bunge

大苞赤瓟

Thladiantha cordifolia (Blume) Cogn.

凭证标本：阳朔县普查队 450321180921041LY (IBK)

功效：块根，消炎解毒。

功效来源：《药用植物辞典》

球果赤瓟

Thladiantha globicarpa A. M. Lu et Z. Y. Zhang

凭证标本：阳朔县普查队 450321180920050LY (IBK)

功效：全草，用于深部脓肿、各种化脓性感染、骨髓炎。

功效来源：《广西中药资源名录》

栝楼属 *Trichosanthes* L.

糙点栝楼

Trichosanthes dunniana H. Lév.

凭证标本：阳朔县普查队 450321171025010LY (IBK)

功效：种子，润肺、祛痰、滑肠。

功效来源：《药用植物辞典》

全缘栝楼 实葫芦根

Trichosanthes ovigera Blume

凭证标本：阳朔县普查队 450321181109015LY (IBK)

功效：根，散瘀消肿、清热解毒。

功效来源：《中华本草》

中华栝楼

Trichosanthes rosthornii Harms

凭证标本：阳朔县普查队 450321181111017LY (IBK)

功效：根、成熟果实、成熟种子，清热泻火、生津止渴、消肿排脓。

功效来源：《中国药典》（2020年版）

马𤗺儿属 *Zehneria* Endl.

马𤗺儿 马交儿

Zehneria indica (Lour.) Keraudren

凭证标本：阳朔县普查队 450321170705072LY (IBK)

功效：根、叶，清热解毒、消肿散结。

功效来源：《全国中草药汇编》

钮子瓜

Zehneria maysorensis (Wight et Arn.) Arn.

凭证标本：阳朔县普查队 450321170809008LY (IBK)

功效：全草、根，清热解毒、通淋。

功效来源：《中华本草》

台湾马𤗺儿

Zehneria mucronata (Blume) Miq.

凭证标本：阳朔县普查队 450321180923042LY (IBK)

功效：收载于许鸿源著《台湾地区出产中药药材图鉴》。

功效来源：《药用植物辞典》

104. 秋海棠科 Begoniaceae

秋海棠属 *Begonia* L.

紫背天葵 散血子

Begonia fimbristipula Hance

凭证标本：阳朔县普查队 450321180503054LY (IBK)

功效：块茎、全草，清热凉血、散瘀消肿、止咳化痰。

功效来源：《全国中草药汇编》

癞叶秋海棠 团扇叶秋海棠

Begonia leprosa Hance

凭证标本：阳朔县普查队 450321170706030LY (IBK)

功效：全草，用于咳血、吐血、跌打损伤。

功效来源：《广西中药资源名录》

粗喙秋海棠 肉半边莲

Begonia longifolia Blume

凭证标本：阳朔县普查队 450321170809012LY (IBK)

功效：全草、根茎，清热解毒、消肿止痛。

功效来源：《全国中草药汇编》

裂叶秋海棠 红孩儿

Begonia palmata D. Don

凭证标本：阳朔县普查队 450321170809010LY (IBK)

功效：全草，清热解毒、化瘀消肿。

功效来源：《中华本草》

106. 番木瓜科 Caricaceae

番木瓜属 *Carica* L.

番木瓜

Carica papaya L.

功效：果实，健胃消食、滋补催乳、舒筋通络。叶，解毒、接骨。

功效来源：《全国中草药汇编》

注：民间常见栽培物种。

107. 仙人掌科 Cactaceae

昙花属 *Epiphyllum* Haw.

昙花

Epiphyllum oxypetalum (DC.) Haw.

功效：花，清肺止咳、凉血止血、养心安神。茎，清热解毒。

功效来源：《中华本草》

注：《广西植物名录》有记载。

量天尺属 *Hylocereus* (A. Berger) Britton et Rose

量天尺

Hylocereus undatus (Haw.) Britton et Rose

功效：茎，舒筋活络、解毒消肿。

功效来源：《中华本草》

注：《广西植物名录》有记载。

仙人掌属 *Opuntia* Mill.

仙人掌

Opuntia stricta (Haw.) Haw. var. *dillenii* (Ker Gawl.) L. D. Benson

功效：地上部分，行气活血、清热解毒。

功效来源：《广西壮族自治区壮药质量标准 第二卷》（2011年版）

注：《广西植物名录》有记载。

108. 山茶科 Theaceae

杨桐属 *Adinandra* Jack

川杨桐

Adinandra bockiana E. Pritz. ex Diels

凭证标本：陈照宙 53246 (KUN)

功效：叶，消炎、止血。

功效来源：《药用植物辞典》

山茶属 *Camellia* L.

心叶毛蕊茶

Camellia cordifolia (F. P. Metcalf) Nakai

凭证标本：覃灏富等 55 (IBSC)

功效：根、花，收敛、凉血、止血。

功效来源：《药用植物辞典》

枰叶连蕊茶
Camellia euryoides Lindl.
凭证标本：陈照宙 53854 (IBK)
功效：根、花，收敛、凉血、止血。
功效来源：《药用植物辞典》

山茶 红山茶
Camellia japonica L.
功效：花，用于鼻出血、咳血、尿血、月经不调。
功效来源：《广西中药资源名录》
注：《广西植物名录》有记载。

油茶
Camellia oleifera Abel
凭证标本：阳朔县普查队 450321180922009LY (IBK)
功效：根、茶子饼，清热解毒、活血散瘀、止痛。油脂，清热解毒、润肠、杀虫。渣滓，燥湿解毒、杀虫去积、消肿止痛。根、根皮，清热解毒、理气止痛、活血消肿。叶，收敛止血、解毒。花，凉血止血。
功效来源：《全国中草药汇编》

茶
Camellia sinensis (L.) O. Kuntze
凭证标本：阳朔县普查队 450321181106023LY (IBK)
功效：根、花、果实，强心利尿、活血调经、清热解毒。
功效来源：《中华本草》

枰木属 *Eurya* Thunb.
翅枰
Eurya alata Kobuski
功效：根皮，理气活血、消瘀止痛。枝叶，清热消肿。
功效来源：《药用植物辞典》
注：《广西植物名录》有记载。

岗枰
Eurya groffii Merr.
功效：叶，豁痰镇咳、消肿止痛。
功效来源：《全国中草药汇编》
注：《广西植物名录》有记载。

微毛枰
Eurya hebeclados Ling
凭证标本：IBK00120493 (IBK)
功效：根、茎、果实、枝叶，截疟、祛风、消肿、止血、解毒。
功效来源：《药用植物辞典》

凹脉枰 苦白蜡
Eurya impressinervis Kobuski
凭证标本：陈照宙 53091 (IBK)

功效：叶、果实，祛风、消肿、止血。
功效来源：《中华本草》

细枝枰
Eurya loquaiana Dunn
凭证标本：阳朔县普查队 450321170711014LY (IBK)
功效：茎、叶，祛风通络、活血止痛。
功效来源：《中华本草》

细齿叶枰
Eurya nitida Korth.
凭证标本：陈照宙 53091 (KUN)
功效：全株，祛风除湿、解毒敛疮、止血。
功效来源：《中华本草》

四角枰
Eurya tetragonoclada Merr. et Chun
功效：根，消肿止痛。
功效来源：《药用植物辞典》
注：县域内普遍分布。

木荷属 *Schima* Reinw. ex Blume
木荷 木荷叶
Schima superba Gardner et Champ.
凭证标本：阳朔县普查队 450321180505016LY (IBK)
功效：叶，解毒疗疮。
功效来源：《中华本草》

厚皮香属 *Ternstroemia* Mutis ex L. f.
厚皮香
Ternstroemia gymnanthera (Wight et Arn.) Bedd.
凭证标本：阳朔县普查队 450321181110027LY (IBK)
功效：叶、花、果实，清热解毒、消痈肿。
功效来源：《药用植物辞典》

尖萼厚皮香
Ternstroemia luteoflora L. K. Ling
凭证标本：阳朔县普查队 450321170809039LY (IBK)
功效：根、叶，清热解毒、舒筋活络、消肿止痛、止泻。
功效来源：《药用植物辞典》

112. 猕猴桃科 Actinidiaceae
猕猴桃属 *Actinidia* Lindl.
京梨猕猴桃 水梨藤
Actinidia callosa Lindl. var. *henryi* Maxim.
凭证标本：李玉秀 6-6552 (GXMI)
功效：根皮，清热消肿、利湿止痛。
功效来源：《中华本草》

黄毛猕猴桃

Actinidia fulvicoma Hance

凭证标本：阳朔县普查队 450321181106027LY (IBK)

功效：根、叶、果实，清热止渴、除烦下气、和中利尿。

功效来源：《药用植物辞典》

阔叶猕猴桃 多花猕猴桃

Actinidia latifolia (Gardn. et Champ.) Merr.

凭证标本：阳朔县普查队 450321180920024LY (IBK)

功效：茎、叶，清热解毒、消肿止痛、除湿。

功效来源：《中华本草》

红茎猕猴桃

Actinidia rubricaulis Dunn

凭证标本：阳朔县普查队 450321180922008LY (IBK)

功效：根，用于跌打内伤积瘀、风湿骨痛、痛经。

功效来源：《广西中药资源名录》

113. 水东哥科 Saurauiaceae

水东哥属 *Saurauia* Willd.

水东哥 水枇杷

Saurauia tristyla DC.

凭证标本：阳朔县普查队 450321181108018LY (IBK)

功效：根、叶，疏风清热、止咳、止痛。

功效来源：《中华本草》

118. 桃金娘科 Myrtaceae

岗松属 *Baeckea* L.

岗松

Baeckea frutescens L.

凭证标本：阳朔县普查队 450321180914005LY (IBK)

功效：带花果的叶，清热利湿、杀虫止痒。

功效来源：《广西壮族自治区瑶药材质量标准 第一卷》（2014年版）

子楝树属 *Decaspermum* J. R. Forst. et G. Forst.

子楝树

Decaspermum gracilentum (Hance) Merr. et L. M. Perry

凭证标本：钟树权 A60396 (IBK)

功效：根，用于痢疾、肝炎、胃脘痛、腰肌劳损、月经不调。叶，用于风湿痹痛、跌打损伤。

功效来源：《药用植物辞典》

五瓣子楝树 子楝树叶

Decaspermum parviflorum (Lam.) A. J. Scott

凭证标本：阳朔县普查队 450321170707011LY (IBK)

功效：叶、果实，理气止痛、芳香化湿。根，止痛、止痢。

功效来源：《药用植物辞典》

桃金娘属 *Rhodomyrtus* (DC.) Rchb.

桃金娘

Rhodomyrtus tomentosa (Aiton) Hassk.

功效：根、叶、花、果实，理气止痛、利湿止泻、益肾养血。

功效来源：《中华本草》

注：《广西植物名录》有记载。

蒲桃属 *Syzygium* R. Br. ex Gaertn.

赤楠

Syzygium buxifolium Hooker et Arnott

凭证标本：阳朔县普查队 450321180505004LY (IBK)

功效：根、根皮，健脾利湿、平喘、散瘀消肿。叶，清热解毒。

功效来源：《中华本草》

120. 野牡丹科 Melastomataceae

柏拉木属 *Blastus* Lour.

线萼金花树

Blastus apricus (Hand.-Mazz.) H. L. Li

凭证标本：阳朔县普查队 450321170711003LY (IBK)

功效：全株，利水消肿、调经。

功效来源：《药用植物辞典》

柏拉木 山崩砂

Blastus cochinchinensis Lour.

凭证标本：阳朔县普查队 450321180921061LY (IBK)

功效：根，收敛止血、消肿解毒。

功效来源：《全国中草药汇编》

野海棠属 *Bredia* Blume

叶底红

Bredia fordii (Hance) Diels

凭证标本：阳朔县普查队 450321170809027LY (IBK)

功效：全株，养血调经。

功效来源：《中华本草》

异药花属 *Fordiophyton* Stapf

肥肉草

Fordiophyton fordii (Oliv.) Krasser

凭证标本：阳朔县普查队 450321170706027LY (IBK)

功效：全草，清热利湿、凉血消肿。

功效来源：《中华本草》

野牡丹属 *Melastoma* L.

地菍

Melastoma dodecandrum Lour.

凭证标本：阳朔县普查队 450321170705023LY (IBK)

功效：全株、果实，清热解毒、祛风利湿、补血、活血止血。

功效来源：《药用植物辞典》

野牡丹
Melastoma malabathricum L.
凭证标本：阳朔县普查队 450321170707006LY (IBK)
功效：根、茎，收敛止血、消食、清热解毒。
功效来源：《广西壮族自治区瑶药材质量标准　第一卷》（2014年版）

金锦香属 *Osbeckia* L.
金锦香 天香炉
Osbeckia chinensis L.
凭证标本：阳朔县普查队 450321180913007LY (IBK)
功效：全草、根，化痰利湿、祛瘀止血、解毒消肿。
功效来源：《中华本草》

朝天罐
Osbeckia opipara C. Y. Wu et C. Chen
凭证标本：阳朔县普查队 450321180922024LY (IBK)
功效：根、枝叶，止血、解毒。
功效来源：《中华本草》

肉穗草属 *Sarcopyramis* Wall.
楮头红
Sarcopyramis nepalensis Wall.
凭证标本：陈照宙 53167 (IBK)
功效：全草，清肺热、祛肝火。
功效来源：《药用植物辞典》

121. 使君子科 Combretaceae
风车子属 *Combretum* Loefl.
风车子 华风车子
Combretum alfredii Hance
功效：根，清热、利胆。叶，驱虫。
功效来源：《全国中草药汇编》
注：《广西植物名录》有记载。

使君子属 *Quisqualis* L.
使君子
Quisqualis indica L.
凭证标本：阳朔县普查队 450321180923018LY (IBK)
功效：成熟果实，杀虫消积。
功效来源：《中国药典》（2020年版）

123. 金丝桃科 Hypericaceae
金丝桃属 *Hypericum* L.
挺茎遍地金 遍地金
Hypericum elodeoides Choisy
凭证标本：阳朔县普查队 450321180926030LY (IBK)
功效：全草，清热解毒、通经活血。

功效来源：《全国中草药汇编》

扬子小连翘
Hypericum faberi R. Keller
凭证标本：欧大珍 6-6523 (GXMI)
功效：全株，凉血止血、消肿止痛。
功效来源：《药用植物辞典》

地耳草 田基黄
Hypericum japonicum Thunb.
凭证标本：阳朔县普查队 450321180503050LY (IBK)
功效：全草，清热利湿、散瘀消肿。
功效来源：《广西壮族自治区瑶药材质量标准　第一卷》（2014年版）

金丝桃
Hypericum monogynum L.
凭证标本：阳朔县普查队 450321170707008LY (IBK)
功效：全株、果实，清热解毒、散瘀止痛。
功效来源：《中华本草》

元宝草
Hypericum sampsonii Hance
凭证标本：阳朔县普查队 450321180503019LY (IBK)
功效：全草，凉血止血、清热解毒、活血调经、祛风通络。
功效来源：《中华本草》

遍地金
Hypericum wightianum Wall. ex Wight et Arn.
凭证标本：陈照宙 63351 (IBK)
功效：全草，收敛、止泻、清热解毒。
功效来源：《药用植物辞典》

黄海棠
Hypericum ascyron L.
凭证标本：莫炳军 6-6505 (GXMI)
功效：全草、地上部分，清热解毒、平肝、止血凉血、消肿。
功效来源：《药用植物辞典》

126. 藤黄科 Guttiferae
藤黄属 *Garcinia* L.
木竹子
Garcinia multiflora Champ. ex Benth.
凭证标本：阳朔县普查队 450321181111013LY (IBK)
功效：树皮、果实，清热解毒、收敛生肌。
功效来源：《中华本草》

128. 椴树科 Tiliaceae
田麻属 *Corchoropsis* Sieb. et Zucc.

田麻

Corchoropsis crenata Sieb. et Zucc.

凭证标本：阳朔县普查队 450321180925032LY (IBK)

功效：全草，平肝利湿、解毒、止血。

功效来源：《全国中草药汇编》

黄麻属 *Corchorus* L.

甜麻 野黄麻

Corchorus aestuans L.

凭证标本：阳朔县普查队 450321170707018LY (IBK)

功效：全草，清热利湿、消肿拔毒。

功效来源：《全国中草药汇编》

扁担杆属 *Grewia* L.

扁担杆

Grewia biloba G. Don

凭证标本：阳朔县普查队 450321180504039LY (IBK)

功效：根、全株，健脾益气、固精止带、祛风除湿。

功效来源：《全国中草药汇编》

刺蒴麻属 *Triumfetta* L.

毛刺蒴麻 毛黐头婆

Triumfetta cana Blume

凭证标本：阳朔县普查队 450321170711044LY (IBK)

功效：全株，祛风除湿、利尿消肿。

功效来源：《中华本草》

刺蒴麻 黄花地桃花

Triumfetta rhomboidea Jacquem.

凭证标本：阳朔县普查队 450321180920038LY (IBK)

功效：根、全草，清热利湿、通淋化石。

功效来源：《中华本草》

128a. 杜英科 Elaeocarpaceae

杜英属 *Elaeocarpus* L.

褐毛杜英

Elaeocarpus duclouxii Gagnep.

凭证标本：陈照宙 53245 (KUN)

功效：果实，理肺止咳、清热通淋、养胃消食。

功效来源：《药用植物辞典》

山杜英

Elaeocarpus sylvestris (Lour.) Poir.

凭证标本：阳朔县普查队 450321181109017LY (IBK)

功效：根皮，散瘀、消肿。

功效来源：《药用植物辞典》

猴欢喜属 *Sloanea* L.

薄果猴欢喜

Sloanea leptocarpa Diels

凭证标本：IBK00161042 (IBK)

功效：根，消肿止痛、祛风除湿。

功效来源：《药用植物辞典》

130. 梧桐科 Sterculiaceae

梧桐属 *Firmiana* Marsili

梧桐

Firmiana simplex (L.) W. Wight

功效：根、树皮、花、种子，祛风除湿、调经止血、解毒疗疮。

功效来源：《中华本草》

注：《广西植物名录》有记载。

马松子属 *Melochia* L.

马松子 木达地黄

Melochia corchorifolia L.

凭证标本：阳朔县普查队 450321180922029LY (IBK)

功效：茎、叶，清热利湿。

功效来源：《全国中草药汇编》

翅子树属 *Pterospermum* Schreb.

翻白叶树

Pterospermum heterophyllum Hance

凭证标本：阳朔县普查队 450321180922042LY (IBK)

功效：全株，祛风除湿、舒筋活络。

功效来源：《广西壮族自治区瑶药材质量标准 第一卷》（2014年版）

苹婆属 *Sterculia* L.

假苹婆 红郎伞

Sterculia lanceolata Cav.

凭证标本：阳朔县普查队 450321180414041LY (IBK)

功效：叶，散瘀止痛。

功效来源：《全国中草药汇编》

132. 锦葵科 Malvaceae

秋葵属 *Abelmoschus* Medik.

黄蜀葵

Abelmoschus manihot (L.) Medik.

凭证标本：阳朔县普查队 450321170707049LY (IBK)

功效：根、茎、茎皮、叶、花、种子，利水、通经、解毒。

功效来源：《中华本草》

黄葵

Abelmoschus moschatus (L.) Medik.

凭证标本：钟树权 A60807 (IBK)

功效：根、叶、花，清热利湿、拔毒排脓。

功效来源：《全国中草药汇编》

苘麻属 *Abutilon* Mill.

磨盘草

Abutilon indicum (L.) Sw.

凭证标本：钟树权 60818 (WUK)

功效：全草，疏风清热、化痰止咳、消肿解毒。

功效来源：《中华本草》

苘麻 苘麻子

Abutilon theophrasti Medik.

凭证标本：谢雄 XPALSC055 (KUN)

功效：种子，清肺止咳、降逆止呕。

功效来源：《中国药典》（2020年版）

蜀葵属 *Alcea* L.

蜀葵

Alcea rosea L.

功效：种子，利尿通淋。花，利尿、解毒散结。根，清热利湿、解毒排脓。

功效来源：《中华本草》

注：《广西植物名录》有记载。

木槿属 *Hibiscus* L.

木槿 木槿叶

Hibiscus syriacus L.

凭证标本：阳朔县普查队 450321170711068LY (IBK)

功效：叶，清热。花，清热利湿、凉血。果实，清肺化痰、解毒止痛。

功效来源：《药用植物辞典》

锦葵属 *Malva* L.

野葵 冬葵根

Malva verticillata L.

功效：根，清热利水、解毒。种子，利水通淋、滑肠通便、下乳。

功效来源：《中华本草》

注：《广西植物名录》有记载。

赛葵属 *Malvastrum* A. Gray

赛葵

Malvastrum coromandelianum (L.) Garcke

凭证标本：阳朔县普查队 450321180414022LY (IBK)

功效：全草，清热利湿、解毒消肿。

功效来源：《中华本草》

黄花稔属 *Sida* L.

白背黄花稔 黄花稔

Sida rhombifolia L.

凭证标本：阳朔县普查队 450321180926020LY (IBK)

功效：全株，清热利湿、排脓止痛。

功效来源：《全国中草药汇编》

梵天花属 *Urena* L.

地桃花

Urena lobata L.

功效：根、全草，祛风利湿、消热解毒、活血消肿。

功效来源：《中华本草》

注：县域内普遍分布。

梵天花

Urena procumbens L.

凭证标本：阳朔县普查队 450321181107005LY (IBK)

功效：全草，祛风利湿、消热解毒。

功效来源：《中华本草》

133. 金虎尾科 Malpighiaceae

风筝果属 *Hiptage* Gaertn.

风筝果 风车藤

Hiptage benghalensis (L.) Kurz

凭证标本：阳朔县普查队 450321170710057LY (IBK)

功效：藤茎，温肾益气、涩精止遗。

功效来源：《中华本草》

135. 古柯科 Erythroxylaceae

古柯属 *Erythroxylum* P. Browne

东方古柯

Erythroxylum sinense C. Y. Wu

凭证标本：陈照宙 53267 (IBK)

功效：叶，提神、强壮、局部麻醉。根，用于腹痛。

功效来源：《药用植物辞典》

136. 大戟科 Euphorbiaceae

铁苋菜属 *Acalypha* L.

铁苋菜 铁苋

Acalypha australis L.

凭证标本：阳朔县普查队 450321180503018LY (IBK)

功效：全草，清热解毒、止痢、止血、消积。

功效来源：《中华本草》

山麻杆属 *Alchornea* Sw.

红背山麻杆 红背叶

Alchornea trewioides (Benth.) Muell. Arg.

功效：叶、根，清热利湿、凉血解毒、杀虫止痒。

功效来源：《中华本草》

注：《广西植物名录》有记载。

绿背山麻杆

Alchornea trewioides (Benth.) Muell. Arg. var. *sinica* (Benth.) Müll. Arg.

功效：根，用于肾炎水肿。枝叶，用于外伤出血、疮疡肿毒。

功效来源：《广西中药资源名录》

注：《广西植物名录》有记载。

五月茶属 *Antidesma* L.
日本五月茶 酸五月茶

Antidesma japonicum Sieb. et Zucc.

凭证标本：阳朔县普查队 450321181109013LY (IBK)

功效：全株，祛风湿。叶、根，止泻、生津。

功效来源：《药用植物辞典》

秋枫属 *Bischofia* Blume
秋枫

Bischofia javanica Blume

功效：根、树皮及叶，行气活血、消肿解毒。

功效来源：《全国中草药汇编》

注：县域内普遍分布。

黑面神属 *Breynia* J. R. Forst. et G. Forst.
钝叶黑面神

Breynia retusa (Dennst.) Alston

凭证标本：徐月邦 10556 (KUN)

功效：全株，清热利尿、活血调经，用于膀胱炎、指头红肿、月经不调、痛经、骨折。

功效来源：《药用植物辞典》

小叶黑面神 小叶黑面叶

Breynia vitisidaea (Burm.) C. E. C. Fisch.

凭证标本：阳朔县普查队 450321180414038LY (IBK)

功效：根、叶，清热解毒、止血止痛。

功效来源：《全国中草药汇编》

土蜜树属 *Bridelia* Willd.
虾公木

Bridelia fordii Hemsl.

功效：全株，清热利尿、活血调经，用于膀胱炎、指头红肿、月经不调、痛经、骨折。

功效来源：《药用植物辞典》

注：《广西植物名录》有记载。

棒柄花属 *Cleidion* Blume
棒柄花 大树三台

Cleidion brevipetiolatum Pax et K. Hoffm.

凭证标本：陈照宙 s.n. (IBK)

功效：树皮，消炎解表、利湿解毒、通便。

功效来源：《全国中草药汇编》

巴豆属 *Croton* L.
鸡骨香

Croton crassifolius Giesel.

功效：根，行气止痛、祛风消肿、舒筋活络、解毒。

功效来源：《药用植物辞典》

注：《广西植物名录》有记载。

石山巴豆 巴豆

Croton euryphyllus W. W. Sm.

凭证标本：阳朔县普查队 450321180414023LY (IBK)

功效：成熟果实、种子，泻下祛积、逐水消肿。根，温中散寒、祛风活络。叶，外用治冻疮，并可杀孑孓、蝇蛆。

功效来源：《中国药典》（2020年版）

毛果巴豆 小叶双眼龙

Croton lachynocarpus Benth.

凭证标本：阳朔县普查队 450321180503067LY (IBK)

功效：根、叶，散寒除湿、祛风活血。

功效来源：《中华本草》

巴豆

Croton tiglium L.

凭证标本：阳朔县普查队 450321170705049LY (IBK)

功效：成熟果实、种子，泻下祛积、逐水消肿。根，温中散寒、祛风活络。叶，外用治冻疮，并可杀孑孓、蝇蛆。

功效来源：《中国药典》（2020年版）

大戟属 *Euphorbia* L.
猩猩草

Euphorbia cyathophora Murray

功效：全草，调经、止血、止咳、接骨、消肿。

功效来源：《药用植物辞典》

注：《广西植物名录》有记载。

飞扬草

Euphorbia hirta L.

凭证标本：阳朔县普查队 450321180923034LY (IBK)

功效：全草，清热解毒、止痒利湿、通乳。

功效来源：《中国药典》（2020年版）

地锦草

Euphorbia humifusa Willd. ex Schltdl.

功效：全草，清热解毒、凉血止血、利湿退黄。

功效来源：《中国药典》（2020年版）

注：县域内普遍分布。

通奶草

Euphorbia hypericifolia L.

凭证标本：阳朔县普查队 450321170707023LY (IBK)

功效：全草，清热解毒、散血止血、利水、健脾、通奶。茎、叶，解热。

功效来源：《药用植物辞典》

铁海棠

Euphorbia milii Des Moul.

功效：花，止血。茎、叶，拔毒消肿。

功效来源：《全国中草药汇编》

注：《广西植物名录》有记载。

大戟 京大戟
Euphorbia pekinensis Rupr.
凭证标本：阳朔县普查队 450321180502068LY（IBK）
功效：根，泻水逐饮、消肿散结。
功效来源：《中国药典》（2020年版）

一品红 猩猩木
Euphorbia pulcherrima Willd. ex Klotzsch
功效：全株，调经止血、接骨消肿。
功效来源：《全国中草药汇编》
注：《广西植物名录》有记载。

千根草 小飞扬草
Euphorbia thymifolia L.
功效：全草，清热利湿、收敛止痒。
功效来源：《全国中草药汇编》
注：县域内普遍分布。

白饭树属 *Flueggea* Willd.
一叶萩
Flueggea suffruticosa (Pall.) Baill.
凭证标本：阳朔县普查队 450321170808017LY（IBK）
功效：嫩枝叶、根，活血舒筋、健脾益肾。
功效来源：《药用植物辞典》

白饭树
Flueggea virosa (Roxb. ex Willd.) Voigt
凭证标本：阳朔县普查队 450321170808035LY（IBK）
功效：全株，清热解毒、消肿止痛、止痒止血。
功效来源：《全国中草药汇编》

算盘子属 *Glochidion* J. R. Forst. et G. Forst.
毛果算盘子
Glochidion eriocarpum Champ. ex Benth.
凭证标本：阳朔县普查队 450321180505012LY（IBK）
功效：根、叶，清热利湿、解毒止痒。
功效来源：《全国中草药汇编》

算盘子
Glochidion puberum (L.) Hutch.
凭证标本：阳朔县普查队 450321170808030LY（IBK）
功效：根、叶、果实，清热利湿、行气、活血、解毒消肿。
功效来源：《中华本草》

野桐属 *Mallotus* Lour.
白背叶
Mallotus apelta (Lour.) Müll. Arg.
凭证标本：阳朔县普查队 450321180920040LY（IBK）

功效：根、叶，柔肝活血、健脾化湿、收敛固脱。
功效来源：《全国中草药汇编》

毛桐
Mallotus barbatus (Wall.) Müll. Arg.
凭证标本：阳朔县普查队 450321180503055LY（IBK）
功效：根、叶，清热、利湿。
功效来源：《中华本草》

粗糠柴
Mallotus philippinensis (Lam.) Müll. Arg.
凭证标本：阳朔县普查队 450321170707050LY（IBK）
功效：果实表面的粉状茸毛和根，驱虫。
功效来源：《全国中草药汇编》

石岩枫 杠香藤
Mallotus repandus (Willd.) Müll. Arg.
凭证标本：阳朔县普查队 450321180414036LY（IBK）
功效：根、茎、叶，祛风除湿、活血通络、解毒消肿、驱虫止痒。
功效来源：《中华本草》

木薯属 *Manihot* Mill.
木薯
Manihot esculenta Crantz
功效：叶、根，解毒消肿。
功效来源：《中华本草》
注：《广西植物名录》有记载。

叶下珠属 *Phyllanthus* L.
余甘子
Phyllanthus emblica L.
功效：成熟果实，清热凉血、消食健胃、生津止咳。
功效来源：《中国药典》（2020年版）
注：《广西植物名录》有记载。

落萼叶下珠
Phyllanthus flexuosus (Sieb. et Zucc.) Muell. Arg.
凭证标本：阳朔县普查队 450321180502079LY（IBK）
功效：根，用于小儿疳积。茎、叶，用于风湿痛。全株，用于过敏性皮疹、小儿夜啼。
功效来源：《药用植物辞典》

叶下珠
Phyllanthus urinaria L.
凭证标本：阳朔县普查队 450321170707032LY（IBK）
功效：全草，清热利尿、消积、明目。
功效来源：《全国中草药汇编》

蜜甘草
Phyllanthus ussuriensis Rupr. et Maxim.

凭证标本：阳朔县普查队 450321170707043LY (IBK)
功效：全草，清热利尿、明目、消食止泻、利胆。
功效来源：《药用植物辞典》

黄珠子草

Phyllanthus virgatus G. Forst.
凭证标本：阳朔县普查队 450321180503003LY (IBK)
功效：全草，健脾消积、利尿通淋、清热解毒。
功效来源：《中华本草》

蓖麻属 *Ricinus* L.

蓖麻 蓖麻子

Ricinus communis L.
功效：成熟种子，消肿拔毒、泻下通滞。
功效来源：《中国药典》（2020年版）
注：《广西植物名录》有记载。

乌桕属 *Sapium* Jacq.

济新乌桕

Sapium chihsinianum S. Lee
凭证标本：阳朔县普查队 450321170707041LY (IBK)
功效：根、树皮，用于水肿、大便燥结、小便急胀。叶、果实，用于湿疹、皮肤瘙痒、毒蛇咬伤。
功效来源：《广西中药资源名录》

山乌桕

Sapium discolor (Champ. ex Benth.) Müll. Arg.
凭证标本：阳朔县普查队 450321180926011LY (IBK)
功效：根皮、树皮及叶，泻下逐水、消肿散瘀。
功效来源：《全国中草药汇编》

圆叶乌桕

Sapium rotundifolium Hemsl.
凭证标本：阳朔县普查队 450321170808026LY (IBK)
功效：叶、果实，解毒消肿、杀虫。
功效来源：《中华本草》

乌桕 乌桕子

Sapium sebiferum (L.) Roxb.
凭证标本：阳朔县普查队 450321180504027LY (IBK)
功效：种子，拔毒消肿、杀虫止痒。
功效来源：《中华本草》

守宫木属 *Sauropus* Blume

方枝守宫木

Sauropus quadrangularis (Willd.) Müll. Arg.
凭证标本：阳朔县普查队 450321180416043LY (IBK)
功效：全草，用于毒蛇咬伤。
功效来源：《药用植物辞典》

地构叶属 *Speranskia* Baill.

广东地构叶 蛋不老

Speranskia cantonensis (Hance) Pax et K. Hoffm.
凭证标本：阳朔县普查队 450321170706051LY (IBK)
功效：全草，祛风湿、通经络、破瘀止痛。
功效来源：《中华本草》

油桐属 *Vernicia* Lour.

油桐

Vernicia fordii (Hemsl.) Airy Shaw
凭证标本：阳朔县普查队 450321170707058LY (IBK)
功效：根、叶、花、果实、种子所榨出的油，下气消积、利水化痰、驱虫。
功效来源：《中华本草》

木油桐

Vernicia montana Lour.
凭证标本：阳朔县普查队 450321180505006LY (IBK)
功效：根、叶、果实，杀虫止痒、拔毒生肌。
功效来源：《药用植物辞典》

136a. 虎皮楠科 Daphniphyllaceae

虎皮楠属 *Daphniphyllum* Blume

牛耳枫

Daphniphyllum calycinum Benth.
凭证标本：阳朔县普查队 450321180921003LY (IBK)
功效：根、小枝、叶、果实，清热解毒、活血化瘀。
功效来源：《中华本草》

虎皮楠

Daphniphyllum oldhamii (Hemsl.) Rosenthal
凭证标本：阳朔县普查队 450321181110008LY (IBK)
功效：根、叶，清热解毒、活血散瘀。
功效来源：《中华本草》

139a. 鼠刺科 Escalloniaceae

鼠刺属 *Itea* L.

牛皮桐

Itea chinensis Hook. et Arn. f. *angustata* Y. C. Wu
凭证标本：阳朔县普查队 450321180503056LY (IBK)
功效：根、叶，用于风湿痛、跌打肿痛。
功效来源：《广西中药资源名录》

厚叶鼠刺

Itea coriacea Wu
功效：叶，用于刀伤出血。
功效来源：《药用植物辞典》
注：《广西植物名录》有记载。

腺鼠刺

Itea glutinosa Hand.-Mazz.

凭证标本：广西植被调查队 53827 (GXMI)

功效：根、花，续筋接骨、强壮滋补、润肺止咳。

功效来源：《药用植物辞典》

142. 绣球花科 Hydrangeaceae

常山属 *Dichroa* Lour.

常山

Dichroa febrifuga Lour.

凭证标本：阳朔县普查队 450321180922028LY (IBK)

功效：根，截疟、涌吐痰涎。

功效来源：《中国药典》（2020年版）

绣球属 *Hydrangea* L.

粗枝绣球

Hydrangea robusta Hook. f. et Thomson

凭证标本：广西植被调查队 53682 (GXMI)

功效：叶，清热抗疟。

功效来源：《药用植物辞典》

143. 蔷薇科 Rosaceae

龙芽草属 *Agrimonia* L.

龙芽草 仙鹤草

Agrimonia pilosa Ledeb.

凭证标本：阳朔县普查队 450321180921033LY (IBK)

功效：地上部分，收敛止血、杀虫。

功效来源：《中华本草》

桃属 *Amygdalus* L.

桃 桃花

Amygdalus persica L.

功效：花，泻下通便、利水消肿。

功效来源：《全国中草药汇编》

注：《广西植物名录》有记载。

杏属 *Armeniaca* Scop.

梅 梅花

Armeniaca mume Sieb.

凭证标本：阳朔县普查队 450321180502017LY (IBK)

功效：花蕾，疏肝和中、化痰散结。

功效来源：《中国药典》（2020年版）

樱属 *Cerasus* Mill.

钟花樱桃

Cerasus campanulata (Maxim.) A. N. Vassiljeva

凭证标本：覃灏富 17 (IBK)

功效：日本药用植物。

功效来源：《药用植物辞典》

木瓜属 *Chaenomeles* Lindl.

皱皮木瓜

Chaenomeles speciosa (Sweet) Nakai

功效：果实，平肝舒筋、和胃化湿。

功效来源：《药用植物辞典》

注：《广西植物名录》有记载。

蛇莓属 *Duchesnea* Sm.

蛇莓

Duchesnea indica (Andrews) Focke

凭证标本：阳朔县普查队 450321180502035LY (IBK)

功效：全草、根，清热解毒、散瘀消肿、凉血止血。

功效来源：《中华本草》

枇杷属 *Eriobotrya* Lindl.

大花枇杷

Eriobotrya cavaleriei (H. Lév.) Rehder

凭证标本：秦俊用等 100487 (IBK)

功效：叶，清肺止咳。花、叶、根皮，清肺、止咳、平喘、消肿止痛。

功效来源：《药用植物辞典》

枇杷 枇杷叶

Eriobotrya japonica (Thunb.) Lindl.

凭证标本：阳朔县普查队 450321180416032LY (IBK)

功效：叶，清肺止咳、降逆止呕。

功效来源：《中国药典》（2020年版）

路边青属 *Geum* L.

日本路边青

Geum japonicum Thunb.

功效：全草，补虚益肾、活血解毒。

功效来源：《药用植物辞典》

注：县域内普遍分布。

桂樱属 *Laurocerasus* Duham.

腺叶桂樱

Laurocerasus phaeosticta (Hance) C. K. Schneid.

凭证标本：阳朔县普查队 450321170809040LY (IBK)

功效：全株、种子，活血祛瘀、镇咳利尿、润燥滑肠。

功效来源：《药用植物辞典》

刺叶桂樱

Laurocerasus spinulosa (Sieb. et Zucc.) C. K. Schneid.

凭证标本：秦俊用 8150 (IBK)

功效：果实、种子，祛风除湿、消肿止血。

功效来源：《药用植物辞典》

大叶桂樱

Laurocerasus zippeliana (Miq.) T. T. Yü et L. T. Lu

凭证标本：邓先福等 15 (IBSC)

功效：根，用于鹤膝风、跌打损伤。叶，镇咳祛痰、祛风解毒。

功效来源：《药用植物辞典》

苹果属 *Malus* Mill.
台湾海棠

Malus doumeri (Bois) A. Chev.

凭证标本：陈照宙 53243 (IBK)

功效：果实，消积、健胃、助消化。

功效来源：《药用植物辞典》

石楠属 *Photinia* Lindl.
光叶石楠 醋林子

Photinia glabra (Thunb.) Maxim.

凭证标本：覃灏富 84 (IBK)

功效：果实，杀虫、止血、涩肠、生津、解酒。叶，清热利尿、消肿止痛。

功效来源：《中华本草》

小叶石楠

Photinia parvifolia (E. Pritz.) C. K. Schneid.

凭证标本：阳朔县普查队 450321170808011LY (IBK)

功效：根，清热解毒、活血止痛。

功效来源：《中华本草》

桃叶石楠

Photinia prunifolia (Hook. et Arn.) Lindl.

凭证标本：阳朔县普查队 450321180920010LY (IBK)

功效：叶，祛风、通络、益肾。

功效来源：《药用植物辞典》

石楠

Photinia serratifolia (Desf.) Kalkman

凭证标本：陈照宙 53460 (IBK)

功效：叶，祛风通络、止痛、镇静解热、利尿、补肾强筋。根，解热镇痛。果实，破积聚、逐风痹。

功效来源：《药用植物辞典》

委陵菜属 *Potentilla* L.
蛇含委陵菜 蛇含

Potentilla kleiniana Wight et Arn.

凭证标本：阳朔县普查队 450321180503005LY (IBK)

功效：全草，清热定惊、截疟、止咳化痰、解毒活血。

功效来源：《中华本草》

李属 *Prunus* L.
李

Prunus salicina Lindl.

功效：根，清热解毒、利湿、止痛。种仁，活血祛瘀、滑肠、利水。

功效来源：《全国中草药汇编》

注：《广西植物名录》有记载。

火棘属 *Pyracantha* M. Roem.
全缘火棘

Pyracantha atalantioides (Hance) Stapf

功效：果实、叶、根，清热解毒、凉血活血、消肿止痛、止血止泻、拔脓。

功效来源：《药用植物辞典》

注：《广西植物名录》有记载。

火棘

Pyracantha fortuneana (Maxim.) Li

凭证标本：阳朔县普查队 450321170705068LY (IBK)

功效：叶、果实，清热解毒、止血。

功效来源：《中华本草》

梨属 *Pyrus* L.
豆梨

Pyrus calleryana Decne. var. *calleryana*

功效：根皮，清热解毒、敛疮。果实，健脾消食、涩肠止痢。

功效来源：《中华本草》

注：县域内普遍分布。

楔叶豆梨 豆梨

Pyrus calleryana Decne. var. *koehnei* (C. K. Schneid.) T. T. Yü

凭证标本：罗兆国等 6–6540 (GXMI)

功效：根、果实，止泻、止痢。

功效来源：《药用植物辞典》

沙梨

Pyrus pyrifolia (Burm. f.) Nakai

功效：果实，生津、润燥、清热、化痰。

功效来源：《广西壮族自治区壮药质量标准 第三卷》（2018年版）

注：《广西植物名录》有记载。

石斑木属 *Rhaphiolepis* Lindl.
石斑木

Rhaphiolepis indica (L.) Lindl.

凭证标本：陈照宙 53180 (IBK)

功效：根，活血祛风、止痛、消肿解毒。叶，清热解毒、散寒、消肿、止血。

功效来源：《药用植物辞典》

蔷薇属 *Rosa* L.
月季花

Rosa chinensis Jacquem.

功效：花，活血调经、疏肝解郁。

功效来源：《中国药典》（2020年版）

注：《广西植物名录》有记载。

小果蔷薇 金樱根
Rosa cymosa Tratt.
凭证标本：阳朔县普查队 450321180923013LY (IBK)
功效：根、根状茎，清热解毒、利湿消肿、收敛止血、活血散瘀、固涩益肾。
功效来源：《广西壮族自治区瑶药材质量标准 第一卷》（2014年版）

软条七蔷薇
Rosa henryi Boulenger
凭证标本：阳朔县普查队 450321170710022LY (IBK)
功效：根、祛风除湿、活血调经、化痰、止血。
功效来源：《药用植物辞典》

金樱子
Rosa laevigata Michx.
凭证标本：阳朔县普查队 450321170707042LY (IBK)
功效：成熟果实，固精缩尿、固崩止带、涩肠止泻。
功效来源：《中国药典》（2020年版）

悬钩子属 *Rubus* L.
腺毛莓 红牛毛刺
Rubus adenophorus Rolfe
凭证标本：阳朔县普查队 450321180502053LY (IBK)
功效：根、叶，和血调气、止痛、止痢。
功效来源：《全国中草药汇编》

粗叶悬钩子
Rubus alceifolius Poir.
凭证标本：阳朔县普查队 450321180919021LY (IBK)
功效：根、叶，清热利湿、止血、散瘀。
功效来源：《中华本草》

寒莓 寒莓根
Rubus buergeri Miq.
凭证标本：阳朔县普查队 450321181110022LY (IBK)
功效：根，清热解毒、活血止痛。
功效来源：《中华本草》

掌叶覆盆子
Rubus chingii Hu
凭证标本：阳朔县普查队 450321180913006LY (IBK)
功效：果实，益肾、固精、缩尿。茎、叶，清肝明目、清热除湿。
功效来源：《药用植物辞典》

小柱悬钩子
Rubus columellaris Tutcher
凭证标本：覃灏富 700158 (IBK)
功效：根，外用治跌打损伤。
功效来源：《药用植物辞典》

山莓
Rubus corchorifolius L. f.
功效：根、叶，活血、止血、祛风利湿。
功效来源：《全国中草药汇编》
注：县域内普遍分布。

毛叶插田藨
Rubus coreanus Miq. var. *tomentosus* Card.
凭证标本：阳朔县普查队 450321180502042LY (IBK)
功效：根，行气活血、止血调经、补肾固精、助阳明目、缩小便。果实，补肾固精。
功效来源：《药用植物辞典》

华南悬钩子
Rubus hanceanus Kuntze
凭证标本：阳朔县普查队 450321170706058LY (IBK)
功效：根、叶，用于跌打肿痛、刀伤出血、月经不调、产后恶露不尽。
功效来源：《药用植物辞典》

无腺白叶莓
Rubus innominatus S. Moore var. *kuntzeanus* (Hemsl.) L. H. Bailey
凭证标本：阳朔县普查队 450321180504037LY (IBK)
功效：根，祛风、平喘止咳。
功效来源：《药用植物辞典》

高粱泡 高粱泡叶
Rubus lambertianus Ser.
凭证标本：阳朔县普查队 450321181108025LY (IBK)
功效：叶，清热解毒、清肺止咳、疏风解表、活血调经、凉血散瘀、补肾固精。
功效来源：《药用植物辞典》

茅莓
Rubus parvifolius L.
凭证标本：阳朔县普查队 450321180416037LY (IBK)
功效：地上部分、根，清热解毒、散瘀止血、杀虫疗疮。
功效来源：《中华本草》

梨叶悬钩子 红筋钩
Rubus pirifolius Sm.
凭证标本：覃灏富 28 (IBK)
功效：根，清肺凉血、解郁。
功效来源：《全国中草药汇编》

浅裂锈毛莓
Rubus reflexus Ker Gawl. var. *hui* (Diels ex Hu) F. P. Metcalf
功效：根，用于细菌性痢疾、风湿痹痛。
功效来源：《广西中药资源名录》

注：县域内零星分布。

深裂悬钩子 七爪风
Rubus reflexus Ker Gawl. var. *lanceolobus* F. P. Metcalf
凭证标本：阳朔县普查队 450321180503060LY (IBK)
功效：根，祛风除湿、活血通络。
功效来源：《全国中草药汇编》

锈毛莓
Rubus reflexus Ker. Gawl. var. *reflexus*
功效：根，用于风湿疼痛。
功效来源：《广西中药资源名录》
注：县域内零星分布。

空心泡
Rubus rosifolius Sm.
凭证标本：钟树权 A60395 (IBK)
功效：根、叶，清热解毒、活血止痛、凉血止血、收敛止带、止汗、止咳、止痢。
功效来源：《药用植物辞典》

红腺悬钩子 牛奶莓
Rubus sumatranus Miq.
凭证标本：阳朔县普查队 450321180925043LY (IBK)
功效：根，清热解毒、开胃、利水。
功效来源：《中华本草》

灰白毛莓
Rubus tephrodes Hance
凭证标本：阳朔县普查队 450321170705017LY (IBK)
功效：果实、种子，补肝肾、缩小便、补气益精。叶，止血解毒。
功效来源：《药用植物辞典》

地榆属 *Sanguisorba* L.
地榆
Sanguisorba officinalis L.
凭证标本：钟树权 A60365 (IBK)
功效：根，凉血止血、解毒敛疮。
功效来源：《中国药典》（2020年版）

花楸属 *Sorbus* L.
石灰花楸
Sorbus folgneri (C. K. Schneid.) Rehder
凭证标本：覃灏富 700156 (IBK)
功效：果实、茎，祛风除湿、舒筋活络。
功效来源：《药用植物辞典》

绣线菊属 *Spiraea* L.
绣球绣线菊 珍珠绣球
Spiraea blumei G. Don

凭证标本：阳朔县普查队 450321180416033LY (IBK)
功效：根、果实，调气、止痛、散瘀利湿。
功效来源：《全国中草药汇编》

麻叶绣线菊
Spiraea cantoniensis Lour.
凭证标本：阳朔县普查队 450321170707010LY (IBK)
功效：枝叶，外治疮疥。
功效来源：《广西中药资源名录》

中华绣线菊 笑靥花
Spiraea chinensis Maxim.
凭证标本：阳朔县普查队 450321180504051LY (IBK)
功效：根，利咽消肿、祛风止痛。
功效来源：《中华本草》

145. 蜡梅科 Calycanthaceae
蜡梅属 *Chimonanthus* Lindl.
山蜡梅
Chimonanthus nitens Oliv.
凭证标本：阳朔县普查队 450321181112017LY (IBK)
功效：叶，解表祛风、清热解毒。
功效来源：《全国中草药汇编》

146. 含羞草科 Mimosaceae
猴耳环属 *Abarema* Pittier
围涎树 尿桶弓
Abarema clypearia (Jack.) Kosterm.
功效：枝叶，祛风消肿、凉血解毒、收敛生肌。
功效来源：《中华本草》
注：《广西植物名录》有记载。

亮叶猴耳环
Abarema lucida (Benth.) Kosterm.
凭证标本：阳朔县普查队 450321180920018LY (IBK)
功效：枝、叶，消肿、祛风除湿、凉血、消炎生肌。
功效来源：《药用植物辞典》

金合欢属 *Acacia* Mill.
儿茶
Acacia catechu (L. f.) Willd.
功效：去皮枝干，活血止痛、止血生肌、收湿敛疮、清肺化痰。
功效来源：《中国药典》（2020年版）
注：《广西植物名录》有记载。

合欢属 *Albizia* Durazz.
楹树
Albizia chinensis (Osbeck) Merr.
功效：树皮，固涩止泻、收敛生肌。
功效来源：《药用植物辞典》

注：《广西植物名录》有记载。

天香藤
Albizia corniculata (Lour.) Druce
凭证标本：阳朔县普查队 450321180921018LY (IBK)
功效：根、树皮，用于风湿骨痛、小便不利。
功效来源：《广西中药资源名录》

山槐
Albizia kalkora (Roxb.) Prain
凭证标本：阳朔县普查队 450321170710016LY (IBK)
功效：根、树皮、花，舒筋活络、活血、消肿止痛、解郁安神。
功效来源：《药用植物辞典》

银合欢属 *Leucaena* Benth.
银合欢
Leucaena leucocephala (Lam.) de Wit
凭证标本：梁乃宽等 45822 (GXMI)
功效：种子、驱虫、消渴。
功效来源：《药用植物辞典》

含羞草属 *Mimosa* L.
含羞草
Mimosa pudica L.
功效：全草，凉血解毒、清热利湿、镇静安神。
功效来源：《中华本草》
注：《广西植物名录》有记载。

147. 苏木科 Caesalpiniaceae
羊蹄甲属 *Bauhinia* L.
龙须藤
Bauhinia championii (Benth.) Benth.
凭证标本：阳朔县普查队 450321180923006LY (IBK)
功效：根、茎、叶、种子，祛风除湿、行气活血。
功效来源：《中华本草》

云实属 *Caesalpinia* L.
云实
Caesalpinia decapetala (Roth) Alston
凭证标本：阳朔县普查队 450321170707060LY (IBK)
功效：根、根皮、种子，祛风除湿、解毒消肿。
功效来源：《中华本草》

喙荚云实 南蛇簕
Caesalpinia minax Hance
功效：茎，清热利湿、散瘀止痛。
功效来源：《广西壮族自治区瑶药材质量标准 第一卷》（2014年版）
注：《广西植物名录》有记载。

鸡嘴簕
Caesalpinia sinensis (Hemsl.) J. E. Vidal
凭证标本：阳朔县普查队 450321180502052LY (IBK)
功效：根、茎、叶，清热解毒、消肿止痛、止痒。
功效来源：《药用植物辞典》

矮含羞草属 *Chamaecrista* Moench
含羞草决明
Chamaecrista mimosoides (L.) Greene
凭证标本：阳朔县普查队 450321180923047LY (IBK)
功效：全草，清热解毒、散瘀化积、利尿通便。种子，利尿、健胃。
功效来源：《药用植物辞典》

短叶决明
Chamaecrista nictitans (L.) Moench subsp. *patellaris* (DC. ex Collad.) H. S. Irwin et Barneby
功效：种子，清热利湿、散瘀化积。根，清热解毒、平肝、安神、消肿排脓。全草，泻下。
功效来源：《药用植物辞典》
注：《广西植物名录》有记载。

皂荚属 *Gleditsia* L.
皂荚
Gleditsia sinensis Lam.
凭证标本：阳朔县普查队 450321181113003LY (IBK)
功效：棘刺、不育果实，消肿托毒、排脓、杀虫。
功效来源：《中国药典》（2020年版）

老虎刺属 *Pterolobium* R. Br. ex Wight et Arn.
老虎刺
Pterolobium punctatum Hemsl.
凭证标本：阳朔县普查队 450321170710008LY (IBK)
功效：根，消炎、解热、止痛。
功效来源：《全国中草药汇编》

山扁豆属 *Senna* Mill.
双荚决明
Senna bicapsularis (L.) Roxb.
凭证标本：阳朔县普查队 450321180504006LY (IBK)
功效：叶、种子，泻下导滞，用于便秘。
功效来源：《药用植物辞典》

望江南 望江南子
Senna occidentalis (L.) Link
功效：种子，清肝明目、健胃、通便、解毒。
功效来源：《广西中药材标准 第一册》（1990年版）
注：《广西植物名录》有记载。

决明 决明子
Senna tora (L.) Roxb.
凭证标本：阳朔县普查队 450321180919023LY (IBK)
功效：成熟种子，清热明目、润肠通便。
功效来源：《中国药典》（2020年版）

148. 蝶形花科 Papilionaceae
落花生属 *Arachis* L.
落花生 花生衣
Arachis hypogaea L.
凭证标本：阳朔县普查队 450321170705020LY (IBK)
功效：种皮，止血、散瘀、消肿。
功效来源：《全国中草药汇编》

黄芪属 *Astragalus* L.
紫云英 红花菜
Astragalus sinicus L.
功效：全草，清热解毒、祛风明目、凉血止血。
功效来源：《中华本草》
注：《广西植物名录》有记载。

木豆属 *Cajanus* Adans.
木豆
Cajanus cajan (L.) Huth
功效：根，利湿消肿、散瘀止痛。
功效来源：《全国中草药汇编》
注：《广西植物名录》有记载。

蔓草虫豆
Cajanus scarabaeoides (L.) Thouars
凭证标本：阳朔县普查队 450321180919035LY (IBK)
功效：叶，解暑利尿、止血生肌。
功效来源：《全国中草药汇编》

昆明鸡血藤属 *Callerya* Endl.
雪峰山崖豆藤
Callerya dielsiana Harms var. *solida* (T. C. Chen ex Z. Wei) X. Y. Zhu
凭证标本：阳朔县普查队 450321180922002LY (IBK)
功效：根，补血、行血。
功效来源：《药用植物辞典》

宽序崖豆藤
Callerya eurybotrya (Drake) Schot
凭证标本：陈照宙 53861 (IBK)
功效：全株、藤茎，祛风湿、解毒。
功效来源：《药用植物辞典》

亮叶崖豆藤
Callerya nitida (Benth.) R. Geesink
凭证标本：阳朔县普查队 450321180920023LY (IBK)

功效：根、藤茎，活血补血、通经活络、解热解毒、止痢。
功效来源：《药用植物辞典》

网脉崖豆藤 鸡血藤
Callerya reticulata (Benth.) Schot
凭证标本：阳朔县普查队 450321181113004LY (IBK)
功效：藤茎，补血、活血、通络。
功效来源：《中国药典》（2020年版）

锦鸡儿属 *Caragana* Fabr.
锦鸡儿
Caragana sinica (Buc'hoz) Rehder
凭证标本：梁乃宽等 45803 (GXMI)
功效：根，滋补强壮、活血调经、祛风利湿。花，祛风活血、止咳化痰。
功效来源：《全国中草药汇编》

蝙蝠草属 *Christia* Moench
铺地蝙蝠草 半边钱
Christia obcordata (Poir.) Bakh. f. ex Meeuwen
凭证标本：阳朔县普查队 450321180504009LY (IBK)
功效：全株，利水通淋、散瘀止血、清热解毒。
功效来源：《中华本草》

舞草属 *Codariocalyx* Hassk.
小叶三点金
Codariocalyx microphyllus (Thunb.) H. Ohashi
凭证标本：陈照宙 53352 (IBK)
功效：根、全草，健脾利湿、止咳平喘、解毒消肿。
功效来源：《全国中草药汇编》

舞草
Codariocalyx motorius (Houtt.) H. Ohashi
凭证标本：陈照宙 53368 (IBK)
功效：全草，安神、镇静、祛瘀生新、活血消肿。
功效来源：《全国中草药汇编》

猪屎豆属 *Crotalaria* L.
响铃豆
Crotalaria albida B. Heyne ex Roth
凭证标本：阳朔县普查队 450321180919010LY (IBK)
功效：根、全草，清热解毒、止咳平喘。
功效来源：《全国中草药汇编》

大猪屎豆 马铃根
Crotalaria assamica Benth.
功效：根、叶，清热解毒、凉血降压、利水。
功效来源：《全国中草药汇编》
注：县域内普遍分布。

中国猪屎豆
Crotalaria chinensis L.
凭证标本：IBK00070574 (IBK)
功效：全草，外用治跌打损伤、狂犬咬伤。根、叶，用于小儿疳积；外用治毒蛇咬伤。
功效来源：《药用植物辞典》

假地蓝 响铃草
Crotalaria ferruginea Graham ex Benth.
凭证标本：阳朔县普查队 450321180926026LY (IBK)
功效：全草，敛肺气、补脾肾、利小便、消肿毒。
功效来源：《中药大辞典》

假苜蓿
Crotalaria medicaginea Lam.
凭证标本：阳朔县普查队 450321180926021LY (IBK)
功效：全草，清热、化湿、利尿、抗肿瘤。
功效来源：《药用植物辞典》

黄檀属 *Dalbergia* L. f.
藤黄檀 藤檀
Dalbergia hancei Benth.
凭证标本：阳朔县普查队 450321180503064LY (IBK)
功效：茎、根，理气止痛。
功效来源：《全国中草药汇编》

多裂黄檀
Dalbergia rimosa Roxb.
凭证标本：阳朔县普查队 450321180503066LY (IBK)
功效：根，止痛、接骨。叶，疗疮。
功效来源：《药用植物辞典》

假木豆属 *Dendrolobium* (Wight et Arn.) Benth.
假木豆
Dendrolobium triangulare (Retzius) Schindler Pepert.
凭证标本：阳朔县普查队 450321180919048LY (IBK)
功效：根、叶，清热凉血、舒筋活络、健脾利湿。
功效来源：《中华本草》

鱼藤属 *Derris* Lour.
中南鱼藤 毒鱼藤
Derris fordii Oliv.
凭证标本：IBK00071421 (IBK)
功效：茎、叶，解毒杀虫。
功效来源：《中华本草》

山蚂蝗属 *Desmodium* Desv.
大叶山蚂蝗 红母鸡草
Desmodium gangeticum (L.) DC.
凭证标本：广西植被调查队 45992 (GXMI)
功效：茎、叶，祛瘀调经、解毒、止痛。

功效来源：《中华本草》

假地豆
Desmodium heterocarpon (L.) DC.
凭证标本：阳朔县普查队 450321180922034LY (IBK)
功效：全草，清热解毒、消肿止痛。
功效来源：《药用植物辞典》

大叶拿身草
Desmodium laxiflorum DC.
凭证标本：阳朔县普查队 450321181108013LY (IBK)
功效：全草，活血、平肝、清热、利湿、解毒。
功效来源：《中华本草》

饿蚂蝗
Desmodium multiflorum DC.
凭证标本：陈照宙 53369 (IBK)
功效：全株，活血止痛、解毒消肿。
功效来源：《中华本草》

长波叶山蚂蝗
Desmodium sequax Wall.
凭证标本：阳朔县普查队 450321180921047LY (IBK)
功效：根，润肺止咳、平喘、补虚、驱虫。果实，止血。全草，健脾补气。
功效来源：《药用植物辞典》

单叶拿身草
Desmodium zonatum Miq.
凭证标本：阳朔县普查队 450321180919024LY (IBK)
功效：根，清热消滞。
功效来源：《药用植物辞典》

野扁豆属 *Dunbaria* Wight et Arn.
野扁豆
Dunbaria villosa (Thunb.) Makino
凭证标本：阳朔县普查队 450321180919055LY (IBK)
功效：全草、种子，清热解毒、消肿止带。
功效来源：《中华本草》

鸡头薯属 *Eriosema* (DC.) G. Don
鸡头薯 猪仔笠
Eriosema chinense Vogel
功效：块根，清肺化痰、生津止渴、消肿。
功效来源：《中华本草》
注：《广西植物名录》有记载。

千斤拔属 *Flemingia* Roxb. ex W. T. Aiton
大叶千斤拔 千斤拔
Flemingia macrophylla (Willd.) Kuntze ex Prain
凭证标本：梁乃宽等 458064 (GXMI)

功效：根，祛风湿、强腰膝。

功效来源：《全国中草药汇编》

千斤拔

Flemingia prostrata Roxb. f. ex Roxb.

凭证标本：阳朔县普查队 450321180913001LY (IBK)

功效：根，祛风湿、强腰膝。

功效来源：《全国中草药汇编》

球穗千斤拔

Flemingia strobilifera (L.) R. Br.

凭证标本：秦俊用 8055 (IBK)

功效：叶，止血、生肌收口、驱虫。

功效来源：《药用植物辞典》

乳豆属 *Galactia* P. Browne

乳豆

Galactia tenuiflora (Klein ex Willd.) Wight et Arn.

凭证标本：阳朔县普查队 450321180913002LY (IBK)

功效：全株，用于腹痛、吐泻；外用治骨折。

功效来源：《广西中药资源名录》

长柄山蚂蝗属 *Hylodesmum* H. Ohashi et R. R. Mill

长柄山蚂蝗

Hylodesmum podocarpum (DC.) H. Ohashi et R. R. Mill

凭证标本：阳朔县普查队 450321180925005LY (IBK)

功效：全草、根、叶，发表散寒、止血、破瘀消肿、健脾化湿。

功效来源：《药用植物辞典》

木蓝属 *Indigofera* L.

远志木蓝

Indigofera squalida Prain

凭证标本：欧大珍等 6-6522 (GXMI)

功效：全草，活血止痛。块根，消炎、止痛。

功效来源：《药用植物辞典》

三叶木蓝

Indigofera trifoliata L.

凭证标本：钟树权 A60829 (IBK)

功效：全草，清热消肿。

功效来源：《全国中草药汇编》

鸡眼草属 *Kummerowia* (A. K.) Schindl.

长萼鸡眼草 鸡眼草

Kummerowia stipulacea (Maxim.) Makino

凭证标本：阳朔县普查队 450321180923005LY (IBK)

功效：全草，清热解毒、活血、利湿止泻。

功效来源：《全国中草药汇编》

鸡眼草

Kummerowia striata (Thunb.) Schindl.

凭证标本：阳朔县普查队 450321170808038LY (IBK)

功效：全草，清热解毒、健脾利湿、活血止血。

功效来源：《中华本草》

扁豆属 *Lablab* Adans.

扁豆 白扁豆

Lablab purpureus (L.) Sw.

功效：种子，健脾化湿、和中消暑。

功效来源：《中国药典》（2020年版）

注：《广西植物名录》有记载。

胡枝子属 *Lespedeza* Michx.

胡枝子

Lespedeza bicolor Turcz.

凭证标本：阳朔县普查队 450321180920032LY (IBK)

功效：根，解表。

功效来源：《全国中草药汇编》

截叶铁扫帚 铁扫帚

Lespedeza cuneata (Dum-Cours.) G. Don

凭证标本：阳朔县普查队 450321180923001LY (IBK)

功效：根、全株，清热利湿、消食除积、祛痰止咳。

功效来源：《全国中草药汇编》

鸡血藤属 *Millettia* Wight et Arn.

皱果崖豆藤

Millettia oosperma Dunn

凭证标本：覃灏富等 27 (IBSC)

功效：藤茎，补血。种子，用于痢疾。

功效来源：《药用植物辞典》

厚果崖豆藤 苦檀子

Millettia pachycarpa Benth.

凭证标本：阳朔县普查队 450321180504035LY (IBK)

功效：根、叶、种子，散瘀消肿。

功效来源：《全国中草药汇编》

疏叶崖豆 小牛力

Millettia pulchra (Benth.) Kurz var. *laxior* (Dunn) Z. Wei

凭证标本：阳朔县普查队 450321170710002LY (IBK)

功效：根、叶，散瘀消肿、补虚宁神。

功效来源：《中华本草》

印度崖豆藤

Millettia pulchra Kurz

凭证标本：IBK00073799 (IBK)

功效：藤茎、根，活血止血、散瘀、止痛、消肿、宁神。

功效来源：《药用植物辞典》

喙果崖豆藤

Millettia tsui Metc.

功效：根、藤茎，行血、补气、祛风。茎，补血、祛风湿、调经。

功效来源：《药用植物辞典》

注：《广西植物名录》有记载。

油麻藤属 *Mucuna* Adans.

白花油麻藤

Mucuna birdwoodiana Tutcher

凭证标本：阳朔县普查队 450321180502051LY (IBK)

功效：藤茎，补血、通经络、强筋骨。

功效来源：《全国中草药汇编》

大井属 *Ohwia* H. Ohashi

小槐花

Ohwia caudata (Thunb.) Ohashi

凭证标本：阳朔县普查队 450321171025008LY (IBK)

功效：根、全株，清热解毒、祛风利湿。

功效来源：《全国中草药汇编》

红豆树属 *Ormosia* Jacks.

花榈木

Ormosia henryi Prain

凭证标本：阳朔县普查队 450321181107014LY (IBK)

功效：根、根皮、茎、叶，活血化瘀、祛风消肿。

功效来源：《全国中草药汇编》

苍叶红豆

Ormosia semicastrata Hance f. *pallida* F. C. How

功效：种子，用于跌打损伤。

功效来源：《广西中药资源名录》

注：《广西植物名录》有记载。

排钱树属 *Phyllodium* Desv.

毛排钱树

Phyllodium elegans (Lour.) Desv.

功效：全草，清热利湿、散瘀消肿、活血。

功效来源：《药用植物辞典》

注：《广西植物名录》有记载。

排钱树

Phyllodium pulchellum (L.) Desv.

凭证标本：秦俊用 8129 (IBK)

功效：根、地上部分，清热利水。

功效来源：《中华本草》

豌豆属 *Pisum* L.

豌豆

Pisum sativum L.

功效：种子，和中下气、强壮、利小便、解疮毒。

花、叶，清热除湿、清凉解暑、消肿散结。

功效来源：《药用植物辞典》

注：《广西植物名录》有记载。

葛属 *Pueraria* DC.

葛

Pueraria montana (Lour.) Merr. var. *lobata* (Willd.) Maesen et S. M. Almeida ex Sanjappa et Predeep

凭证标本：IBK00074806 (IBK)

功效：块根，清热解毒、生津止渴、升阳、醒酒、退疹、止泻止痢。

功效来源：《药用植物辞典》

鹿藿属 *Rhynchosia* Lour.

鹿藿

Rhynchosia volubilis Lour.

凭证标本：阳朔县普查队 450321170707025LY (IBK)

功效：根、茎、叶，活血止痛、解毒、消积。

功效来源：《中华本草》

田菁属 *Sesbania* Scop.

田菁

Sesbania cannabina (Retz.) Poir.

功效：叶、种子，消炎、止痛。

功效来源：《全国中草药汇编》

注：《广西植物名录》有记载。

槐属 *Sophora* L.

槐

Sophora japonica L.

凭证标本：阳朔县普查队 450321170808020LY (IBK)

功效：花、花蕾、成熟果实，凉血止血、清肝泻火。

功效来源：《中国药典》（2020年版）

葫芦茶属 *Tadehagi* H. Ohashi

蔓茎葫芦茶

Tadehagi pseudotriquetrum (DC.) H. Ohashi

凭证标本：阳朔县普查队 450321181107008LY (IBK)

功效：根、全株，清热解毒、消积利湿、祛痰止咳、止呕、杀虫。

功效来源：《药用植物辞典》

葫芦茶

Tadehagi triquetrum (L.) H. Ohashi

功效：根、枝叶，清热止咳、拔毒散结。

功效来源：《广西壮族自治区壮药质量标准 第一卷》（2008年版）

注：《广西植物名录》有记载。

狸尾豆属 *Uraria* Desv.

狸尾豆 狸尾草

Uraria lagopodioides (L.) Desv. ex DC.

凭证标本：阳朔县普查队 450321180923004LY (IBK)

功效：全草，清热解毒、散结消肿。

功效来源：《全国中草药汇编》

野豌豆属 *Vicia* L.

蚕豆

Vicia faba L.

功效：花，凉血止血、止带、降压。种子，健脾利湿。

功效来源：《全国中草药汇编》

注：《广西植物名录》有记载。

豇豆属 *Vigna* Savi

赤豆 赤小豆

Vigna angularis (Willd.) Ohwi et H. Ohashi

功效：种子，利水消肿、解毒排脓。

功效来源：《中国药典》（2020年版）

注：《广西植物名录》有记载。

贼小豆

Vigna minima (Roxb.) Ohwi et H. Ohashi

凭证标本：阳朔县普查队 450321180921044LY (IBK)

功效：种子，清热、利尿、消肿、行气、止痛。

功效来源：《药用植物辞典》

绿豆

Vigna radiata (L.) R. Wilczek

功效：种皮，清暑止渴、利尿解毒、退目翳。种子，清热解毒、利水消暑。

功效来源：《中华本草》

注：《广西植物名录》有记载。

短豇豆

Vigna unguiculata (L.) Walp. subsp. *cylindrica* (L.) Verdc.

功效：种子，调中益气、健脾益肾。

功效来源：《药用植物辞典》

注：《广西植物名录》有记载。

豇豆

Vigna unguiculata (L.) Walp. subsp. *sesquipedalis* (L.) Verdc.

功效：种子、全株，健脾利湿、清热解毒、止血。

功效来源：《全国中草药汇编》

注：《广西植物名录》有记载。

云南野豇豆

Vigna vexillata (L.) A. Rich.

凭证标本：阳朔县普查队 450321180925002LY (IBK)

功效：根，清热解毒、消肿止痛、利咽。

功效来源：《药用植物辞典》

紫藤属 *Wisteria* Nutt.

紫藤

Wisteria sinensis (Sims) Sweet

功效：茎皮、花及种子，止痛、杀虫。

功效来源：《全国中草药汇编》

注：《广西植物名录》有记载。

151. 金缕梅科 Hamamelidaceae

蕈树属 *Altingia* Noronha

蕈树 半边风

Altingia chinensis (Champ. ex Benth.) Oliv. ex Hance

功效：根，祛风湿、通经络。

功效来源：《中华本草》

注：《广西植物名录》有记载。

蚊母树属 *Distylium* Sieb. et Zucc.

杨梅叶蚊母树

Distylium myricoides Hemsl.

功效：根，通络、消肿。

功效来源：《药用植物辞典》

注：《广西植物名录》有记载。

金缕梅属 *Hamamelis* L.

金缕梅

Hamamelis mollis Oliv.

功效：根，益气。

功效来源：《中华本草》

注：《广西植物名录》有记载。

枫香树属 *Liquidambar* L.

枫香树 枫香脂

Liquidambar formosana Hance

凭证标本：阳朔县普查队 450321170707059LY (IBK)

功效：树脂，活血止痛、解毒生肌、凉血止血。

功效来源：《中国药典》（2020年版）

檵木属 *Loropetalum* R. Br. ex Rchb.

檵木 檵花

Loropetalum chinense (R. Br.) Oliv.

凭证标本：阳朔县普查队 450321180923007LY (IBK)

功效：花，清热、止血。

功效来源：《中药大辞典》

半枫荷属 *Semiliquidambar* H. T. Chang

半枫荷 金缕半枫荷叶

Semiliquidambar cathayensis H. T. Chang

功效：叶，祛风止痛、通络止痛。

功效来源：《中华本草》

注：《广西植物名录》有记载。

水丝梨属 *Sycopsis* Oliv.

水丝梨

Sycopsis sinensis Oliv.

凭证标本：陈照宙 53870 (KUN)

功效：树脂，祛风通窍。

功效来源：《药用植物辞典》

152. 杜仲科 Eucommiaceae

杜仲属 *Eucommia* Oliv.

杜仲

Eucommia ulmoides Oliv.

凭证标本：阳朔县普查队 450321170711027LY (IBK)

功效：树皮、叶，强筋骨、补肝肾、安胎。

功效来源：《中国药典》（2020年版）

156. 杨柳科 Salicaceae

杨属 *Populus* L.

响叶杨

Populus adenopoda Maxim.

凭证标本：覃灏富 700139 (IBK)

功效：根、叶、茎，散瘀活血、止痛。

功效来源：《全国中草药汇编》

柳属 *Salix* L.

垂柳 柳枝

Salix babylonica L.

功效：枝条，祛风、利湿、止痛、消肿。

功效来源：《广西中药材标准 第一册》（1990年版）

注：《广西植物名录》有记载。

159. 杨梅科 Myricaceae

杨梅属 *Myrica* L.

青杨梅

Myrica adenophora Hance f.

凭证标本：阳朔县普查队 450321180505014LY (IBK)

功效：果实，祛痰、解酒、止吐。

功效来源：《药用植物辞典》

毛杨梅 毛杨梅根皮

Myrica esculenta Buch.-Ham. ex D. Don

凭证标本：阳朔县普查队 450321180920036LY (IBK)

功效：根皮，收涩止泻、活血止痛、杀虫、敛疮。树皮，涩肠止泻、止血、止痛。

功效来源：《中华本草》

杨梅

Myrica rubra (Lour.) Siebold et Zucc.

功效：果实，生津解烦、和中消食、解酒、止血。

功效来源：《中华本草》

注：《广西植物名录》有记载。

161. 桦木科 Betulaceae

桦木属 *Betula* L.

西桦

Betula alnoides Buch.-Ham. ex D. Don

功效：叶，解毒、敛口。

功效来源：《全国中草药汇编》

注：《广西植物名录》有记载。

亮叶桦

Betula luminifera H. J. P. Winkl.

功效：叶，清热利尿。

功效来源：《全国中草药汇编》

注：《广西植物名录》有记载。

162. 榛木科 Corylaceae

鹅耳枥属 *Carpinus* L.

雷公鹅耳枥

Carpinus viminea Lindley

凭证标本：陈照宙 53348 (IBK)

功效：收载于《浙江天目山药用植物志》194页。

功效来源：《药用植物辞典》

163. 壳斗科 Fagaceae

栗属 *Castanea* Mill.

锥栗

Castanea henryi (Skan) Rehder et E. H. Wilson

凭证标本：陈照宙 53891 (KUN)

功效：叶、壳斗、种子、种仁，补脾、健胃、补肾强腰、活血止血、收敛、祛湿。

功效来源：《药用植物辞典》

栗

Castanea mollissima Blume

凭证标本：阳朔县普查队 450321180504028LY (IBK)

功效：果实，滋阴补肾。花序，止泻。

功效来源：《全国中草药汇编》

锥属 *Castanopsis* (D. Don) Spach

锥 锥栗

Castanopsis chinensis (Spreng.) Hance

凭证标本：陈照宙 53073 (IBK)

功效：壳斗、叶和种子，健胃补肾、除湿热。

功效来源：《全国中草药汇编》

甜槠

Castanopsis eyrei (Champ. ex Benth.) Tutcher

凭证标本：覃浩富 700172 (NAS)

功效：根皮，止泻。种仁，健胃燥湿、催眠。

功效来源：《药用植物辞典》

栲

Castanopsis fargesii Franch.

凭证标本：阳朔县普查队 450321181107006LY (IBK)

功效：总苞，清热、消炎、消肿止痛、止泻。

功效来源：《药用植物辞典》

黧蒴锥

Castanopsis fissa (Champ. ex Benth.) Rehder et E. H. Wilson

凭证标本：阳朔县普查队 450321181109032LY (IBK)

功效：叶，外用治跌打损伤、疮疖。果实，用于咽喉肿痛。

功效来源：《药用植物辞典》

鹿角锥

Castanopsis lamontii Hance

凭证标本：秦俊用等 200501 (NAS)

功效：种仁，用于痢疾。

功效来源：《药用植物辞典》

青冈属 *Cyclobalanopsis* Oersted

青冈 槠子皮叶

Cyclobalanopsis glauca (Thunb.) Oerst.

凭证标本：阳朔县普查队 450321170707056LY (IBK)

功效：树皮、叶，止血、敛疮。种仁，涩肠止泻、生津止渴。

功效来源：《中华本草》

小叶青冈

Cyclobalanopsis myrsinifolia (Blume) Oerst.

凭证标本：阳朔县普查队 450321181111021LY (IBK)

功效：种仁，止泻痢、消食、止渴、令健行、除恶血。树皮、叶，收敛、止血、敛疮。

功效来源：《药用植物辞典》

水青冈属 *Fagus* L.

水青冈

Fagus longipetiolata Seem.

凭证标本：IBK00082671 (IBK)

功效：壳斗，健胃、消食、理气。

功效来源：《药用植物辞典》

柯属 *Lithocarpus* Blume

柯 柯树皮

Lithocarpus glaber (Thunb.) Nakai

凭证标本：覃浩富 700153 (NAS)

功效：树皮，行气、利水。

功效来源：《中华本草》

木姜叶柯

Lithocarpus litseifolius (Hance) Chun

凭证标本：IBK00083697 (IBK)

功效：茎，祛风除湿、止痛。根，补肾助阳。叶，清热解毒、利湿。

功效来源：《药用植物辞典》

栎属 *Quercus* L.

乌冈栎

Quercus phillyraeoides A. Gray

凭证标本：覃灏富 700973 (IBK)

功效：果实的虫瘿，健脾消积、理气、清火、明目。

功效来源：《药用植物辞典》

165. 榆科 Ulmaceae

朴属 *Celtis* L.

紫弹树

Celtis biondii Pamp.

凭证标本：阳朔县普查队 450321180921009LY (IBK)

功效：叶、根皮、茎枝，清热解毒、祛痰、利小便。

功效来源：《全国中草药汇编》

珊瑚朴

Celtis julianae C. K. Schneid.

凭证标本：陈照宙 53871 (IBK)

功效：茎、叶，用于咳喘。

功效来源：《药用植物辞典》

朴树

Celtis sinensis Pers.

凭证标本：阳朔县普查队 450321170808047LY (IBK)

功效：树皮、根皮，调经。

功效来源：《药用植物辞典》

刺榆属 *Hemiptelea* Planch.

刺榆

Hemiptelea davidii (Hance) Planch.

凭证标本：沙文兰等 45993 (GXMI)

功效：根皮、树皮、叶，解毒消肿、健脾利水。

功效来源：《药用植物辞典》

青檀属 *Pteroceltis* Maxim.

青檀

Pteroceltis tatarinowii Maxim.

凭证标本：阳朔县普查队 450321170808024LY (IBK)

功效：茎、叶，祛风、止血、止痛。

功效来源：《药用植物辞典》

山黄麻属 *Trema* Lour.

光叶山黄麻

Trema cannabina Lour.

凭证标本：阳朔县普查队 450321180502087LY (IBK)

功效：根皮，健脾利水、化瘀生新、接骨。

功效来源：《药用植物辞典》

银毛叶山黄麻

Trema nitida C. J. Chen

凭证标本：阳朔县普查队 450321180920012LY (IBK)

功效：叶，外用治外伤出血。

功效来源：《广西中药资源名录》

山黄麻

Trema tomentosa (Roxb.) H. Hara

功效：全株，清热解毒、止咳化痰、祛风止痒。

功效来源：《广西壮族自治区壮药质量标准 第三卷》（2018年版）

注：《广西植物名录》有记载。

167. 桑科 Moraceae

波罗蜜属 *Artocarpus* J. R. Forst. et G. Forst.

红山梅

Artocarpus styracifolius Pierre

凭证标本：阳朔县普查队 450321181111004LY (IBK)

功效：根，祛风除湿、舒筋活血。

功效来源：《药用植物辞典》

构属 *Broussonetia* L' Her. ex Vent.

藤构 谷皮藤

Broussonetia kaempferi Sieb. var. *australis* T. Suzuki

凭证标本：阳朔县普查队 450321180502062LY (IBK)

功效：全株，清热养阴、平肝、益肾。

功效来源：《中华本草》

小构树

Broussonetia kazinoki Sieb. et Zucc.

功效：全株，清热、止渴、利尿。

功效来源：《药用植物辞典》

注：县域内普遍分布。

构树 楮实子

Broussonetia papyrifera (L.) L' Her. ex Vent.

凭证标本：阳朔县普查队 450321180503007LY (IBK)

功效：成熟果实，明目、补肾、强筋骨、利尿。

功效来源：《中国药典》（2020年版）

水蛇麻属 *Fatoua* Gaudich.

水蛇麻

Fatoua villosa (Thunb.) Nakai

凭证标本：阳朔县普查队 450321170706025LY (IBK)

功效：根皮，清热解毒、凉血止血。全株，清热解毒。

功效来源：《药用植物辞典》

榕属 *Ficus* L.

石榕树

Ficus abelii Miq.

凭证标本：阳朔县普查队 450321180503042LY (IBK)

功效：叶，清热解毒、止血、消肿止痛、去腐生新。根、茎，清热利尿、止痛。

功效来源：《药用植物辞典》

无花果

Ficus carica L.

功效：果实，润肺止咳、清热润肠。

功效来源：《全国中草药汇编》

注：《广西植物名录》有记载。

歪叶榕

Ficus cyrtophylla (Wall. ex Miq.) Miq.

功效：叶，用于支气管炎。

功效来源：《广西中药资源名录》

注：《广西植物名录》有记载。

黄毛榕

Ficus esquiroliana H. Lév.

凭证标本：阳朔县普查队 450321180920022LY (IBK)

功效：根皮，益气健脾、活血祛风。

功效来源：《中华本草》

台湾榕 奶汁树

Ficus formosana Maxim.

凭证标本：阳朔县普查队 450321180505027LY (IBK)

功效：根、叶，活血补血、催乳、祛风利湿、清热解毒。

功效来源：《中华本草》

异叶榕 奶浆果

Ficus heteromorpha Hemsl.

凭证标本：阳朔县普查队 450321181110030LY (IBK)

功效：果实，下乳、补血。

功效来源：《全国中草药汇编》

粗叶榕 五指毛桃

Ficus hirta Vahl

功效：根，健脾补肺、行气利湿、舒筋活络。

功效来源：《广西壮族自治区瑶药材质量标准 第一卷》（2014年版）

注：县域内普遍分布。

榕树

Ficus microcarpa L. f.

功效：叶，清热、解表、化湿。气根，发汗、清热、透疹。

功效来源：《全国中草药汇编》

注：县域内普遍分布。

薜荔 木馒头
Ficus pumila L.
凭证标本：阳朔县普查队 450321180503032LY (IBK)
功效：果实，补肾固精、活血、催乳。
功效来源：《中华本草》

爬藤榕
Ficus sarmentosa Buch.-Ham. ex Sm. var. *impressa* (Champion ex Bentham) Corner
凭证标本：阳朔县普查队 450321181109028LY (IBK)
功效：根、茎，祛风除湿、行气活血、消肿止痛。
功效来源：《中华本草》

薄叶爬藤榕
Ficus sarmentosa Buch.-Ham. ex Sm. var. *lacrymans* (Lév.) Corner
凭证标本：阳朔县普查队 450321180504021LY (IBK)
功效：根、藤、种子，清热解毒、祛风通络、舒筋活血、止痛。
功效来源：《药用植物辞典》

地果 地瓜果
Ficus tikoua Bureau
功效：榕果，清热解毒、涩精止遗。
功效来源：《中华本草》
注：县域内普遍分布。

斜叶榕
Ficus tinctoria G. Forst. subsp. *gibbosa* (Blume) Corner
凭证标本：阳朔县普查队 450321170808050LY (IBK)
功效：树皮，清热利湿、解毒。
功效来源：《中华本草》

变叶榕
Ficus variolosa Lindl. ex Benth.
凭证标本：阳朔县普查队 450321180922001LY (IBK)
功效：根，祛风除湿、活血止痛。
功效来源：《中华本草》

黄葛树 雀榕叶
Ficus virens Aiton
凭证标本：阳朔县普查队 450321180416018LY (IBK)
功效：叶，清热解毒、除湿止痒。根，清热解毒。
功效来源：《中华本草》

柘属 *Maclura* Nutt.
构棘 穿破石
Maclura cochinchinensis (Lour.) Corner
凭证标本：阳朔县普查队 450321170705054LY (IBK)

功效：根，祛风通络、清热除湿、解毒消肿。
功效来源：《中华本草》

柘 穿破石
Maclura tricuspidata Carrière
凭证标本：阳朔县普查队 450321180503041LY (IBK)
功效：根，祛风通络、清热除湿、解毒消肿。
功效来源：《中华本草》

桑属 *Morus* L.
桑 桑椹
Morus alba L.
凭证标本：阳朔县普查队 450321180502075LY (IBK)
功效：果穗，补血滋阴、生津润燥。
功效来源：《中国药典》（2020年版）

鸡桑 鸡桑叶
Morus australis Poir.
功效：叶，清热解表、宣肺止咳。根或根皮，清肺、凉血、利湿。
功效来源：《中华本草》
注：《广西植物名录》有记载。

华桑
Morus cathayana Hemsl.
功效：根皮，泻肺、止咳平喘、利水消肿。枝，清热、祛风湿、通络、利关节。果穗，补血滋阴、生津润燥。叶，清热、祛风、清肺润燥、凉血、清肝明目。
功效来源：《药用植物辞典》
注：《广西植物名录》有记载。

蒙桑
Morus mongolica (Bureau) C. K. Schneid.
功效：叶，清肺止咳、凉血明目。桑根白皮，利尿消肿、止咳平喘。果实，益肠胃、补肝肾、养血祛风。
功效来源：《药用植物辞典》
注：《广西植物名录》有记载。

169. 荨麻科 Urticaceae
苎麻属 *Boehmeria* Jacq.
序叶苎麻 水火麻
Boehmeria clidemioides Miq. var. *diffusa* (Wedd.) Hand.-Mazz.
凭证标本：阳朔县普查队 450321180925004LY (IBK)
功效：全草，祛风除湿。
功效来源：《中华本草》

密球苎麻
Boehmeria densiglomerata W. T. Wang
凭证标本：阳朔县普查队 450321170809034LY (IBK)
功效：全草，祛风除湿。

功效来源：《药用植物辞典》

野线麻
Boehmeria japonica (L. f.) Miq.
凭证标本：钟树权 60800 (KUN)
功效：根、全草，祛风除湿、接骨、解表寒。
功效来源：《药用植物辞典》

苎麻 苎麻根
Boehmeria nivea (L.) Gaudich.
凭证标本：阳朔县普查队 450321180923017LY (IBK)
功效：根，凉血止血、利尿、解毒。
功效来源：《中华本草》

水苎麻
Boehmeria macrophylla Hornem.
功效：根、全株，用于头风及发烧；外用治跌打损伤、痔疮。
功效来源：《全国中草药汇编》
注：《广西植物名录》有记载。

楼梯草属 *Elatostema* J. R. Forst. et G. Forst.
锐齿楼梯草 毛叶楼梯草
Elatostema cyrtandrifolium (Zoll. et Mor.) Miq.
凭证标本：阳朔县普查队 450321170706069LY (IBK)
功效：全草，祛风除湿、解毒杀虫。
功效来源：《中华本草》

狭叶楼梯草 豆瓣七
Elatostema lineolatum Wight
凭证标本：阳朔县普查队 450321181107016LY (IBK)
功效：全草，活血通络、消肿止痛、清热解毒。
功效来源：《中华本草》

糯米团属 *Gonostegia* Turcz.
糯米团 糯米藤
Gonostegia hirta (Blume ex Hassk.) Miq.
凭证标本：阳朔县普查队 450321181107003LY (IBK)
功效：全草，清热解毒、止血、健脾。
功效来源：《中华本草》

紫麻属 *Oreocnide* Miq.
紫麻
Oreocnide frutescens (Thunb.) Miq.
凭证标本：阳朔县普查队 450321170710063LY (IBK)
功效：全株，行气、活血。
功效来源：《中华本草》

赤车属 *Pellionia* Gaudich.
赤车
Pellionia radicans (Sieb. et Zucc.) Wedd.

凭证标本：阳朔县普查队 450321181108034LY (IBK)
功效：根、全草，祛瘀、消肿、解毒、止痛。
功效来源：《全国中草药汇编》

冷水花属 *Pilea* Lindl.
石油菜
Pilea cavaleriei H. Lév.
凭证标本：阳朔县普查队 450321180416042LY (IBK)
功效：全草，清肺止咳、利水消肿、解毒止痛。
功效来源：《中华本草》

长茎冷水花 白淋草
Pilea longicaulis Hand.-Mazz.
凭证标本：陈照宙 53452 (KUN)
功效：全草，散瘀消肿、解毒敛疮。
功效来源：《中华本草》

小叶冷水花 透明草
Pilea microphylla (L.) Liebm.
凭证标本：阳朔县普查队 450321170706014LY (IBK)
功效：全草，清热解毒。
功效来源：《中华本草》

盾叶冷水花 背花疮
Pilea peltata Hance
凭证标本：阳朔县普查队 450321180925026LY (IBK)
功效：全草，清热解毒、祛痰化瘀。
功效来源：《中华本草》

石筋草
Pilea plataniflora C. H. Wright
功效：全草，清热解毒、祛风胜湿、止痛、舒筋活络、消肿、利尿。根，利尿、解毒、消炎。
功效来源：《药用植物辞典》
注：《广西植物名录》有记载。

透茎冷水花
Pilea pumila (L.) A. Gray
凭证标本：阳朔县普查队 450321180925022LY (IBK)
功效：根、茎，利尿解热、安胎。
功效来源：《全国中草药汇编》

玻璃草 三角叶冷水花
Pilea swinglei Merr.
凭证标本：阳朔县普查队 450321180502039LY (IBK)
功效：全草，清热解毒、祛瘀止痛。
功效来源：《中华本草》

雾水葛属 *Pouzolzia* Gaudich.
雾水葛
Pouzolzia zeylanica (L.) Benn. et R. Br.

凭证标本：阳朔县普查队 450321180923035LY (IBK)

功效：全草，清热利湿、解毒排脓。

功效来源：《全国中草药汇编》

170. 大麻科 Cannabinaceae
葎草属 *Humulus* L.
葎草
Humulus scandens (Lour.) Merr.

凭证标本：阳朔县普查队 450321180919005LY (IBK)

功效：全草，清热解毒、利尿消肿。

功效来源：《中华本草》

171. 冬青科 Aquifoliaceae
冬青属 *Ilex* L.
毛枝冬青
Ilex buergeri Miq.

功效：根、叶，消炎。

功效来源：《药用植物辞典》

注：《广西植物名录》有记载。

冬青 四季青
Ilex chinensis Sims

凭证标本：刘寿养 85 (IBK)

功效：根皮、叶及种子，清热解毒、生肌敛疮、活血止血。

功效来源：《全国中草药汇编》

榕叶冬青 上山虎
Ilex ficoidea Hemsl.

凭证标本：贾潆富等 64 (IBSC)

功效：根，清热解毒、活血止痛。

功效来源：《中华本草》

台湾冬青
Ilex formosana Maxim.

凭证标本：李荫昆等 21 (IBSC)

功效：树皮黏液，用作捕蝇胶、拌创膏、皮肤病治疗剂。

功效来源：《药用植物辞典》

海南冬青 山绿茶
Ilex hainanensis Merr.

功效：叶，清热平肝、消肿止痛、活血通脉。

功效来源：《广西壮族自治区壮药质量标准 第一卷》（2008年版）

注：《广西植物名录》有记载。

无毛短梗冬青
Ilex hylonoma H. H. Hu et Tang var. *glabra* S. Y. Hu

功效：叶，用于跌打损伤。根，消肿止痛。

功效来源：《药用植物辞典》

注：《广西植物名录》有记载。

细刺枸骨
Ilex hylonoma Hu et T. Tan

凭证标本：陈照宙 53456 (IBK)

功效：根，消肿止痛。

功效来源：《药用植物辞典》

广东冬青
Ilex kwangtungensis Merr.

功效：根、叶，清热解毒、消肿止痛、消炎。

功效来源：《药用植物辞典》

注：县域内零星分布。

大果冬青
Ilex macrocarpa Oliv.

凭证标本：徐月邦 10563 (HIB)

功效：根、枝、叶，清热解毒、清肝明目、消肿止痒、润肺消炎、止咳祛瘀。

功效来源：《药用植物辞典》

小果冬青
Ilex micrococca Maxim.

凭证标本：秦俊用 8181 (IBK)

功效：根、叶，清热解毒、消炎、消肿止痛。

功效来源：《药用植物辞典》

毛冬青
Ilex pubescens Hook. et Arn.

凭证标本：阳朔县普查队 450321180921050LY (IBK)

功效：根，清热解毒、活血通脉、消肿止痛。

功效来源：《中华本草》

铁冬青 救必应
Ilex rotunda Thunb.

凭证标本：阳朔县普查队 450321180505011LY (IBK)

功效：树皮，清热解毒、利湿止痛。

功效来源：《中国药典》（2020年版）

香冬青
Ilex suaveolens (H. Lév.) Loes.

凭证标本：陈照宙 53906 (IBK)

功效：根、叶，清热解毒、消炎。

功效来源：《药用植物辞典》

三花冬青 小冬青
Ilex triflora Blume

凭证标本：阳朔县普查队 450321181109026LY (IBK)

功效：根，清热解毒。

功效来源：《中华本草》

173. 卫矛科 Celastraceae
南蛇藤属 *Celastrus* L.

过山枫

Celastrus aculeatus Merr.

凭证标本：阳朔县普查队 450321181110021LY (IBK)

功效：藤茎，清热解毒、祛风除湿。

功效来源：《广西壮族自治区瑶药材质量标准 第一卷》（2014年版）

独子藤 窄叶南蛇藤

Celastrus monospermus Roxb.

凭证标本：陈照宙 53248 (IBK)

功效：根、茎，祛风除湿、解毒消肿、活血行气。

功效来源：《中华本草》

显柱南蛇藤 无毛南蛇藤

Celastrus stylosus Wall.

凭证标本：阳朔县普查队 450321181110032LY (IBK)

功效：茎，祛风消肿、解毒消炎。

功效来源：《全国中草药汇编》

卫矛属 *Euonymus* L.

刺果卫矛

Euonymus acanthocarpus Franch.

功效：藤茎、茎皮，祛风除湿、通筋活络、止痛止血。根，祛风除湿、散寒。

功效来源：《药用植物辞典》

注：《广西植物名录》有记载。

软刺卫矛 小千金

Euonymus aculeatus Hemsl.

凭证标本：陈照宙 53886 (KUN)

功效：根，祛风除湿、舒筋活络。

功效来源：《全国中草药汇编》

百齿卫矛

Euonymus centidens H. Lév.

凭证标本：阳朔县普查队 450321180505010LY (IBK)

功效：根、茎皮、果实，活血化瘀、强筋壮骨。

功效来源：《药用植物辞典》

裂果卫矛

Euonymus dielsianus Loes. et Diels

凭证标本：陈照宙 53215 (KUN)

功效：果实，功效同百齿卫矛。茎皮、根，活血化瘀、强筋健骨。

功效来源：《药用植物辞典》

棘刺卫矛

Euonymus echinatus Wall.

凭证标本：阳朔县普查队 450321170809028LY (IBK)

功效：树皮，充当杜仲用，用于腰酸背痛。

功效来源：《药用植物辞典》

扶芳藤

Euonymus fortunei (Turcz.) Hand.-Mazz.

凭证标本：陈照宙 53394 (KUN)

功效：茎、叶，舒筋活络、益肾壮腰、止血消瘀。

功效来源：《中华本草》

西南卫矛

Euonymus hamiltonianus Wall. et Roxb.

凭证标本：阳朔县普查队 450321180925030LY (IBK)

功效：根、根皮、茎皮、枝叶，祛风湿、强筋骨、活血解毒。

功效来源：《中华本草》

冬青卫矛 扶芳藤

Euonymus japonicus Thunb.

功效：地上部分，益气血、补肝肾、舒筋活络。

功效来源：《广西中药材标准 第一册》（1990年版）

注：《广西植物名录》有记载。

疏花卫矛 山杜仲

Euonymus laxiflorus Champ. ex Benth.

凭证标本：阳朔县普查队 450321180921010LY (IBK)

功效：根皮、树皮，祛风湿、强筋骨。

功效来源：《全国中草药汇编》

大果卫矛

Euonymus myrianthus Hemsl.

凭证标本：阳朔县普查队 450321181110029LY (IBK)

功效：根、茎，益肾壮腰、化瘀利湿。

功效来源：《中华本草》

中华卫矛

Euonymus nitidus Benth.

凭证标本：阳朔县普查队 450321181109036LY (IBK)

功效：全株，舒筋活络、强筋健骨。

功效来源：《药用植物辞典》

178. 翅子藤科 Hippocrateaceae

五层龙属 *Salacia* L.

无柄五层龙

Salacia sessiliflora Hand.-Mazz.

凭证标本：阳朔县普查队 450321170710053LY (IBK)

功效：果实，用于胃痛。

功效来源：《药用植物辞典》

179. 茶茱萸科 Icacinaceae

假柴龙树属 *Nothapodytes* Blume

马比木

Nothapodytes pittosporoides (Oliv.) Sleum.

凭证标本：阳朔县普查队 450321180502077LY (IBK)

功效：根皮，祛风除湿、理气散寒。

功效来源：《中华本草》

185. 桑寄生科 Loranthaceae
离瓣寄生属 Helixanthera Lour.
离瓣寄生 五瓣寄生

Helixanthera parasitica Lour.

凭证标本：阳朔县普查队 450321180505020LY (IBK)

功效：带叶茎枝，祛风除湿、止咳、止痢。

功效来源：《广西药用植物名录》

油茶离瓣寄生

Helixanthera sampsonii (Hance) Danser

凭证标本：阳朔县普查队 450321180505015LY (IBK)

功效：全株，用于肺结核咳嗽、风湿痹痛。叶，外用治鹤膝风。

功效来源：《广西中药资源名录》

桑寄生属 Loranthus Jacq.
桐树桑寄生 柳树寄生

Loranthus delavayi Tiegh.

功效：带叶茎枝，补肝肾、祛风除湿、止血、安胎。

功效来源：《中华本草》

注：《广西植物名录》有记载。

鞘花属 Macrosolen (Blume) Rchb.
双花鞘花

Macrosolen bibracteolatus (Hance) Danser

功效：带叶茎枝，祛风除湿。

功效来源：《中华本草》

注：《广西植物名录》有记载。

鞘花 杉寄生

Macrosolen cochinchinensis (Lour.) Tiegh.

凭证标本：阳朔县普查队 450321180920008LY (IBK)

功效：茎枝、叶，祛风除湿、补肝肾、活血止痛、止咳。

功效来源：《中华本草》

梨果寄生属 Scurrula L.
红花寄生

Scurrula parasitica L.

功效：枝叶，祛风除湿、强筋骨、活血解毒。

功效来源：《中华本草》

注：《广西植物名录》有记载。

钝果寄生属 Taxillus Tiegh.
锈毛钝果寄生

Taxillus levinei (Merr.) H. S. Kiu

凭证标本：跃女珍 6–6516 (GXMI)

功效：带叶茎枝，清肺止咳、祛风除湿。

功效来源：《中华本草》

木兰寄生

Taxillus limprichtii (Gruning) H. S. Kiu

凭证标本：阳朔县普查队 450321181107026LY (IBK)

功效：茎枝，补肝肾、祛风除湿、安胎。

功效来源：《中华本草》

桑寄生

Taxillus sutchuenensis (Lecomte) Danser

凭证标本：阳朔县普查队 450321181111018LY (IBK)

功效：枝叶，补肝肾、强筋骨、祛风湿、安胎。

功效来源：《中华本草》

大苞寄生属 Tolypanthus (Blume) Blume
大苞寄生

Tolypanthus maclurei (Merr.) Danser

凭证标本：阳朔县普查队 450321180502006LY (IBK)

功效：带叶茎枝，补肝肾、强筋骨、祛风除湿。

功效来源：《中华本草》

槲寄生属 Viscum L.
扁枝槲寄生 枫香寄生

Viscum articulatum Burm. f.

凭证标本：阳朔县普查队 450321181107019LY (IBK)

功效：全株，祛风利湿、舒筋活络、止血。

功效来源：《中华本草》

棱枝槲寄生 柿寄生

Viscum diospyrosicola Hayata

功效：带叶茎枝，祛风除湿、强筋骨、止咳、降压。

功效来源：《中华本草》

注：《广西植物名录》有记载。

枫香槲寄生 枫香寄生

Viscum liquidambaricola Hayata

功效：带叶茎枝，祛风除湿、舒筋活血。

功效来源：《中华本草》

注：《广西植物名录》有记载。

190. 鼠李科 Rhamnaceae
勾儿茶属 Berchemia Neck. ex DC.
多花勾儿茶

Berchemia floribunda (Wall.) Brongn.

凭证标本：阳朔县普查队 450321181113001LY (IBK)

功效：根，健脾利湿、通经活络。茎、叶，清热解毒、利尿。

功效来源：《药用植物辞典》

枳椇属 Hovenia Thunb.
枳椇 枳椇子

Hovenia acerba Lindl.

凭证标本：阳朔县普查队 450321180503044LY (IBK)

功效：种子，止渴除烦、解酒、通利二便。

功效来源：《中华本草》

马甲子属 *Paliurus* Mill.

铜钱树 金钱木根

Paliurus hemsleyanus Rehder

凭证标本：阳朔县普查队 450321180416026LY (IBK)

功效：根，补气。

功效来源：《中华本草》

马甲子 铁篱笆

Paliurus ramosissimus (Lour.) Poir.

凭证标本：阳朔县普查队 450321180923009LY (IBK)

功效：刺、花及叶，清热解毒。

功效来源：《中华本草》

鼠李属 *Rhamnus* L.

长叶冻绿 黎辣根

Rhamnus crenata Sieb. et Zucc.

凭证标本：阳朔县普查队 450321180503053LY (IBK)

功效：根、根皮，清热解毒、杀虫利湿。

功效来源：《中华本草》

黄鼠李

Rhamnus fulvotincta Metcalf

凭证标本：阳朔县普查队 450321180502056LY (IBK)

功效：全株、根，解毒、祛风除湿、清肝明目。

功效来源：《药用植物辞典》

钩齿鼠李

Rhamnus lamprophylla C. K. Schneid.

凭证标本：阳朔县普查队 450321170705040LY (IBK)

功效：根，用于肺热咳嗽。果实，用于腹胀便秘。

功效来源：《药用植物辞典》

薄叶鼠李 绛梨木

Rhamnus leptophylla C. K. Schneid.

凭证标本：阳朔县普查队 450321180919019LY (IBK)

功效：根、果实，消食顺气、活血祛瘀。

功效来源：《全国中草药汇编》

尼泊尔鼠李

Rhamnus napalensis (Wall.) Lawson

凭证标本：阳朔县普查队 450321180925040LY (IBK)

功效：叶、根、果实，祛风除湿、利水消肿。

功效来源：《药用植物辞典》

冻绿

Rhamnus utilis Decne.

凭证标本：钟树权 A60830 (IBK)

功效：叶、果实，止痛、消食。

功效来源：《中华本草》

雀梅藤属 *Sageretia* Brongn.

皱叶雀梅藤

Sageretia rugosa Hance

凭证标本：阳朔县普查队 450321181112014LY (IBK)

功效：根，舒筋活络。

功效来源：《药用植物辞典》

枣属 *Ziziphus* Mill.

印度枣

Ziziphus incurva Roxb.

凭证标本：阳朔县普查队 450321180926023LY (IBK)

功效：根，外用治跌打损伤。

功效来源：《广西中药资源名录》

滇刺枣 缅枣

Ziziphus mauritiana Lam.

凭证标本：阳朔县普查队 450321180919007LY (IBK)

功效：树皮、果实，消热止痛、收敛止泻。

功效来源：《中华本草》

191. 胡颓子科 Elaeagnaceae

胡颓子属 *Elaeagnus* L.

密花胡颓子

Elaeagnus conferta Roxb.

凭证标本：阳朔县普查队 450321181110031LY (IBK)

功效：根，祛风通络、行气止痛。果实，收敛止泻。

功效来源：《药用植物辞典》

蔓胡颓子

Elaeagnus glabra Thunb.

凭证标本：阳朔县普查队 450321181112026LY (IBK)

功效：果实，收敛止泻、健脾消食、止咳平喘、止血。

功效来源：《中华本草》

宜昌胡颓子 红鸡踢香

Elaeagnus henryi Warb. ex Diels

凭证标本：梁乃宽等 45817 (GXMI)

功效：茎、叶，散瘀消肿、接骨止痛、平喘止咳。

功效来源：《中华本草》

193. 葡萄科 Vitaceae

蛇葡萄属 *Ampelopsis* Michx.

蓝果蛇葡萄 上山龙

Ampelopsis bodinieri (H. Lév. et Vaniot) Rehder

凭证标本：阳朔县普查队 450321170710024LY (IBK)

功效：根皮，消肿解毒、止血、止痛、排脓生肌、祛风除湿。

功效来源：《全国中草药汇编》

广东蛇葡萄 甜茶藤
Ampelopsis cantoniensis (Hook. et Arn.) K. Koch
凭证标本：陈照宙 53156 (IBK)
功效：茎、叶、根，清热解毒、利湿消肿。
功效来源：《中华本草》

羽叶蛇葡萄
Ampelopsis chaffanjonii (H. Lév.) Rehder
凭证标本：阳朔县普查队 450321181106017LY (IBK)
功效：藤茎，祛风除湿。
功效来源：《药用植物辞典》

三裂蛇葡萄 金刚散
Ampelopsis delavayana Planch. ex Franch.
凭证标本：阳朔县普查队 450321170808022LY (IBK)
功效：根、藤茎，清热利湿、活血通络、止血生肌、解毒消肿。
功效来源：《中华本草》

蛇葡萄 蛇葡萄根
Ampelopsis glandulosa (Wall.) Momiy. var. *glandulosa*
凭证标本：阳朔县普查队 450321170706067LY (IBK)
功效：根、根皮，清热解毒、祛风除湿、活血散结。
功效来源：《中华本草》

异叶蛇葡萄
Ampelopsis glandulosa (Wall.) Momiy. var. *heterophylla* (Thunb.) Momiy.
凭证标本：阳朔县普查队 450321180502037LY (IBK)
功效：根、根皮，清热解毒、祛风活络。茎、叶，利尿、消炎、止血。
功效来源：《药用植物辞典》

牯岭蛇葡萄
Ampelopsis glandulosa (Wall.) Momiy. var. *kulingensis* (Rehder) Momiy.
凭证标本：阳朔县普查队 450321180416034LY (IBK)
功效：根、茎、叶，清热解毒、祛风活络、消炎、利尿、消肿、止血。
功效来源：《药用植物辞典》

显齿蛇葡萄 甜茶藤
Ampelopsis grossedentata (Hand.-Mazz.) W. T. Wang
凭证标本：阳朔县普查队 450321170809059LY (IBK)
功效：茎、叶、根，清热解毒、利湿消肿。
功效来源：《中华本草》

乌蔹莓属 *Cayratia* Juss.
乌蔹莓
Cayratia japonica (Thunb.) Gagnep.
凭证标本：阳朔县普查队 450321180416029LY (IBK)
功效：全草，解毒消肿、清热利湿。

功效来源：《中华本草》

毛乌蔹莓 红母猪藤
Cayratia japonica (Thunb.) Gagnep. var. *mollis* (Wall.) Momiy.
凭证标本：阳朔县普查队 450321181107011LY (IBK)
功效：全草，清热毒、消痈肿。
功效来源：《全国中草药汇编》

崖爬藤属 *Tetrastigma* (Miq.) Planch.
三叶崖爬藤 三叶青
Tetrastigma hemsleyanum Diels et Gilg
凭证标本：阳朔县普查队 450321180416010LY (IBK)
功效：块根、全草，清热解毒、祛风化痰、活血止痛。
功效来源：《中华本草》

无毛崖爬藤 九节莲
Tetrastigma obtectum (Wall. ex Lawson) Planch. ex Franch. var. *glabrum* (H. Lév.) Gagnep.
凭证标本：顾大珍 6-6511 (GXMI)
功效：根，接骨生肌、止血消炎。根、全草，活血解毒、祛风除湿，用于头痛、身痛、风湿麻木、游走痛。
功效来源：《全国中草药汇编》

扁担藤
Tetrastigma planicaule (Hook. f.) Gagnep.
凭证标本：阳朔县普查队 450321170706059LY (IBK)
功效：藤茎、根、叶，祛风化湿、舒筋活络。
功效来源：《中华本草》

葡萄属 *Vitis* L.
毛葡萄
Vitis heyneana Roem. et Schult.
凭证标本：阳朔县普查队 450321181110035LY (IBK)
功效：根皮，调经活血、补虚止带、清热解毒、生肌、利湿。全株，止血、祛风湿、安胎、解热。叶，清热利湿、消肿解毒。
功效来源：《药用植物辞典》

葡萄
Vitis vinifera L.
功效：果实，解表透疹、利尿、安胎。根、藤茎，祛风湿、利尿。
功效来源：《全国中草药汇编》
注：《广西植物名录》有记载。

194. 芸香科 Rutaceae
石椒草属 *Boenninghausenia* Rchb. ex Meisn.
臭节草 岩椒草
Boenninghausenia albiflora (Hook.) Rchb. ex Meisn.

凭证标本：阳朔县普查队 450321181110038LY (IBK)

功效：全草，解表截疟、活血散瘀。

功效来源：《中华本草》

柑橘属 *Citrus* L.

宜昌橙

Citrus ichangensis Swingle

功效：果实，化痰止咳、生津健胃、止血消炎、祛瘀止痛。根，行气、止痛、止咳平喘。

功效来源：《药用植物辞典》

注：《广西植物名录》有记载。

黎檬 柠檬

Citrus limonia Osbeck

功效：果，化痰止咳、生津健胃。根，行气止痛、止咳平喘。

功效来源：《全国中草药汇编》

注：《广西植物名录》有记载。

柚

Citrus maxima (Burm.) Merr.

功效：果皮，消食、化痰。

功效来源：《中华本草》

注：民间常见栽培物种。

香橼

Citrus medica L. var. *medica*

功效：果实，疏肝理气、宽中、化痰。

功效来源：《中国药典》（2020年版）

注：《广西植物名录》有记载。

佛手

Citrus medica L. var. *sarcodactylis* Swingle

功效：果实，疏肝理气、和胃止痛、燥湿化痰。

功效来源：《中国药典》（2020年版）

注：《广西植物名录》有记载。

柑橘 青皮

Citrus reticulata Blanco

凭证标本：陈照宙 53330 (IBK)

功效：幼果或未成熟果实的果皮，疏肝破气、消积化滞。

功效来源：《中国药典》（2020年版）

甜橙 枳实

Citrus sinensis (L.) Osbeck

功效：幼果，破气消积、化痰散痞。

功效来源：《中国药典》（2020年版）

注：《广西植物名录》有记载。

黄皮属 *Clausena* Burm. f.

齿叶黄皮 野黄皮

Clausena dunniana H. Lév.

凭证标本：阳朔县普查队 450321170710029LY (IBK)

功效：叶、根，疏风解表、除湿消肿、行气散瘀。

功效来源：《中华本草》

黄皮

Clausena lansium (Lour.) Skeels

凭证标本：阳朔县普查队 450321170706053LY (IBK)

功效：根、叶、果、种子，消肿、止气痛、利小便。

功效来源：《中华本草》

金橘属 *Fortunella* Swingle

山橘

Fortunella hindsii (Champ. ex Benth.) Swingle

功效：根，醒脾行气。果实，宽中化痰下气。

功效来源：《全国中草药汇编》

注：《广西植物名录》有记载。

金橘

Fortunella margarita (Lour.) Swingle

凭证标本：广西植被调查队 45877 (GXMI)

功效：果实，理气、解郁、化痰、醒酒，用于胸闷伤酒、口渴、食滞胃呆。根，行气散结，用于胃痛吐食、瘰疬、疝气、产后腹痛、阴挺、子宫下垂。叶，疏肝解郁、理气散结、开胃气、散肺气，用于噎嗝、瘰疬。种子，用于目疾、喉痹、瘰疬、子痈，浙江商品"橘核"的主要来源之一。

功效来源：《药用植物辞典》

蜜茱萸属 *Melicope* J. R. Forst. et G. Forst.

蜜茱萸 三叉苦

Melicope pteleifolia (Champ. ex Benth.) Hartley

凭证标本：阳朔县普查队 450321180920015LY (IBK)

功效：根、叶，清热解毒、散瘀止痛。

功效来源：《全国中草药汇编》

小芸木属 *Micromelum* Blume

大管

Micromelum falcatum (Lour.) Tanaka

凭证标本：秦俊用 8183 (IBK)

功效：根、根皮、叶，活血散瘀、行气止痛、祛风除湿。

功效来源：《药用植物辞典》

小芸木

Micromelum integerrimum (Buch.-Ham. ex Colebr.) M. Roem.

凭证标本：阳朔县普查队 450321170710048LY (IBK)

功效：根、树皮、叶，疏风解表、温中行气、散瘀消肿。

功效来源：《中华本草》

九里香属 *Murraya* J. Koenig ex L.

九里香

Murraya exotica L.

功效：叶、带叶嫩枝，行气止痛、活血散瘀。

功效来源：《中国药典》（2020年版）

注：《广西植物名录》有记载。

千里香 九里香

Murraya paniculata (L.) Jack.

凭证标本：梁乃宽等 45862 (GXMI)

功效：叶、带叶嫩枝，行气止痛、活血散瘀。

功效来源：《中国药典》（2020年版）

枳属 *Poncirus* Raf.

枳 枸橘

Poncirus trifoliata (L.) Raf.

凭证标本：阳朔县普查队 450321180502010LY (IBK)

功效：果实，健胃消食、理气止痛。叶，行气消食、止呕。

功效来源：《全国中草药汇编》

裸芸香属 *Psilopeganum* Hemsl.

裸芸香 虱子草

Psilopeganum sinense Hemsl.

功效：全草，解表、止呕定喘。根，用于腰痛。

功效来源：《全国中草药汇编》

注：《广西植物名录》有记载。

吴茱萸属 *Tetradium* Lour.

华南吴萸

Tetradium austrosinense (Hand.-Mazz.) Hartle

凭证标本：覃灏富 78 (IBK)

功效：果实，温中散寒、行气止痛。

功效来源：《药用植物辞典》

吴茱萸

Tetradium ruticarpum (A. Juss.) Hartley

凭证标本：阳朔县普查队 450321180921058LY (IBK)

功效：果实，散寒止痛、降逆止呕、助阳止泻。

功效来源：《中国药典》（2020年版）

蜜楝吴萸

Tetradium trichotomum Lour.

凭证标本：钟月华 6–6524 (GXMI)

功效：叶、果实，理气止痛、温中散寒、祛风消肿、降逆止呕、助阳止泻。

功效来源：《药用植物辞典》

飞龙掌血属 *Toddalia* Juss.

飞龙掌血

Toddalia asiatica (L.) Lam.

凭证标本：阳朔县普查队 450321180504058LY (IBK)

功效：根，祛风止痛、散瘀止血。

功效来源：《广西壮族自治区瑶药材质量标准 第一卷》（2014年版）

花椒属 *Zanthoxylum* L.

竹叶花椒 竹叶椒

Zanthoxylum armatum DC.

凭证标本：阳朔县普查队 450321170705069LY (IBK)

功效：根、树皮、叶、果实及种子，温中理气、活血止痛、祛风除湿。

功效来源：《中华本草》

花椒

Zanthoxylum bungeanum Maxim.

功效：果皮，温中散寒、除湿止痛、杀虫、解鱼腥毒。

功效来源：《药用植物辞典》

注：《广西植物名录》有记载。

蚬壳花椒 大叶花椒

Zanthoxylum dissitum Hemsl.

凭证标本：梁乃宽等 45787 (GXMI)

功效：茎、叶、果实或种子，消食助运、行气止痛。

功效来源：《中华本草》

刺壳花椒 单面针

Zanthoxylum echinocarpum Hemsl.

功效：根、根皮、茎、叶，消食助运、行气止痛。

功效来源：《中华本草》

注：《广西植物名录》有记载。

异叶花椒 羊山刺

Zanthoxylum ovalifolium Wight

功效：枝叶，散寒燥湿。

功效来源：《中华本草》

注：《广西植物名录》有记载。

花椒簕

Zanthoxylum scandens Blume

凭证标本：秦俊用 8165 (IBK)

功效：根、果实，活血化瘀、镇痛、清热解毒、祛风行气。

功效来源：《药用植物辞典》

197. 楝科 Meliaceae

米仔兰属 *Aglaia* Lour.

米仔兰 米仔兰花

Aglaia odorata Lour.

功效：枝叶，活血化瘀、消肿止痛。花（米仔兰花），行气解郁。

功效来源：《药用植物辞典》

注：县域内普遍分布。

麻楝属 *Chukrasia* A. Juss.
麻楝

Chukrasia tabularis A. Juss.

功效：树皮，退热、祛风止痒。根，清热润肺、止咳。

功效来源：《药用植物辞典》

注：《广西植物名录》有记载。

浆果楝属 *Cipadessa* Blume
灰毛浆果楝 野茶辣

Cipadessa baccifera (Roth) Miq.

凭证标本：阳朔县普查队 450321180923022LY (IBK)

功效：根、叶，祛风化湿、行气止痛。

功效来源：《中华本草》

鹧鸪花属 *Heynea* Roxb. ex Sims
鹧鸪花

Heynea trijuga Roxb.

功效：根，清热解毒、祛风湿、利咽喉。

功效来源：《药用植物辞典》

注：《广西植物名录》有记载。

楝属 *Melia* L.
楝 苦楝

Melia azedarach L.

凭证标本：阳朔县普查队 450321180503065LY (IBK)

功效：果实、叶、树皮、根皮，行气止痛、杀虫。

功效来源：《中华本草》

川楝 苦楝皮

Melia toosendan Sieb. et Zucc.

凭证标本：陈照宙 53327 (IBK)

功效：树皮、根皮、叶，清肝理气、止痛、杀虫、疗癣。果实，舒肝行气、止痛、驱虫。

功效来源：《药用植物辞典》

香椿属 *Toona* (Endl.) M. Roem.
香椿

Toona sinensis (Juss.) Roem.

凭证标本：阳朔县普查队 450321180923012LY (IBK)

功效：果实、树皮或根皮韧皮部、花、树干流出的汁液，祛风、散寒、止痛。

功效来源：《中华本草》

198. 无患子科 Sapindaceae
黄梨木属 *Boniodendron* Gagnep.
黄梨木

Boniodendron minius (Hemsl.) T. C. Chen

功效：花、果实，外用治目赤、眼皮溃烂。

功效来源：《广西中药资源名录》

注：《广西植物名录》有记载。

倒地铃属 *Cardiospermum* L.
倒地铃 三角泡

Cardiospermum halicacabum L.

功效：全草，清热利湿、凉血解毒。

功效来源：《广西壮族自治区壮药质量标准　第二卷》（2011年版）

注：《广西植物名录》有记载。

车桑子属 *Dodonaea* Mill.
车桑子

Dodonaea viscosa Jacquem.

功效：根，消肿解毒。叶，清热解毒、祛瘀消肿、消炎镇咳、祛风除湿。

功效来源：《药用植物辞典》

注：《广西植物名录》有记载。

栾树属 *Koelreuteria* Laxm.
复羽叶栾树

Koelreuteria bipinnata Franch.

功效：根，消肿止痛、活血、驱虫。花，清肝明目、清热止咳。

功效来源：《药用植物辞典》

注：《广西植物名录》有记载。

无患子属 *Sapindus* L.
无患子

Sapindus saponaria L.

功效：种子，清热、祛痰、消积、杀虫。

功效来源：《广西壮族自治区壮药质量标准　第一卷》（2008年版）

注：《广西植物名录》有记载。

200. 槭树科 Aceraceae
槭属 *Acer* L.
紫果槭

Acer cordatum Pax

凭证标本：覃灏富 700142 (IBK)

功效：叶芽，清热明目。

功效来源：《药用植物辞典》

罗浮槭 蝴蝶果

Acer fabri Hance

凭证标本：阳朔县普查队 450321181110034LY (IBK)

功效：果实，清热解毒、利咽开音。

功效来源：《药用植物辞典》

中华械 五角枫根
Acer sinense Pax
凭证标本：阳朔县普查队 450321170711005LY (IBK)
功效：根、根皮，接骨、利关节、止疼痛。
功效来源：《药用植物辞典》

角叶械
Acer sycopseoides Chun
凭证标本：覃灏富 700996 (IBK)
功效：根，祛风除湿。
功效来源：《药用植物辞典》

201. 清风藤科 Sabiaceae
泡花树属 *Meliosma* Blume
香皮树
Meliosma fordii Hemsl.
凭证标本：覃灏富等 3 (IBSC)
功效：树皮、叶，滑肠通便。
功效来源：《药用植物辞典》

清风藤属 *Sabia* Colebr.
清风藤
Sabia japonica Maxim.
凭证标本：阳朔县普查队 450321180503052LY (IBK)
功效：茎、叶或根，祛风利湿、活血解毒。
功效来源：《中华本草》

柠檬清风藤
Sabia limoniacea Wall. ex Hook. f. et Thomson
凭证标本：阳朔县普查队 450321181111024LY (IBK)
功效：根、茎，用于产后瘀血不尽、风湿痹痛。
功效来源：《药用植物辞典》

尖叶清风藤
Sabia swinhoei Hemsl.
凭证标本：阳朔县普查队 450321180505008LY (IBK)
功效：根、茎、叶，祛风止痛。
功效来源：《药用植物辞典》

204. 省沽油科 Staphyleaceae
野鸦椿属 *Euscaphis* Sieb. et Zucc.
野鸦椿
Euscaphis japonica (Thunb.) Dippel
功效：根、果实、花，清热解表、利湿。
功效来源：《中华本草》
注：《广西植物名录》有记载。

山香圆属 *Turpinia* Vent.
锐尖山香圆 山香圆叶
Turpinia arguta Seem.
凭证标本：阳朔县普查队 450321180925027LY (IBK)

功效：叶，清热解毒、消肿止痛。
功效来源：《中国药典》（2020年版）

205. 漆树科 Anacardiaceae
南酸枣属 *Choerospondias* Burtt et A. W. Hill
南酸枣 广枣
Choerospondias axillaris (Roxb.) B. L. Burtt et A. W. Hill
凭证标本：阳朔县普查队 450321180503030LY (IBK)
功效：果实，行气活血、养心安神。
功效来源：《中国药典》（2020年版）

杧果属 *Mangifera* L.
杧果 杧果核
Mangifera indica L.
功效：叶，行气疏滞、祛痧积。成熟果核，清热消滞。
功效来源：《广西壮族自治区壮药质量标准 第一卷》（2008年版）
注：《广西植物名录》有记载。

黄连木属 *Pistacia* L.
黄连木 黄楝树
Pistacia chinensis Bunge
凭证标本：阳朔县普查队 450321180504031LY (IBK)
功效：叶芽、叶、根、树皮，清热解毒、生津。
功效来源：《中华本草》

盐肤木属 *Rhus* L.
盐肤木 五倍子
Rhus chinensis Mill.
功效：虫瘿，敛肺降火、涩肠止泻、敛汗止血、收湿敛疮。
功效来源：《中国药典》（2020年版）
注：《广西植物名录》有记载。

滨盐肤木 盐酸树
Rhus chinensis Mill. var. *roxburghii* (DC.) Rehder
功效：根、叶，解毒消肿、散瘀止痛。
功效来源：《中华本草》
注：《广西植物名录》有记载。

漆属 *Toxicodendron* Mill.
野漆 野漆树
Toxicodendron succedaneum (L.) Kuntze
凭证标本：阳朔县普查队 450321170706047LY (IBK)
功效：叶，散瘀止血、解毒。
功效来源：《中华本草》

山漆树 木蜡树根
Toxicodendron sylvestre (Sieb. et Zucc.) Kuntze

凭证标本：阳朔县普查队 450321170809003LY (IBK)

功效：根，祛瘀、止痛、止血。

功效来源：《中华本草》

漆 漆树木心

Toxicodendron vernicifluum (Stokes) F. A. Barkley

凭证标本：阳朔县普查队 450321170809035LY (IBK)

功效：干皮、根皮，接骨。木心，行气、镇痛。

功效来源：《药用植物辞典》

207. 胡桃科 Juglandaceae

黄杞属 *Engelhardia* Lesch. ex Bl.

黄杞

Engelhardia roxburghiana Wall.

凭证标本：秦俊用 A8145 (IBK)

功效：树皮，理气化湿、导滞。叶，清热、止痛。

功效来源：《药用植物辞典》

胡桃属 *Juglans* L.

胡桃楸

Juglans mandshurica Maxim.

凭证标本：陈照宙 53370 (IBK)

功效：种仁，补养气血、润燥化痰、益命门、利三焦、温肺润肠。根皮、果皮，杀虫止痒。油脂，作缓泻药，驱除绦虫。

功效来源：《药用植物辞典》

胡桃 核桃仁

Juglans regia L.

凭证标本：秦俊用 8168 (IBK)

功效：种仁，温补肺肾、润肺定喘、润肠通便、固精。根，杀虫、攻毒。叶，解毒消肿。外果皮，消肿止痒。

功效来源：《药用植物辞典》

化香树属 *Platycarya* Sieb. et Zucc.

圆果化香 化香树叶

Platycarya longipes Y. C. Wu

凭证标本：阳朔县普查队 450321180416020LY (IBK)

功效：叶，解毒疗疮、杀虫止痒。果序，活血行气、止痛、杀虫止痒。

功效来源：《中华本草》

枫杨属 *Pterocarya* Kunth

枫杨 麻柳树根

Pterocarya stenoptera C. DC.

凭证标本：阳朔县普查队 450321180502074LY (IBK)

功效：树皮，解毒、杀虫止痒、祛风止痛。

功效来源：《药用植物辞典》

209. 山茱萸科 Cornaceae

山茱萸属 *Cornus* L.

灯台树

Cornus controversa Hemsl.

凭证标本：阳朔县普查队 450321170710046LY (IBK)

功效：树皮、根皮、叶，清热、消肿止痛。

功效来源：《中华本草》

香港四照花

Cornus hongkongensis Hemsl.

凭证标本：阳朔县普查队 450321181110018LY (IBK)

功效：叶、花，收敛止血。

功效来源：《中华本草》

毛梾

Cornus walteri Wangerin

凭证标本：徐月邦 10564 (IBK)

功效：枝、叶、果实，清热解毒、止痛。

功效来源：《药用植物辞典》

210. 八角枫科 Alangiaceae

八角枫属 *Alangium* Lam.

八角枫

Alangium chinense (Lour.) Harms

凭证标本：阳朔县普查队 450321180920014LY (IBK)

功效：根、叶、花，祛风除湿、舒筋活络、散瘀止痛。

功效来源：《全国中草药汇编》

小花八角枫 五代同堂

Alangium faberi Oliv.

凭证标本：阳朔县普查队 450321180922010LY (IBK)

功效：根，理气活血、祛风除湿。

功效来源：《中华本草》

211. 珙桐科 Nyssaceae

喜树属 *Camptotheca* Decne.

喜树

Camptotheca acuminata Decne.

凭证标本：阳朔县普查队 450321180926018LY (IBK)

功效：果实、根，清热解毒、散结消痈。

功效来源：《中华本草》

蓝果树属 *Nyssa* Gronov. ex L.

蓝果树

Nyssa sinensis Oliver

凭证标本：陈照宙 53203 (IBK)

功效：根，抗癌。

功效来源：《药用植物辞典》

212. 五加科 Araliaceae

楤木属 *Aralia* L.

长刺楤木 刺叶楤木
Aralia spinifolia Merr.
凭证标本：阳朔县普查队 450321180920052LY (IBK)
功效：根，祛风除湿、活血止血。
功效来源：《中华本草》

罗伞属 *Brassaiopsis* Decne. et Planch.
罗伞 鸭脚罗伞
Brassaiopsis glomerulata (Blume) Regel
凭证标本：阳朔县普查队 450321180925041LY (IBK)
功效：根、树皮、叶，祛风除湿、散瘀止痛。
功效来源：《中华本草》

栎叶罗伞
Brassaiopsis quercifolia G. Hoo
凭证标本：覃灏富 35 (IBK)
功效：根，活血消肿、祛风除湿。
功效来源：《药用植物辞典》

刺五加属 *Eleutherococcus* Maxim.
白簕 白勒
Eleutherococcus trifoliatus (L.) S. Y. Hu
凭证标本：阳朔县普查队 450321170808034LY (IBK)
功效：根及茎，清热解毒、祛风利湿、舒筋活血。
功效来源：《广西壮族自治区瑶药材质量标准 第一卷》（2014年版）

常春藤属 *Hedera* L.
常春藤 常春藤子
Hedera sinensis (Tobler) Hand.-Mazz.
凭证标本：阳朔县普查队 450321181109019LY (IBK)
功效：果实，补肝肾、强腰膝、行气止痛。
功效来源：《中华本草》

幌伞枫属 *Heteropanax* Seem.
短梗幌伞枫
Heteropanax brevipedicellatus H. L. Li
凭证标本：邓先福等 2 (IBSC)
功效：根、树皮，外用治跌打损伤、烧烫伤、痈疮肿痛。
功效来源：《广西中药资源名录》

刺楸属 *Kalopanax* Miq.
刺楸 川桐皮
Kalopanax septemlobus (Thunb.) Koidz.
功效：树皮，祛风利湿、活血止痛。
功效来源：《中药大辞典》
注：《广西植物名录》有记载。

鹅掌柴属 *Schefflera* J. R. Forst. et G. Forst.
穗序鹅掌柴 大泡通叶

Schefflera delavayi (Franch.) Harms
凭证标本：阳朔县普查队 450321181110013LY (IBK)
功效：根、茎，用于牙痛、胃痛、腹痛、便秘、跌打损伤、闭合性骨折。树皮，用于风湿麻木、关节肿痛、跌打瘀痛、腰膝酸痛、胃痛。叶，用于皮炎、湿疹、风疹。
功效来源：《全国中草药汇编》

鹅掌柴 鸭脚木
Schefflera heptaphylla (L.) Frodin
凭证标本：阳朔县普查队 450321180922043LY (IBK)
功效：根皮、根、叶，清热解毒、消肿散瘀。
功效来源：《中华本草》

广西鹅掌柴
Schefflera kwangsiensis Merr. ex H.L. Li
功效：全株，祛风止痛、舒筋活络。
功效来源：《药用植物辞典》
注：《广西植物名录》有记载。

白花鹅掌柴 汉桃叶
Schefflera leucantha R. Vig.
功效：带叶茎枝，祛风止痛、舒筋活络。
功效来源：《广西壮族自治区壮药质量标准 第一卷》（2008年版）
注：《广西植物名录》有记载。

球序鹅掌柴
Schefflera pauciflora R. Vig.
功效：根或树皮，祛风活络、散瘀止痛、消症利水。
功效来源：《中华本草》
注：《广西植物名录》有记载。

213. 伞形科 Apiaceae
莳萝属 *Anethum* L.
莳萝 莳萝苗
Anethum graveolens L.
功效：嫩茎叶、全草，行气利膈、降逆止呕、化痰止咳。
功效来源：《中华本草》
注：《广西植物名录》有记载。

当归属 *Angelica* L.
白芷
Angelica dahurica (Fisch. ex Hoffmann) Benth. et Hook. f. ex Franch. et Sav.
功效：根，解表散寒、祛风止痛、宣通鼻窍、燥湿止带、消肿排脓。
功效来源：《中国药典》（2020年版）
注：《广西植物名录》有记载。

紫花前胡 前胡
Angelica decursiva (Miq.) Franch. et Sav.

功效：根，降气化痰、散风清热。
功效来源：《中国药典》（2020年版）
注：《广西植物名录》有记载。

芹属 *Apium* L.
旱芹
Apium graveolens L.
功效：全草，平肝、清热、祛风、利水、止血、解毒。
功效来源：《桂本草 第一卷上》
注：《广西植物名录》有记载。

柴胡属 *Bupleurum* L.
竹叶柴胡
Bupleurum marginatum Wall. ex DC.
凭证标本：陈照宙 53082 (IBK)
功效：全草、根，疏风退热、疏肝、升阳。
功效来源：《药用植物辞典》

积雪草属 *Centella* L.
积雪草
Centella asiatica (L.) Urb.
功效：全草，清热利湿、解毒消肿。
功效来源：《中国药典》（2020年版）
注：《广西植物名录》有记载。

芫荽属 *Coriandrum* L.
芫荽 芫荽、胡荽
Coriandrum sativum L.
凭证标本：阳朔县普查队 450321180414005LY (IBK)
功效：根、全草，发表透疹、消食开胃、止痛解毒。
功效来源：《中华本草》

鸭儿芹属 *Cryptotaenia* DC.
鸭儿芹
Cryptotaenia japonica Hassk.
凭证标本：阳朔县普查队 450321180919032LY (IBK)
功效：茎、叶，祛风止咳、活血祛瘀。
功效来源：《中华本草》

茴香属 *Foeniculum* Mill.
茴香 小茴香
Foeniculum vulgare Mill.
凭证标本：阳朔县普查队 450321170705074LY (IBK)
功效：果实，散寒止痛、理气和胃。
功效来源：《中国药典》（2020年版）

天胡荽属 *Hydrocotyle* L.
红马蹄草
Hydrocotyle nepalensis Hook.
凭证标本：阳朔县普查队 450321180922045LY (IBK)

功效：全草，清肺止咳、止血活血。
功效来源：《中华本草》

满天星
Hydrocotyle sibthorpioides Lam.
凭证标本：阳朔县普查队 450321180414016LY (IBK)
功效：全草，清热利尿、解毒消肿、祛痰止咳。
功效来源：《药用植物辞典》

破铜钱 天胡荽
Hydrocotyle sibthorpioides Lam. var. *batrachaum* (Hance) Hand.-Mazz. ex Shan
凭证标本：阳朔县普查队 450321180414014LY (IBK)
功效：全草，清热利湿、解毒消肿。
功效来源：《中华本草》

水芹属 *Oenanthe* L.
卵叶水芹 水芹
Oenanthe javanica (Blume) DC. subsp. *rosthornii* (Diels) F. T. Pu
凭证标本：阳朔县普查队 450321170809020LY (IBK)
功效：全草，清热、利水、止血。
功效来源：《药用植物辞典》

线叶水芹
Oenanthe linearis Wall. ex DC.
凭证标本：阳朔县普查队 450321170706065LY (IBK)
功效：全草，清热凉血。
功效来源：《药用植物辞典》

茴芹属 *Pimpinella* L.
异叶茴芹 鹅脚板
Pimpinella diversifolia DC.
功效：全草、根，祛风活血、解毒消肿。
功效来源：《中华本草》
注：《广西植物名录》有记载。

窃衣属 *Torilis* Adans.
窃衣
Torilis scabra (Thunb.) DC.
凭证标本：阳朔县普查队 450321180502038LY (IBK)
功效：果实、全草，杀虫止泻、收湿止痒。
功效来源：《中华本草》

214. 桤叶树科 Clethraceae
山柳属 *Clethra* L.
贵州桤叶树 多肋桤叶树
Clethra kaipoensis H. Lév.
凭证标本：陈照宙 53247 (IBK)
功效：根、叶，祛风镇痛。
功效来源：《药用植物辞典》

215. 杜鹃花科 Ericaceae
吊钟花属 *Enkianthus* Lour.
齿缘吊钟花
Enkianthus serrulatus (E. H. Wilson) C. K. Schneid.
凭证标本：陈照宙 53365 (KUN)
功效：根，祛风除湿、活血。
功效来源：《药用植物辞典》

珍珠花属 *Lyonia* Nutt.
珍珠花 南烛
Lyonia ovalifolia (Wall.) Drude
凭证标本：覃灏富 700160 (IBK)
功效：茎、叶、果实，活血、祛瘀、止痛。
功效来源：《全国中草药汇编》

狭叶珍珠花
Lyonia ovalifolia (Wall.) Drude var. *lanceolata* (Wall.) Hand.-Mazz.
凭证标本：阳朔县普查队 450321170711036LY (IBK)
功效：全株，用于感冒、痢疾、疹症夹色、骨鲠喉。叶，外用治骨折。
功效来源：《广西中药资源名录》

杜鹃花属 *Rhododendron* L.
腺萼马银花
Rhododendron bachii H. Lév.
凭证标本：阳朔县普查队 450321181110006LY (IBK)
功效：叶，清热利湿、止咳化痰。
功效来源：《药用植物辞典》

丁香杜鹃 华丽杜鹃
Rhododendron farrerae Sweet
凭证标本：覃灏富 700137 (IBK)
功效：全株、根、叶，疏风、止咳。
功效来源：《药用植物辞典》

岭南杜鹃
Rhododendron mariae Hance
凭证标本：45854 (GXMI)
功效：叶，镇咳、祛痰、平喘。
功效来源：《全国中草药汇编》

亮毛杜鹃 酒瓶花
Rhododendron microphyton Franch.
凭证标本：陈照宙 53212 (IBK)
功效：根，清热解表、利尿。
功效来源：《全国中草药汇编》

毛棉杜鹃 丝线吊芙蓉
Rhododendron moulmainense Hook.
功效：根皮、茎皮，利水、活血。

功效来源：《中华本草》
注：《广西植物名录》有记载。

马银花
Rhododendron ovatum (Lindl.) Planch. ex Maxim.
凭证标本：覃灏富 700157 (IBK)
功效：根，清热利湿。
功效来源：《全国中草药汇编》

杜鹃 杜鹃花根
Rhododendron simsii Planch.
功效：根、根状茎，祛风湿、活血祛瘀、止血。
功效来源：《广西中药材标准 第一册》（1990年版）
注：《广西植物名录》有记载。

216. 乌饭树科 Vacciniaceae
越桔属 *Vaccinium* L.
南烛 南烛根
Vaccinium bracteatum Thunb.
凭证标本：贾灏富等 1 (IBSC)
功效：根，散瘀、止痛。
功效来源：《中华本草》

黄背越桔
Vaccinium iteophyllum Hance
凭证标本：阳朔县普查队 450321170809048LY (IBK)
功效：全株，祛风除湿、利尿消肿、舒筋活络、散炎止痛。
功效来源：《药用植物辞典》

221. 柿科 Ebenaceae
柿属 *Diospyros* L.
柿
Diospyros kaki Thunb.
凭证标本：阳朔县普查队 450321180502041LY (IBK)
功效：果实，润肺生津、降压止血。根，清热凉血。叶，降压。
功效来源：《全国中草药汇编》

野柿 柿
Diospyros kaki Thunb. var. *silvestris* Makino
凭证标本：植被调查队 45873 (GXMI)
功效：果实，润肺止咳、生津、润肠。
功效来源：《药用植物辞典》

罗浮柿 野柿花
Diospyros morrisiana Hance
凭证标本：阳朔县普查队 450321181109030LY (IBK)
功效：叶、茎皮，解毒消炎、收敛止泻。
功效来源：《中华本草》

油柿
Diospyros oleifera Cheng
功效：果实，清热、润肺。
功效来源：《药用植物辞典》
注：《广西植物名录》有记载。

223. 紫金牛科 Myrsinaceae
紫金牛属 *Ardisia* Sw.
九管血
Ardisia brevicaulis Diels
凭证标本：阳朔县普查队 450321181109038LY (IBK)
功效：根、全株，祛风湿、活血调经、消肿止痛。
功效来源：《中华本草》

细罗伞
Ardisia affinis Hemsl.
凭证标本：阳朔县普查队 450321181110015LY (IBK)
功效：全株，活血止血、散瘀止痛、清热利湿。
功效来源：《中华本草》

朱砂根
Ardisia crenata Sims
凭证标本：阳朔县普查队 450321181110045LY (IBK)
功效：根，行血祛风、解毒消肿。
功效来源：《中国药典》（2020年版）

百两金
Ardisia crispa (Thunb.) A. DC
凭证标本：陈照宙 53388 (IBK)
功效：根、根状茎，清热利咽、舒筋活血。
功效来源：《中华本草》

月月红
Ardisia faberi Hemsl.
凭证标本：覃浩富等 43 (NAS)
功效：全株，清热解毒、祛痰利湿、活血止血。
功效来源：《药用植物辞典》

狭叶紫金牛 咳喘木
Ardisia filiformis Walker
凭证标本：覃灏富 52 (IBK)
功效：全株，止咳平喘。
功效来源：《中华本草》

走马胎
Ardisia gigantifolia Stapf
功效：根状茎，祛风除湿、强筋壮骨、活血祛瘀。
叶，去腐生肌、消炎。
功效来源：《药用植物辞典》
注：《广西植物名录》有记载。

郎伞树 凉伞盖珍珠
Ardisia hanceana Mez
凭证标本：阳朔县普查队 450321170711081LY (IBK)
功效：根，活血止痛。
功效来源：《中华本草》

紫金牛 矮地茶
Ardisia japonica (Thunb.) Blume
凭证标本：梁乃宽等 45839 (GXMI)
功效：全株，止咳化痰、活血。
功效来源：《中药大辞典》

山血丹
Ardisia lindleyana D. Dietr.
功效：全株、根，活血调经、祛风除湿。
功效来源：《药用植物辞典》
注：《广西植物名录》有记载。

虎舌红 红毛走马胎
Ardisia mamillata Hance
凭证标本：阳朔县普查队 450321181108009LY (IBK)
功效：全株，散瘀止血、清热利湿、去腐生肌。
功效来源：《中华本草》

矮短紫金牛 花脉紫金牛
Ardisia pedalis E. Walker
凭证标本：阳朔县普查队 450321170706029LY (IBK)
功效：根，用于贫血、月经不调、产后血虚头痛。
功效来源：《广西中药资源名录》

九节龙 小青
Ardisia pusilla A. DC.
凭证标本：阳朔县普查队 450321181108026LY (IBK)
功效：全株、叶，清热利湿、活血消肿。
功效来源：《中华本草》

海南罗伞树 罗伞树
Ardisia quinquegona Blume
凭证标本：李荫昆 5 (IBSC)
功效：根、叶，清咽消肿、散瘀止痛。
功效来源：《全国中草药汇编》

南方紫金牛
Ardisia thyrsiflora D. Don
凭证标本：阳朔县普查队 450321180503058LY (IBK)
功效：嫩叶，清热解毒、止渴。
功效来源：《药用植物辞典》

酸藤子属 *Embelia* Burm. f.
酸藤子 酸藤子
Embelia laeta (L.) Mez
凭证标本：阳朔县普查队 450321181108036LY (IBK)

功效：根，清热解毒、散瘀止血。

功效来源：《广西壮族自治区瑶药材质量标准 第一卷》（2014年版）

长叶酸藤子 酸果藤

Embelia longifolia (Benth.) Hemsl.

凭证标本：陈照宙 53324 (IBK)

功效：根、叶，祛瘀止痛、消炎、止泻。果实，强壮、补血。

功效来源：《全国中草药汇编》

网脉酸藤子 了哥利

Embelia rudis Hand.-Mazz.

凭证标本：陈照宙 53382 (IBK)

功效：根、茎，活血通经。

功效来源：《中华本草》

瘤皮孔酸藤子 假刺藤

Embelia scandens (Lour.) Mez

凭证标本：阳朔县普查队 450321181107028LY (IBK)

功效：根、叶，舒筋活络、敛肺止咳。

功效来源：《中华本草》

杜茎山属 *Maesa* Forssk.

杜茎山

Maesa japonica (Thunb.) Moritzi et Zoll.

凭证标本：阳朔县普查队 450321180926017LY (IBK)

功效：根、茎、叶，祛风邪、解疫毒、消肿胀。

功效来源：《中华本草》

金珠柳

Maesa montana A. DC.

凭证标本：阳朔县普查队 450321180921055LY (IBK)

功效：叶、根，清湿热。

功效来源：《中华本草》

鲫鱼胆

Maesa perlarius (Lour.) Merr.

凭证标本：贾灏富 71 (IBSC)

功效：全株，接骨消肿、去腐生肌。

功效来源：《全国中草药汇编》

铁仔属 *Myrsine* L.

密花树

Myrsine seguinii H. Lév.

功效：根皮、叶，清热解毒、凉血、祛湿。

功效来源：《药用植物辞典》

注：《广西植物名录》有记载。

224. 安息香科 Styracaceae

赤杨叶属 *Alniphyllum* Matsum.

赤杨叶 豆渣树

Alniphyllum fortunei (Hemsl.) Makino

凭证标本：覃浩富 700133 (NAS)

功效：根、叶，祛风除湿、利水消肿。

功效来源：《中华本草》

安息香属 *Styrax* L.

赛山梅

Styrax confusus Hemsl.

凭证标本：陈照宙 53283 (IBK)

功效：果实，清热解毒、消痈散结。全株，止泻、止痒。

功效来源：《药用植物辞典》

白花龙

Styrax faberi Perkins

凭证标本：阳朔县普查队 450321170706031LY (IBK)

功效：全株，止泻、止痒。叶，止血、生肌、消肿。

功效来源：《药用植物辞典》

栓叶安息香 红皮

Styrax suberifolius Hook. et Arn.

凭证标本：阳朔县普查队 450321181110012LY (IBK)

功效：叶、根，祛风除湿、理气止痛。

功效来源：《中华本草》

225. 山矾科 Symplocaceae

山矾属 *Symplocos* Jacq.

薄叶山矾

Symplocos anomala Brand

凭证标本：陈照宙 530897 (KUN)

功效：果实，清热解毒、平肝泻火。

功效来源：《药用植物辞典》

越南山矾

Symplocos cochinchinensis (Lour.) S. Moore

凭证标本：陈照宙 53074 (KUN)

功效：根，用于咳嗽、腹痛、泄泻。

功效来源：《广西中药资源名录》

黄牛奶树

Symplocos cochinchinensis (Lour.) S. Moore var. *laurina* (Retz.) Noot.

功效：根、树皮，散热、清热。

功效来源：《药用植物辞典》

注：《广西植物名录》有记载。

光叶山矾 刀灰树

Symplocos lancifolia Sieb. et Zucc.

凭证标本：陈照宙 53076 (IBK)

功效：全株，和肝健脾、止血生肌。

功效来源：《全国中草药汇编》

白檀
Symplocos paniculata (Thunb.) Miq.
凭证标本：阳朔县普查队 450321180922013LY (IBK)
功效：根、叶、花、种子，清热解毒、调气散结、祛风止痒。
功效来源：《中华本草》

南岭山矾
Symplocos pendula Wight var. *hirtistylis* (C. B. Clarke) Noot.
凭证标本：陈照宙 53364 (IBK)
功效：叶，清热利湿、理气化痰。
功效来源：《药用植物辞典》

老鼠矢 小药木
Symplocos stellaris Brand
凭证标本：陈照宙 53266 (KUN)
功效：叶、根，活血、止血。
功效来源：《中华本草》

228. 马钱科 Loganiaceae
醉鱼草属 *Buddleja* L.
白背枫 白鱼尾
Buddleja asiatica Lour.
凭证标本：阳朔县普查队 450321180920011LY (IBK)
功效：全株，祛风利湿、行气活血。
功效来源：《中华本草》

醉鱼草
Buddleja lindleyana Fortune
凭证标本：阳朔县普查队 450321170710005LY (IBK)
功效：茎、叶，祛风湿、壮筋骨、活血祛瘀。
功效来源：《中华本草》

密蒙花
Buddleja officinalis Maxim.
功效：花蕾及其花序，清热养肝、明目退翳。
功效来源：《中国药典》（2020年版）
注：《广西植物名录》有记载。

钩吻属 *Gelsemium* Juss.
钩吻 断肠草
Gelsemium elegans (Gardn. et Champ.) Benth.
功效：根、茎，祛风、攻毒、止痛。
功效来源：《广西壮族自治区壮药质量标准 第一卷》（2008年版）
注：《广西植物名录》有记载。

229. 木犀科 Oleaceae
梣属 *Fraxinus* L.

苦枥木
Fraxinus insularis Hemsl.
凭证标本：秦俊用 8137 (IBK)
功效：枝叶，外用治风湿痹痛。
功效来源：《广西中药资源名录》

素馨属 *Jasminum* L.
白萼素馨
Jasminum albicalyx Kobuski
凭证标本：阳朔县普查队 450321180414028LY (IBK)
功效：根，驱虫。叶、全株，生肌。
功效来源：《药用植物辞典》

扭肚藤
Jasminum elongatum (Bergius) Willd.
凭证标本：阳朔县普查队 450321180921005LY (IBK)
功效：茎、叶，清热利湿、解毒、消滞。
功效来源：《中华本草》

清香藤
Jasminum lanceolaria Roxb.
凭证标本：IBK00093808 (IBK)
功效：根茎、枝条，祛风除湿、活血、散瘀、止痛。
功效来源：《药用植物辞典》

茉莉花
Jasminum sambac (L.) Aiton
功效：花蕾、初开的花，理气止痛、辟秽开郁。
功效来源：《广西壮族自治区壮药质量标准 第二卷》（2011年版）
注：《广西植物名录》有记载。

亮叶素馨 亮叶茉莉
Jasminum seguinii H. Lév.
凭证标本：阳朔县普查队 450321180923025LY (IBK)
功效：根、叶，散瘀、止痛、止血。
功效来源：《中华本草》

华素馨 华清香藤
Jasminum sinense Hemsl.
凭证标本：黄少文 6-6556 (GXMI)
功效：全株，清热解毒。
功效来源：《中华本草》

川素馨
Jasminum urophyllum Hemsl.
凭证标本：广西植被调查队 45890 (GXMI)
功效：全株，祛风除湿。
功效来源：《中华本草》

女贞属 *Ligustrum* L.
女贞 女贞子

Ligustrum lucidum W. T. Aiton
凭证标本：阳朔县普查队 450321180923002LY (IBK)
功效：果实，滋补肝肾、明目乌发。
功效来源：《中国药典》（2020年版）

小蜡 小蜡树
Ligustrum sinense Lour.
凭证标本：阳朔县普查队 450321180919016LY (IBK)
功效：树皮及枝叶，清热利湿、解毒消肿。
功效来源：《中华本草》

光萼小蜡
Ligustrum sinense Lour. var. *myrianthum* (Diels) Hofk.
功效：枝、叶，清热解毒、消炎泻火、清肺利咽、止痛。
功效来源：《药用植物辞典》
注：《广西植物名录》有记载。

木犀榄属 *Olea* L.
云南木犀榄
Olea tsoongii (Merr.) P. S. Green
凭证标本：陈照宙 53885 (KUN)
功效：树皮，解热、利湿。
功效来源：《药用植物辞典》

木犀属 *Osmanthus* Lour.
桂花
Osmanthus fragrans (Thunb.) Lour.
凭证标本：阳朔县普查队 450321181107020LY (IBK)
功效：花，散寒破结、化痰止咳。果实，暖胃、平肝、散寒。根，祛风湿、散寒。
功效来源：《全国中草药汇编》

牛矢果 羊屎木
Osmanthus matsumuranus Hayata
凭证标本：陈照宙 53434 (KUN)
功效：叶、树皮，解毒、排脓、消痈。
功效来源：《中华本草》

230. 夹竹桃科 Apocynaceae
黄蝉属 *Allamanda* L.
黄蝉
Allamanda schottii Pohl
功效：全株，用于杀虫、灭孑孓。
功效来源：《药用植物辞典》
注：《广西植物名录》有记载。

链珠藤属 *Alyxia* Banks ex R. Br.
筋藤
Alyxia levinei Merr.
凭证标本：梁乃宽等 45801 (GXMI)

功效：全株，祛风除湿、活血止痛。
功效来源：《中华本草》

海南链珠藤
Alyxia odorata Wall. ex G. Don
凭证标本：陈照宙 53086 (KUN)
功效：茎、叶，清热解毒。
功效来源：《药用植物辞典》

狭叶链珠藤
Alyxia schlechteri Lévl.
功效：全草、根、茎、叶，清热解毒、消肿止痛、祛风利湿、活血通络。
功效来源：《药用植物辞典》
注：《广西植物名录》有记载。

链珠藤 瓜子藤
Alyxia sinensis Champ. ex Benth.
凭证标本：阳朔县普查队 450321181108016LY (IBK)
功效：全株，祛风活血、通经活络。
功效来源：《全国中草药汇编》

长春花属 *Catharanthus* G. Don
长春花
Catharanthus roseus (L.) G.
功效：全株，清热解毒、清肝、降火、镇静安神、凉血、抗癌、降压。
功效来源：《药用植物辞典》
注：《广西植物名录》有记载。

夹竹桃属 *Nerium* L.
夹竹桃
Nerium oleander L.
功效：叶，强心利尿、祛痰、杀虫。
功效来源：《全国中草药汇编》
注：《广西植物名录》有记载。

鸡蛋花属 *Plumeria* L.
鸡蛋花
Plumeria rubra L.
功效：花，清热、解暑、利湿、止咳。
功效来源：《广西中药材标准 第一册》（1990年版）
注：《广西植物名录》有记载。

萝芙木属 *Rauvolfia* L.
萝芙木
Rauvolfia verticillata (Lour.) Baill.
凭证标本：阳朔县普查队 450321170707038LY (IBK)
功效：根，清热、降压、宁神。
功效来源：《中华本草》

羊角拗属 *Strophanthus* DC.

羊角拗 羊角扭

Strophanthus divaricatus (Lour.) Hook. et Arn.

凭证标本：阳朔县普查队 450321180503062LY (IBK)

功效：全株，祛风湿、通经络、杀虫。

功效来源：《广西壮族自治区瑶药材质量标准 第一卷》（2014年版）

络石属 *Trachelospermum* Lem.

亚洲络石

Trachelospermum asiaticum (Sie. et Zucc.) Nakai

凭证标本：梁乃宽等 45825 (GXMI)

功效：茎，祛风活络、活血止痛，用于风湿性关节炎、腰痛、跌打损伤、痈疖肿毒、创伤出血。

功效来源：《药用植物辞典》

络石 络石藤

Trachelospermum jasminoides (Lindl.) Lem.

凭证标本：葛家骐等 45896 (GXMI)

功效：带叶藤茎，凉血消肿、祛风通络。

功效来源：《中国药典》（2020年版）

水壶藤属 *Urceola* Roxb.

毛杜仲藤 杜仲藤

Urceola huaitingii (Chun et Tsiang) D. J. Middleton

凭证标本：阳朔县普查队 450321181107035LY (IBK)

功效：老茎、根，祛风活络、壮腰膝、强筋骨、消肿。

功效来源：《中华本草》

酸叶胶藤 红背酸藤

Urceola rosea (Hook. et Arn.) D. J. Middleton

凭证标本：阳朔县普查队 450321180921052LY (IBK)

功效：根、叶，清热解毒、利尿消肿。

功效来源：《中华本草》

倒吊笔属 *Wrightia* R. Br.

蓝树

Wrightia laevis Hook. f.

凭证标本：植被调查队 45872 (GXMI)

功效：根、叶，止血、止痛。

功效来源：《药用植物辞典》

个溥

Wrightia sikkimensis Gamble

凭证标本：陈照宙 53419 (IBK)

功效：全草，祛风活络、化瘀散结。叶，止血。

功效来源：《药用植物辞典》

231. 萝藦科 Asclepiadaceae

马利筋属 *Asclepias* L.

马利筋 莲生桂子花

Asclepias curassavica L.

凭证标本：阳朔县普查队 450321180505022LY (IBK)

功效：全草，清热解毒、活血止血、消肿止痛。

功效来源：《中华本草》

白叶藤属 *Cryptolepis* R. Br.

白叶藤

Cryptolepis sinensis (Lour.) Merr.

凭证标本：阳朔县普查队 450321180922035LY (IBK)

功效：全株，清热解毒、散瘀止痛、止血。

功效来源：《全国中草药汇编》

鹅绒藤属 *Cynanchum* L.

刺瓜

Cynanchum corymbosum Wight

凭证标本：阳朔县普查队 450321180921036LY (IBK)

功效：全草，益气、催乳、解毒。

功效来源：《全国中草药汇编》

白前

Cynanchum glaucescens (Decne.) Hand.-Mazz.

凭证标本：阳朔县普查队 450321180923020LY (IBK)

功效：根，降气、消痰、止咳。

功效来源：《中国药典》（2020年版）

醉魂藤属 *Heterostemma* Wight et Arn.

醉魂藤

Heterostemma alatum Wight

凭证标本：陈照宙 53269 (IBK)

功效：根、全株，除湿、解毒、截疟。

功效来源：《全国中草药汇编》

台湾醉魂藤

Heterostemma brownii Hayata

凭证标本：梁乃宽等 45774 (GXMI)

功效：地上部分，用于肿瘤。

功效来源：《药用植物辞典》

牛奶菜属 *Marsdenia* R. Br.

蓝叶藤

Marsdenia tinctoria R. Br.

凭证标本：阳朔县普查队 450321180925036LY (IBK)

功效：果实，祛风除湿、化瘀散结。

功效来源：《中华本草》

鲫鱼藤属 *Secamone* R. Br.

鲫鱼藤

Secamone elliptica R. Br.

凭证标本：阳朔县普查队 450321170808012LY (IBK)

功效：根，用于乳汁不足、风湿骨痛、跌打损伤。

功效来源：《广西药用植物名录》

吊山桃

Secamone sinica Hand.-Mazz.

凭证标本：阳朔县普查队 450321180416038LY (IBK)

功效：叶，强筋壮骨、补精催奶。

功效来源：《全国中草药汇编》

娃儿藤属 *Tylophora* R. Br.

多花娃儿藤 双飞蝴蝶

Tylophora floribunda Miq.

凭证标本：阳朔县普查队 450321181107025LY (IBK)

功效：根，祛风化痰、通经散瘀。

功效来源：《全国中草药汇编》

232. 茜草科 Rubiaceae

水团花属 *Adina* Salisb.

水团花

Adina pilulifera (Lam.) Franch. ex Drake

凭证标本：梁乃宽等 45845 (GXMI)

功效：根、枝叶、花、果实，清热利湿、解毒消肿。

功效来源：《中华本草》

细叶水团花 水杨梅

Adina rubella Hance

凭证标本：阳朔县普查队 450321170808045LY (IBK)

功效：根、茎皮、叶、花、果实，清热解毒、散瘀止痛。

功效来源：《全国中草药汇编》

茜树属 *Aidia* Lour.

茜树

Aidia cochinchinensis Lour.

凭证标本：阳朔县普查队 450321181108006LY (IBK)

功效：根，清热利湿、润肺止咳。全株，清热解毒、利湿消肿、润肺止咳。

功效来源：《药用植物辞典》

鱼骨木属 *Canthium* Lam.

鱼骨木

Canthium dicoccum (Gaertn.) Merr.

凭证标本：阳朔县普查队 450321180416023LY (IBK)

功效：树皮，解热。

功效来源：《广西药用植物名录》

风箱树属 *Cephalanthus* L.

风箱树

Cephalanthus tetrandrus (Roxb.) Ridsdale et Bakh. f.

凭证标本：李启斌 6–6584 (GXMI)

功效：根、叶、花序，清热解毒、散瘀止痛、止血生肌、祛痰止咳。

功效来源：《全国中草药汇编》

流苏子属 *Coptosapelta* Korth.

流苏子 流苏子根

Coptosapelta diffusa (Champ. ex Benth.) Steenis

凭证标本：阳朔县普查队 450321180920034LY (IBK)

功效：根，祛风除湿、止痒。

功效来源：《中华本草》

虎刺属 *Damnacanthus* Gaertn. f.

短刺虎刺 岩石羊

Damnacanthus giganteus (Makino) Nakai

凭证标本：梁乃宽等 45772 (GXMI)

功效：根，养血、止血、除湿、舒筋。

功效来源：《中华本草》

云桂虎刺

Damnacanthus henryi (H. Lév.) H. S. Lo

凭证标本：陈照宙 53354 (IBK)

功效：叶，用于跌打损伤。

功效来源：《药用植物辞典》

虎刺 鸡筋参

Damnacanthus indicus C. F. Gaertn.

凭证标本：梁乃宽等 45793 (GXMI)

功效：全株，益气补血、收敛止血。

功效来源：《中华本草》

狗骨柴属 *Diplospora* DC.

毛狗骨柴

Diplospora fruticosa Hemsl.

凭证标本：阳朔县普查队 450321181109003LY (IBK)

功效：根，益气养血、收敛止血。

功效来源：《药用植物辞典》

拉拉藤属 *Galium* L.

拉拉藤

Galium aparine L. var. *echinospermum* (Wallr.) Farw.

功效：全草，清热解毒、消肿止痛、散瘀止血、利尿通淋。

功效来源：《药用植物辞典》

注：《广西植物名录》有记载。

四叶葎

Galium bungei Steud.

功效：全草，清热解毒、利尿、止血、消食。

功效来源：《全国中草药汇编》

注：县域内普遍分布。

栀子属 *Gardenia* J. Ellis

栀子

Gardenia jasminoides J. Ellis
凭证标本：邓先福 75 (IBSC)
功效：成熟果实，泻火除烦、清热利湿、凉血解毒、消肿止痛。
功效来源：《中国药典》（2020年版）

耳草属 *Hedyotis* L.
剑叶耳草
Hedyotis caudatifolia Merr. et F. P. Metcalf
凭证标本：阳朔县普查队 450321181109034LY (IBK)
功效：全草，润肺止咳、消积、止血。
功效来源：《全国中草药汇编》

伞房花耳草 水线草
Hedyotis corymbosa (L.) Lam.
凭证标本：阳朔县普查队 450321180925015LY (IBK)
功效：全草，清热解毒、利尿消肿、活血止痛。
功效来源：《中药大辞典》

白花蛇舌草
Hedyotis diffusa Willd.
功效：全草，清热、利湿、解毒。
功效来源：《中药大辞典》
注：县域内普遍分布。

牛白藤
Hedyotis hedyotidea (DC.) Merr.
凭证标本：阳朔县普查队 450321170809009LY (IBK)
功效：根、藤、叶，消肿止血、祛风活络。
功效来源：《全国中草药汇编》

粗毛耳草 卷毛耳草
Hedyotis mellii Tutcher
凭证标本：阳朔县普查队 450321180926022LY (IBK)
功效：全草及根，祛风、清热、消食、止血、解毒。
功效来源：《全国中草药汇编》

粗叶耳草
Hedyotis verticillata (L.) Lam.
凭证标本：阳朔县普查队 450321180921045LY (IBK)
功效：全草，清热解毒、消肿止痛、止血、杀虫。
功效来源：《药用植物辞典》

龙船花属 *Ixora* L.
白花龙船花
Ixora henryi H. Lév.
凭证标本：阳朔县普查队 450321180925045LY (IBK)
功效：全株，清热消肿、止痛、接骨。
功效来源：《广西药用植物名录》

粗叶木属 *Lasianthus* Jack
粗叶木
Lasianthus chinensis (Champ.) Benth.
凭证标本：阳朔县普查队 450321170809030LY (IBK)
功效：根，补肾活血、行气驱风、止痛。全株、叶，清热、解毒、除湿。
功效来源：《药用植物辞典》

巴戟天属 *Morinda* L.
羊角藤
Morinda umbellata L. subsp. *obovata* Y. Z. Ruan
凭证标本：阳朔县普查队 450321180920030LY (IBK)
功效：根、全株，止痛止血、祛风除湿。
功效来源：《全国中草药汇编》

玉叶金花属 *Mussaenda* L.
展枝玉叶金花 白常山
Mussaenda divaricata Hutch.
凭证标本：阳朔县普查队 450321180502066LY (IBK)
功效：根，解热、抗疟。
功效来源：《中华本草》

玉叶金花
Mussaenda pubescens W. T. Aiton
凭证标本：阳朔县普查队 450321170808068LY (IBK)
功效：藤、根，清热解毒、凉血解暑。
功效来源：《中华本草》

密脉木属 *Myrioneuron* R. Br. ex Hook.
密脉木
Myrioneuron faberi Hemsl.
凭证标本：阳朔县普查队 450321181109009LY (IBK)
功效：全株，用于跌打损伤。
功效来源：《药用植物辞典》

新耳草属 *Neanotis* W. H. Lewis
薄叶新耳草
Neanotis hirsuta (L. f.) W. H. Lewis
凭证标本：阳朔县普查队 450321180921022LY (IBK)
功效：全草，清热解毒、利尿退黄、消肿止痛。
功效来源：《药用植物辞典》

臭味新耳草
Neanotis ingrata (Hook. f.) W.H. Lewis
功效：全草，清热解毒、散瘀活血、消肿明目。
功效来源：《药用植物辞典》
注：《广西植物名录》有记载。

蛇根草属 *Ophiorrhiza* L.
广州蛇根草 朱砂草
Ophiorrhiza cantoniensis Hance

凭证标本：陈照宙 53425 (KUN)

功效：根茎，清热止咳、镇静安神、消肿止痛。

功效来源：《中华本草》

中华蛇根草

Ophiorrhiza chinensis H. S. Lo

凭证标本：陈照宙 53893 (KUN)

功效：全草，用于咳嗽、关节炎、骨折。

功效来源：《广西中药资源名录》

日本蛇根草 蛇根草

Ophiorrhiza japonica Blume

凭证标本：阳朔县普查队 450321170710058LY (IBK)

功效：全草，止咳祛痰、活血调经。

功效来源：《全国中草药汇编》

鸡矢藤属 *Paederia* L.

耳叶鸡矢藤

Paederia cavaleriei H. Lév.

凭证标本：阳朔县普查队 450321181111006LY (IBK)

功效：根、全草，祛风利湿、消食化积、止咳、止痛。

功效来源：《药用植物辞典》

白毛鸡矢藤

Paederia pertomentosa Merr. ex H. L. Li

凭证标本：阳朔县普查队 450321170705027LY (IBK)

功效：根、叶，平肝息风、健脾消食、壮肾固涩、祛风除湿。

功效来源：《药用植物辞典》

鸡矢藤

Paederia scandens (Lour.) Merr.

凭证标本：阳朔县普查队 450321170809046LY (IBK)

功效：根、全草，祛风利湿、消食化积、止咳、止痛。

功效来源：《全国中草药汇编》

毛鸡矢藤 鸡矢藤

Paederia scandens (Lour.) Merr. var. *tomentosa* (Blume) Hand.-Mazz.

凭证标本：梁乃宽等 45881 (GXMI)

功效：根、全草，祛风利湿、消食化积、止咳、止痛。

功效来源：《全国中草药汇编》

大沙叶属 *Pavetta* L.

香港大沙叶 大沙叶

Pavetta hongkongensis Bremek.

凭证标本：阳朔县普查队 450321181107007LY (IBK)

功效：全株、根、叶，清热解暑、活血祛瘀。

功效来源：《全国中草药汇编》

九节属 *Psychotria* L.

驳骨九节 花叶九节木

Psychotria prainii H. Lév.

凭证标本：阳朔县普查队 450321170706007LY (IBK)

功效：全株，清热解毒、祛风止痛、散瘀止血。

功效来源：《中华本草》

假九节

Psychotria tutcheri Dunn

凭证标本：阳朔县普查队 450321181111023LY (IBK)

功效：全株，消肿、止痛、祛风。

功效来源：《广西药用植物名录》

茜草属 *Rubia* L.

金剑草

Rubia alata Roxb.

凭证标本：梁乃宽等 45840 (GXMI)

功效：根、根状茎，用于月经不调、风湿痹痛。

功效来源：《广西中药资源名录》

茜草

Rubia cordifolia L.

凭证标本：阳朔县普查队 450321180502069LY (IBK)

功效：根、根状茎，凉血、祛瘀、止血、通经。

功效来源：《中国药典》（2020年版）

白马骨属 *Serissa* Comm. ex Juss.

白马骨

Serissa serissoides (DC.) Druce

凭证标本：阳朔县普查队 450321180919008LY (IBK)

功效：全草，祛风利湿、清热解毒。

功效来源：《中华本草》

乌口树属 *Tarenna* Gaertn.

白皮乌口树

Tarenna depauperata Hutch.

凭证标本：陈照宙 53439 (IBK)

功效：叶，用于痈疽溃疡。

功效来源：《广西药用植物名录》

钩藤属 *Uncaria* Schreb.

钩藤

Uncaria rhynchophylla (Miq.) Miq. ex Havil.

凭证标本：阳朔县普查队 450321180926006LY (IBK)

功效：带钩茎枝，清热平肝、息风定惊。

功效来源：《中国药典》（2020年版）

水锦树属 *Wendlandia* Bartl. ex DC.

水锦树

Wendlandia uvariifolia Hance
功效：根、叶，祛风除湿、散瘀消肿、止血生肌。
功效来源：《全国中草药汇编》
注：《广西植物名录》有记载。

233. 忍冬科 Caprifoliaceae
忍冬属 *Lonicera* L.
淡红忍冬
Lonicera acuminata Wall.
凭证标本：阳朔县普查队 450321181031007LY (IBK)
功效：茎枝（忍冬藤），清热解毒、疏风通络。花蕾
（金银花），清热解毒、凉散风热。
功效来源：《广西中药资源名录》

水忍冬
Lonicera dasystyla Rehd.
功效：花蕾、嫩枝，清热解毒、凉散风热。
功效来源：《药用植物辞典》
注：《广西植物名录》有记载。

菰腺忍冬 山银花
Lonicera hypoglauca Miq.
凭证标本：阳朔县普查队 450321181107032LY (IBK)
功效：花蕾或带初开的花，清热解毒、疏散风热。
功效来源：《中国药典》（2020年版）

净花菰腺忍冬
Lonicera hypoglauca Miq. subsp. *nudiflora* P. S. Hsu et H.
J. Wang
功效：花蕾，清热解毒、疏散风热。嫩枝，清热解
毒、通络。
功效来源：《药用植物辞典》
注：县域内零星分布。

异毛忍冬
Lonicera macrantha (D. Don) Spreng var. *heterotricha* P.
C. Hsu et H. J. Wang
功效：花蕾，清热解毒、消炎。
功效来源：《药用植物辞典》
注：《广西植物名录》有记载。

短柄忍冬
Lonicera pampaninii H. Lév.
凭证标本：阳朔县普查队 450321180502022LY (IBK)
功效：花蕾，清热解毒、舒筋通络、凉血止血、止
痢、截疟。
功效来源：《药用植物辞典》

皱叶忍冬
Lonicera rhytidophylla Hand.-Mazz.
凭证标本：阳朔县普查队 450321181109023LY (IBK)

功效：花蕾，清热解毒、凉血、止痢。
功效来源：《药用植物辞典》

接骨木属 *Sambucus* L.
接骨草
Sambucus chinensis Lindl.
凭证标本：阳朔县普查队 450321170808006LY (IBK)
功效：全草、根，祛风除湿、活血散瘀、活络消肿。
功效来源：《药用植物辞典》

荚蒾属 *Viburnum* L.
水红木 揉白叶
Viburnum cylindricum Buch.-Ham. ex D. Don
凭证标本：植被队 45855 (GXMI)
功效：根、叶及花，清热解毒。
功效来源：《全国中草药汇编》

南方荚蒾
Viburnum fordiae Hance
凭证标本：阳朔县普查队 450321170705011LY (IBK)
功效：根、茎、叶，祛风清热、散瘀活血。
功效来源：《全国中草药汇编》

珊瑚树 早禾树
Viburnum odoratissimum Ker.-Gawl.
功效：叶、树皮、根，祛风除湿、通经活络。
功效来源：《中华本草》
注：《广西植物名录》有记载。

球核荚蒾
Viburnum propinquum Hemsl.
凭证标本：梁乃宽等 45823 (GXMI)
功效：叶，止血、消肿止痛、接骨续筋。
功效来源：《全国中草药汇编》

台东荚蒾 对叶油麻根
Viburnum taitoense Hayata
凭证标本：阳朔县普查队 450321180502076LY (IBK)
功效：茎、叶，散瘀止痛、通便。
功效来源：《中华本草》

235. 败酱科 Valerianaceae
败酱属 *Patrinia* Juss.
少蕊败酱
Patrinia monandra C. B. Clarke
凭证标本：阳朔县普查队 450321180919015LY (IBK)
功效：全草，清热解毒、消肿消炎、宁心安神、利湿
祛瘀、排脓、止血止痛。
功效来源：《药用植物辞典》

斑花败酱

Patrinia punctiflora P. S. Hsu et H. J. Wang

凭证标本：阳朔县普查队 450321170808004LY (IBK)

功效：全草，清热解毒、利湿排脓、活血化瘀、镇静安神。

功效来源：《药用植物辞典》

败酱

Patrinia scabiosifolia Fisch. ex Trevir.

凭证标本：阳朔县普查队 450321180914004LY (IBK)

功效：全草，清热解毒、活血排脓。

功效来源：《中华本草》

白花败酱 败酱草

Patrinia villosa (Thunb.) Juss.

凭证标本：梁乃宽 45876 (GXMI)

功效：根状茎、根、全草，清热解毒、消痈排脓、活血祛瘀。

功效来源：《全国中草药汇编》

238. 菊科 Asteraceae

下田菊属 *Adenostemma* J. R. Forst. et G. Forst.

下田菊

Adenostemma lavenia (L.) Kuntze

凭证标本：陈照宙 53157 (IBK)

功效：全草，清热解毒、利湿、消肿。

功效来源：《全国中草药汇编》

宽叶下田菊

Adenostemma lavenia (L.) Kuntze var. *latifolium* (D. Don) Hand.-Mazz.

凭证标本：阳朔县普查队 450321180921021LY (IBK)

功效：全株，祛风除湿、解毒。

功效来源：《药用植物辞典》

藿香蓟属 *Ageratum* L.

藿香蓟 胜红蓟

Ageratum conyzoides L.

凭证标本：阳朔县普查队 450321170706015LY (IBK)

功效：全草，祛风清热、止痛止血。

功效来源：《全国中草药汇编》

兔儿风属 *Ainsliaea* DC.

杏香兔儿风 金边兔耳

Ainsliaea fragrans Champ. ex Benth.

凭证标本：阳朔县普查队 450321181110007LY (IBK)

功效：全草，清热补虚、凉血止血、利湿解毒。

功效来源：《中华本草》

纤枝兔儿风

Ainsliaea gracilis Franch.

功效：全草，用于咳血、无名肿毒、跌打损伤。

功效来源：《广西药用植物名录》

注：县域内普遍分布。

长穗兔儿风 二郎剑

Ainsliaea henryi Diels

功效：全草，散瘀清热、止咳平喘。

功效来源：《中华本草》

注：《广西植物名录》有记载。

莲沱兔儿风

Ainsliaea ramosa Hemsl.

凭证标本：梁乃宽等 45770 (GXMI)

功效：全草，清热解毒、润肺止咳、镇静、消肿、止血。

功效来源：《药用植物辞典》

山黄菊属 *Anisopappus* Hook. et Arn.

山黄菊

Anisopappus chinensis (L.) Hook. et Arn.

功效：花，清热化痰。

功效来源：《广西中药材标准 第一册》（1990年版）

注：《广西植物名录》有记载。

蒿属 *Artemisia* L.

黄花蒿 青蒿

Artemisia annua L.

凭证标本：方鼎 45994 (GXMI)

功效：地上部分，清虚热、除骨蒸、解暑热、截疟、退黄。

功效来源：《中国药典》（2020年版）

艾 艾叶

Artemisia argyi H. Lév. et Vaniot

凭证标本：阳朔县普查队 450321180919001LY (IBK)

功效：叶，温经止血、散寒止痛。

功效来源：《中国药典》（2020年版）

茵陈蒿 茵陈

Artemisia capillaris Thunb.

凭证标本：阳朔县普查队 450321180919031LY (IBK)

功效：地上部分，清热利湿、利胆退黄。

功效来源：《中国药典》（2020年版）

牡蒿 牡蒿根

Artemisia japonica Thunb.

凭证标本：钟树权 60825 (KUN)

功效：根，祛风、补虚、杀虫、截疟。

功效来源：《中华本草》

白苞蒿 鸭脚艾

Artemisia lactiflora Wall. ex DC.

凭证标本：阳朔县普查队 450321180925034LY (IBK)

功效：全草，活血理气、解毒利湿、消肿、调经。

功效来源：《全国中草药汇编》

魁蒿

Artemisia princeps Pamp.

凭证标本：梁乃宽等 45882 (GXMI)

功效：叶，解毒消肿、散寒除湿、温经止血。全草，驱风消肿、止痛止痒、调经止血。

功效来源：《药用植物辞典》

白莲蒿 万年蒿

Artemisia sacrorum Ledeb.

功效：全草，清热解毒、凉血止痛。

功效来源：《全国中草药汇编》

注：县域内零星分布。

紫菀属 *Aster* L.

三脉紫菀 山白菊

Aster ageratoides Turcz.

凭证标本：陈照宙 53357 (KUN)

功效：全草、根，清热解毒、祛痰镇咳、凉血止血。

功效来源：《中华本草》

毛枝三脉紫菀

Aster ageratoides Turcz. var. *lasiocladus* (Hayata) Hand.-Mazz.

功效：全草，散风热、理气、止痛、解毒。

功效来源：《药用植物辞典》

注：《广西植物名录》有记载。

宽伞三脉紫菀

Aster ageratoides Turcz. var. *laticorymbus* (Vant.) Hand.-Mazz.

凭证标本：阳朔县普查队 450321181111020LY (IBK)

功效：全草，清热解毒、利尿、止血。

功效来源：《药用植物辞典》

钻形紫菀 瑞连草

Aster subulatus Michx.

功效：全草，清热解毒。

功效来源：《全国中草药汇编》

注：《广西植物名录》有记载。

鬼针草属 *Bidens* L.

白花鬼针草

Bidens alba (L.) DC.

功效：全草，清热解毒、利湿退黄。

功效来源：《中华本草》

注：县域内普遍分布。

婆婆针 刺针草

Bidens bipinnata L.

凭证标本：阳朔县普查队 450321181108041LY (IBK)

功效：全草，清热解毒、祛风活血。

功效来源：《全国中草药汇编》

大狼杷草

Bidens frondosa L.

凭证标本：阳朔县普查队 450321170710025LY (IBK)

功效：全草，补虚清热。

功效来源：《中华本草》

鬼针草 三叶鬼针草

Bidens pilosa L.

功效：全草，清热解毒、止泻。

功效来源：《中药大辞典》

注：《广西植物名录》有记载。

百能葳属 *Blainvillea* Cass.

百能葳 鱼鳞菜

Blainvillea acmella (L.) Philipson

凭证标本：钟月华 6–6506 (GXMI)

功效：全草，疏风清热、止咳。

功效来源：《中华本草》

艾纳香属 *Blumea* DC.

裂苞艾纳香

Blumea martiniana Vaniot

凭证标本：阳朔县普查队 450321181108040LY (IBK)

功效：全草，用于风湿骨痛。

功效来源：《广西药用植物名录》

东风草

Blumea megacephala (Randeria) C. C. Chang et Y. Q. Tseng

凭证标本：阳朔县普查队 450321180921063LY (IBK)

功效：全草，清热明目、祛风止痒、解毒消肿。

功效来源：《中华本草》

金盏花属 *Calendula* L.

金盏花 金盏菊根

Calendula officinalis L.

功效：根，活血散瘀、行气利尿。花，凉血、止血。

功效来源：《全国中草药汇编》

注：《广西植物名录》有记载。

天名精属 *Carpesium* L.

天名精 鹤虱

Carpesium abrotanoides L.

凭证标本：阳朔县普查队 450321171025002LY (IBK)

功效：成熟果实，杀虫消积。

功效来源：《中国药典》（2020年版）

石胡荽属 Centipeda Lour.
石胡荽 鹅不食草
Centipeda minima (L.) A. Braun et Asch.
凭证标本：阳朔县普查队 450321180923026LY (IBK)
功效：全草，发散风寒、通鼻窍、止咳。
功效来源：《中国药典》（2020年版）

飞机草属 Chromolaena DC.
飞机草
Chromolaena odorata (L.) R. M. King et H. Rob.
功效：全草，散瘀消肿、止血、杀虫。
功效来源：《全国中草药汇编》
注：县域内普遍分布。

菊属 Chrysanthemum L.
野菊
Chrysanthemum indicum L.
凭证标本：阳朔县普查队 450321181110017LY (IBK)
功效：头状花序，清热解毒、泻火平肝。
功效来源：《中国药典》（2020年版）

菊花
Chrysanthemum morifolium Ramat.
功效：花，散风清热、平肝明目、清热解毒。
功效来源：《中国药典》（2020年版）
注：《广西植物名录》有记载。

蓟属 Cirsium Mill.
大蓟
Cirsium japonicum (Thunb.) Fisch. ex DC.
凭证标本：阳朔县普查队 450321180502063LY (IBK)
功效：地上部分、根，凉血止血、祛瘀消肿。
功效来源：《中华本草》

藤菊属 Cissampelopsis (DC.) Miq.
藤菊
Cissampelopsis volubilis (Blume) Miq.
凭证标本：阳朔县普查队 450321181107030LY (IBK)
功效：藤茎，舒筋活络、祛风除湿。
功效来源：《药用植物辞典》

白酒草属 Conyza Less.
小蓬草 小飞蓬
Conyza canadensis (L.) Cronq.
凭证标本：阳朔县普查队 450321180925013LY (IBK)
功效：全草，清热利湿、散瘀消肿。
功效来源：《中华本草》

野茼蒿属 Crassocephalum Moench
野茼蒿 野木耳菜
Crassocephalum crepidioides (Benth.) S. Moore
凭证标本：阳朔县普查队 450321170705009LY (IBK)
功效：全草，清热解毒、调和脾胃。
功效来源：《中华本草》

大丽花属 Dahlia Cav.
大丽花
Dahlia pinnata Cav.
功效：块根，清热解毒、消炎消肿、止痛。
功效来源：《药用植物辞典》
注：《广西植物名录》有记载。

鱼眼草属 Dichrocephala L'Her. ex DC.
鱼眼草 蚯疽草
Dichrocephala auriculata (Thunb.) Druce
凭证标本：阳朔县普查队 450321180416006LY (IBK)
功效：全草，活血调经、消肿解毒。
功效来源：《中华本草》

小鱼眼草
Dichrocephala benthamii C. B. Clarke
功效：全草，清热解毒、祛风明目、温中散寒、活血调经、行气止痛。根，利小便。
功效来源：《药用植物辞典》
注：县域内普遍分布。

鳢肠属 Eclipta L.
鳢肠 墨旱莲
Eclipta prostrata (L.) L.
凭证标本：阳朔县普查队 450321180919006LY (IBK)
功效：地上部分，滋补肝肾、凉血止血。
功效来源：《中国药典》（2020年版）

地胆草属 Elephantopus L.
地胆草 苦地胆根
Elephantopus scaber L.
凭证标本：阳朔县普查队 450321180922005LY (IBK)
功效：根，清热解毒、除湿。
功效来源：《中华本草》

一点红属 Emilia (Cass.) Cass.
小一点红 一点红
Emilia prenanthoidea DC.
功效：全草，清热解毒、散瘀消肿。
功效来源：《全国中草药汇编》
注：县域内普遍分布。

一点红
Emilia sonchifolia DC.

凭证标本：阳朔县普查队 450321180504034LY (IBK)

功效：全草，清热解毒、散瘀消肿。

功效来源：《全国中草药汇编》

飞蓬属 *Erigeron* L.

一年蓬

Erigeron annuus Pers.

凭证标本：阳朔县普查队 450321170706002LY (IBK)

功效：根、全草，清热解毒、助消化、截疟。

功效来源：《药用植物辞典》

泽兰属 *Eupatorium* L.

狭裂泽兰

Eupatorium angustilobum (Ling) C. Shih, S. Y. Jin et S. R. Chen

功效：全草，用于小便不利、肾炎水肿。

功效来源：《广西中药资源名录》

注：《广西植物名录》有记载。

多须公

Eupatorium chinese L.

功效：全草，清热解毒、利咽化痰。

功效来源：《全国中草药汇编》

注：《广西植物名录》有记载。

佩兰

Eupatorium fortunei Turcz.

凭证标本：阳朔县普查队 450321181112003LY (IBK)

功效：地上部分，芳香化湿、醒脾开胃、发表解暑。

功效来源：《中国药典》（2020年版）

白头婆 山佩兰

Eupatorium japonicum Thunb.

功效：全草，祛暑发表、化湿和中、理气活血、解毒。

功效来源：《中华本草》

注：《广西植物名录》有记载。

林泽兰 野马追

Eupatorium lindleyanum DC.

凭证标本：阳朔县普查队 450321180914006LY (IBK)

功效：全草，润肺止咳、化痰平喘、降压。

功效来源：《中华本草》

大丁草属 *Gerbera* L.

毛大丁草

Gerbera piloselloides (L.) Cass.

凭证标本：朱锡志 6–6563 (GXMI)

功效：全草，清热解毒、润肺止咳、行气活血。

功效来源：《中华本草》

鼠麹草属 *Gnaphalium* L.

鼠麹草 鼠曲草

Gnaphalium affine D. Don

凭证标本：阳朔县普查队 450321181107012LY (IBK)

功效：全草，化痰止咳、祛风除湿、解毒。

功效来源：《中华本草》

田基黄属 *Grangea* Adans.

田基黄

Grangea maderaspatana (L.) Poir.

凭证标本：钟树权 A61914 (GXMI)

功效：全草，清热利湿、解毒、散瘀消肿。

功效来源：《中华本草》

菊三七属 *Gynura* Cass.

红凤菜 两色三七草

Gynura bicolor (Roxb. ex Willd.) DC.

凭证标本：陈照宙 53124 (IBK)

功效：根，行气、活血、截疟。全草，清热解毒、凉血止血、活血消肿。

功效来源：《药用植物辞典》

平卧菊三七 蛇接骨

Gynura procumbens (Lour.) Merr.

凭证标本：阳朔县普查队 450321181106006LY (IBK)

功效：全草，散瘀、消肿、清热止咳。

功效来源：《中华本草》

向日葵属 *Helianthus* L.

向日葵 向日葵茎髓

Helianthus annuus L.

功效：茎髓，清热、利尿、止咳。

功效来源：《中华本草》

注：《广西植物名录》有记载。

菊芋

Helianthus tuberosus L.

功效：块茎、茎叶，清热凉血、活血消肿、利尿、接骨。

功效来源：《药用植物辞典》

注：《广西植物名录》有记载。

泥胡菜属 *Hemistepta* Bunge

泥胡菜

Hemistepta lyrata (Bunge) Bunge

凭证标本：阳朔县普查队 450321180503001LY (IBK)

功效：全草、根，清热解毒、利尿、消肿祛瘀、止咳、止血、活血。

功效来源：《药用植物辞典》

旋覆花属 *Inula* L.

羊耳菊

Inula cappa (Buch.-Ham. ex D. Don) DC.

功效：地上部分，祛风利湿、行气化滞。

功效来源：《广西壮族自治区瑶药材质量标准 第一卷》（2014年版）

注：《广西植物名录》有记载。

苦荬菜属 *Ixeris* (Cass.) Cass.

剪刀股

Ixeris japonica (Burm. f.) Nakai

功效：全草，清热解毒、消痈肿、凉血、利尿。

功效来源：《药用植物辞典》

注：《广西植物名录》有记载。

苦荬菜 多头苦荬

Ixeris polycephala Cass.

功效：全草，清热解毒、利湿消痞；外用消炎退肿。

功效来源：《全国中草药汇编》

注：《广西植物名录》有记载。

马兰属 *Kalimeris* (Cass.) Cass.

马兰 路边草

Kalimeris indica (L.) Sch. Bip.

凭证标本：阳朔县普查队 450321180504062LY (IBK)

功效：全草，健脾利湿、解毒止血。

功效来源：《中华本草》

莴苣属 *Lactuca* L.

莴苣 莴苣子

Lactuca sativa L.

功效：种子，通乳汁、利小便、活血化瘀。

功效来源：《中华本草》

注：《广西植物名录》有记载。

栓果菊属 *Launaea* Cass.

光茎栓果菊 滑背草鞋

Launaea acaulis (Roxb.) Babc. ex Kerr

功效：全草，清热解毒、利尿。

功效来源：《中华本草》

注：《广西植物名录》有记载。

黄瓜菜属 *Paraixeris* Nakai

黄瓜菜 野苦荬菜

Paraixeris denticulata (Houtt.) Nakai

凭证标本：阳朔县普查队 450321180926010LY (IBK)

功效：全草、根，清热解毒、散瘀止痛、止血、止带。

功效来源：《中华本草》

翅果菊属 *Pterocypsela* Shih

翅果菊

Pterocypsela indica (L.) C. Shih

功效：全草，清热解毒、活血祛瘀、利湿排脓。

功效来源：《药用植物辞典》

注：《广西植物名录》有记载。

匹菊属 *Pyrethrum* Zinn.

除虫菊

Pyrethrum cinerariifolium Trevis.

功效：花、全草，杀虫。

功效来源：《全国中草药汇编》

注：《广西植物名录》有记载。

千里光属 *Senecio* L.

千里光

Senecio scandens Buch.-Ham. ex D. Don

功效：全草，清热解毒、明目退翳、杀虫止痒。

功效来源：《中华本草》

注：《广西植物名录》有记载。

虾须草属 *Sheareria* S. Moorep

虾须草

Sheareria nana S. Moore

凭证标本：阳朔县普查队 450321181112011LY (IBK)

功效：全草，清热解毒、利水消肿、疏风。

功效来源：《药用植物辞典》

豨莶属 *Siegesbeckia* L.

豨莶 豨莶草

Siegesbeckia orientalis L.

凭证标本：阳朔县普查队 450321170706066LY (IBK)

功效：地上部分，祛风湿、通经络、清热解毒。

功效来源：《中华本草》

腺梗豨莶 豨莶

Siegesbeckia pubescens Makino

凭证标本：阳朔县普查队 450321181106009LY (IBK)

功效：地上部分，祛风湿、通经络、清热解毒。

功效来源：《中华本草》

蒲儿根属 *Sinosenecio* B. Nord.

广西蒲儿根

Sinosenecio guangxiensis C. Jeffrey et Y. L. Chen

凭证标本：阳朔县普查队 450321180502055LY (IBK)

功效：全草，用于风湿关节痛。

功效来源：《药用植物辞典》

一枝黄花属 *Solidago* L.

一枝黄花

Solidago decurrens Lour.

功效：全草、根，疏风泄热、解毒消肿。
功效来源：《广西壮族自治区壮药质量标准 第一卷》（2008年版）
注：《广西植物名录》有记载。

苦苣菜属 *Sonchus* L.
苣荬菜
Sonchus arvensis L.
功效：全草，清热解毒、凉血利湿。
功效来源：《全国中草药汇编》
注：县域内普遍分布。

花叶滇苦菜
Sonchus asper (L.) Hill
功效：全草，清热解毒、消炎止血、消肿止痛、祛瘀。
功效来源：《药用植物辞典》
注：《广西植物名录》有记载。

苦苣菜 滇苦菜
Sonchus oleraceus L.
功效：全草，清热解毒、凉血止血。
功效来源：《全国中草药汇编》
注：《广西植物名录》有记载。

金钮扣属 *Spilanthes* Jacq.
金钮扣 天文草
Spilanthes paniculata (Wall. ex DC.) R.K.Jansen
凭证标本：阳朔县普查队 450321170711030LY (IBK)
功效：全草，解毒利湿、止咳定喘、消肿止痛。
功效来源：《全国中草药汇编》

金腰箭属 *Synedrella* Gaertn.
金腰箭
Synedrella nodiflora (L.) Gaertn.
功效：全草，清热解毒、散瘀消肿。
功效来源：《全国中草药汇编》
注：县域内普遍分布。

合耳菊属 *Synotis* (C. B. Clarke) C. Jeffrey et Y. L. Chen
肇骞合耳菊 肇骞尾药菊
Synotis changiana Y. L. Chen
功效：全草，用于风湿痹痛。
功效来源：《广西中药资源名录》
注：《广西植物名录》有记载。

锯叶合耳菊 白叶火草
Synotis nagensium (C. B. Clarke) C. Jeffrey et Y. L. Chen
凭证标本：梁乃宽等 45761 (GXMI)
功效：全草，散风热、定喘咳、利水湿。
功效来源：《中华本草》

蒲公英属 *Taraxacum* F. H. Wigg.
蒲公英
Taraxacum mongolicum Hand.-Mazz.
凭证标本：阳朔县普查队 450321180505021LY (IBK)
功效：全草，清热解毒、消肿散结、利尿通淋。
功效来源：《中国药典》（2020年版）

斑鸠菊属 *Vernonia* Schreb.
广西斑鸠菊 大阳关
Vernonia chingiana Hand.-Mazz.
凭证标本：阳朔县普查队 450321181112009LY (IBK)
功效：根、叶，清热解毒、止痉。
功效来源：《中华本草》

夜香牛 伤寒草
Vernonia cinerea (L.) Less.
凭证标本：阳朔县普查队 450321180921019LY (IBK)
功效：全草、根，疏风清热、除湿、解毒。
功效来源：《中华本草》

毒根斑鸠菊 发痧藤
Vernonia cumingiana Benth.
凭证标本：阳朔县普查队 450321181108035LY (IBK)
功效：藤茎、根，祛风解表、舒筋活络。
功效来源：《中华本草》

咸虾花 狗仔花
Vernonia patula (Dryand.) Merr.
凭证标本：阳朔县普查队 450321171025001LY (IBK)
功效：全草，发表散寒、凉血解毒、清热止泻。
功效来源：《广西壮族自治区瑶药材质量标准 第一卷》（2014年版）

折苞斑鸠菊
Vernonia spirei Gand.
凭证标本：陈照宙 53278 (IBK)
功效：根、叶，祛邪截疟。
功效来源：《药用植物辞典》

蟛蜞菊属 *Wedelia* Jacq.
孪花蟛蜞菊
Wedelia biflora (L.) DC.
凭证标本：钟树权 A60804 (WUK)
功效：全草，补血活血、散瘀消肿。
功效来源：《药用植物辞典》

荨麻叶蟛蜞菊
Wedelia urticaefolia (Blume) DC. ex Wight
凭证标本：钟树权 60804 (IBK)
功效：根，用于肾虚腰痛。叶，外用治骨折。
功效来源：《广西中药资源名录》

麻叶蟛蜞菊 滴血根
Wedelia urticifolia DC.
凭证标本：阳朔县普查队 450321170705026LY (IBK)
功效：根，补肾、养血、通络。
功效来源：《中华本草》

山蟛蜞菊 血参
Wedelia wallichii Less.
凭证标本：钟树权 60804 (KUN)
功效：全草，补血、活血。
功效来源：《全国中草药汇编》

苍耳属 *Xanthium* L.
北美苍耳 苍耳子
Xanthium chinense Mill.
凭证标本：阳朔县普查队 450321171025003LY (IBK)
功效：成熟带总苞的果实，散风寒、通鼻窍、祛风湿。
功效来源：《中国药典》（2020年版）

黄鹌菜属 *Youngia* Cass.
黄鹌菜
Youngia japonica (L.) DC.
功效：全草、根，清热解毒、利尿消肿、止痛。
功效来源：《全国中草药汇编》
注：《广西植物名录》有记载。

239. 龙胆科 Gentianaceae
穿心草属 *Canscora* Lam.
穿心草
Canscora lucidissima (H. Lév. et Vaniot) Hand.-Mazz.
凭证标本：阳朔县普查队 450321170808059LY (IBK)
功效：全草，清热解毒、理气活血。
功效来源：《中华本草》

双蝴蝶属 *Tripterospermum* Blume
双蝴蝶 肺形草
Tripterospermum chinense (Migo) Harry Sm.
凭证标本：阳朔县普查队 450321181109018LY (IBK)
功效：全草，清热解毒、止咳止血。
功效来源：《全国中草药汇编》

香港双蝴蝶
Tripterospermum nienkui (C. Marquand) C. J. Wu
凭证标本：僮族自治区 45763 (IBSC)
功效：根、全草，清热、调经。
功效来源：《药用植物辞典》

240. 报春花科 Primulaceae
珍珠菜属 *Lysimachia* L.

广西过路黄
Lysimachia alfredii Hance
凭证标本：阳朔县普查队 450321180502081LY (IBK)
功效：全草，清热利湿、排石通淋。
功效来源：《中华本草》

细梗香草 香排草
Lysimachia capillipes Hemsl.
凭证标本：邓懋彬 7712 (NAS)
功效：全草，祛风除湿、行气止痛、调经、解毒。
功效来源：《中华本草》

临时救 风寒草
Lysimachia congestiflora Hemsl.
凭证标本：阳朔县普查队 450321180502036LY (IBK)
功效：全草，祛风散寒、止咳化痰、消积解毒。
功效来源：《中华本草》

延叶珍珠菜 疬子草
Lysimachia decurrens G. Forst.
凭证标本：阳朔县普查队 450321180503027LY (IBK)
功效：全草，清热解毒、活血散结。
功效来源：《中华本草》

星宿菜 大田基黄
Lysimachia fortunei Maxim.
凭证标本：阳朔县普查队 450321170705007LY (IBK)
功效：全草或根，清热利湿、凉血活血、解毒消肿。
功效来源：《中华本草》

落地梅 四块瓦
Lysimachia paridiformis Franch
功效：根，祛风除湿、活血止痛、止咳、解毒。
功效来源：《中华本草》
注：县域内普遍分布。

狭叶落地梅 追风伞
Lysimachia paridiformis Franch. var. *stenophylla* Franch.
凭证标本：阳朔县普查队 450321170809024LY (IBK)
功效：全草或根，祛风通络、活血止痛。
功效来源：《中华本草》

报春花属 *Primula* L.
报春花
Primula malacoides Franch.
凭证标本：阳朔县普查队 450321180504029LY (IBK)
功效：全草，清热解毒、利水、消肿止痛、止血。
功效来源：《药用植物辞典》

241. 白花丹科 Plumbaginaceae
白花丹属 *Plumbago* L.

白花丹

Plumbago zeylanica L.

凭证标本：阳朔县普查队 450321171025004LY (IBK)

功效：全草，祛风、散瘀、解毒、杀虫。

功效来源：《广西壮族自治区瑶药材质量标准 第一卷》（2014年版）

242. 车前科 Plantaginaceae

车前属 *Plantago* L.

车前 车前草

Plantago asiatica L.

凭证标本：阳朔县普查队 450321180502046LY (IBK)

功效：全草，清热利尿、通淋、祛痰、凉血、解毒。种子，清热利尿、渗湿通淋、明目、祛痰。

功效来源：《中国药典》（2020年版）

大车前 车前子

Plantago major L.

功效：成熟种子，清热利尿、渗湿止泻、明目、祛痰。

功效来源：《中华本草》

注：《广西植物名录》有记载。

243. 桔梗科 Campanulaceae

沙参属 *Adenophora* Fisch.

杏叶沙参

Adenophora petiolata Pax et Hoffm. subsp. *hunanensis* (Nannf.) D. Y. Hong et S. Ge

凭证标本：梁乃宽等 45837 (GXMI)

功效：根，清热养阴、润肺止咳、生津、祛痰。

功效来源：《药用植物辞典》

金钱豹属 *Campanumoea* Blume

桂党参 土党参

Campanumoea javanica Blume

凭证标本：阳朔县普查队 450321180925023LY (IBK)

功效：根，补中益气、润肺生津。

功效来源：《全国中草药汇编》

党参属 *Codonopsis* Wall.

羊乳 山海螺

Codonopsis lanceolata (Sieb. et Zucc.) Benth. et Hook. f.

凭证标本：阳朔县普查队 450321181110046LY (IBK)

功效：根，益气养阴、解毒消肿、排脓、通乳。

功效来源：《中华本草》

土党参属 *Cyclocodon* Griff.

长叶轮钟草 红果参

Cyclocodon lancifolius (Roxb.) Kurz

凭证标本：阳朔县普查队 450321180921035LY (IBK)

功效：根，益气、祛瘀、止痛。

功效来源：《中华本草》

244. 半边莲科 Lobeliaceae

半边莲属 *Lobelia* L.

铜锤玉带草

Lobelia angulata Forst.

凭证标本：阳朔县普查队 450321170705005LY (IBK)

功效：全草、果实，祛风除湿、活血、解毒。

功效来源：《中华本草》

半边莲

Lobelia chinensis Lour.

凭证标本：阳朔县普查队 450321170707028LY (IBK)

功效：全草，利尿消肿、清热解毒。

功效来源：《中国药典》（2020年版）

江南山梗菜

Lobelia davidii Franch.

功效：叶、根、带花全草，宣肺化痰、清热解毒、利尿消肿。

功效来源：《药用植物辞典》

注：《广西植物名录》有记载。

卵叶半边莲 肉半边莲

Lobelia zeylanica L.

凭证标本：陈照宙 53182 (IBK)

功效：根状茎、全草，清热解毒、消肿止痛。

功效来源：《全国中草药汇编》

249. 紫草科 Boraginaceae

斑种草属 *Bothriospermum* Bunge

柔弱斑种草

Bothriospermum zeylanicum (J. Jacq.) Druce

凭证标本：陈照宙 53230 (IBK)

功效：全草，止咳、止血。

功效来源：《药用植物辞典》

基及树属 *Carmona* Cav.

福建茶

Carmona microphylla (Lam.) G. Don

功效：全株，用于咯血、便血。叶，用于疔疮。

功效来源：《药用植物辞典》

注：《广西植物名录》有记载。

厚壳树属 *Ehretia* P. Browne

厚壳树

Ehretia acuminata (DC.) R. Br.

功效：叶，清热解暑、去腐生肌。

功效来源：《全国中草药汇编》

注：《广西植物名录》有记载。

紫草属 *Lithospermum* L.

紫草

Lithospermum erythrorhizon Sieb. et Zucc.

功效：根，凉血、活血、透疹、解毒。

功效来源：《中华本草》

注：《广西植物名录》有记载。

盾果草属 *Thyrocarpus* Hance

盾果草

Thyrocarpus sampsonii Hance

凭证标本：阳朔县普查队 450321181111002LY (IBK)

功效：全草，清热解毒、消肿。

功效来源：《全国中草药汇编》

附地菜属 *Trigonotis* Steven

附地菜

Trigonotis peduncularis (Trevis.) Benth. ex Baker et S. Moore

凭证标本：阳朔县普查队 450321180502028LY (IBK)

功效：全草，温中健胃、消肿止痛、止血。

功效来源：《全国中草药汇编》

250. 茄科 Solanaceae

辣椒属 *Capsicum* L.

辣椒 辣椒叶

Capsicum annuum L.

功效：叶，消肿、涤络、杀虫止痒。

功效来源：《中华本草》

注：《广西植物名录》有记载。

夜香树属 *Cestrum* L.

夜香树

Cestrum nocturnum L.

功效：叶，清热消肿。花，行气止痛、散寒。

功效来源：《药用植物辞典》

注：《广西植物名录》有记载。

曼陀罗属 *Datura* L.

曼陀罗

Datura stramonium L.

功效：叶，麻醉、镇痛平喘、止咳。

功效来源：《广西壮族自治区壮药质量标准 第二卷》（2011年版）

注：《广西植物名录》有记载。

红丝线属 *Lycianthes* (Dunal) Hassl.

红丝线 毛药

Lycianthes biflora (Lour.) Bitter

凭证标本：阳朔县普查队 450321180919053LY (IBK)

功效：全株，清热解毒、祛痰止咳。

功效来源：《中华本草》

枸杞属 *Lycium* L.

枸杞 地骨皮

Lycium chinense Mill.

凭证标本：阳朔县普查队 450321180919054LY (IBK)

功效：根皮，凉血除蒸、清肺降火。

功效来源：《中国药典》（2020年版）

番茄属 *Lycopersicon* Mill.

番茄 西红柿

Lycopersicon esculentum Mill.

功效：果实，生津止渴、健胃消食。

功效来源：《中华本草》

注：《广西植物名录》有记载。

烟草属 *Nicotiana* L.

烟草

Nicotiana tabacum L.

功效：全草，消肿解毒、杀虫。

功效来源：《全国中草药汇编》

注：《广西植物名录》有记载。

碧冬茄属 *Petunia* Juss.

碧冬茄

Petunia hybrida (Hook.) Vilm.

功效：种子，舒气、杀虫。

功效来源：《药用植物辞典》

注：《广西植物名录》有记载。

酸浆属 *Physalis* L.

苦蘵

Physalis angulata L.

凭证标本：阳朔县普查队 450321180923043LY (IBK)

功效：全草，清热利尿、解毒消肿。

功效来源：《中华本草》

茄属 *Solanum* L.

喀西茄 野颠茄

Solanum aculeatissimum Jacquem.

凭证标本：阳朔县普查队 450321170808072LY (IBK)

功效：全株，镇咳平喘、散瘀止痛。

功效来源：《中华本草》

少花龙葵 古钮菜

Solanum americanum Mill.

凭证标本：阳朔县普查队 450321170706006LY (IBK)

功效：全草，清热解毒、利湿消肿。

功效来源：《中华本草》

牛茄子 丁茄

Solanum capsicoides All.

凭证标本：阳朔县普查队 450321170808009LY (IBK)

功效：全株，活血散瘀、镇痛麻醉。
功效来源：《全国中草药汇编》

假烟叶树 野烟叶
Solanum erianthum D. Don
凭证标本：阳朔县普查队 450321171025007LY (IBK)
功效：全株、叶，行气血、消肿毒、止痛。
功效来源：《中华本草》

白英 白毛藤
Solanum lyratum Thunb.
凭证标本：阳朔县普查队 450321180921004LY (IBK)
功效：全草，清热利湿、解毒消肿。
功效来源：《中华本草》

乳茄 五指茄
Solanum mammosum L.
功效：果实，散瘀消肿。
功效来源：《全国中草药汇编》
注：《广西植物名录》有记载。

茄 茄叶
Solanum melongena L.
功效：叶，散瘀消肿。
功效来源：《中华本草》
注：《广西植物名录》有记载。

龙葵
Solanum nigrum L.
功效：地上部分，清热解毒、活血消肿、消炎利尿。
功效来源：《广西壮族自治区壮药质量标准 第三卷》（2018年版）
注：《广西植物名录》有记载。

海桐叶白英
Solanum pittosporifolium Hemsl.
凭证标本：阳朔县普查队 450321181110003LY (IBK)
功效：全草，清热解毒、散瘀消肿、祛风除湿、抗癌。
功效来源：《药用植物辞典》

龙珠属 *Tubocapsicum* (Wettst.) Makino
龙珠
Tubocapsicum anomalum (Franch. et Sav.) Makino
凭证标本：陈照宙 53256 (KUN)
功效：果实，清热解毒、除烦热。
功效来源：《全国中草药汇编》

251. 旋花科 Convolvulaceae
菟丝子属 *Cuscuta* L.
南方菟丝子 菟丝子
Cuscuta australis R. Br.

凭证标本：阳朔县普查队 450321170706055LY (IBK)
功效：种子，补益肝肾、固精缩尿、安胎、明目、止泻。
功效来源：《中国药典》（2020年版）

菟丝子
Cuscuta chinensis Lam.
凭证标本：阳朔县普查队 450321180503043LY (IBK)
功效：种子，补肾益精、养肝明目、固胎止泄。
功效来源：《中华本草》

金灯藤 菟丝
Cuscuta japonica Choisy
凭证标本：阳朔县普查队 450321181108038LY (IBK)
功效：全草，清热解毒、凉血止血、健脾利湿。
功效来源：《中华本草》

马蹄金属 *Dichondra* J. R. Forst. et G. Forst.
马蹄金 小金钱草
Dichondra micrantha Urb.
功效：全草，清热利湿、解毒。
功效来源：《广西壮族自治区壮药质量标准 第一卷》（2008年版）
注：《广西植物名录》有记载。

飞蛾藤属 *Dinetus* Buch.–Ham. ex Sweet
飞蛾藤
Dinetus racemosus (Roxb.) Buch.-Ham. ex Sweet
凭证标本：阳朔县普查队 450321181106012LY (IBK)
功效：全草，发表、消食积。
功效来源：《全国中草药汇编》

土丁桂属 *Evolvulus* L.
土丁桂
Evolvulus alsinoides (L.) L.
凭证标本：李启斌 6–6601 (GXMI)
功效：全草，清热、利湿、解毒。
功效来源：《中华本草》

银丝草
Evolvulus alsinoides (L.) Linn. var. *decumbens* (R. Br.) Ooststr.
功效：全草，用于咳嗽痰喘、肾虚腰痛、跌打损伤。
功效来源：《药用植物辞典》
注：《广西植物名录》有记载。

番薯属 *Ipomoea* L.
月光花
Ipomoea alba L.
功效：种子，用于跌打肿痛、骨折。
功效来源：《全国中草药汇编》
注：《广西植物名录》有记载。

蕹菜

Ipomoea aquatica Forssk.

功效：全草及根，清热解毒、利尿、止血。

功效来源：《全国中草药汇编》

注：《广西植物名录》有记载。

番薯 甘薯

Ipomoea batatas (L.) Lam.

功效：根，补中、生津、止血、排脓。

功效来源：《全国中草药汇编》

注：《广西植物名录》有记载。

毛牵牛

Ipomoea biflora (L.) Pers.

凭证标本：陈照宙 53878 (KUN)

功效：全草，清热解毒、消疳祛积。种子，用于跌打损伤、毒蛇咬伤。

功效来源：《药用植物辞典》

牵牛 牵牛子

Ipomoea nil (L.) Roth

功效：成熟种子，利水通便、祛痰逐饮、消积、杀虫。

功效来源：《中华本草》

注：《广西植物名录》有记载。

圆叶牵牛 牵牛子

Ipomoea purpurea (L.) Roth

功效：成熟种子，利水通便、祛痰逐饮、消积、杀虫。

功效来源：《中华本草》

注：《广西植物名录》有记载。

鱼黄草属 *Merremia* Dennst. ex Endl.

篱栏网 篱栏子

Merremia hederacea (Burm. f.) Hallier f.

凭证标本：阳朔县普查队 450321180919044LY (IBK)

功效：种子、全株，清热、利咽、凉血。

功效来源：《中华本草》

三翅藤属 *Tridynamia* Gagnep.

大果三翅藤

Tridynamia sinensis (Hemsl.) Staples

凭证标本：陈照宙 53451 (KUN)

功效：全株、根，行气、破血、消肿、祛痰止咳。

功效来源：《药用植物辞典》

252. 玄参科 Scrophulariaceae

毛麝香属 *Adenosma* R. Br.

毛麝香

Adenosma glutinosum (L.) Druce

凭证标本：阳朔县普查队 450321180921064LY (IBK)

功效：全草，祛风止痛、散瘀消肿、解毒止痒。

功效来源：《全国中草药汇编》

球花毛麝香 大头陈

Adenosma indianum (Lour.) Merr.

凭证标本：阳朔县普查队 450321180922004LY (IBK)

功效：全草，疏风解表、化湿消滞。

功效来源：《全国中草药汇编》

金鱼草属 *Antirrhinum* Linn.

金鱼草

Antirrhinum majus L.

凭证标本：阳朔县普查队 450321180504046LY (IBK)

功效：全草，清热解毒、活血消肿。

功效来源：《中华本草》

黑草属 *Buchnera* L.

黑草 鬼羽箭

Buchnera cruciata Buch.-Ham. ex D. Don

功效：全草，清热解毒、凉血止血。

功效来源：《中华本草》

注：《广西植物名录》有记载。

石龙尾属 *Limnophila* R. Br.

石龙尾

Limnophila sessiliflora (Vahl) Blume

凭证标本：陈照宙 53461 (IBK)

功效：全草，清热解毒、利尿消肿。

功效来源：《药用植物辞典》

钟萼草属 *Lindenbergia* Lehm.

野地钟萼草

Lindenbergia muraria (Roxb. ex D. Don) Brühl

凭证标本：阳朔县普查队 450321180923044LY (IBK)

功效：全草，清热解毒。

功效来源：《药用植物辞典》

母草属 *Lindernia* All.

旱田草

Lindernia ruellioides (Colsm.) Pennell

凭证标本：阳朔县普查队 450321180922033LY (IBK)

功效：全草，理气活血、消肿止痛。

功效来源：《中华本草》

通泉草属 *Mazus* Lour.

匍茎通泉草

Mazus miquelii Makino

凭证标本：阳朔县普查队 450321170707035LY (IBK)

功效：全草，止痛、健胃、解毒。

功效来源：《药用植物辞典》

通泉草

Mazus pumilus (Burm. f.) Steenis

凭证标本：阳朔县普查队 450321181107036LY (IBK)

功效：全草，清热解毒、消炎消肿、利尿、止痛、健胃消积。

功效来源：《药用植物辞典》

泡桐属 *Paulownia* Sieb. et Zucc.

白花泡桐 泡桐叶

Paulownia fortunei (Seem.) Hemsl.

功效：叶，清热解毒、止血消肿。

功效来源：《中华本草》

注：《广西植物名录》有记载。

台湾泡桐

Paulownia kawakamii T. Ito

凭证标本：阳朔县普查队 450321180926016LY (IBK)

功效：树皮，解毒消肿、止血。

功效来源：《中华本草》

独脚金属 *Striga* Lour.

独脚金

Striga asiatica (L.) Kuntze

功效：全草，清肝、健脾、消积、杀虫。

功效来源：《广西中药材标准 第一册》（1990年版）

注：《广西植物名录》有记载。

蝴蝶草属 *Torenia* L.

光叶蝴蝶草 水韩信草

Torenia asiatica L.

凭证标本：阳朔县普查队 450321170809004LY (IBK)

功效：全株，清热利湿、解毒、散瘀。

功效来源：《中华本草》

单色蝴蝶草 蓝猪耳

Torenia concolor Lindl.

凭证标本：阳朔县普查队 450321180922050LY (IBK)

功效：全草，清热解毒、利湿、止咳、和胃止呕、化瘀。

功效来源：《全国中草药汇编》

紫萼蝴蝶草

Torenia violacea (Azaola ex Blanco) Pennell

凭证标本：阳朔县普查队 450321180920021LY (IBK)

功效：全草，清热解毒、利湿止咳、化痰。

功效来源：《药用植物辞典》

婆婆纳属 *Veronica* L.

多枝婆婆纳

Veronica javanica Blume

功效：全草，祛风散热、解毒消肿。

功效来源：《全国中草药汇编》

注：《广西植物名录》有记载。

蚊母草 仙桃草

Veronica peregrina L.

凭证标本：阳朔县普查队 450321180503024LY (IBK)

功效：带虫瘿的全草，活血止血、消肿止痛。

功效来源：《全国中草药汇编》

阿拉伯婆婆纳 灯笼婆婆纳

Veronica persica Poir.

凭证标本：阳朔县普查队 450321180502016LY (IBK)

功效：全草，解热毒。

功效来源：《全国中草药汇编》

婆婆纳

Veronica polita Fries

凭证标本：覃灏富 700149 (IBK)

功效：全草，固肾、壮阳、凉血、止血、止痛。

功效来源：《药用植物辞典》

水苦荬

Veronica undulata Wall. ex Jack

凭证标本：阳朔县普查队 450321180414002LY (IBK)

功效：带虫瘿的全草，活血止血、解毒消肿。

功效来源：《全国中草药汇编》

腹水草属 *Veronicastrum* Heist. ex Fabr.

四方麻

Veronicastrum caulopterum (Hance) T. Yamaz.

凭证标本：阳朔县普查队 450321180919030LY (IBK)

功效：全草，清热解毒、消肿止痛。

功效来源：《中华本草》

253. 列当科 Orobanchaceae

野菰属 *Aeginetia* L.

野菰

Aeginetia indica L.

凭证标本：阳朔县普查队 450321180926040LY (IBK)

功效：全草，清热解毒。

功效来源：《中华本草》

254. 狸藻科 Lentibulariaceae

狸藻属 *Utricularia* L.

黄花狸藻

Utricularia aurea Lour.

功效：茎、叶，解热、祛毒。全草，外用治目赤红肿、急性结膜炎。

功效来源：《药用植物辞典》

注：《广西植物名录》有记载。

256. 苦苣苔科 Gesneriaceae
旋蒴苣苔属 *Boea* Comm. ex Lam.
旋蒴苣苔
Boea hygrometrica (Bunge) R. Br.
功效：全草，祛痰、散结、消肿、止血、解毒。
功效来源：《药用植物辞典》
注：《广西植物名录》有记载。

半蒴苣苔属 *Hemiboea* C. B. Clarke
贵州半蒴苣苔
Hemiboea cavaleriei H. Lév.
凭证标本：阳朔县普查队 450321180925007LY (IBK)
功效：全草，清热解毒、利水除湿。
功效来源：《药用植物辞典》

华南半蒴苣苔
Hemiboea follicularis C. B. Clarke
凭证标本：阳朔县普查队 450321170809061LY (IBK)
功效：全草，用于咳嗽、肺炎、骨折。
功效来源：《广西药用植物名录》

半蒴苣苔 降龙草
Hemiboea subcapitata C. B. Clarke
凭证标本：徐月邦 10557 (IBK)
功效：全草，清暑、利湿解毒。
功效来源：《中华本草》

吊石苣苔属 *Lysionotus* D. Don
吊石苣苔 石吊兰
Lysionotus pauciflorus Maxim.
凭证标本：阳朔县普查队 450321180926028LY (IBK)
功效：全草，祛风除湿、化痰止咳、祛瘀通经。
功效来源：《中华本草》

马铃苣苔属 *Oreocharis* Benth.
大叶石上莲
Oreocharis benthamii C. B. Clarke
凭证标本：阳朔县普查队 450321170809011LY (IBK)
功效：全草，用于跌打损伤、咳嗽。
功效来源：《广西药用植物名录》

蛛毛苣苔属 *Paraboea* (C. B. Clarke) Ridl.
锈色蛛毛苣苔
Paraboea rufescens (Franch.) B. L. Burtt
凭证标本：阳朔县普查队 450321180921016LY (IBK)
功效：全草，止咳、解毒、镇痛、生肌、固脱。
功效来源：《药用植物辞典》

石山苣苔属 *Petrocodon* Hance
石山苣苔
Petrocodon dealbatus Hance
凭证标本：阳朔县普查队 450321180923045LY (IBK)
功效：全草，用于肺热咳嗽、吐血、肿痛、出血。
功效来源：《药用植物辞典》

报春苣苔属 *Primulina* Buch.–Ham. ex D. Don
牛耳朵 牛耳岩白菜
Primulina eburnea (Hance) Yin Z. Wang
凭证标本：阳朔县普查队 450321180502059LY (IBK)
功效：根状茎、全草，清肺止咳、凉血止血、解毒消痈。
功效来源：《中华本草》

蚂蟥七 石蜈蚣
Primulina fimbrisepala (Hand.-Mazz.) Yin Z. Wang
凭证标本：阳朔县普查队 450321170809082LY (IBK)
功效：根状茎或全草，清热利湿、行滞消积、止血活血、解毒消肿。
功效来源：《中华本草》

羽裂小花苣苔
Primulina bipinnatifida (W. T. Wang) Yin Z. Wang et J. M. Li
功效：全草，外用治疮疡肿毒。
功效来源：《药用植物辞典》
注：《广西植物名录》有记载。

心叶小花苣苔
Primulina cordifolia (D. Fang et W.T. Wang) Yin Z. Wang
功效：全草，用于跌打损伤、外伤、烫伤、疮疖。
功效来源：《药用植物辞典》
注：《广西植物名录》有记载。

257. 紫葳科 Bignoniaceae
凌霄属 *Campsis* Lour.
凌霄 凌霄花
Campsis grandiflora (Thunb.) K. Schum.
功效：花，活血通经、凉血祛风。
功效来源：《中国药典》（2020年版）
注：县域内普遍分布。

梓属 *Catalpa* Scop.
梓
Catalpa ovata G. Don
功效：根，用于湿热黄疸、咳嗽痰多；外用治小儿热痱。有小毒。
功效来源：《广西中药资源名录》
注：《广西植物名录》有记载。

菜豆树属 *Radermachera* Zoll. et Moritzi
菜豆树
Radermachera sinica (Hance) Hemsl.

凭证标本：阳朔县普查队 450321170707046LY (IBK)

功效：根、叶、果实，清暑解毒、散瘀消肿。

功效来源：《中华本草》

258. 胡麻科 Pedaliaceae

胡麻属 *Sesamum* L.

芝麻 黑芝麻

Sesamum indicum L.

凭证标本：阳朔县普查队 450321180923033LY (IBK)

功效：种子，补益肝肾、养血益精、润肠通便。

功效来源：《中华本草》

259. 爵床科 Acanthaceae

穿心莲属 *Andrographis* Wall. ex Nees

穿心莲

Andrographis paniculata (Burm. f.) Nees

功效：地上部分，清热解毒、凉血消肿。

功效来源：《中国药典》（2020年版）

注：《广西植物名录》有记载。

白接骨属 *Asystasiella* Lindau

白接骨

Asystasiella neesiana (Wall.) Lindau

凭证标本：阳朔县普查队 450321181107027LY (IBK)

功效：全草，化瘀止血、续筋接骨、利尿消肿、清热解毒。

功效来源：《中华本草》

钟花草属 *Codonacanthus* Nees

钟花草

Codonacanthus pauciflorus (Nees) Nees

凭证标本：阳朔县普查队 450321180921002LY (IBK)

功效：全草，清心火、活血通络。

功效来源：《中华本草》

狗肝菜属 *Dicliptera* Juss.

狗肝菜

Dicliptera chinensis (L.) Juss.

功效：全草，清热、凉血、利湿、解毒。

功效来源：《广西壮族自治区壮药质量标准 第一卷》（2008年版）

注：《广西植物名录》有记载。

喜花草属 *Eranthemum* L.

喜花草

Eranthemum pulchellum Andrews

功效：叶，清热解毒、散瘀消肿。

功效来源：《药用植物辞典》

注：《广西植物名录》有记载。

水蓑衣属 *Hygrophila* R. Br.

水蓑衣 南天仙子

Hygrophila salicifolia (Vahl) Nees

凭证标本：梁乃宽等 45834 (GXMI)

功效：种子，清热解毒、消肿止痛。全草，清热解毒、散瘀消肿。

功效来源：《中华本草》

枪刀药属 *Hypoestes* Sol. ex R. Br.

枪刀药

Hypoestes purpurea (L.) R. Br.

凭证标本：陈照宙 53097 (IBK)

功效：全草，清热解毒、消炎、消肿散瘀、凉血止血、健脾、止咳、生津止渴。

功效来源：《药用植物辞典》

爵床属 *Justicia* L.

鸭嘴花

Justicia adhatoda L.

功效：全株，祛风活血、散瘀止痛、接骨。

功效来源：《全国中草药汇编》

注：《广西植物名录》有记载。

小驳骨

Justicia gendarussa L. f.

功效：地上部分，祛瘀止痛、续筋接骨。

功效来源：《广西壮族自治区壮药质量标准 第一卷》（2008年版）

注：《广西植物名录》有记载。

爵床

Justicia procumbens L.

功效：全草，清热解毒、利湿消积、活血止痛。

功效来源：《中华本草》

注：《广西植物名录》有记载。

观音草属 *Peristrophe* Nees

九头狮子草

Peristrophe japonica (Thunb.) Bremek.

功效：全草，发汗解表、清热解毒、镇痉。

功效来源：《全国中草药汇编》

注：《广西植物名录》有记载。

孩儿草属 *Rungia* Nees

中华孩儿草

Rungia chinensis Benth.

凭证标本：阳朔县普查队 450321181108021LY (IBK)

功效：全草，清热解毒、消积导滞、利湿、活血。

功效来源：《药用植物辞典》

紫云菜属 *Strobilanthes* Blume

板蓝 青黛

Strobilanthes cusia (Nees) Kuntze

凭证标本：梁乃宽等 45836 (GXMI)

功效：叶或莲叶经加工制得的粉末、团块或颗粒，清热解毒、凉血消斑、泻火定惊。

功效来源：《中国药典》（2020年版）

球花马蓝 温大青

Strobilanthes dimorphotricha Hance

凭证标本：覃灏富 50 (IBK)

功效：地上部分或根，清热解毒、凉血消斑。

功效来源：《中华本草》

四子马蓝

Strobilanthes tetrasperma (Champ. ex Benth.) Druce

凭证标本：阳朔县普查队 450321181112007LY (IBK)

功效：全草，清热解表、消肿、解毒疗疮。

功效来源：《药用植物辞典》

山牵牛属 *Thunbergia* Retz.

山牵牛 老鸦嘴

Thunbergia grandiflora Roxb.

凭证标本：阳朔县普查队 450321170808021LY (IBK)

功效：全株，舒筋活络、散瘀消肿。

功效来源：《广西壮族自治区瑶药材质量标准 第一卷》（2014年版）

巢腺老鸦嘴

Thunbergia lacei Gamble

功效：根、茎，消肿拔毒、止痛。

功效来源：《药用植物辞典》

注：《广西植物名录》有记载。

263. 马鞭草科 Verbenaceae

紫珠属 *Callicarpa* L.

紫珠 珍珠风子

Callicarpa bodinieri H. Lév.

凭证标本：阳朔县普查队 450321180920027LY (IBK)

功效：果实，发表散寒。

功效来源：《中华本草》

华紫珠

Callicarpa cathayana H. T. Chang

凭证标本：陈照宙 53444 (KUN)

功效：根、叶，清热解毒、祛风除湿、凉血止血。

功效来源：《药用植物辞典》

白棠子树 紫珠

Callicarpa dichotoma (Lour.) K. Koch

凭证标本：陈照宙 53318 (IBK)

功效：叶，收敛止血、清热解毒。

功效来源：《中华本草》

藤紫珠

Callicarpa integerrima Champ. var. *chinensis* (C. P'ei) S. L. Chen

凭证标本：阳朔县普查队 450321181111015LY (IBK)

功效：全株，用于泄泻、感冒发热、风湿痛。

功效来源：《药用植物辞典》

枇杷叶紫珠 牛舌癀

Callicarpa kochiana Makino

凭证标本：阳朔县普查队 450321180921030LY (IBK)

功效：根、茎、叶，祛风除湿、活血止血。

功效来源：《中华本草》

广东紫珠

Callicarpa kwangtungensis Chun

功效：根、茎、叶，止痛止血。

功效来源：《药用植物辞典》

注：《广西植物名录》有记载。

白毛长叶紫珠

Callicarpa longifolia Lam. var. *floccosa* Schauer

凭证标本：梁乃宽等 45843 (GXMI)

功效：叶，外用治中耳炎。

功效来源：《广西中药资源名录》

长叶紫珠

Callicarpa longifolia Lamk.

凭证标本：陈照宙 53410 (IBK)

功效：根，祛风除湿。叶，止血。

功效来源：《药用植物辞典》

尖尾枫 尖尾风

Callicarpa longissima (Hemsl.) Merr.

凭证标本：陈照宙 53858 (IBK)

功效：茎、叶，祛风散寒、散瘀止血、解毒消肿。根，祛风止痛、活血。

功效来源：《中华本草》

大叶紫珠

Callicarpa macrophylla Vahl

功效：叶、带叶嫩枝，散瘀止血、消肿止痛。

功效来源：《广西壮族自治区壮药质量标准 第三卷》（2018年版）

注：《广西植物名录》有记载。

钩毛紫珠

Callicarpa peichieniana Chun et S. L. Chen

凭证标本：陈照宙 53444 (IBK)

功效：叶，用于感冒；外用治刀伤。

功效来源：《广西中药资源名录》

红紫珠

Callicarpa rubella Lindl. f. rubella

凭证标本：阳朔县普查队 450321180920016LY (IBK)

功效：叶及嫩枝，解毒消肿、凉血止血。

功效来源：《中华本草》

秃红紫珠

Callicarpa rubella Lindl. var. *subglabra* (C. P'ei) H. T. Chang

凭证标本：阳朔县普查队 450321181110014LY (IBK)

功效：叶，外用治小儿高烧。

功效来源：《广西中药资源名录》

大青属 *Clerodendrum* L.

灰毛大青 大叶白花灯笼

Clerodendrum canescens Wall. ex Walp.

功效：全株，清热解毒、凉血止血。

功效来源：《中华本草》

注：《广西植物名录》有记载。

重瓣臭茉莉

Clerodendrum chinense (Osbeck) Mabb.

功效：根、叶，祛风利湿、化痰止咳、活血消肿。

功效来源：《药用植物辞典》

注：《广西植物名录》有记载。

腺茉莉

Clerodendrum colebrookianum Walp.

凭证标本：阳朔县普查队 450321180921049LY (IBK)

功效：根，清热解毒、凉血利尿、泻火。

功效来源：《药用植物辞典》

大青

Clerodendrum cyrtophyllum Turcz.

凭证标本：阳朔县普查队 450321180922037LY (IBK)

功效：茎、叶，清热解毒、凉血止血。

功效来源：《中华本草》

白花灯笼

Clerodendrum fortunatum L.

功效：根、全株，清热解毒、止咳定痛。

功效来源：《全国中草药汇编》

注：《广西植物名录》有记载。

赪桐

Clerodendrum japonicum (Thunb.) Sweet

凭证标本：阳朔县普查队 450321180504015LY (IBK)

功效：花、叶，安神、止血。

功效来源：《中华本草》

假连翘属 *Duranta* L.

假连翘

Duranta erecta L.

功效：叶、果实，散热透邪、行血祛瘀、止痛杀虫、消肿解毒。

功效来源：《全国中草药汇编》

注：《广西植物名录》有记载。

马缨丹属 *Lantana* L.

马缨丹 五色梅

Lantana camara L.

凭证标本：阳朔县普查队 450321180503028LY (IBK)

功效：根、花、叶，清热泻火、解毒散结。

功效来源：《中华本草》

四棱草属 *Schnabelia* Hand.–Mazz.

四棱草 四棱筋骨草

Schnabelia oligophylla Hand.-Mazz.

凭证标本：阳朔县普查队 450321170808010LY (IBK)

功效：全草，祛风除湿、活血通络。

功效来源：《中华本草》

马鞭草属 *Verbena* L.

马鞭草

Verbena officinalis L.

凭证标本：阳朔县普查队 450321180416001LY (IBK)

功效：地上部分，活血散瘀、解毒、利水、退黄、截疟。

功效来源：《中国药典》（2020年版）

牡荆属 *Vitex* L.

黄荆

Vitex negundo L.

功效：根、茎叶、果实，解表、止咳、祛风除湿、理气止痛。

功效来源：《中华本草》

注：县域内普遍分布。

山牡荆

Vitex quinata (Lour.) F. N. Williams

凭证标本：阳朔县普查队 450321181108023LY (IBK)

功效：根、茎，止咳定喘、镇静退热。

功效来源：《广西壮族自治区瑶药材质量标准 第一卷》（2014年版）

264. 唇形科 Labiatae

筋骨草属 *Ajuga* L.

金疮小草 白毛夏枯草

Ajuga decumbens Thunb.

凭证标本：阳朔县普查队 450321181108007LY (IBK)

功效：全草，清热解毒、化痰止咳、凉血散血。

功效来源：《中华本草》

广防风属 *Anisomeles* R. Br.

广防风

Anisomeles indica (L.) Kuntze

凭证标本：阳朔县普查队 450321170707055LY (IBK)

功效：全草，祛风解表、理气止痛。

功效来源：《药用植物辞典》

肾茶属 *Clerodendranthus* Kudo

肾茶 猫须草

Clerodendranthus spicatus (Thunb.) C. Y. Wu ex H. W. Li

功效：茎、叶，清热祛湿、排石利尿。

功效来源：《全国中草药汇编》

注：《广西植物名录》有记载。

风轮菜属 *Clinopodium* L.

风轮菜 断血流

Clinopodium chinense (Benth.) Kuntze

凭证标本：阳朔县普查队 450321180922006LY (IBK)

功效：全草，收敛止血。

功效来源：《中国药典》（2020年版）

邻近风轮菜

Clinopodium confine (Hance) Kuntze

凭证标本：阳朔县普查队 450321170707033LY (IBK)

功效：全草，清热解毒、散瘀消肿、止血。

功效来源：《药用植物辞典》

细风轮菜

Clinopodium gracile (Benth.) Matsum.

凭证标本：阳朔县普查队 450321180416009LY (IBK)

功效：全草，清热解毒、消肿止痛、凉血止痢、祛风止痒、止血。

功效来源：《药用植物辞典》

水蜡烛属 *Dysophylla* Blume

齿叶水蜡烛

Dysophylla sampsonii Hance

凭证标本：陈照宙 53126 (IBK)

功效：全草，外用治湿疹、跌打肿痛、毒蛇咬伤。

功效来源：《广西中药资源名录》

香薷属 *Elsholtzia* Willd.

紫花香薷

Elsholtzia argyi H. Lév.

凭证标本：阳朔县普查队 450321181106015LY (IBK)

功效：全草，祛风、散寒解表、发汗、解暑、利尿、止咳。

功效来源：《药用植物辞典》

活血丹属 *Glechoma* L.

活血丹 连钱草

Glechoma longituba (Nakai) Kuprian.

功效：地上部分，利湿通淋、清热解毒、散瘀消肿。

功效来源：《广西壮族自治区壮药质量标准 第一卷》（2008年版）

注：《广西植物名录》有记载。

锥花属 *Gomphostemma* Wall. ex Benth.

中华锥花 老虎耳

Gomphostemma chinense Oliv.

凭证标本：阳朔县普查队 450321170809013LY (IBK)

功效：全草，祛风湿、益气血、通经络、消肿毒。

功效来源：《中华本草》

香茶菜属 *Isodon* (Schrad. ex Benth.) Spach

香茶菜

Isodon amethystoides (Benth.) H. Hara

凭证标本：阳朔县普查队 450321180921020LY (IBK)

功效：地上部分，清热利湿、活血散瘀、解毒消肿。

功效来源：《中华本草》

细锥香茶菜

Isodon coetsa (Buch.-Ham. ex D. Don) Kudo

凭证标本：阳朔县普查队 450321181106028LY (IBK)

功效：根，行血、止痛。

功效来源：《全国中草药汇编》

益母草属 *Leonurus* L.

益母草

Leonurus japonicus Houtt.

凭证标本：阳朔县普查队 450321180502030LY (IBK)

功效：地上部分，活血调经、利尿消肿、清热解毒。

功效来源：《中国药典》（2020年版）

薄荷属 *Mentha* L.

薄荷

Mentha canadensis L.

功效：地上部分，疏散风热、清利头目、利咽透疹、疏肝行气。

功效来源：《中国药典》（2020年版）

注：《广西植物名录》有记载。

石荠苎属 *Mosla* (Benth.) Buch.–Ham. ex Maxim.

石香薷 香薷

Mosla chinensis Maxim.

功效：地上部分，发汗解表、和中利湿。

功效来源：《中国药典》（2020年版）

注：《广西植物名录》有记载。

石荠苎 小鱼仙草

Mosla scabra (Thunb.) C. Y. Wu et H. W. Li

功效：全草，疏风解表、清暑除湿、解毒止痒。

功效来源：《广西中药材标准 第一册》（1990年版）

注：《广西植物名录》有记载。

罗勒属 *Ocimum* L.
罗勒 九层塔
Ocimum basilicum L. var. *basilicum*
功效：全草，疏风解表、化湿和中、行气活血、解毒消肿。
功效来源：《广西中药材标准 第一册》（1990年版）
注：《广西植物名录》有记载。

疏柔毛罗勒
Ocimum basilicum L. var. *pilosum* (Willd.) Benth.
功效：全草，发汗解表、祛风利湿、散瘀止痛。
功效来源：《药用植物辞典》
注：《广西植物名录》有记载。

紫苏属 *Perilla* L.
回回苏
Perilla frutescens (L.) Britton var. *crispa* (Benth.) Deane ex Bailey
功效：果实（苏子），下气消痰、平喘润肺、宽肠。叶，发表散寒、理气和胃。梗，理气、舒郁、止痛、安胎。
功效来源：《药用植物辞典》
注：《广西植物名录》有记载。

紫苏
Perilla frutescens (L.) Britton var. *frutescens*
凭证标本：阳朔县普查队 450321180919004LY (IBK)
功效：果实，降气化痰、止咳平喘、润肠通便。茎，理气宽中、止痛、安胎。叶，解表散寒、行气和胃。
功效来源：《中国药典》（2020年版）

刺蕊草属 *Pogostemon* Desf.
水珍珠菜 蛇尾草
Pogostemon auricularius (L.) Hassk.
功效：全草，清热解毒、消肿止痛。
功效来源：《广西壮族自治区壮药质量标准 第三卷》（2018年版）
注：县域内零星分布。

广藿香
Pogostemon cablin (Blanco) Benth.
功效：地上部分，芳香化浊、开胃止呕、发表解暑。
功效来源：《中国药典》（2020年版）
注：《广西植物名录》有记载。

刺蕊草 鸡排骨草
Pogostemon glaber Benth.
凭证标本：陈照宙 53332 (IBK)
功效：全草，清热解毒、凉血止血。
功效来源：《全国中草药汇编》

夏枯草属 *Prunella* L.
夏枯草
Prunella vulgaris L.
凭证标本：阳朔县普查队 450321180502009LY (IBK)
功效：果穗，清肝泻火、明目、散结消肿。
功效来源：《中国药典》（2020年版）

鼠尾草属 *Salvia* L.
南丹参
Salvia bowleyana Dunn
功效：根，活血化瘀、调经止痛。
功效来源：《中华本草》
注：《广西植物名录》有记载。

荔枝草
Salvia plebeia R. Br.
凭证标本：阳朔县普查队 450321181031010LY (IBK)
功效：全草，清热解毒、利水消肿。
功效来源：《中华本草》

红根草
Salvia prionitis Hance
功效：全草，散风热、利咽喉。
功效来源：《药用植物辞典》
注：《广西植物名录》有记载。

黄芩属 *Scutellaria* L.
半枝莲
Scutellaria barbata D. Don
功效：全草，清热解毒、散瘀止血、利尿消肿。
功效来源：《广西壮族自治区壮药质量标准 第二卷》（2011年版）
注：《广西植物名录》有记载。

韩信草
Scutellaria indica L.
功效：全草，祛风活血、解毒止痛。
功效来源：《中药大辞典》
注：《广西植物名录》有记载。

小叶韩信草 韩信草小叶变种
Scutellaria indica L. var. *parvifolia* Makino
功效：全草，外用治跌打肿痛、毒蛇咬伤。
功效来源：《广西中药资源名录》
注：《广西植物名录》有记载。

香科科属 *Teucrium* L.
庐山香科
Teucrium pernyi Franch.
功效：全草、根，健脾利湿、解毒。
功效来源：《药用植物辞典》
注：《广西植物名录》有记载。

铁轴草

Teucrium quadrifarium Buch.-Ham. ex D. Don

功效：全草、根、叶，利湿消肿、祛风解暑、凉血解毒。

功效来源：《中华本草》

注：《广西植物名录》有记载。

血见愁 山藿香

Teucrium viscidum Blume

凭证标本：阳朔县普查队 450321170809032LY (IBK)

功效：全草，消肿解毒、凉血止血。

功效来源：《中华本草》

266. 水鳖科 Hydrocharitaceae

黑藻属 *Hydrilla* Rich.

黑藻

Hydrilla verticillata (L. f.) Royle

凭证标本：陈照宙 53148 (IBK)

功效：全草，清热解毒、利尿祛湿。

功效来源：《药用植物辞典》

267. 泽泻科 Alismataceae

慈姑属 *Sagittaria* L.

慈姑

Sagittaria trifolia L. var. *sinensis* Sims

功效：球茎，活血凉血、止咳通淋、散结解毒。

功效来源：《中华本草》

注：《广西植物名录》有记载。

野慈菇

Sagittaria trifolia L.

功效：球茎，用于哮喘、狂犬咬伤。

功效来源：《广西中药资源名录》

注：县域内普遍分布。

剪刀草

Sagittaria trifolia L. f. *longiloba* (Turcz.) Makino

凭证标本：陈友榕 6–6535 (GXMI)

功效：全草，用于肺痨、毒蛇咬伤。

功效来源：《广西中药资源名录》

276. 眼子菜科 Potamogetonaceae

眼子菜属 *Potamogeton* L.

菹草

Potamogeton crispus L.

凭证标本：阳朔县普查队 450321180503034LY (IBK)

功效：全草，清热明目、渗湿利水、通淋、镇痛、止血、消肿、驱蛔虫。

功效来源：《药用植物辞典》

眼子菜

Potamogeton distinctus A. Benn.

凭证标本：黄增任等 4213 (IBK)

功效：全草，清热解毒、利湿通淋、止血、驱蛔虫。

功效来源：《中华本草》

竹叶眼子菜

Potamogeton wrightii Morong

凭证标本：阳朔县普查队 450321180919052LY (IBK)

功效：全草，清热、解毒、利尿、止血消肿、消积、驱蛔虫。

功效来源：《药用植物辞典》

280. 鸭跖草科 Commelinaceae

穿鞘花属 *Amischotolype* Hassk.

穿鞘花

Amischotolype hispida (A. Rich.) D. Y. Hong

凭证标本：阳朔县普查队 450321181106003LY (IBK)

功效：全株，清热利尿、解毒。

功效来源：《中华本草》

鸭跖草属 *Commelina* L.

鸭跖草

Commelina communis L.

凭证标本：阳朔县普查队 450321180925038LY (IBK)

功效：地上部分，清热泻火、解毒、利水消肿。

功效来源：《中国药典》（2020年版）

竹节菜 竹节草

Commelina diffusa Burm.

凭证标本：阳朔县普查队 450321180921013LY (IBK)

功效：全草，清热解毒、利尿消肿、止血。

功效来源：《中华本草》

大苞鸭跖草 大苞甲跖草

Commelina paludosa Blume

凭证标本：阳朔县普查队 450321180922038LY (IBK)

功效：全草，利水消肿、清热解毒、凉血止血。

功效来源：《中华本草》

聚花草属 *Floscopa* Lour.

聚花草

Floscopa scandens Lour.

凭证标本：阳朔县普查队 450321181106021LY (IBK)

功效：全草，清热解毒、利水。

功效来源：《中华本草》

水竹叶属 *Murdannia* Royle

裸花水竹叶 红毛草

Murdannia nudiflora (L.) Brenan

凭证标本：阳朔县普查队 450321180921040LY (IBK)

功效：全草，清肺止咳、凉血止血。

功效来源：《全国中草药汇编》

杜若属 *Pollia* Thunb.

杜若　竹叶莲

Pollia japonica Thunb.

凭证标本：阳朔县普查队 450321180925018LY (IBK)

功效：根状茎、全草，清热利尿、解毒消肿。

功效来源：《中华本草》

竹叶子属 *Streptolirion* Edgew.

竹叶子

Streptolirion volubile Edgeworth

凭证标本：阳朔县普查队 450321181106020LY (IBK)

功效：全草，祛风除湿、养阴、清热解毒、利尿。

功效来源：《药用植物辞典》

紫万年青属 *Tradescantia* L.

吊竹梅

Tradescantia zebrina Bosse

凭证标本：阳朔县普查队 450321170707067LY (IBK)

功效：全草，清热解毒、凉血、利尿、止咳。

功效来源：《药用植物辞典》

287. 芭蕉科 Musaceae

芭蕉属 *Musa* L.

大蕉

Musa × *paradisiaca* L.

功效：果实，止渴、润肺、解酒、清脾滑肠。

功效来源：《药用植物辞典》

注：《广西植物名录》有记载。

野蕉　山芭蕉子

Musa balbisiana Colla

功效：种子，破瘀血、通大便。

功效来源：《中华本草》

注：《广西植物名录》有记载。

290. 姜科 Zingiberaceae

山姜属 *Alpinia* Roxb.

山姜

Alpinia japonica (Thunb.) Miq.

凭证标本：李荫昆等 62 (IBSC)

功效：根茎，温中散寒、祛风活血。

功效来源：《中华本草》

草豆蔻

Alpinia katsumadai Hayata

凭证标本：陈照宙 53446 (IBK)

功效：种子，燥湿行气、温中止呕。

功效来源：《中国药典》（2020年版）

长柄山姜

Alpinia kwangsiensis T. L. Wu et S. J. Chen

凭证标本：陈照宙 53339 (IBK)

功效：根状茎、果实、种子，用于脘腹冷痛、呃逆、寒湿吐泻。

功效来源：《药用植物辞典》

华山姜

Alpinia oblongifolia Hayata

凭证标本：阳朔县普查队 450321180920049LY (IBK)

功效：根状茎，温中暖胃、散寒止痛、消食、除风湿、解疮毒。种子，祛寒暖胃、燥湿、止呃。

功效来源：《药用植物辞典》

箭秆风

Alpinia sichuanensis Z. Y. Zhu

凭证标本：阳朔县普查队 450321181109014LY (IBK)

功效：根状茎，除湿消肿、行气止痛。

功效来源：《中药大辞典》

闭鞘姜属 *Costus* L.

闭鞘姜　樟柳头

Costus speciosus (Koen.) Sm.

凭证标本：阳朔县普查队 450321180913005LY (IBK)

功效：根状茎，利水消肿、解毒止痒。

功效来源：《中华本草》

姜黄属 *Curcuma* L.

郁金

Curcuma aromatica Salisb.

凭证标本：阳朔县普查队 450321180505026LY (IBK)

功效：块根，行气化瘀、清心解郁、利胆退黄。

功效来源：《中药大辞典》

舞花姜属 *Globba* L.

舞花姜　云南小草蔻

Globba racemosa Sm.

凭证标本：阳朔县普查队 450321170809085LY (IBK)

功效：果实，健胃消食。

功效来源：《中华本草》

姜属 *Zingiber* Mill.

姜　生姜

Zingiber officinale Roscoe

功效：根状茎，解表散寒、温中止呕、化痰止咳、解鱼蟹毒。

功效来源：《中国药典》（2020年版）

注：《广西植物名录》有记载。

291. 美人蕉科 Cannaceae

美人蕉属 *Canna* L.

美人蕉

Canna indica L.

凭证标本：阳朔县普查队 450321180926038LY (IBK)

功效：根状茎、花，清热利湿、安神降压。

功效来源：《全国中草药汇编》

292. 竹芋科 Marantaceae

竹芋属 *Maranta* L.

花叶竹芋

Maranta bicolor Ker Gawl.

功效：根块茎，清热消肿。

功效来源：《全国中草药汇编》

注：《广西植物名录》有记载。

柊叶属 *Phrynium* Willd.

柊叶

Phrynium rheedei Suresh et Nicolson

凭证标本：陈照宙 53175 (IBK)

功效：根状茎、叶，清热解毒、凉血止血、利尿。

功效来源：《药用植物辞典》

293. 百合科 Liliaceae

葱属 *Allium* L.

洋葱

Allium cepa L.

功效：鳞茎，散寒、理气、解毒、杀虫。

功效来源：《药用植物辞典》

注：《广西植物名录》有记载。

薤头 薤白

Allium chinense G. Don

凭证标本：阳朔县普查队 450321180502015LY (IBK)

功效：鳞茎，通阳散结、行气导滞。

功效来源：《中国药典》（2020年版）

蒜 大蒜

Allium sativum L.

凭证标本：A60445 (IBK)

功效：鳞茎，温中行滞、解毒、杀虫。

功效来源：《桂本草》第一卷上

韭 韭菜

Allium tuberosum Rottler ex Spreng.

功效：根，补肾、温中行气、散瘀、解毒。

功效来源：《广西壮族自治区壮药质量标准 第二卷》（2011年版）

注：《广西植物名录》有记载。

芦荟属 *Aloe* L.

芦荟

Aloe vera (L.) Burm. f.

功效：叶或叶的干浸膏，用于肝经实热头晕、头痛、耳鸣、烦躁、便秘、小儿惊痫、疳积。花，用于咳血、吐血、尿血。

功效来源：《全国中草药汇编》

注：《广西植物名录》有记载。

天门冬属 *Asparagus* L.

天门冬 天冬

Asparagus cochinchinensis (Lour.) Merr.

凭证标本：阳朔县普查队 450321180505025LY (IBK)

功效：块根，清肺生津、养阴润燥。

功效来源：《中国药典》（2020年版）

蜘蛛抱蛋属 *Aspidistra* Ker Gawl.

广西蜘蛛抱蛋

Aspidistra retusa K. Y. Lang et S. Z. Huang

凭证标本：阳朔县普查队 450321170705071LY (IBK)

功效：根状茎，用于跌打损伤。

功效来源：《药用植物辞典》

朱蕉属 *Cordyline* Comm. ex R. Br.

朱蕉

Cordyline fruticosa (L.) A. Chev.

功效：花，清热化痰、凉血止血。叶、根，凉血止血、散瘀定痛。

功效来源：《中华本草》

注：《广西植物名录》有记载。

山菅属 *Dianella* Lam.

山菅 山猫儿

Dianella ensifolia (L.) DC.

凭证标本：陈照宙 53164 (IBK)

功效：根状茎、全草，拔毒消肿、散瘀止痛。

功效来源：《中华本草》

万寿竹属 *Disporum* Salisb. ex D. Don

万寿竹 竹叶参

Disporum cantoniense (Lour.) Merr.

凭证标本：阳朔县普查队 450321170809054LY (IBK)

功效：根状茎，祛风湿、舒筋活血、清热、祛痰止咳。

功效来源：《中华本草》

宝铎草 竹林霄

Disporum sessile D. Don

凭证标本：阳朔县普查队 450321181110044LY (IBK)

功效：根及根状茎，清热解毒、润肺止咳、健脾消食、舒筋活络。

功效来源：《中华本草》

萱草属 Hemerocallis L.

萱草 萱草根

Hemerocallis fulva (L.) L.

凭证标本：阳朔县普查队 450321170808048LY (IBK)

功效：根，清热利尿、凉血止血。

功效来源：《中华本草》

百合属 Lilium L.

野百合 百合

Lilium brownii F. E. Br. ex Miellez

凭证标本：阳朔县普查队 450321170705050LY (IBK)

功效：鳞茎，清心安神、养阴润肺。

功效来源：《中国药典》（2020年版）

山麦冬属 Liriope Lour.

禾叶山麦冬

Liriope graminifolia (L.) Baker

凭证标本：陈照宙 53195 (IBK)

功效：块根，养阴润肺、清心除烦、益胃生津、止咳。

功效来源：《药用植物辞典》

矮小山麦冬

Liriope minor (Maxim.) Makino

凭证标本：阳朔县普查队 450321181110026LY (IBK)

功效：块根，养阴生津、润肺清心。

功效来源：《药用植物辞典》

阔叶山麦冬

Liriope muscari (Decne.) L. H. Bailey

凭证标本：陈照宙 53433 (IBK)

功效：块根，养阴生津、润肺清心、止咳养胃。

功效来源：《药用植物辞典》

山麦冬 土麦冬

Liriope spicata (Thunb.) Lour.

凭证标本：陈照宙 53195 (KUN)

功效：块根，养阴生津。

功效来源：《中华本草》

沿阶草属 Ophiopogon Ker Gawl.

沿阶草 麦门冬

Ophiopogon bodinieri H. Lév.

凭证标本：阳朔县普查队 450321180503017LY (IBK)

功效：块根，滋阴润肺、益胃生津、清心除烦。

功效来源：《中华本草》

间型沿阶草

Ophiopogon intermedius D. Don

凭证标本：陈照宙 53211 (KUN)

功效：块根，清热润肺、养阴生津、止咳。

功效来源：《药用植物辞典》

黄精属 Polygonatum Mill.

多花黄精 黄精

Polygonatum cyrtonema Hua

凭证标本：阳朔县普查队 450321180925024LY (IBK)

功效：根状茎，补气养阴、健脾润肺、益肾。

功效来源：《中国药典》（2020年版）

295. 延龄草科 Trilliaceae

重楼属 Paris L.

华重楼 重楼

Paris polyphylla Sm. var. *chinensis* (Franch.) H. Hara

凭证标本：梁乃宽等 45826 (GXMI)

功效：根茎，清热解毒、消肿止痛、凉肝定惊。

功效来源：《中国药典》（2020年版）

296. 雨久花科 Pontederiaceae

凤眼蓝属 Eichhornia Kunth

凤眼蓝 凤眼兰

Eichhornia crassipes (Mart.) Solms

功效：全草，清热解暑、利尿消肿。

功效来源：《全国中草药汇编》

注：《广西植物名录》有记载。

雨久花属 Monochoria C. Presl

鸭舌草

Monochoria vaginalis (Burm. f.) C. Presl ex Kunth

功效：全草，清热解毒。

功效来源：《全国中草药汇编》

注：《广西植物名录》有记载。

297. 菝葜科 Smilacaceae

肖菝葜属 Heterosmilax Kunth

云南肖菝葜

Heterosmilax yunnanensis Gagnep.

凭证标本：阳朔县普查队 450321180504060LY (IBK)

功效：根状茎，清热解毒、祛风利湿、利筋骨、消肿。

功效来源：《药用植物辞典》

菝葜属 Smilax L.

圆锥菝葜

Smilax bracteata C. Presl

凭证标本：阳朔县普查队 450321181106004LY (IBK)

功效：根状茎，祛风除湿、消肿止痛。

功效来源：《药用植物辞典》

菝葜

Smilax china L.

功效：根状茎，利湿去浊、祛风除痹、解毒散瘀。

功效来源：《中国药典》（2020年版）

注：《广西植物名录》有记载。

小果菝葜

Smilax davidiana A. DC.

凭证标本：阳朔县普查队 450321181108001LY (IBK)

功效：根状茎、叶，清湿热、强筋骨、解毒。

功效来源：《药用植物辞典》

长托菝葜 刺萆薢

Smilax ferox Wall. ex Kunth

凭证标本：阳朔县普查队 450321181110033LY (IBK)

功效：块茎，祛风利湿、解毒。

功效来源：《全国中草药汇编》

土茯苓

Smilax glabra Roxb.

凭证标本：阳朔县普查队 450321181111007LY (IBK)

功效：根状茎，除湿、解毒、通利关节。

功效来源：《中国药典》（2020年版）

黑果菝葜 金刚藤头

Smilax glaucochina Warb.

凭证标本：陈照宙 53415 (IBK)

功效：根状茎或嫩叶，祛风利湿、清热解毒。

功效来源：《中华本草》

马甲菝葜

Smilax lanceifolia Roxb.

凭证标本：阳朔县普查队 450321181111014LY (IBK)

功效：根状茎，用于腰膝疼痛、水肿、腹胀。

功效来源：《广西中药资源名录》

暗色菝葜

Smilax lanceifolia Roxb. var. *opaca* A. DC.

凭证标本：梁乃宽等 45830 (GXMI)

功效：根状茎，除湿、解毒、通利关节。

功效来源：《药用植物辞典》

抱茎菝葜 九牛力

Smilax ocreata A. DC.

凭证标本：阳朔县普查队 450321170705046LY (IBK)

功效：根状茎，健脾胃、强筋骨。

功效来源：《中华本草》

牛尾菜

Smilax riparia A. DC.

凭证标本：阳朔县普查队 450321181112023LY (IBK)

功效：根及根状茎，祛痰止咳、祛风活络。

功效来源：《中华本草》

302. 天南星科 Araceae

菖蒲属 *Acorus* L.

石菖蒲

Acorus tatarinowii Schott

凭证标本：A60475 (IBK)

功效：根状茎，醒神益智、化湿开胃、开窍豁痰。

功效来源：《中国药典》（2020年版）

广东万年青属 *Aglaonema* Schott

广东万年青

Aglaonema modestum Schott.

功效：根状茎及叶，清热凉血、消肿拔毒、止痛。

功效来源：《中华本草》

注：《广西植物名录》有记载。

海芋属 *Alocasia* (Schott) G. Don

尖尾芋 卜芥

Alocasia cucullata (Lour.) Schott

凭证标本：钟树权 A60815 (IBK)

功效：根状茎，清热解毒、散结止痛。

功效来源：《中华本草》

海芋

Alocasia odora (Roxb.) K. Koch

凭证标本：阳朔县普查队 450321180414010LY (IBK)

功效：根状茎或茎，清热解毒、行气止痛、散结消肿。

功效来源：《中华本草》

雷公连属 *Amydrium* Schott

穿心藤

Amydrium hainanense (Ting et C. Y. Wu) H. Li

凭证标本：秦俊用 8170 (IBK)

功效：藤茎，清热解毒、消肿止痛、祛风除湿。

功效来源：《药用植物辞典》

天南星属 *Arisaema* Mart.

灯台莲

Arisaema bockii Engl.

凭证标本：A60437 (IBK)

功效：块茎，燥湿化痰、祛风止痉、散结消肿。有毒。

功效来源：《药用植物辞典》

天南星

Arisaema heterophyllum Blume

凭证标本：阳朔县普查队 450321180502060LY (IBK)

功效：块茎，散结消肿、燥湿化痰、祛风止痉。

功效来源：《中国药典》（2020年版）

芋属 *Colocasia* Schott
芋 芋头
Colocasia esculenta (L.) Schott
功效：花序，理气止痛、散瘀止血。根状茎，健脾补虚、散结解毒。
功效来源：《中华本草》
注：《广西植物名录》有记载。

半夏属 *Pinellia* Ten.
半夏
Pinellia ternata (Thunb.) Breitenb.
凭证标本：阳朔县普查队 450321180502004LY (IBK)
功效：块茎，燥湿化痰、健脾和胃、消肿散结。
功效来源：《中华本草》

石柑属 *Pothos* L.
石柑子
Pothos chinensis (Raf.) Merr.
凭证标本：阳朔县普查队 450321181107033LY (IBK)
功效：全草，行气止痛、消积、祛风湿、散瘀解毒。
功效来源：《中华本草》

犁头尖属 *Typhonium* Schott
犁头尖
Typhonium blumei Nicolson et Sivadasan
凭证标本：阳朔县普查队 450321180503021LY (IBK)
功效：块茎、全草，解毒消肿、散瘀止血。
功效来源：《中华本草》

303. 浮萍科 Lemnaceae
浮萍属 *Lemna* L.
浮萍
Lemna minor L.
功效：全草，发汗解表、透疹止痒、利水消肿、清热解毒。
功效来源：《中华本草》
注：《广西植物名录》有记载。

紫萍属 *Spirodela* Schleid.
紫萍 浮萍
Spirodela polyrrhiza (L.) Schleiden
功效：全草，宣散风热、透疹、利尿。
功效来源：《中国药典》（2020年版）
注：《广西植物名录》有记载。

305. 香蒲科 Typhaceae
香蒲属 *Typha* L.
水烛
Typha angustifolia L.
凭证标本：阳朔县普查队 450321170707037LY (IBK)

功效：全草，润燥凉血、去脾胃伏火，用于小便不利、乳痈。
功效来源：《药用植物辞典》

306. 石蒜科 Amaryllidaceae
文殊兰属 *Crinum* L.
文殊兰
Crinum asiaticum L. var. *sinicum* (Roxb. ex Herb.) Baker
功效：叶、鳞茎，行血散瘀、消肿止痛。
功效来源：《全国中草药汇编》
注：《广西植物名录》有记载。

石蒜属 *Lycoris* Herb.
忽地笑 铁色箭
Lycoris aurea (L'Hér.) Herb.
凭证标本：陈照宙 53406 (IBK)
功效：鳞茎，润肺止咳、解毒消肿。
功效来源：《中华本草》

石蒜
Lycoris radiata (L'Hér.) Herb.
凭证标本：阳朔县普查队 450321180914001LY (IBK)
功效：鳞茎，祛痰催吐、解毒散结。
功效来源：《中华本草》

307. 鸢尾科 Iridaceae
射干属 *Belamcanda* Adans.
射干
Belamcanda chinensis (L.) DC.
凭证标本：阳朔县普查队 450321180910002LY (IBK)
功效：根茎，清热解毒、消痰利咽。
功效来源：《中国药典》（2020年版）

310. 百部科 Stemonaceae
百部属 *Stemona* Lour.
大百部 百部
Stemona tuberosa Lour.
凭证标本：阳朔县普查队 450321181113005LY (IBK)
功效：块根，润肺、下气、止咳、杀虫灭虱。
功效来源：《中国药典》（2020年版）

311. 薯蓣科 Dioscoreaceae
薯蓣属 *Dioscorea* L.
参薯 毛薯
Dioscorea alata L.
凭证标本：阳朔县普查队 450321180922046LY (IBK)
功效：块茎，健脾止泻、益肺滋肾、解毒敛疮。
功效来源：《中华本草》

黄独

Dioscorea bulbifera L.

功效：块茎，化痰散结、止咳、止血。

功效来源：《广西壮族自治区壮药质量标准　第三卷》（2018年版）

注：《广西植物名录》有记载。

薯莨

Dioscorea cirrhosa Lour.

凭证标本：陈照宙 53171 (IBK)

功效：块茎，活血补血、收敛固涩。

功效来源：《中华本草》

日本薯蓣 山药

Dioscorea japonica Thunb.

凭证标本：梁乃宽等 45847 (GXMI)

功效：根状茎，生津益肺、补肾涩精、补脾养胃。

功效来源：《中国药典》（2020年版）

褐苞薯蓣

Dioscorea persimilis Prain et Burkill

凭证标本：阳朔县普查队 450321180922044LY (IBK)

功效：块茎，补脾肺、涩精气、健胃。

功效来源：《药用植物辞典》

薯蓣

Dioscorea polystachya Turcz.

功效：块茎，补脾养胃、生津益肺、止咳平喘、补肾涩精、止泻。珠芽，补虚损、强腰腿、益肾、食之不饥。

功效来源：《药用植物辞典》

注：《广西植物名录》有记载。

马肠薯蓣

Dioscorea simulans Prain et Burkill

凭证标本：阳朔县普查队 450321170706063LY (IBK)

功效：块茎，解毒、散血、消肿。

功效来源：《中华本草》

绵萆薢

Dioscorea spongiosa J. Q. Xi, M. Mizuno et W. L. Zhao

功效：块茎，利湿去浊、祛风除痹。

功效来源：《中国药典》（2020年版）

注：《广西植物名录》有记载。

313. 龙舌兰科 Agavaceae

龙舌兰属 *Agave* L.

龙舌兰

Agave americana L.

功效：叶，解毒拔脓、杀虫、止血。

功效来源：《中华本草》

注：《广西植物名录》有记载。

314. 棕榈科 Arecaceae

槟榔属 *Areca* L.

槟榔

Areca catechu L.

凭证标本：81 (IBK)

功效：种子，杀虫消积、降气、行气、截疟。果皮，行水下气、宽中。花，健骨、止渴。

功效来源：《药用植物辞典》

省藤属 *Calamus* L.

杖藤

Calamus rhabdocladus Burret

凭证标本：阳朔县普查队 450321180925035LY (IBK)

功效：幼苗，用于跌打损伤。

功效来源：《药用植物辞典》

鱼尾葵属 *Caryota* L.

鱼尾葵

Caryota ochlandra Hance

功效：叶鞘纤维、根，收敛止血、强筋骨。

功效来源：《全国中草药汇编》

注：《广西植物名录》有记载。

蒲葵属 *Livistona* R. Br.

蒲葵 蒲葵子

Livistona chinensis (Jacq.) R. Br.

功效：成熟果实，抗癌。

功效来源：《广西中药材标准》第二册（1996）

注：《广西植物名录》有记载。

棕榈属 *Trachycarpus* H. Wendl.

棕榈

Trachycarpus fortunei (Hook.) H. Wendl.

凭证标本：陈照宙 53371 (IBK)

功效：叶柄，收敛止血。

功效来源：《中国药典》（2020年版）

315. 露兜树科 Pandanaceae

露兜树属 *Pandanus* Parkinson

分叉露兜

Pandanus urophyllus Hance

凭证标本：陈照宙 53177 (IBK)

功效：根，清热解毒、消肿利尿、发汗止痛。

功效来源：《药用植物辞典》

318. 仙茅科 Hypoxidaceae

仙茅属 *Curculigo* Gaertn.

大叶仙茅 大地棕根

Curculigo capitulata (Lour.) Kuntze

凭证标本：阳朔县普查队 450321180921028LY (IBK)

功效：根状茎，补肾壮阳、祛风除湿、活血调经。

功效来源：《中华本草》

仙茅

Curculigo orchioides Gaertn.

功效：根状茎，补肾壮阳、祛寒除湿。

功效来源：《广西壮族自治区壮药质量标准 第二卷》（2011年版）

注：《广西植物名录》有记载。

小金梅草属 *Hypoxis* L.

小金梅草 野鸡草

Hypoxis aurea Lour.

功效：全株，温肾壮阳、理气止痛。

功效来源：《中华本草》

注：《广西植物名录》有记载。

321. 蒟蒻薯科 Taccaceae

裂果薯属 *Schizocapsa* Hance

裂果薯 水田七

Schizocapsa plantaginea Hance

凭证标本：阳朔县普查队 450321180503020LY (IBK)

功效：块根，清热解毒、止咳祛痰、理气止痛、散瘀止血。

功效来源：《中华本草》

326. 兰科 Orchidaceae

开唇兰属 *Anoectochilus* Blume

花叶开唇兰 金线兰

Anoectochilus roxburghii (Wall.) Lindl.

凭证标本：阳朔县普查队 450321181108024LY (IBK)

功效：全草，清热解毒、凉血除湿。

功效来源：《中华本草》

苞叶兰属 *Brachycorythis* Lindl.

短距苞叶兰

Brachycorythis galeandra (Rchb. f.) Summerh.

功效：块茎，用于蛇伤。

功效来源：《药用植物辞典》

注：《广西植物名录》有记载。

石豆兰属 *Bulbophyllum* Thouars

梳帽卷瓣兰 一匹草

Bulbophyllum andersonii (Hook. f.) J. J. Sm.

凭证标本：阳朔县普查队 450321170710065LY (IBK)

功效：全草，润肺止咳、益肾补虚、消食、祛风活血。

功效来源：《中华本草》

贝母兰属 *Coelogyne* Lindl.

流苏贝母兰

Coelogyne fimbriata Lindl.

凭证标本：阳朔县普查队 450321181111022LY (IBK)

功效：全草、叶、假鳞茎，用于感冒、咳嗽、风湿骨痛。

功效来源：《药用植物辞典》

兰属 *Cymbidium* Sw.

寒兰

Cymbidium kanran Makino

凭证标本：陈照宙 53288 (IBK)

功效：全草，清心润肺、止咳平喘。根，清热、驱蛔虫。

功效来源：《药用植物辞典》

兔耳兰

Cymbidium lancifolium Hook.

凭证标本：陈照宙 53216 (IBK)

功效：全草，补肝肺、祛风除湿、强筋骨、清热解毒、消肿、润肺、宁神、固气、利水。

功效来源：《药用植物辞典》

墨兰

Cymbidium sinense (Jack. ex Andrews) Willd.

凭证标本：黄增任等 4266 (GXMI)

功效：根，清心润肺、止咳定喘。

功效来源：《药用植物辞典》

石斛属 *Dendrobium* Sw.

重唇石斛 石斛

Dendrobium hercoglossum Rchb. f.

凭证标本：梁乃宽 45852 (GXMI)

功效：茎，生津益胃、清热养阴。

功效来源：《中药大辞典》

铁皮石斛 石斛

Dendrobium officinale Kimura et Migo

凭证标本：阳朔县普查队 450321181031009LY (IBK)

功效：茎，生津益胃、滋阴清热、润肺益肾、明目强腰。

功效来源：《中华本草》

毛兰属 *Eria* Lindl.

半柱毛兰 蜈臂兰

Eria corneri Rchb. f.

凭证标本：广西植被调查队 4521 (GXMI)

功效：全草，滋阴清热、生津止渴。

功效来源：《中华本草》

斑叶兰属 *Goodyera* R. Br.

高斑叶兰 石风丹

Goodyera procera (Ker Gawl.) Hook.

功效：全草，祛风除湿、行气活血、止咳平喘。

功效来源：《中华本草》

注：《广西植物名录》有记载。

斑叶兰

Goodyera schlechtendaliana Rchb. f.

功效：全草，润肺止咳、解毒活血、消肿止痛、软坚散结。根，补虚。叶，止痛。

功效来源：《药用植物辞典》

注：《广西植物名录》有记载。

玉凤花属 *Habenaria* Willd.

毛葶玉凤花 肾经草

Habenaria ciliolaris Kraenzl.

凭证标本：陈照宙 53289 (IBK)

功效：块茎，壮腰补肾、清热利水、解毒。

功效来源：《中华本草》

坡参

Habenaria linguella Lindl.

功效：块茎，补肾、利尿、清肺热、止咳化痰、活血、消炎。

功效来源：《药用植物辞典》

注：《广西植物名录》有记载。

橙黄玉凤花

Habenaria rhodocheila Hance

凭证标本：阳朔县普查队 450321170809068LY (IBK)

功效：块茎，清热解毒、活血止痛。

功效来源：《中华本草》

羊耳蒜属 *Liparis* Rich.

镰翅羊耳蒜 九莲灯

Liparis bootanensis Griff.

凭证标本：阳朔县普查队 450321170809014LY (IBK)

功效：全草，解毒、利湿、润肺止咳。

功效来源：《中华本草》

大花羊耳蒜 虎石头

Liparis distans C. B. Clarke

凭证标本：广西植被调查队 45885 (GXMI)

功效：全草，清热止咳。

功效来源：《中华本草》

见血青 见血清

Liparis nervosa (Thunb. ex A. Murray) Lindl.

功效：全草，凉血止血、清热解毒。

功效来源：《中华本草》

注：县域内普遍分布。

扇唇羊耳蒜

Liparis stricklandiana Rchb. f.

凭证标本：广西植被调查队 45884 (GXMI)

功效：全草，清热止咳、去腐生新。

功效来源：《药用植物辞典》

钗子股属 *Luisia* Gaudich.

钗子股

Luisia morsei Rolfe

凭证标本：陈照宙 53218 (IBK)

功效：全草，清热解毒、祛风利湿。

功效来源：《中华本草》

石仙桃属 *Pholidota* Lindl. ex Hook.

石仙桃

Pholidota chinensis Lindl.

功效：全草，养阴润肺、清热解毒、利湿、消瘀。

功效来源：《中华本草》

注：《广西植物名录》有记载。

绶草属 *Spiranthes* Rich.

绶草 盘龙参

Spiranthes sinensis (Pers.) Ames

功效：根、全草，滋阴益气、清热解毒。

功效来源：《广西壮族自治区壮药质量标准　第一卷》（2008年版）

注：《广西植物名录》有记载。

327. 灯心草科 Juncaceae

灯心草属 *Juncus* L.

灯心草

Juncus effusus L.

凭证标本：A60355 (IBK)

功效：茎髓，清心火、利小便。

功效来源：《中国药典》（2020年版）

野灯心草 石龙刍

Juncus setchuensis Buchenau ex Diels

功效：全草，利水通淋、泄热、安神、凉血止血。

功效来源：《中华本草》

注：县域内普遍分布。

331. 莎草科 Cyperaceae

薹草属 *Carex* L.

浆果薹草 山稗子

Carex baccans Nees

功效：种子，透疹止咳、补中利水。

功效来源：《中华本草》

注：《广西植物名录》有记载。

褐果薹草
Carex brunnea Thunb.
凭证标本：陈照宙 53144 (IBK)
功效：全草，收敛、止痒。
功效来源：《药用植物辞典》

十字薹草
Carex cruciata Wahlenb.
凭证标本：阳朔县普查队 450321180920035LY (IBK)
功效：全草，清热。
功效来源：《广西药用植物名录》

签草
Carex doniana Spreng.
凭证标本：覃灏富 700168 (IBK)
功效：全草，利湿通淋、催产，用于痢疾、麻疹不
出、消化不良。
功效来源：《药用植物辞典》

穹隆薹草
Carex gibba Wahlenb.
凭证标本：阳朔县普查队 450321180503008LY (IBK)
功效：全草，清肺平喘。
功效来源：《药用植物辞典》

条穗薹草
Carex nemostachys Steud.
凭证标本：陈照宙 53316 (IBK)
功效：全草，利水。
功效来源：《药用植物辞典》

花葶薹草 翻天红
Carex scaposa C. B. Clarke
功效：全草，清热解毒、活血散瘀。
功效来源：《中华本草》
注：《广西植物名录》有记载。

硬果薹草
Carex sclerocarpa Franch.
凭证标本：阳朔县普查队 450321180504025LY (IBK)
功效：全草，用于痢疾、麻疹不出、消化不良。
功效来源：《药用植物辞典》

仙台薹草
Carex sendaica Franch.
凭证标本：阳朔县普查队 450321181112015LY (IBK)
功效：根，理气、健脾、活血。
功效来源：《药用植物辞典》

莎草属 *Cyperus* L.
风车草
Cyperus alternifolius L. subsp. *flabelliformis* (Rottb.)
Kukenth.
凭证标本：阳朔县普查队 450321180504003LY (IBK)
功效：茎、叶，行气活血、退黄解毒。
功效来源：《药用植物辞典》

异型莎草 王母钗
Cyperus difformis L.
凭证标本：陈照宙 53134 (IBK)
功效：带根全草，利尿通淋、行气活血。
功效来源：《中华本草》

碎米莎草 野席草
Cyperus iria L.
凭证标本：陈照宙 53229 (IBK)
功效：全草，祛风除湿、调经利尿。
功效来源：《全国中草药汇编》

香附子 香附
Cyperus rotundus L.
凭证标本：阳朔县普查队 450321180503002LY (IBK)
功效：根状茎，疏肝解郁、理气宽中、调经止痛。
功效来源：《中国药典》（2020年版）

荸荠属 *Eleocharis* R. Br.
荸荠
Eleocharis dulcis (Burm. f.) Trin. ex Hensch.
功效：球茎，清热生津、化痰消积。
功效来源：《中华本草》
注：《广西植物名录》有记载。

牛毛毡
Eleocharis yokoscensis (Franch. et Sav.) T. Tang et F. T.
Wang
凭证标本：陈照宙 53149 (IBK)
功效：全草，疏风止咳、活血消肿。
功效来源：《广西药用植物名录》

飘拂草属 *Fimbristylis* Vahl
水虱草
Fimbristylis miliacea (L.) Vahl
凭证标本：陈照宙 53136 (IBK)
功效：全草，清热利尿、活血解毒。
功效来源：《中华本草》

芙兰草属 *Fuirena* Rottb.
芙兰草
Fuirena umbellata Rottb.
功效：全草，散风热、截疟。
功效来源：《药用植物辞典》
注：《广西植物名录》有记载。

水蜈蚣属 *Kyllinga* Rottb.

短叶水蜈蚣 水蜈蚣

Kyllinga brevifolia Rottb.

功效：全草，祛风利湿、止咳化痰。

功效来源：《广西壮族自治区壮药质量标准 第一卷》（2008年版）

注：县域内普遍分布。

单穗水蜈蚣 一箭球

Kyllinga nemoralis (J. R. et G. Forst.) Dandy ex Hatch. et Dalziel

功效：全草，宣肺止咳、清热解毒、散瘀消肿、杀虫截疟。

功效来源：《中华本草》

注：县域内普遍分布。

砖子苗属 *Mariscus* Vahl

砖子苗

Mariscus sumatrensis (Retz.) J. Raynal

凭证标本：阳朔县普查队 450321180919041LY (IBK)

功效：根状茎，调经止痛、行气解表。全草，祛风止痒、解郁调经。

功效来源：《药用植物辞典》

刺子莞属 *Rhynchospora* Vahl

刺子莞

Rhynchospora rubra (Lour.) Makino

凭证标本：陈照宙 53284 (IBK)

功效：全草，清热利湿。

功效来源：《全国中草药汇编》

水葱属 *Schoenoplectus* (Rchb.) Palla

萤蔺

Schoenoplectus juncoides (Roxb.) Palla

凭证标本：陈照宙 53133 (IBK)

功效：全草，清热解毒、凉血利水、清心火、止吐血。

功效来源：《药用植物辞典》

珍珠茅属 *Scleria* P. J. Bergius

高秆珍珠茅

Scleria terrestris (L.) Fass

凭证标本：陈照宙 53160 (IBK)

功效：全草，除风湿、通经络。

功效来源：《药用植物辞典》

332. 禾本科 Poaceae

看麦娘属 *Alopecurus* L.

看麦娘

Alopecurus aequalis Sobol.

凭证标本：阳朔县普查队 450321180504005LY (IBK)

功效：根，利湿消肿、解毒。

功效来源：《全国中草药汇编》

荩草属 *Arthraxon* P. Beauv.

荩草

Arthraxon hispidus (Thunb.) Makino

凭证标本：陈照宙 53234 (IBK)

功效：根、全草，清热、降逆、止咳平喘、解毒、祛风湿。

功效来源：《全国中草药汇编》

芦竹属 *Arundo* L.

芦竹

Arundo donax L.

凭证标本：陈照宙 53331 (IBK)

功效：根状茎，清热泻火。

功效来源：《全国中草药汇编》

燕麦属 *Avena* L.

燕麦

Avena sativa L.

凭证标本：胡光露等 45987 (GXMI)

功效：种仁，退虚热、益气、止汗、解毒。

功效来源：《药用植物辞典》

簕竹属 *Bambusa* Schreb.

粉单竹 竹心

Bambusa chungii McClure

功效：卷而未放的叶芽，清心除烦、解暑止渴。竹沥，清热、除痰。

功效来源：《广西中药材标准 第一册》（1990年版）

注：《广西植物名录》有记载。

孝顺竹

Bambusa multiplex (Lour.) Raeusch. ex Schult. et Schult.

凭证标本：陈照宙 53313 (IBK)

功效：全株，清热利尿、除烦。

功效来源：《药用植物辞典》

绿竹

Bambusa oldhamii Munro

功效：苗（新笋），祛痰、平喘、止咳。

功效来源：《药用植物辞典》

注：《广西植物名录》有记载。

车筒竹 刺竹茹

Bambusa sinospinosa McClure

功效：竹茹（茎秆除去外皮后刮下的中间层），清热、和胃降逆。

功效来源：《中华本草》

注：《广西植物名录》有记载。

山涧草属 *Chikusichloa* Koidz.
无芒山涧草
Chikusichloa mutica Keng
凭证标本：陈照宙 53158 (IBK)
功效：根，清热解毒。
功效来源：《药用植物辞典》

薏苡属 *Coix* L.
薏苡
Coix lacryma-jobi L.
凭证标本：阳朔县普查队 450321170710043LY (IBK)
功效：根，健脾和中、清热祛湿、利尿、杀虫。种仁，健脾补肺、清热、渗湿、止泻、排脓、杀虫。
功效来源：《药用植物辞典》

狗牙根属 *Cynodon* Rich.
狗牙根
Cynodon dactylon (L.) Pers.
凭证标本：阳朔县普查队 450321180502005LY (IBK)
功效：全草，祛风活络、凉血止血、解毒。
功效来源：《中华本草》

牡竹属 *Dendrocalamus* Nees
吊丝竹
Dendrocalamus minor (McClure) L. C. Chia et H. L. Fung
凭证标本：陈照宙 53205 (IBK)
功效：竹茹（茎秆除去外皮后刮下的中间层），清热、止咳、祛风湿。
功效来源：《药用植物辞典》

马唐属 *Digitaria* Haller
马唐
Digitaria sanguinalis (L.) Scopoli
功效：全草，明目润肺。
功效来源：《中华本草》
注：县域内普遍分布。

䅟属 *Eleusine* Gaertn.
牛筋草
Eleusine indica (L.) Gaertn.
凭证标本：阳朔县普查队 450321180919033LY (IBK)
功效：全草，清热解毒、祛风利湿、散瘀止血。
功效来源：《全国中草药汇编》

画眉草属 *Eragrostis* Wolf
乱草 香榧草
Eragrostis japonica (Thunb.) Trin.
凭证标本：阳朔县普查队 450321180926024LY (IBK)
功效：全草，凉血止血。
功效来源：《中华本草》

画眉草
Eragrostis pilosa (L.) P. Beauv.
功效：全草，利尿通淋、清热活血。
功效来源：《中华本草》
注：《广西植物名录》有记载。

鲫鱼草
Eragrostis tenella (L.) P. Beauv. ex Roemer et Schult.
凭证标本：陈照宙 53137 (IBK)
功效：全草，清热凉血。
功效来源：《药用植物辞典》

球穗草属 *Hackelochloa* Kuntze
球穗草
Hackelochloa granularis (L.) O. Kuntze
凭证标本：阳朔县普查队 450321180913003LY (IBK)
功效：全草，用于小儿发热、淋证。
功效来源：《药用植物辞典》

白茅属 *Imperata* Cirillo
白茅
Imperata cylindrica (L.) Raeuschel
凭证标本：阳朔县普查队 450321180504059LY (IBK)
功效：根、茎，清热、抗炎、祛瘀、利尿、凉血、止血。
功效来源：《药用植物辞典》

大节竹属 *Indosasa* McClure
大节竹
Indosasa crassiflora McClure
凭证标本：陈照宙 53235 (IBK)
功效：茎秆伤流液物，清热、祛痰、定惊、安神。
功效来源：《药用植物辞典》

假稻属 *Leersia* Sw.
李氏禾 游草
Leersia hexandra Sw.
凭证标本：陈照宙 55305 (IBK)
功效：全草，疏风解表、利湿、通络止痛。
功效来源：《中华本草》

假稻
Leersia japonica (Makino ex Honda) Honda
功效：全草，祛风除湿、利尿消肿。
功效来源：《药用植物辞典》
注：《广西植物名录》有记载。

千金子属 *Leptochloa* P. Beauv.
千金子
Leptochloa chinensis (L.) Nees
凭证标本：阳朔县普查队 450321180920048LY (IBK)

功效：全草，行水破血、攻积聚、散痰饮，用于症瘕、久热不退。

功效来源：《药用植物辞典》

淡竹叶属 *Lophatherum* Brongn.

淡竹叶

Lophatherum gracile Brongn.

凭证标本：阳朔县普查队 450321180920033LY (IBK)

功效：茎、叶，清热泻火、除烦止渴、利尿通淋。

功效来源：《中国药典》（2020年版）

芒属 *Miscanthus* Andersson

五节芒 苦芦骨

Miscanthus floridulus (Labill.) Warburg ex K. Schumann

功效：虫瘿，发表、理气、调经。

功效来源：《全国中草药汇编》

注：县域内普遍分布。

类芦属 *Neyraudia* Hook. f.

类芦 篱笆竹

Neyraudia reynaudiana (Kunth) Keng ex Hitchc.

凭证标本：阳朔县普查队 450321181107004LY (IBK)

功效：嫩苗，清热利湿、消肿解毒。

功效来源：《全国中草药汇编》

稻属 *Oryza* L.

稻 稻芽

Oryza sativa L.

凭证标本：阳朔县普查队 450321170707039LY (IBK)

功效：发芽果实，消食和中、健脾开胃。

功效来源：《中国药典》（2020年版）

雀稗属 *Paspalum* L.

鸭乸草 皱稃雀稗

Paspalum scrobiculatum L.

凭证标本：陈照宙 53315 (IBK)

功效：全草，驱蚊。

功效来源：《广西药用植物名录》

狼尾草属 *Pennisetum* Rich. ex Pers.

狼尾草

Pennisetum alopecuroides (L.) Spreng.

凭证标本：阳朔县普查队 450321180926012LY (IBK)

功效：根、根状茎、全草，清肺止咳、凉血明目。

功效来源：《全国中草药汇编》

芦苇属 *Phragmites* Adans.

芦苇

Phragmites australis (Cav.) Trin. ex Steud.

凭证标本：A60376 (IBK)

功效：根状茎，清热、生津、止呕。

功效来源：《广西药用植物名录》

卡开芦 水芦荻根

Phragmites karka (Retz.) Trin ex Steud.

凭证标本：A60493 (IBK)

功效：根状茎，清热解毒、利尿消肿。

功效来源：《中华本草》

刚竹属 *Phyllostachys* Sieb. et Zucc.

毛竹

Phyllostachys edulis (Carrière) J. Houz.

凭证标本：覃灏富 59 (IBK)

功效：嫩苗，利九窍、通血脉、化痰涎、消食透毒。叶、根状茎、笋，清热、利尿、活血、祛风。

功效来源：《药用植物辞典》

桂竹

Phyllostachys reticulata (Rupr.) K. Koch

凭证标本：钟树权 40193 (IBK)

功效：根状茎、根、花，祛风除湿、祛肺寒、清热止血。笋壳，清血热、透斑疹。

功效来源：《药用植物辞典》

苦竹属 *Pleioblastus* Nakai

苦竹 苦竹根

Pleioblastus amarus (Keng) Keng f.

凭证标本：陈照宙 53209 (IBK)

功效：根状茎，清热、除烦、清痰。竹茹，清热、化痰、凉血。茎秆经火烤后流出的液汁，清火、解毒利窍。嫩苗，清热除烦、除湿、利水。嫩叶，清心、利尿明目、解毒。

功效来源：《中华本草》

金发草属 *Pogonatherum* P. Beauv.

金丝草

Pogonatherum crinitum (Thunb.) Kunth

凭证标本：阳朔县普查队 450321180926032LY (IBK)

功效：全草，清热凉血、利尿通淋。

功效来源：《广西药用植物名录》

矢竹属 *Pseudosasa* Makino ex Nakai

篲竹

Pseudosasa hindsii (Munro) C. D. Chu et C. S. Chao

功效：叶，用于热病烦渴、小便不利。

功效来源：《广西中药资源名录》

注：《广西植物名录》有记载。

筒轴茅属 *Rottboellia* L. f.

筒轴茅

Rottboellia cochinchinensis (Lour.) Clayton

凭证标本：阳朔县普查队 450321180923048LY (IBK)

功效：全草，利尿通淋。
功效来源：《药用植物辞典》

甘蔗属 *Saccharum* L.

斑茅

Saccharum arundinaceum Retz.

凭证标本：陈照宙 53310 (IBK)

功效：根，活血通经、通窍利水。

功效来源：《中华本草》

囊颖草属 *Sacciolepis* Nash

囊颖草

Sacciolepis indica (L.) Chase

凭证标本：陈照宙 53121 (IBK)

功效：全草，生肌埋口、止血。

功效来源：《药用植物辞典》

狗尾草属 *Setaria* P. Beauv.

棕叶狗尾草 竹头草

Setaria palmifolia (J. Konig) Stapf

凭证标本：阳朔县普查队 450321180920046LY (IBK)

功效：全草，益气固脱。

功效来源：《中华本草》

皱叶狗尾草

Setaria plicata (Lam.) T. Cooke

功效：全草，解毒杀虫、祛风。

功效来源：《全国中草药汇编》

注：县域内普遍分布。

金色狗尾草

Setaria pumila (Poir.) Roem. et Schult.

凭证标本：阳朔县普查队 450321170707016LY (IBK)

功效：全草，除热、祛湿、消肿。

功效来源：《药用植物辞典》

狗尾草

Setaria viridis (L.) P. Beauv.

凭证标本：阳朔县普查队 450321170706034LY (IBK)

功效：全草，祛风明目、清热利尿。

功效来源：《全国中草药汇编》

鼠尾粟属 *Sporobolus* R. Br.

鼠尾粟

Sporobolus fertilis (Steud.) Clayton

功效：全草、根，清热、凉血、解毒、利尿。

功效来源：《中华本草》

注：县域内普遍分布。

菅草属 *Themeda* Forssk.

菅 菅茅根

Themeda villosa (Poir.) A. Camus

凭证标本：陈照宙 53311 (IBK)

功效：根状茎，祛风散寒、除湿通络、利尿消肿。

功效来源：《中华本草》

棕叶芦属 *Thysanolaena* Nees

棕叶芦 棕叶芦

Thysanolaena latifolia (Roxb. ex Hornem.) Honda

功效：根、笋，清热截疟、止咳平喘。

功效来源：《中华本草》

注：县域内普遍分布。

玉蜀黍属 *Zea* Linn.

玉蜀黍

Zea mays L.

凭证标本：阳朔县普查队 450321170705010LY (IBK)

功效：花柱、雌蕊，利尿消肿、平肝利胆。

功效来源：《全国中草药汇编》

阳朔县药用动物名录

环节动物门 Annelida
寡毛纲 Oligochaeta
后孔寡毛目 Opisthopora
背暗异唇蚓
Allolobophora caliginosa trapezoides
功效来源：《中国药典》（2020年版）

蛭纲 Hirudinea
无吻蛭目 Arynchobdella
日本医蛭
Hirudo nipponica
功效来源：《中国动物药资源》

光润金线蛭
Whitmania laevis
功效来源：《中国动物药资源》

宽体金线蛭
Whitmania pigra
功效来源：《广西中药资源名录》

软体动物门 Mollusca
腹足纲 Gastropoda
中腹足目 Mesogastropoda
方形环稜螺
Bellamya quadrata
功效来源：《广西中药资源名录》

梨形环稜螺
Bellamya purificata
功效来源：《中国动物药资源》

中国圆田螺
Cipangopaludina chinensis
功效来源：《中国动物药资源》

长螺旋圆田螺
Cipangopaludina longispira
功效来源：《广西中药资源名录》

胀肚圆田螺
Cipangopaludina ventricosa
功效来源：《广西中药资源名录》

柄眼目 Stylommatophora
野蛞蝓
Agriolimax agrestis
功效来源：《广西中药资源名录》

黄蛞蝓
Limax flavus
功效来源：《中国动物药资源》

双线嗜黏液蛞蝓
Philomycus bilineatus
功效来源：《广西中药资源名录》

江西巴蜗牛
Bradybaena kiangsiensis
功效来源：《中国动物药资源》

灰巴蜗牛
Bradybaena ravida ravida
功效来源：《中国动物药资源》

同型巴蜗牛
Bradybaena similaris
功效来源：《中国动物药资源》

褐云玛瑙螺
Achatina fulica
功效来源：《中国动物药资源》

皱疤坚螺
Camaena cicatricosa
功效来源：《广西中药资源名录》

双壳纲 Bivalvia
真瓣鳃目 Eulamellibranchia
圆蚌
Anodonta pacifica
功效来源：《广西中药资源名录》

背角无齿蚌
Anodonta woodiana
功效来源：《广西中药资源名录》

褶纹冠蚌
Cristaria plicata
功效来源：《广西中药资源名录》

背瘤丽蚌
Lamprotula leai
功效来源：《广西中药资源名录》

佛耳丽蚌
Lamprotula mansuyi
功效来源：《广西中药资源名录》

失衡丽蚌
Lamprotula tortuosa
功效来源：《广西中药资源名录》

河蚬
Corbicula fluminea
功效来源：《中国动物药资源》

节肢动物门 Arthropoda
甲壳纲 Crustacea
十足目 Decapoda
平甲虫
Armadillidium vulgare
功效来源：《广西中药资源名录》

日本沼虾
Macrobrachium nipponense
功效来源：《广西中药资源名录》

罗氏沼虾
Macrobrachium rosenbergii
功效来源：《广西中药资源名录》

秀丽白虾
Palaemon modestus
功效来源：《广西中药资源名录》

中华绒螯蟹
Eriocheir sinensis
功效来源：《中国动物药资源》

蛛形纲 Arachnida
蜘蛛目 Araneae
大腹园蛛
Araneus ventricosus
功效来源：《中国动物药资源》

迷路漏斗网蛛
Agelena labyrinthica
功效来源：《中国动物药资源》

蛩蟷
Latouchia pavlovi
功效来源：《广西中药资源名录》

华南壁钱
Uroctea compactilis
功效来源：《中国动物药资源》

花背跳蛛
Menemerus confusus
功效来源：《广西中药资源名录》

倍足纲 Diplopoda
蟠马陆目 Sphaerotheriida
宽跗陇马陆
Kronopolites svenhedini
功效来源：《广西中药资源名录》

燕山蛩
Spirobolus bungii
功效来源：《广西中药资源名录》

唇足纲 Chilopoda
蜈蚣目 Scolopendromorpha
模棘蜈蚣
Scolopendra subspinipes
功效来源：《中国动物药资源》

内颚纲 Entognatha
衣鱼目 Zygentoma
毛衣鱼
Ctenolepisma villosa
功效来源：《广西中药资源名录》

衣鱼
Lepisma saccharina
功效来源：《中国动物药资源》

昆虫纲 Insecta
蜻蜓目 Odonata
大蜻蜓
Anax parthenope
功效来源：《广西中药资源名录》

赤蜻蜓
Crocothemis serviia
功效来源：《广西中药资源名录》

蜚蠊目 Blattaria
东方蜚蠊
Blatta orientalis
功效来源：《广西中药资源名录》

澳洲蜚蠊
Periplaneta australasiae
功效来源：《广西中药资源名录》

等翅目 *Isoptera*

家白蚁
Coptotermes formosanus
功效来源：《广西中药资源名录》

螳螂目 *Mantodea*

拒斧螳螂
Hierodula saussurei
功效来源：《广西中药资源名录》

薄翅螳螂
Mantis religiosa
功效来源：《广西中药资源名录》

长螳螂
Paratenodera sinensis
功效来源：《广西中药资源名录》

直翅目 *Orthoptera*

中华蚱蜢
Acrida cinerea
功效来源：《广西中药资源名录》

飞蝗
Locusta migratoria
功效来源：《广西中药资源名录》

二齿稻蝗
Oxya bidentata
功效来源：《广西中药资源名录》

中华稻蝗
Oxya chinensis
功效来源：《中国动物药资源》

小稻蝗
Oxya intricata
功效来源：《广西中药资源名录》

长翅稻蝗
Oxya velox
功效来源：《广西中药资源名录》

蝈蝈
Gampsocleis gratiosa
功效来源：《广西中药资源名录》

纺织娘
Mecopoda elongata
功效来源：《广西中药资源名录》

花生大蟋蟀
Brachytrapes portentosus
功效来源：《广西中药资源名录》

油葫芦
Gryllus testaceus
功效来源：《广西中药资源名录》

棺头蟋蟀
Loxoblemmus doenitzi
功效来源：《广西中药资源名录》

迷卡斗蟋
Scapsipedus aspersus
功效来源：《广西中药资源名录》

非洲蝼蛄
Gryllotalpa africana
功效来源：《中国动物药资源》

台湾蝼蛄
Gryllotalpa formosana
功效来源：《中国动物药资源》

半翅目 *Hemiptera*

黑蚱蝉
Cryptotympana atrata
功效来源：《中国动物药资源》

华南蚱蝉
Cryptotympana mandarina
功效来源：《广西中药资源名录》

蚱蝉
Cryptotympana pastulata
功效来源：《中国动物药资源》

褐翅红娘子
Huechys philamata
功效来源：《广西中药资源名录》

黑翅红娘子
Huechys sanguine
功效来源：《广西中药资源名录》

九香虫
Aspongonpus chinensis
功效来源：《中国动物药资源》

水黾
Rhagadotarsus kraepelini
功效来源：《广西中药资源名录》

臭虫
Cimex lectularius
功效来源：《广西中药资源名录》

脉翅目 *Neuroptera*
黄足蚁蛉
Hagenomyia micans
功效来源：《广西中药资源名录》

蚁狮
Myrmeleon formicarius
功效来源：《广西中药资源名录》

鳞翅目 *Lepidoptera*
黄刺蛾
Cnidocampa flavescens
功效来源：《广西中药资源名录》

高粱条螟
Proceras veno satus
功效来源：《广西中药资源名录》

玉米螟
Ostrinia nubilalis
功效来源：《广西中药资源名录》

家蚕
Bombyx mori
功效来源：《广西中药资源名录》

柞蚕
Antheraea pernyi
功效来源：《广西中药资源名录》

蓖麻蚕
Philosamia cynthia ricini
功效来源：《广西中药资源名录》

灯蛾
Arctia caja phaeosoma
功效来源：《广西中药资源名录》

白粉蝶
Pieris rapae
功效来源：《广西中药资源名录》

黄凤蝶
Papilio machaon
功效来源：《广西中药资源名录》

凤蝶
Papilio xuthus
功效来源：《广西中药资源名录》

双翅目 *Diptera*
江苏虻
Tabanus kiangsuensis
功效来源：《广西中药资源名录》

中华虻
Tabanus mandarinus
功效来源：《广西中药资源名录》

褐虻
Tabanus sapporoensis
功效来源：《广西中药资源名录》

黧虻
Tabanus trigeminus
功效来源：《广西中药资源名录》

花蝇
Eristalis tenax
功效来源：《广西中药资源名录》

大头金蝇
Chrysomyia megacephala
功效来源：《广西中药资源名录》

鞘翅目 *Coleoptera*
豉虫
Gyrinus curtus
功效来源：《广西中药资源名录》

黄边大龙虱
Cybister japonicus
功效来源：《广西中药资源名录》

东方潜龙虱
Cybister tripunctatus orientalis
功效来源：《广西中药资源名录》

虎斑步甲
Pheropsophus jessoensis
功效来源：《中国动物药资源》

行夜
Pheropsophus jessoensis
功效来源：《广西中药资源名录》

萤火
Luciola vitticollis
功效来源：《广西中药资源名录》

有沟叩头虫
Pleonomus canaliculatus
功效来源：《广西中药资源名录》

中华豆芫菁
Epicauta chinensis
功效来源：《广西中药资源名录》

锯角豆芫菁
Epicauta gorhami
功效来源：《广西中药资源名录》

毛角豆芫菁
Epicauta hirticornis
功效来源：《广西中药资源名录》

毛胫豆芫菁
Epicauta tibialis
功效来源：《广西中药资源名录》

绿芫菁
Lytta caraganae
功效来源：《广西中药资源名录》

眼斑芫菁
Mylabris cichorii
功效来源：《广西中药资源名录》

大斑芫菁
Mylabris phalerata
功效来源：《广西中药资源名录》

竹蠹虫
Lyctus brunneus
功效来源：《广西中药资源名录》

桑褐天牛
Apriona germari
功效来源：《广西中药资源名录》

云斑天牛
Batocera horsfieldi
功效来源：《中国动物药资源》

桔褐天牛
Nadezhdiella cantori
功效来源：《广西中药资源名录》

柑橘星天牛
Anoplophora chinensis
功效来源：《广西中药资源名录》

黑色金龟子
Alissonotum impressiolle
功效来源：《广西中药资源名录》

蜣螂虫
Catharsius molossus
功效来源：《广西中药资源名录》

独角蜣螂虫
Allomyrina dichotoma
功效来源：《广西中药资源名录》

竹象鼻虫
Cyrtotrachelus longimanus
功效来源：《广西中药资源名录》

日本吉丁虫
Chalcophora japonica
功效来源：《广西中药资源名录》

膜翅目 *Hymenoptera*
华黄蜂
Polistes chinensis
功效来源：《广西中药资源名录》

胡蜂
Polistes jadwigae
功效来源：《广西中药资源名录》

长足蜂
Polistes hebraeus
功效来源：《广西中药资源名录》

大胡蜂
Vespa magnifica nobiris
功效来源：《广西中药资源名录》

斑胡蜂
Vespa mandarinia
功效来源：《广西中药资源名录》

蜾蠃
Allorhynchium chinense
功效来源：《中国动物药资源》

中华蜜蜂
Apis cerana
功效来源：《中国动物药资源》

意大利蜂
Apis mellifera
功效来源：《中国动物药资源》

黄胸竹蜂
Xylocopa appendiculata
功效来源：《广西中药资源名录》

竹蜂
Xylocopa dissimilis
功效来源：《广西中药资源名录》

灰胸竹蜂
Xylocopa phalothorax
功效来源：《广西中药资源名录》

中华竹蜂
Xylocopa sinensis
功效来源：《广西中药资源名录》

黑蚂蚁
Formica fusca
功效来源：《广西中药资源名录》

脊椎动物门 Vertebrata
硬骨鱼纲 Osteichthyes
鲤形目 Cypriniformes
鳙鱼
Aristichthys nobilis
功效来源：《广西中药资源名录》

鲫鱼
Carassius auratus
功效来源：《广西中药资源名录》

金鱼
Carassius auratus
功效来源：《广西中药资源名录》

鲮
Cirrhinus molitorella
功效来源：《广西中药资源名录》

草鱼
Ctenopharyngodon idellus
功效来源：《广西中药资源名录》

鲤鱼
Cyprinus carpio
功效来源：《广西中药资源名录》

鲦鱼
Hemiculter leucisculus
功效来源：《广西中药资源名录》

鲢鱼
Hypophthalmichthys molitrix
功效来源：《广西中药资源名录》

青鱼
Mylopharyngodon piceus
功效来源：《广西中药资源名录》

泥鳅
Misgurnus anguillicaudatus
功效来源：《广西中药资源名录》

鲇形目 Siluriformes
海鲇
Arius thalassinus
功效来源：《广西中药资源名录》

小胡子鲇
Clarias abbreviatus
功效来源：《广西中药资源名录》

胡子鲇
Clarias fuscus
功效来源：《广西中药资源名录》

鲇
Parasilurus asotus
功效来源：《广西中药资源名录》

合鳃鱼目 Synbranchiformes
黄鳝
Monopterus albus
功效来源：《广西中药资源名录》

鲈形目 Perciformes
鳜鱼
Siniperca chuatsi
功效来源：《广西中药资源名录》

圆尾斗鱼
Macropodus chinensis
功效来源：《广西中药资源名录》

叉尾斗鱼
Macropodus opercularis
功效来源：《广西中药资源名录》

月鳢
Channa asiatica
功效来源：《广西中药资源名录》

斑鳢
Channa maculata
功效来源：《广西中药资源名录》

两栖纲 Amphibia
无尾目 *Anura*
大蟾蜍华西亚种
Bufo bufo andrewsi
功效来源：《广西中药资源名录》

黑眶蟾蜍
Bufo melanostictus
功效来源：《中国动物药资源》

沼蛙
Rana guentheri
功效来源：《广西中药资源名录》

泽蛙
Rana limnocharis
功效来源：《广西中药资源名录》

黑斑蛙
Rana nigromaculatus
功效来源：《广西中药资源名录》

金线蛙
Rana plancyi
功效来源：《广西中药资源名录》

虎纹蛙
Rana tigrina rugulosa
功效来源：《中国动物药资源》

斑腿树蛙
Rhacophorus leucomystax megacephalus
功效来源：《广西中药资源名录》

花姬蛙
Microhyla pulchra
功效来源：《广西中药资源名录》

爬行纲 Reptilia
龟鳖目 *Tesudines*
乌龟
Chinemys reevesii
功效来源：《广西中药资源名录》

眼斑水龟
Clemmys bealei
功效来源：《广西中药资源名录》

黄喉水龟
Clemmys mutica
功效来源：《广西中药资源名录》

三线闭壳龟
Cuora trifasciata
功效来源：《广西中药资源名录》

花龟
Ocadia sinensis
功效来源：《广西中药资源名录》

平胸龟
Platysternon megacephalum
功效来源：《广西中药资源名录》

中华鳖
Trionyx sinensis
功效来源：《爬行类动物药概述》《中国动物药资源》

山瑞鳖
Trionyx steindachneri
功效来源：《中国动物药资源》

有鳞目 *Squamata*
中国壁虎
Gekko chinensis
功效来源：《广西中药资源名录》

蹼趾壁虎
Gekko subpalmatus
功效来源：《广西中药资源名录》

石龙子
Eumeces chinensis
功效来源：《广西中药资源名录》

蟒蛇
Python molurus
功效来源：《广西中药资源名录》

尖吻蝮
Agkistrodon acutus
功效来源：《中国动物药资源》

白唇竹叶青
Trimeresurus albolabris
功效来源：《广西中药资源名录》

竹叶青
Trimeresurus stejnegeri
功效来源：《广西中药资源名录》

王锦蛇
Elaphe carinata
功效来源：《中国动物药资源》

三索锦蛇
Elaphe radiata
功效来源：《中国动物药资源》

黑眉锦蛇
Elaphe taeniura
功效来源：《中国动物药资源》

中国水蛇
Enhydris chinensis
功效来源：《广西中药资源名录》

铅色水蛇
Enhydris plumbea
功效来源：《中国动物药资源》

锈链游蛇
Natrix craspedogaster
功效来源：《广西中药资源名录》

乌游蛇
Natrix percarinata
功效来源：《广西中药资源名录》

渔游蛇
Natrix piscator
功效来源：《中国动物药资源》

草游蛇
Natrix stolata
功效来源：《广西中药资源名录》

虎斑游蛇
Natrix tigrina
功效来源：《广西中药资源名录》

灰鼠蛇
Ptyas korros
功效来源：《广西中药资源名录》

滑鼠蛇
Ptyas mucosus
功效来源：《广西中药资源名录》

乌风蛇
Zaocys dhumnades
功效来源：《广西中药资源名录》

银环蛇
Bungarus multicinctus
功效来源：《爬行类动物药概述》

眼镜蛇
Naja naja
功效来源：《广西中药资源名录》

鸟纲 Aves
鹈形目 *Pelecaniformes*
鸬鹚
Phalacrocorax carbo
功效来源：《广西中药资源名录》

雁形目 *Anseriformes*
绿头鸭
Anas platyrhynchos
功效来源：《广西中药资源名录》

家鸭
Anas platyrhynchos domestica
功效来源：《中国动物药资源》

家鹅
Anser cygnoides domestica
功效来源：《中国动物药资源》

番鸭
Cairina moschata
功效来源：《广西中药资源名录》

隼形目 *Falconiformes*
草原鹞
Circus macrourus
功效来源：《广西中药资源名录》

鸡形目 *Galliformes*
灰胸竹鸡指名亚种
Bambusicola thoracica thoracica
功效来源：《广西中药资源名录》

红腹锦鸡
Chrysolophus pictus
功效来源：《中国动物药资源》

鹌鹑
Coturnix coturnix

功效来源：《中国动物药资源》

鹧鸪
Francolinus pintadeanus
功效来源：《广西中药资源名录》

家鸡
Gallus gallus domesticus
功效来源：《中国动物药资源》

乌骨鸡
Gallus gallus domesticus
功效来源：《中国动物药资源》

白鹇指名亚种
Lophura nycthemera nycthemera
功效来源：《广西中药资源名录》

鹤形目 Gruiformes
棕三趾鹑华南亚种
Turnix suscitator blakistoni
功效来源：《广西中药资源名录》

鸽形目 Columbiformes
家鸽
Columba livia domestica
功效来源：《中国动物药资源》

佛法僧目 Coraciiformes
普通翠鸟
Alcedo atthis
功效来源：《中国动物药资源》

鴷形目 Piciformes
蚁鴷普通亚种
Jynx torquilla chinensis
功效来源：《广西中药资源名录》

雀形目 Passeriformes
家燕普通亚种
Hirundo rustica gutturalis
功效来源：《广西中药资源名录》

八哥指名亚种
Acridotheres cristatellus cristatellus
功效来源：《广西中药资源名录》

喜鹊普通亚种
Pica pica sericea
功效来源：《广西中药资源名录》

麻雀
Passer montanus
功效来源：《广西中药资源名录》

山麻雀
Passer rutilans
功效来源：《广西中药资源名录》

黄胸鹀指名亚种
Emberiza aureola aureola
功效来源：《广西中药资源名录》

灰头鹀东方亚种
Emberiza spodocephala sordida
功效来源：《广西中药资源名录》

黑尾蜡嘴雀指名亚种
Eophona migratoria migratoria
功效来源：《广西中药资源名录》

哺乳纲 Mammalia
食虫目 Insectivora
华南缺齿鼹
Mogera insularis
功效来源：《广西中药资源名录》

灵长目 Primates
猕猴
Macaca mulatta
功效来源：《广西中药资源名录》

短尾猴指名亚种
Macaca arctiodes arctiodes
功效来源：《广西中药资源名录》

啮齿目 Rodentia
赤腹松鼠
Callosciurus erythraeus
功效来源：《中国动物药资源》

中华竹鼠
Rhizomys sinensis
功效来源：《广西中药资源名录》

大家鼠
Rattus norvegicus
功效来源：《广西中药资源名录》

沼泽田鼠
Microtus fortis
功效来源：《广西中药资源名录》

兔形目 *Lagomorpha*
灰尾兔
Lepus oiostolus
功效来源：《广西中药资源名录》

华南兔
Lepus sinensis
功效来源：《广西中药资源名录》

家兔
Oryctolagus cuniculus domesticus
功效来源：《广西中药资源名录》

鳞甲目 *Pholidota*
中国穿山甲
Manis pentadactyla
功效来源：《广西中药资源名录》

食肉目 *Carnivora*
狗
Canis lupus familiaris
功效来源：《广西中药资源名录》

鼬獾
Melogale moschata
功效来源：《广西中药资源名录》

黄鼬
Mustela sibirica
功效来源：《中国动物药资源》

豹猫
Felis bengalensis
功效来源：《中国动物药资源》

家猫
Felis catus
功效来源：《中国动物药资源》

小灵猫
Viverricula indica
功效来源：《广西中药资源名录》

偶蹄目 *Artiodactyla*
野猪华南亚种
Sus scrofa chirodontus
功效来源：《广西中药资源名录》

家猪
Sus scrofa domestica
功效来源：《中国动物药资源》

水鹿
Cervus unicolor
功效来源：《中国动物药资源》

小麂
Muntiacus reevesi
功效来源：《广西中药资源名录》

黄牛
Bos taurus
功效来源：《中国动物药资源》

水牛
Bubalus bubalis
功效来源：《中国动物药资源》

山羊
Capra hircus
功效来源：《中国动物药资源》

鬣羚
Capricornis sumatraensis
功效来源：《广西中药资源名录》

奇蹄目 *Perissodactyla*
驴
Equus asinus
功效来源：《中国动物药资源》

马
Equus caballus
功效来源：《中国动物药资源》

阳朔县药用矿物名录

伏龙肝

久经草或木柴熏烧的灶心土。在修拆柴火灶或柴窑时，将烧结成的土块取下，用刀削去焦黑部分及杂质即得。

功效：温中、止呕、止血。

功效来源：《广西中药资源名录》

黄土

含三氧化二铝和二氧化硅的黄土层地带的地下黄土。

功效：用于野蕈中毒。

功效来源：《广西中药资源名录》

龙骨

为古代哺乳动物如三趾马、犀类、鹿类、牛类、象类等的骨骼化石。挖出后除去泥沙及杂质。

功效：安神、固涩；外用生肌敛疮。

功效来源：《中国药典》（1977年版）

龙齿

为古代哺乳动物如三趾马、犀类、鹿类、牛类、象类等的牙齿化石。挖出后，除去泥沙及牙床。

功效：安神镇惊。

功效来源：《中国药典》（1977年版）

钟乳石

碳酸盐类矿物方解石族方解石，主要含碳酸钙。采挖后，除去杂石，洗净，砸成小块，干燥。

功效：温肺、助阳、平喘、制酸、通乳。

功效来源：《中国药典》（2020年版）

钟乳鹅管石

含碳酸钙的碳酸盐类矿物钟乳石顶端细长而中空如管状部分。

功效：功用与钟乳石相同，常作为钟乳石入药。

功效来源：《广西中药资源名录》

石灰

含碳酸钙的石灰岩，经加热煅烧形成白色块状生石灰，水解后而成的白色粉末状熟石灰。

功效：用于烧烫伤、外伤出血。有毒，忌内服。

功效来源：《广西中药资源名录》

银箔

自然银锤成的纸状薄片，多入丸剂或为丸药挂衣。

功效：用于胎动欲落腹痛。

功效来源：《广西中药资源名录》

寒水石

含碳酸钙的碳酸盐类矿物方解石的矿石。

功效：用于发热、烧烫伤。

功效来源：《广西中药资源名录》

参考文献

［1］广西植物研究所.广西植物志（第1~6卷）［M］.南宁：广西科学技术出版社，1991–2017.

［2］广西中药资源普查办公室编著.广西中药资源名录［M］.南宁：广西民族出版社，1993.

［3］广西壮族自治区食品药品监督管理局.广西壮族自治区瑶药材标准（第一卷）［M］.南宁：广西科学技术出版社，2013.

［4］广西壮族自治区食品药品监督管理局.广西壮族自治区壮药质量标准（第1~3卷）［M］.南宁：广西科学技术出版社，2008~2017.

［5］广西壮族自治区卫生厅.广西中药材标准第二册［M］.南宁：广西科学技术出版社，1996.

［6］广西壮族自治区卫生厅.广西中药材标准第一册［M］.南宁：广西科学技术出版社，1990.

［7］国家中医药管理局.中华本草［M］.上海：上海科学技术出版社，1999.

［8］黄璐琦，王永炎.全国中药资源普查技术规范［M］.上海：上海科学技术出版社，2015.

［9］贾敏如，李星伟.中国民族药志要［M］.北京：中国医药科技出版社，2005.

［10］缪剑华.广西药用植物资源的保护与开发利用［J］.广西科学院学报，2007，23（2）：113–116.

［11］南京中医药大学.中药大辞典［M］.上海：上海科学技术出版社，2006.

［12］全国中草药汇编编写组.全国中草药汇编［M］.北京：人民卫生出版社，1996.

［13］覃海宁，刘演.广西植物名录［M］.北京：科学出版社，2010.

［14］汪松，解焱.中国物种红色名录（第一卷）［M］.北京：高等教育出版，2004.

［15］阳朔县志编纂委员会.阳朔县志［M］.南宁：广西人民出版社，1988.

［16］阳朔县地方志编纂委员会.阳朔县志（1986–2003）［M］.北京：方志出版社，2007.

［17］中国药材公司.中国中药资源志要［M］.北京：科学出版社，1994.

［18］IUCN. IUCN Red List Categories and Criteria：Version 3.1. Second edition. Gland，Switzerland and Cambridge，UK，2012，iv+32pp.